症状で引ける

自分のからだと上手につきあう

ツボのつぼ

痛み・コリ・不調をすっきり解消!

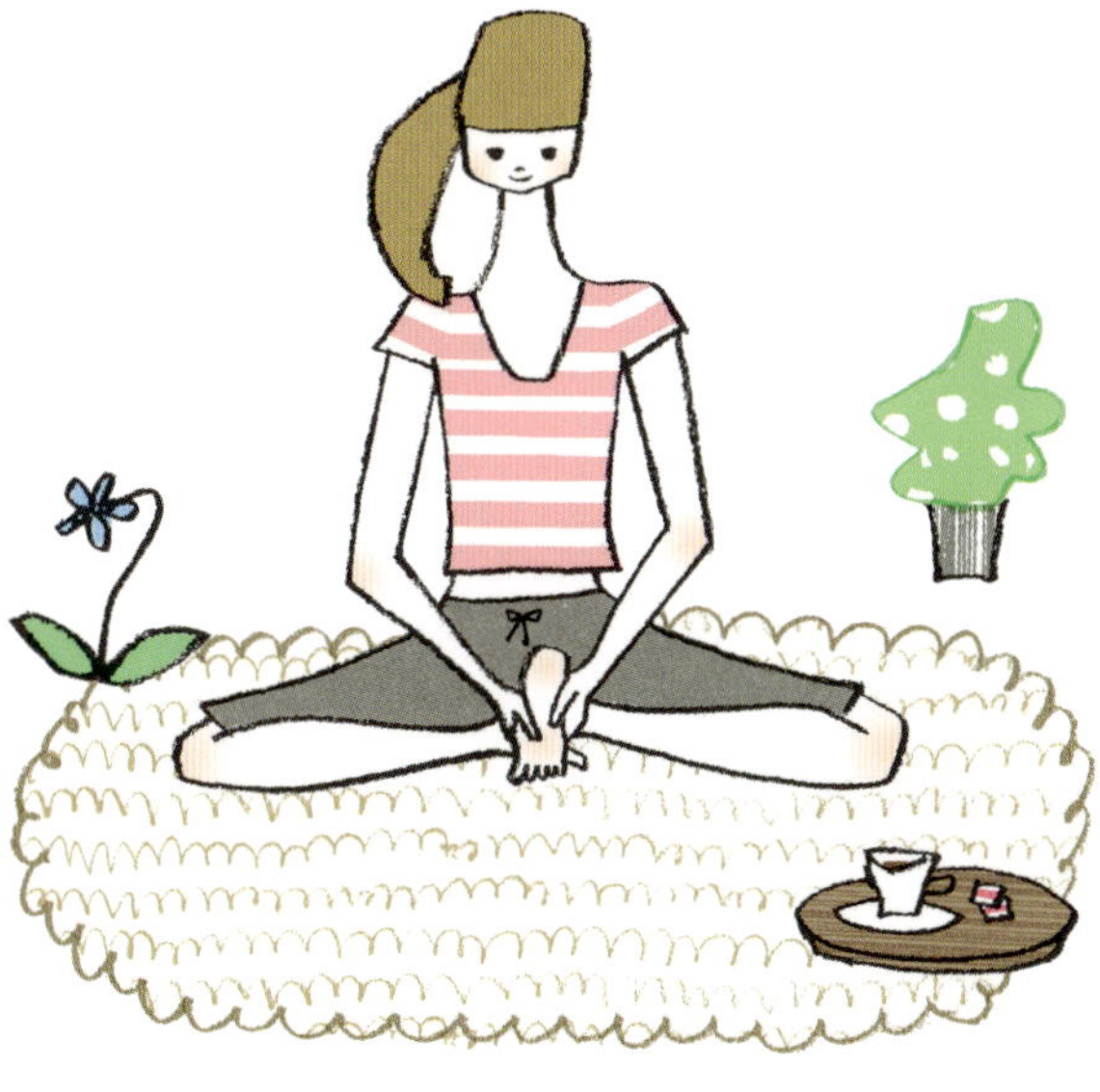

成美堂出版

はじめに

ツボ療法は、中国で生まれた東洋医学の治療法。人間が自分の力で健康を取り戻そうとする〝自然治癒力〟を高めて、病気を未然に防ごうとする考え方に基づいています。

みなさんはふだん、肩が凝ると無意識に手を当てて肩をもんだり、頭が痛くなるとこめ

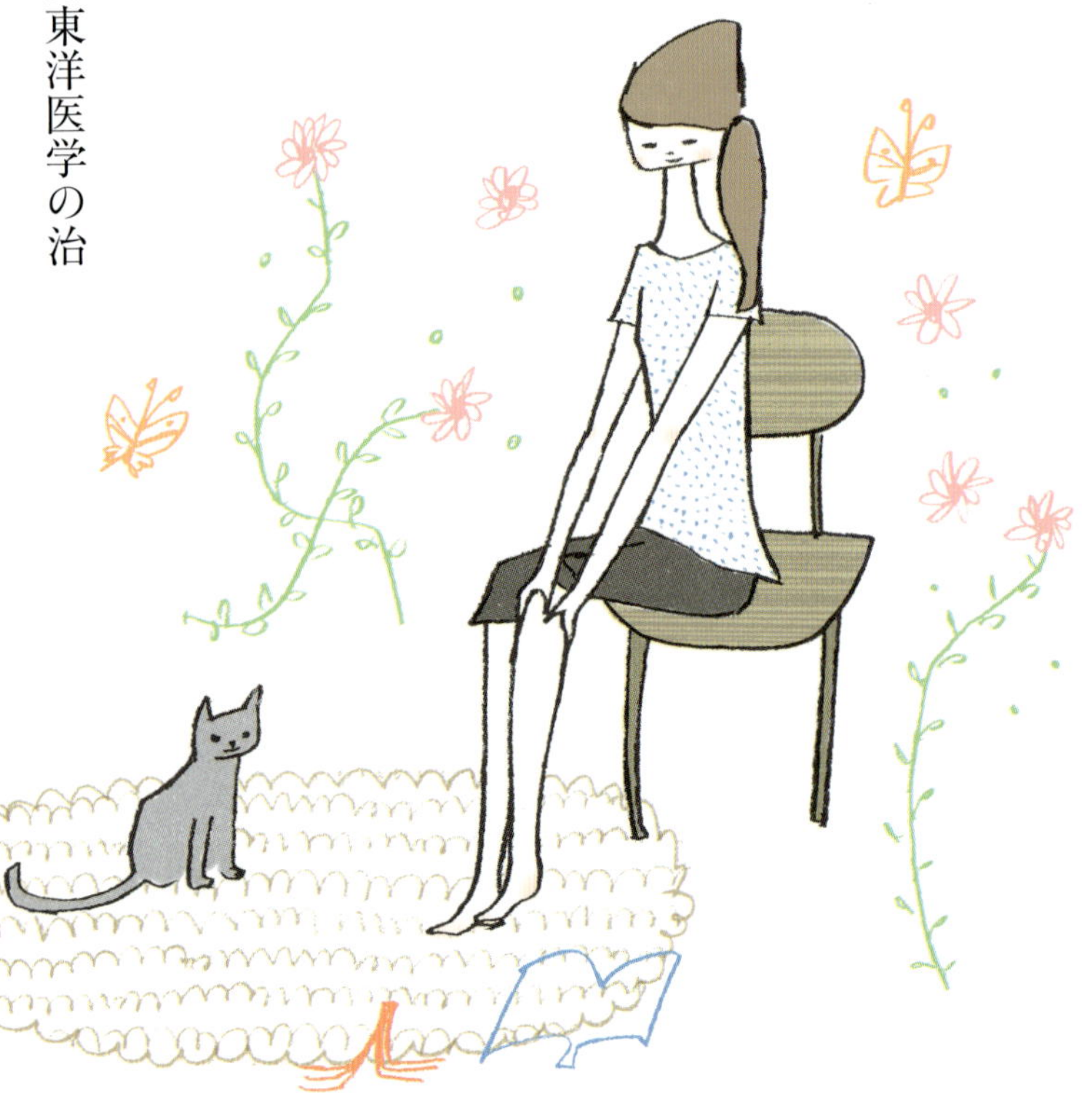

かみを指で押したりしていませんか？　じつはこれも、ツボ療法のひとつなのです。

この本では、肩コリや頭痛などの日常的な症状から、心のトラブル、女性特有の悩みや美容に効果的なツボまで、症状別に写真やイラストでわかりやすく紹介しています。自分の悩みに合う、よく効くツボを覚えて、日々の健康に役立てていただければ幸いです。

ふだんの生活の中に、ツボ療法を上手にとり入れて、健康でいきいきとした毎日を過ごしましょう。

邱《きゅう》淑《すう》恵《え》

CONTENTS

はじめに……2
本書の使い方……6

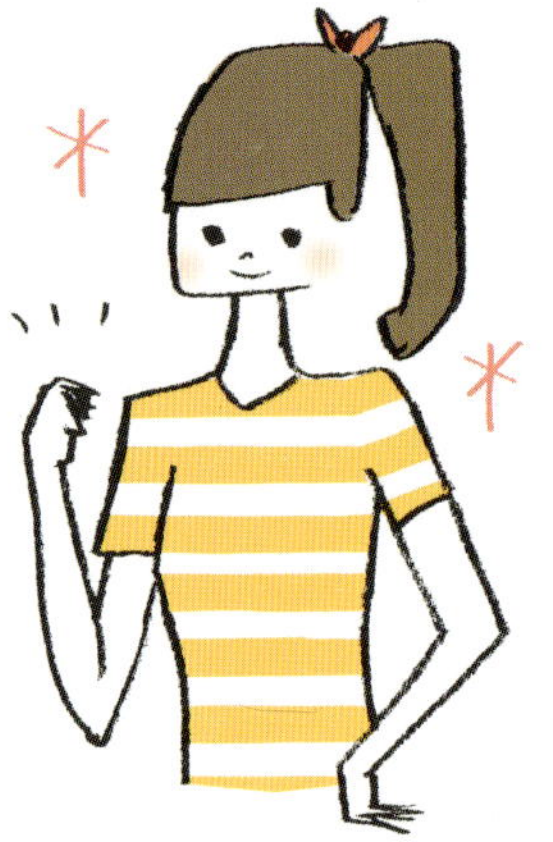

第1章 ツボの基礎知識

ツボのはじまり……8
ツボの位置……10
ツボ療法の効果……12
ツボを押す前に……14
ツボの探し方・押し方……16
ツボ押しのバリエーション……18
自分の「証」をチェックしよう……20

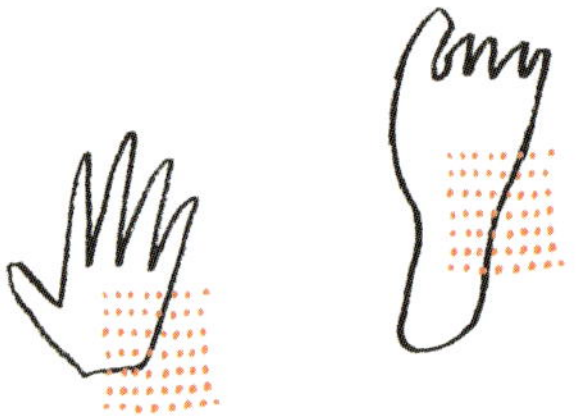

第2章 体のツボ事典

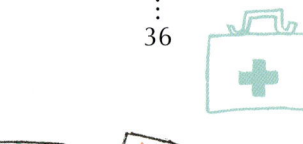

体のツボマップ
頭部(前・後)……22
頭部(横)……24
上半身(前)……26
上半身(後)……28
腕……30
手……32
下半身……34
足の甲・足首……36
足裏……38
耳……40
全身骨格図
前……42
後……43
正しい呼吸法で元気度アップ……44

第3章 体の痛みに効く!

肩コリ……46
四十肩・五十肩……48
腰痛……50
ぎっくり腰……53
頭痛……54
目の疲れ……56
背中のコリ……59
首のコリ……60
寝違え……62
膝の痛み……64
こむらがえり……66
脚の痛み……67
腕の痛み……68
歯の痛み……70
膀胱炎……72
全身疲労……74
体調に合わせて食べものを選ぶ……76

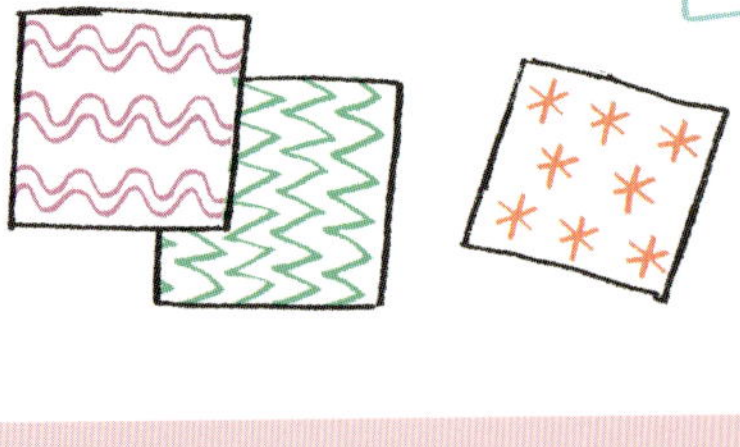

第4章 体の元気に効く！

胃腸の不快感……78
口内炎……81
かぜ……82
鼻づまり・花粉症……84
せき……86
下痢……88
高血圧……90
低血圧……92
乗りもの酔い……94
二日酔い……96
いびき……98
痔……99
脳を活性化して老化を防止する……100

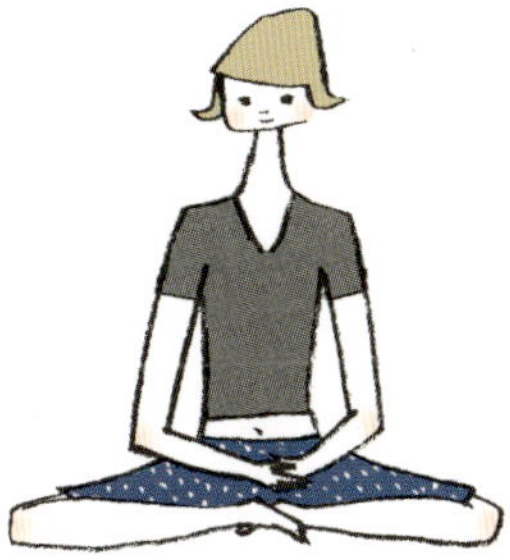

第5章 心の元気に効く！

ストレス……102
やる気が出ない……104
イライラする……106
気分が沈みがち……108
眠気がとれない……110
眠れない……112
緊張する……114
食欲がない……116
感情の変化と体への影響……118

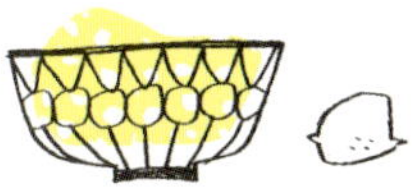

第6章 女性のキレイに効く！

美肌……120
シワ・たるみ……122
やせやすい体を作る
❶脂肪太り……124
❷水分太り……126
美しいボディラインを作る
❶フェイスライン……128
❷おなか・ウエスト……130
❸二の腕……132
❹背中……133
❺脚・足首……134
❻お尻……136
食べ過ぎ防止……137
冷え性……138
便秘……140
めまい・立ちくらみ……142
生理痛・生理不順……144
更年期障害……146
内臓の不調と顔のトラブル……148

第7章 かんたん！手のツボ・足のツボ

手のツボゾーン……150
体に効く手のツボ……152
心に効く手のツボ……155
女性の悩みに効く手のツボ……156
足のツボゾーン……158
体に効く足のツボ……160
心に効く足のツボ……163
女性の悩みに効く足のツボ……164
毎日元気！かんたん・ツボ体操……166

本書の使い方

本書では、それぞれの症状に合ったツボの探し方や押し方を、写真やイラスト付きでわかりやすく解説しています。ツボを刺激する前に、本書の使い方を読んで、効果的なツボ刺激を行いましょう。

おすすめ改善法
各症状に合った解決法や、改善のためのポイントなどが書かれています。ツボ刺激と併せて、実践してみてください。

効果的なツボ
各症状の改善に効果的なツボとゾーン、押し方などを紹介しています。

原因
各症状の原因が書かれています。なぜこのような症状になるのかを知って、日常生活でも気をつけておくと、より早く改善されるでしょう。

主な症状
どのような状態が、その症状に当たるのかをまとめています。ひとつでも思い当たるところがあれば、ツボ刺激を実践してみてください。

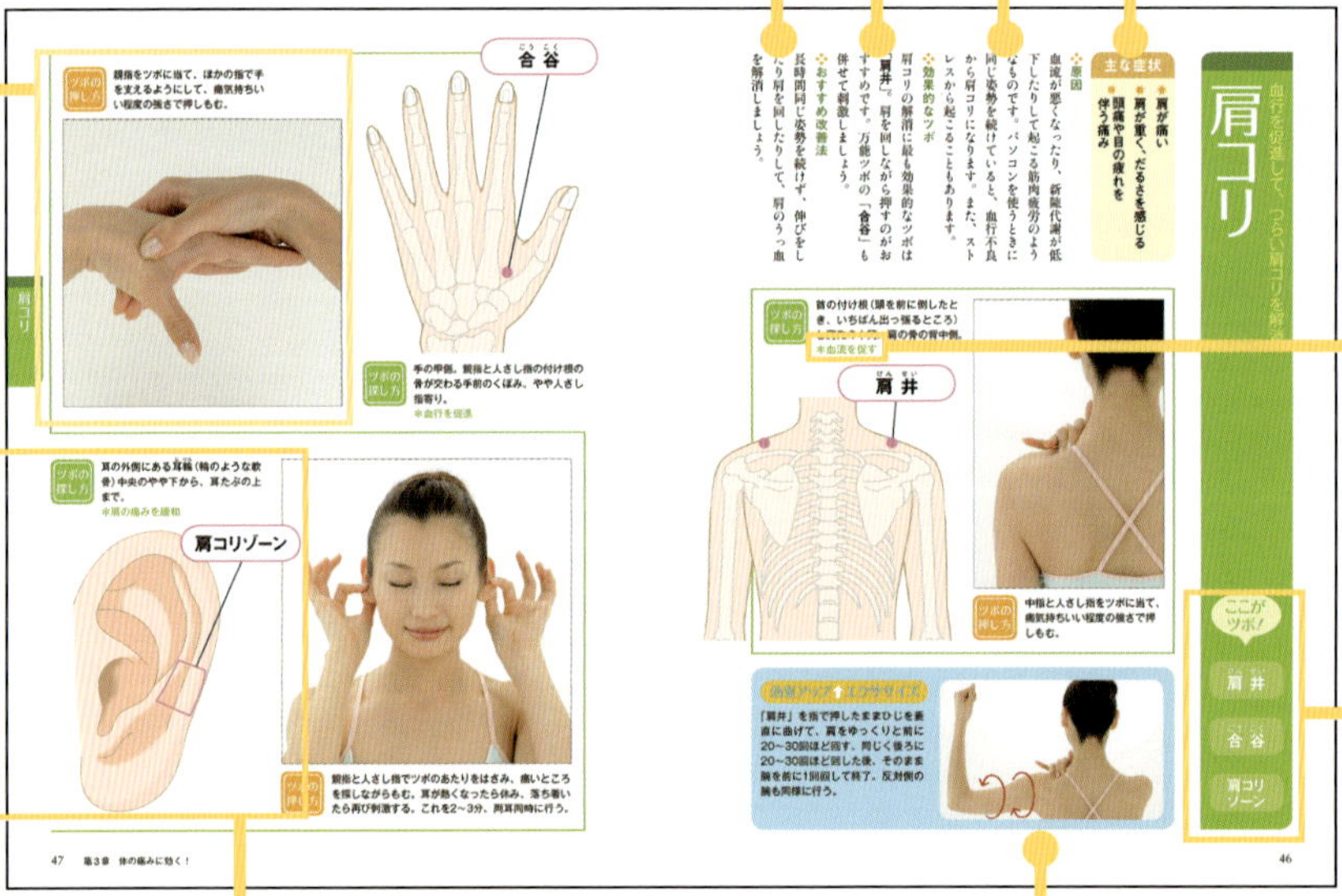

ツボの押し方
各ツボやゾーンの、効果的な刺激方法を、写真付きで解説しています。

ツボの探し方
各ツボやゾーンの場所を、イラスト上にわかりやすく示しています。

効果アップ⬆エクササイズ／ADVICE！／このツボも効く！
「効果アップ⬆エクササイズ」では、ツボを押しながら行うと、その効果を向上させるエクササイズ方法が、「ADVICE！」では、道具を使った刺激方法や、応急処置などの役立つ情報が書かれています。また、「このツボも効く！」では、補助的な刺激におすすめなツボを紹介しています。

ここがツボ！
各症状に対応するツボとゾーンの名前が、ひと目でわかります。

ツボの効能
各ツボやゾーンの効能を、ひと言で紹介しています。

＊本書の情報は、2008年5月現在のものです。

第１章

ツボの基礎知識

自分でできる健康法、ツボ療法。ここでは、東洋医学の基本的な考え方やツボの押し方、注意事項など、基礎知識をレクチャーしています。効果的なツボ刺激を行うためにも、必ず一読を！

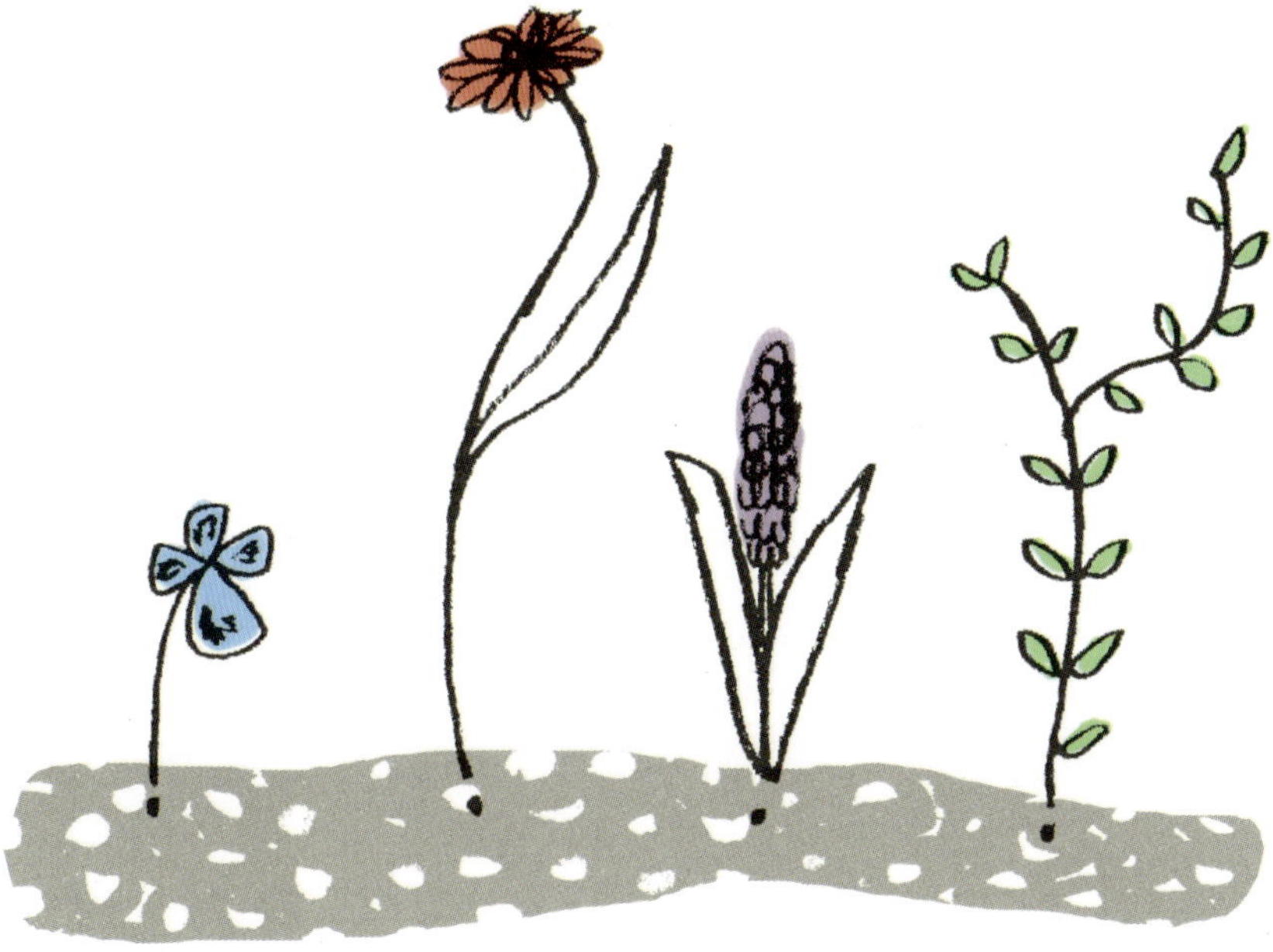

ツボのはじまり

ツボ療法の背景には東洋医学があります。西洋医学で治療できない肩コリや冷え性も、東洋医学のツボ療法なら自分で改善することができます。

「気」「血」「水」の流れを整えて健康になる

私たちが日ごろ親しんでいる医療は西洋医学に基づくもので、臓器や血液に異常がなければ病気とみなされません。しかし東洋医学では、肩コリや冷え性などの不快感や苦痛も病気とみなし、とり除こうとします。また、体の一部に不調が生じるのは体全体のバランスが崩れたせいだと考え、目先の症状をやわらげるとともに、体全体の調子を整える根本的な治療を行います。

東洋医学では、人体を構成している生命エネルギーとして「気」「血」「水」の流れを大切にしています。これらがスムーズに流れていれば健康でいられますが、いずれかが不足するとバランスがくずれて病気になる恐れがあるのです。

ツボ療法で「未病」のうちに治療する

また、病気は突然発生するものではなく、自覚がないままに「気」「血」「水」のバランスが乱れ、どうしようもなくくずれると発病すると考えられています。この発病前の状態を「未病」と呼び、未病のうちにツボ療法などで治療をして発病を防ぐことが、東洋医学において最もよい治療であるといわれます。

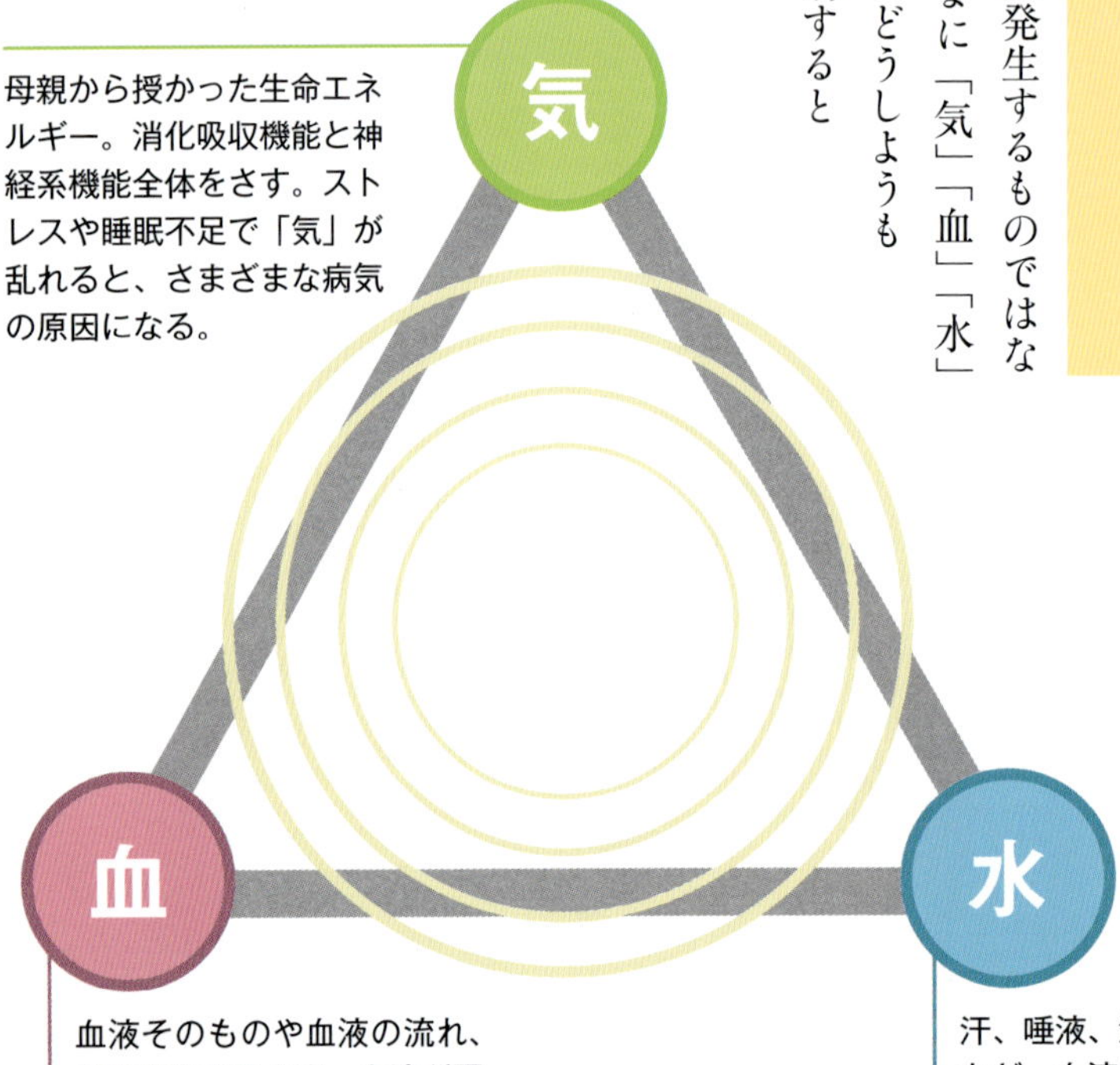

母親から授かった生命エネルギー。消化吸収機能と神経系機能全体をさす。ストレスや睡眠不足で「気」が乱れると、さまざまな病気の原因になる。

血液そのものや血液の流れ、循環器機能をさす。血流が悪くなると生理痛や肩コリなどの症状が出る。血が不足すると貧血やめまいが起こる。

汗、唾液、涙、尿、リンパ液など、血液以外の体液全般をさす。水分の代謝が悪くなると、むくみ、のどの渇き、鼻水などの症状が出る。

「五臓五腑《ごぞうごふ》」と「陰陽五行説《いんようごぎょうせつ》」の考え方

東洋医学ではすべてを自然に例えます。自然界には陰(月)と陽(太陽)があります。また、自然界は植物、熱、土壌、鉱物、液体からなるため、これらを「木・火・土・金・水」の五行で表現します。これが東洋医学の基本概念「陰陽五行説」です。

人間の体も自然界と同じように「陰陽五行説」に分類できると考え、男性は「陽」、女性は「陰」とされます。また、「肝・心・脾・肺・腎」の5つの器官を五行説になぞって「五臓」と呼び、それぞれの働きを助ける「胆・小腸・胃・大腸・膀胱」の器官を「五腑」と呼びます。

「六臓六腑」で体をコントロールする

そして、これら「五臓五腑」以外にもう一対、東洋医学独特の考えによる「心《しん》包《ぽう》」という臓と「三焦《さんしょう》」という腑があります。「心包」は大切な心臓を包み込む臓器、「三焦」は人間が体温を維持するために3つの熱源を持っているはずだという考えから名付けられました。東洋医学では、この「六臓六腑」がひとつずつの経絡《けいらく》(P10)に属し、全身を巡ることで人間の体をコントロールしていると考えています。

<五臓五腑>

※東洋医学でいう五臓五腑は、西洋医学とはやや異なり、より広い機能をさす。

五臓		五腑	
肝	気血がスムーズに動くように調節する機能をさす。西洋医学でいう肝臓の働きも含むが、感情や自律神経と関係しており、ストレスによる影響を受けやすいところでもある。	胆	胆汁を貯えるところ。決断や勇気をつかさどる。
心	心臓と同じ働きをもつほか、大脳にかかわる精神活動(意識、思考、記憶など)を支え、体の働き全体を統括する司令塔の役割を担っている。	小腸	胃から送られてきたものの中から、人体に有用な部分を吸収し、全身へ送る。また、残った糟や水は、大腸や膀胱へ送る。
脾《ひ》	消化吸収を通して生命力を補充する働きをつかさどる。栄養を運び、エネルギー源となる器官。西洋医学でいう消化器官やすい臓と関係する。	胃	脾とともに体に必要な栄養の消化吸収を行い、内容物を小腸や大腸に送る。
肺	呼吸の調節機能のほか、皮膚、免疫機能、水分代謝などとも関わりがある。体を取り巻くバリアのような働きを持っている。	大腸	飲食物の糟を小腸から受け、大便を肛門から排泄させる。
腎	腎臓と同じく水分代謝の働きを担うほか、成長・発育・生殖・老化などにも関連する。副腎や生殖器などの働きも含む。	膀胱	貯尿・排尿作用を行う。

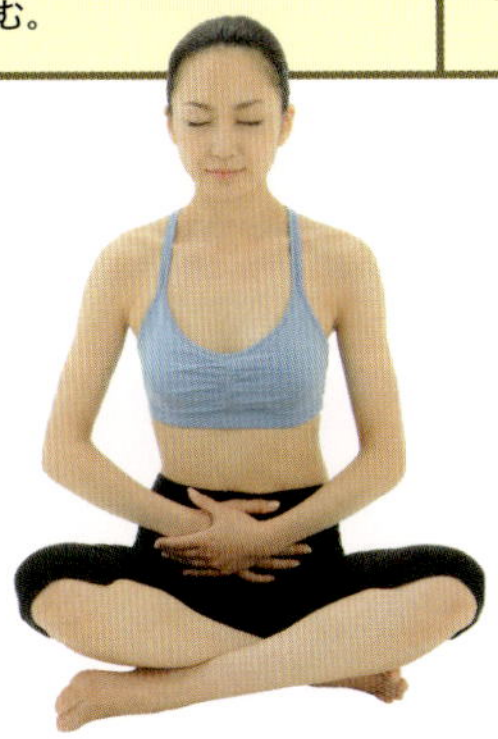

南に向かって立ったとき、太陽が昇り始める東側が左手、太陽が沈んでいく西側が右手にあたるため、「陽」である男性は左手、「陰」である女性は右手という考えになった。両手を重ねてツボを押す際は、男性は左手、女性は右手がツボに直接当たるようにするとよい。

ツボの位置

「気・血・水」のバランスや「六臓六腑」の働きを維持するにはツボ療法がいちばん。そのためにツボの正しい位置を知りましょう。

ツボは、経絡《けいらく》上に並んだ「気」の出入り口

東洋医学では、「経絡」と呼ばれる「気」の通る道が体中に張り巡らされていると考えます。おもな経絡は12本あり、「正《せい》経《けい》十《じゅう》二《に》経《けい》」と呼ばれます。

これらは「六臓六腑」に対応しており、12の臓腑から始まって、体内や体表を循環し、頭や手足に「気」を運んで再び臓腑に戻ってきます。この12本に、体の前面中央を走る任脈《にんみゃく》と背面中央を走る督脈《とくみゃく》(奇経八脈《きけいはちみゃく》のうちの、ふたつ)を合わせて、計14本の経絡が体内を走っていると考えられます。

ツボは経絡上に並んだ「気」の出入り口。内臓に異常があったり、「気」がきちんと循環しなかったりすると、同じ経絡上のツボに強い反応が出ます。ツボを押して痛みを感じるときは、それに対応する内臓器官に不調があるということ。逆に何も感じなければ、正常ということです。自分の持病に効果のあるツボを刺激していれば、予防もできます。

WHOにより、ツボの位置が標準化される

中国で発祥したツボ療法は各国で広がりましたが、長い年月の間に、名前や位置に微妙なずれが生じました。そのため、WHO(世界保健機関)は2006年、ツボの位置を361に統一しました。

ただし、これら361ヶ所のツボはあくまで古典の文献を参考にしたもの。近年、鍼灸に世界的な注目が集まっているため、ツボの標準化が必要となったのですが、実際のツボは2000ヶ所以上あるといわれています。WHOの基準とは違っていても、刺激をして期待した効果が得られれば、それは自分にとっての正しいツボなのです。

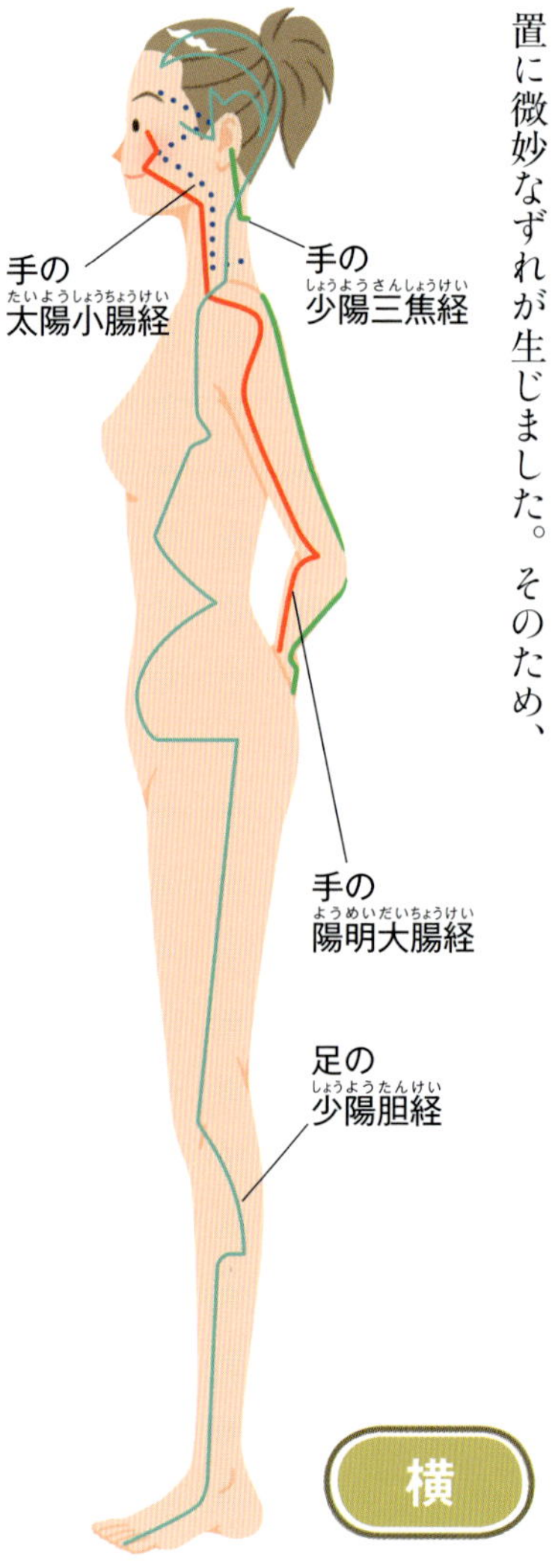

「気」の通り道・正経《せいけい》十《じゅう》二《に》経《けい》

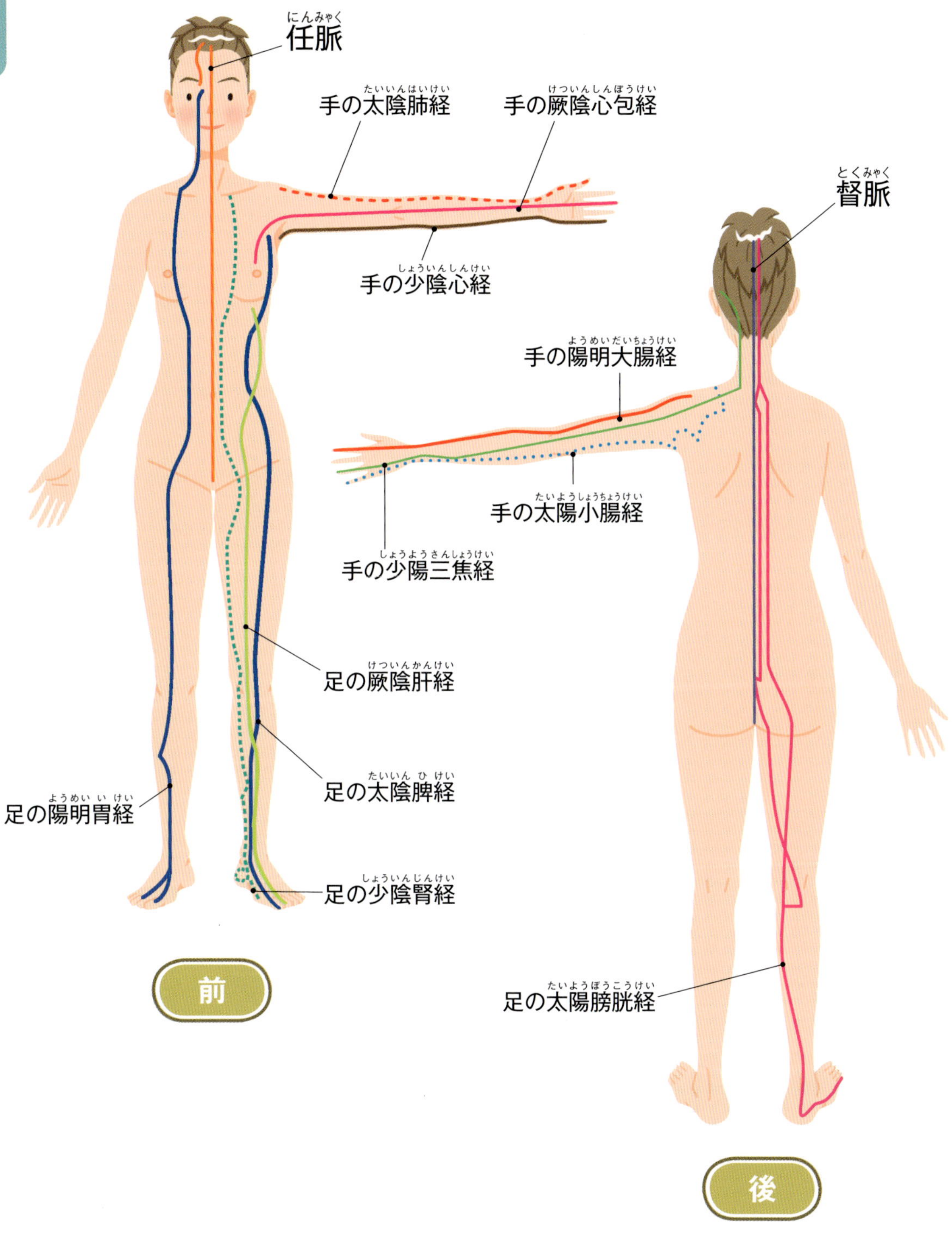

ツボ療法の効果

病気ではないけれど、「なんだか調子が悪い」と感じたらツボ療法が効果的。病院や薬に頼らなくても症状が軽減されます。

ツボ療法で自然治癒力を高める

西洋医学が発達した現在では、さまざまな医療器具を使って体内の異常を発見することができます。しかし、昔はそのような医療器具がなかったため、人々は凝り固まった場所をもみほぐし、気持ちのよいところを押したりなでたりするという原始的な治療をしていました。とくに中国人は、効果の高い場所を絞り込み、ツボというポイントを定め、ツボの全身図を作ったのです。

ツボ療法は、ツボに刺激を与えることで経絡《けいらく》の流れをよくし、内臓器官を正常にして、人間が本来持っている自然治癒力を高めるものです。肩コリや冷え性など、病気ではないけれど不快な症状をやわらげるのに、とても役立ちます。

また、具合が悪くて病院で検査を受けたけれど問題がない、病気というほどではないけれど慢性的に体調が悪い、不安やストレスで精神的につらいなど、はっきりと病名がつけられないような心身の不調にもよく効きます。全身の機能を活性化するので、適度な運動と併せれば、美容やダイエットにも効果を発揮します。

ただし、ツボ療法では完全に治すことのできない症状もあります。ウイルス性の感染症や貧血などは、それに伴う痛みやめまいを緩和することはできますが、ウイルスを排除したり、鉄分を補給したりはできません。一時的に症状を抑えた後は、根本的な治療のために病院で受診しましょう。

また、せっかくツボ療法をしていても、生活習慣が乱れていては効果が上がりません。バランスのとれた食生活、十分な睡眠、適度な運動を心がけましょう。

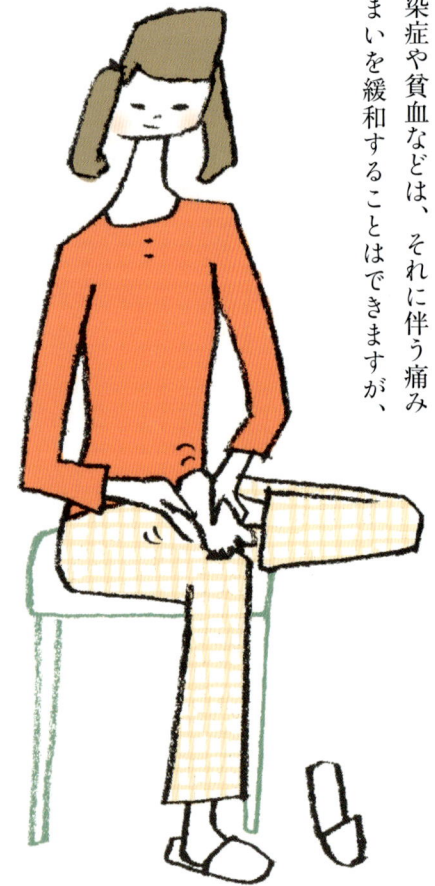

毎日ツボを刺激することで、
その効果も高まる。

手のツボを刺激して即効治療

　頭が痛いときに手のツボを刺激すると、痛みがやわらいできます。これは、脳と手の指が経絡でつながっているから。手の指先には脳につながる経絡が密集していて、ここで受けた刺激は脳に直接伝わります。眠気を覚ましたいときに指先に刺激を与えると、ぱっと目が覚めるのも、同じ理屈なのです。脳を直接刺激することができなくても、手を刺激することはできるので、かんたんに効果が出ます。

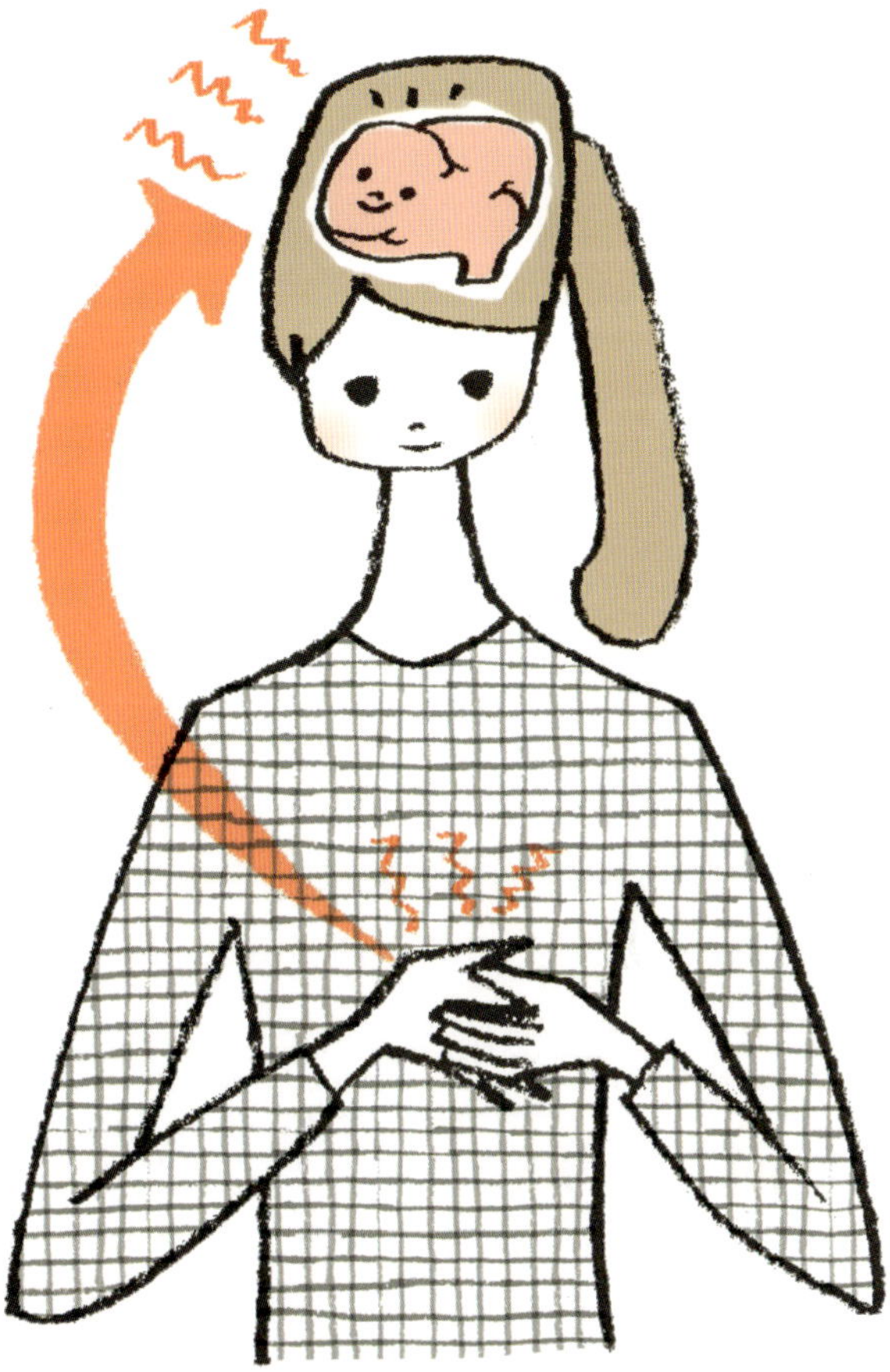

手のツボを押しもむと、脳にダイレクトに刺激が伝わる。

足裏・耳のマッサージで手軽に健康維持

　足裏は、人体をそのまま投影していいます。親指は頭にあたり、土踏まず周辺は心臓や胃腸などの内臓器官、かかとはお尻に対応します（P159）。足の裏全体を刺激すれば、体全体の「気」の流れがよくなって、体調が改善されます。

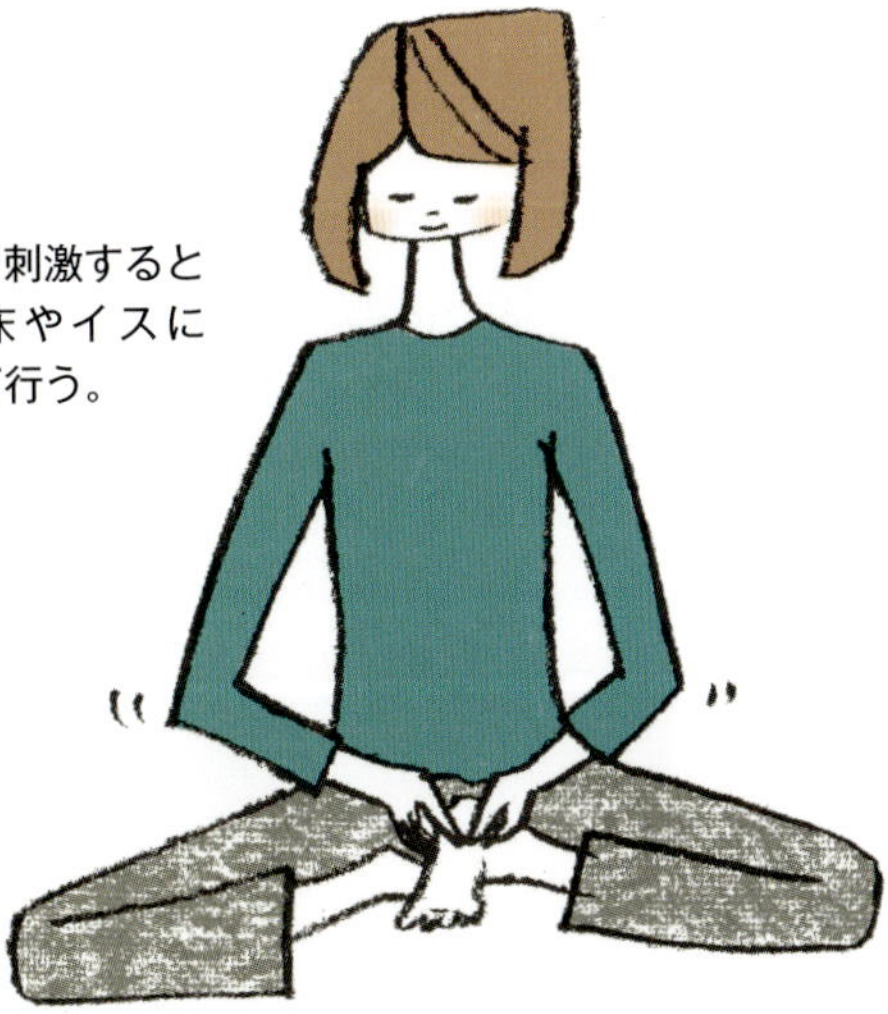

足裏を刺激するときは床やイスに座って行う。

　また、耳も全身の縮図のようになっています。耳の形を見ると、母親の胎内にいるさかさまになった赤子のようで、そのイメージ通り、全身の状態を投影することができます。

　腰痛の人は、耳の「腰痛ゾーン」の血管が浮き出ていたり、目が疲れている人は耳たぶをもむと痛みを感じたりします。耳には110ヶ所ものツボがあるため、耳全体をまんべんなく押しもめば、全身の健康アップに役立ちます。どこにいても手軽に刺激できる耳は、毎日押しもんで健康を維持しましょう。

ツボを押す前に

ツボを押すのに特別な準備は必要ありませんが、おすすめの時間や姿勢があります。また、妊婦や老人、幼児への刺激は弱めましょう。

いつ行うと効果的？

ツボはいつ押してもかまいません。通勤電車の中で手を押しもんだり、テレビを見ながら耳をもんだり、いつでも気が向いたときに刺激しましょう。ただ、緊張している神経を解きほぐしてから行う方が効果は上がります。入浴後は血液やリンパの流れがよくなっているので、ツボ刺激にはおすすめの時間です。入浴できなくても、42度くらいのお湯に脚や手をつけるだけでもよいでしょう。

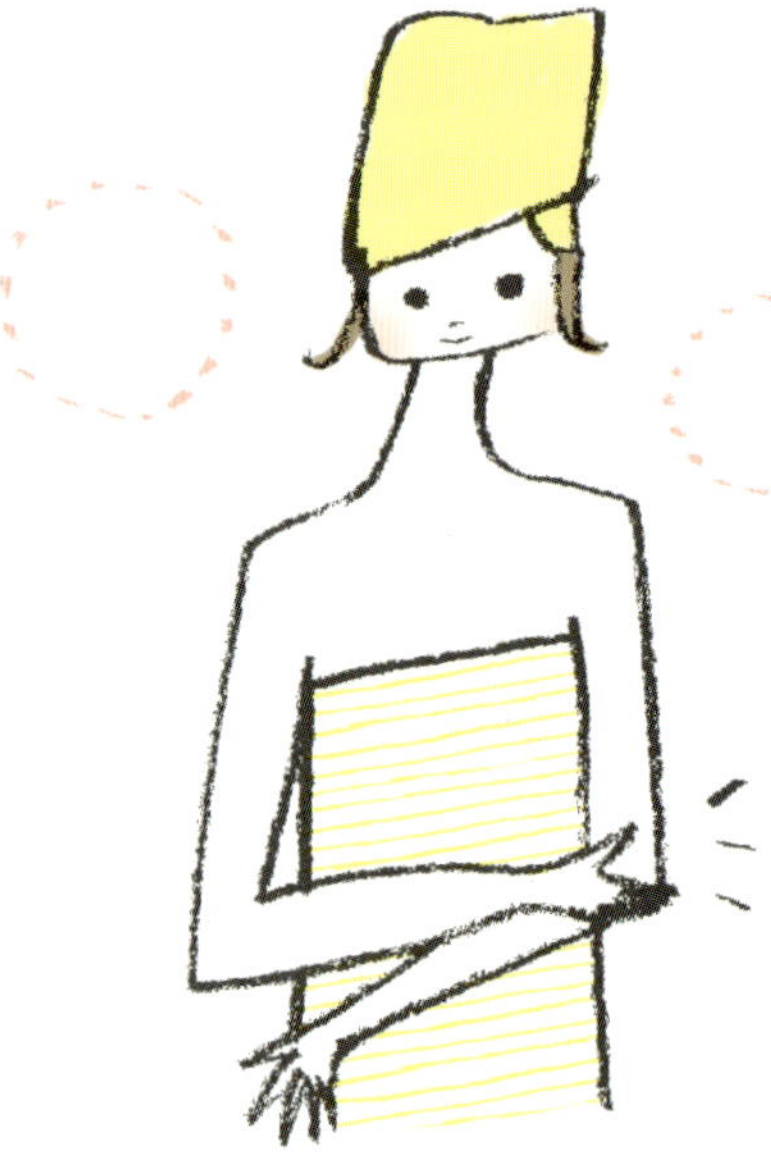

入浴後が効果的。

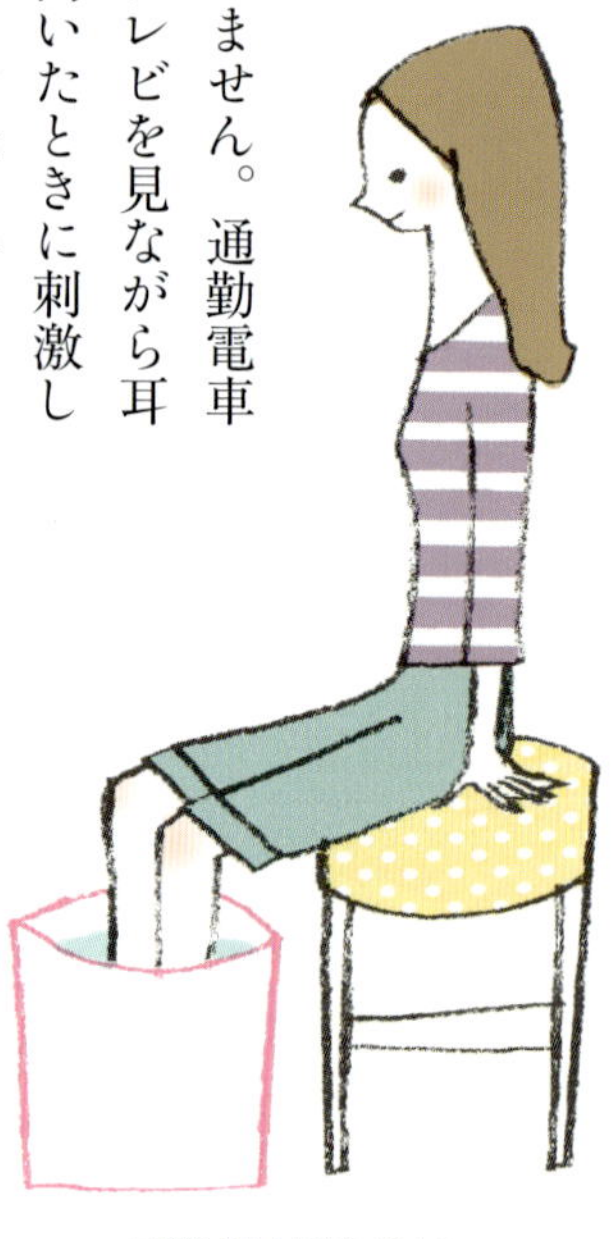

足浴だけでもOK。

どんな姿勢で行うの？

立って行うよりも、座って行う方がリラックスできてよいでしょう。床に座るときはあぐらをかいて行うと、体がぐらつかず、ツボを刺激しやすくなります。イスに座って足の裏のツボを刺激するときは、ツボを押す方の脚を反対側の脚の膝に置いて固定します。支える方の脚はぐらつかないように安定させましょう。オフィスなどでは膝掛けなどを使って、脚を温めてから行いましょう。

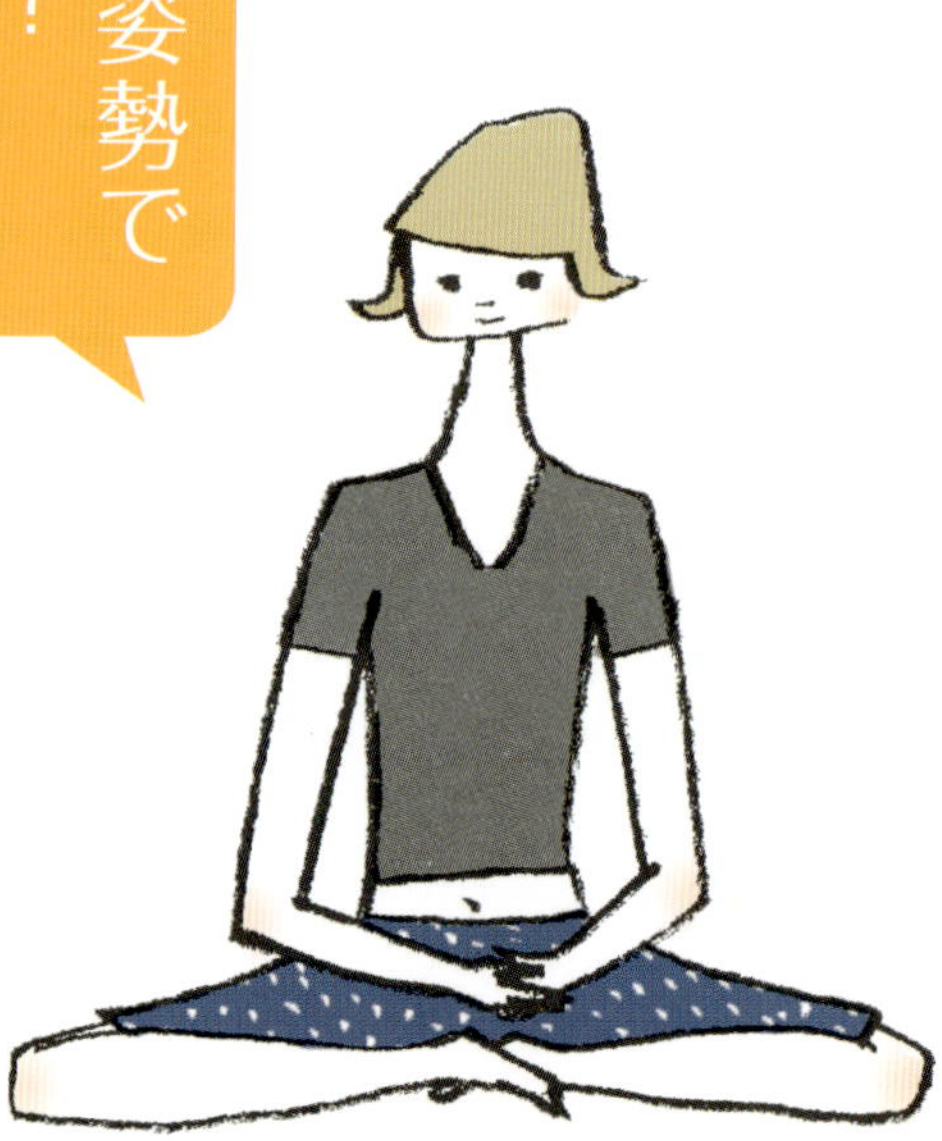

あぐらをかくと、体が安定する。

押してはいけないときは？

食後は、消化のため、血液を胃に集中させなければならないので、ツボ刺激は避けた方がよいでしょう。また、お酒で血行が高まり過ぎているときにツボ刺激をするのも禁物です。

骨折や大きな傷、潰瘍ができたりしたときもおすすめできません。

重度の腎臓病や心臓病を患っている人、伝染病や性病を患っている人は、刺激で病原菌が活性化して悪化する可能性があるので避けましょう。

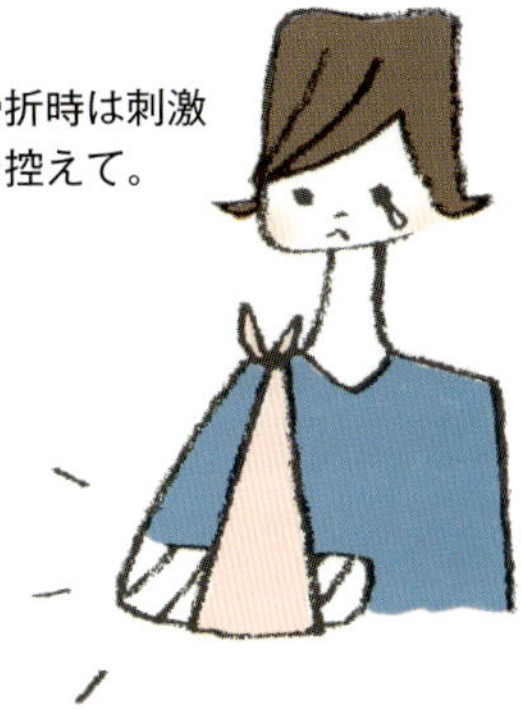

骨折時は刺激を控えて。

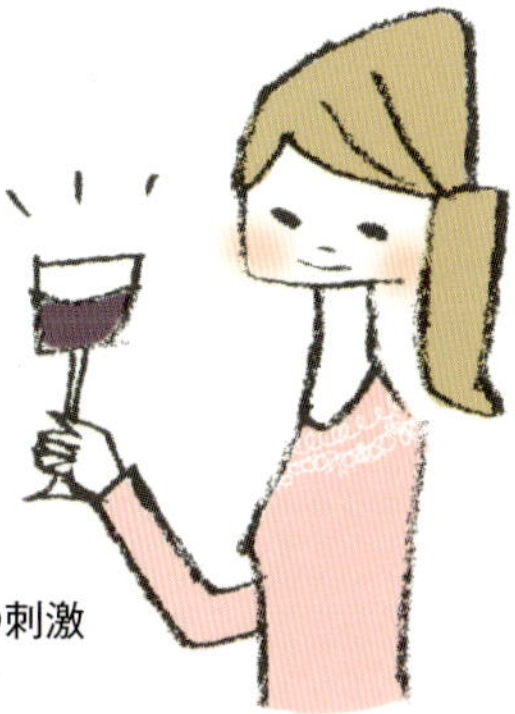

飲酒後の刺激は禁物。

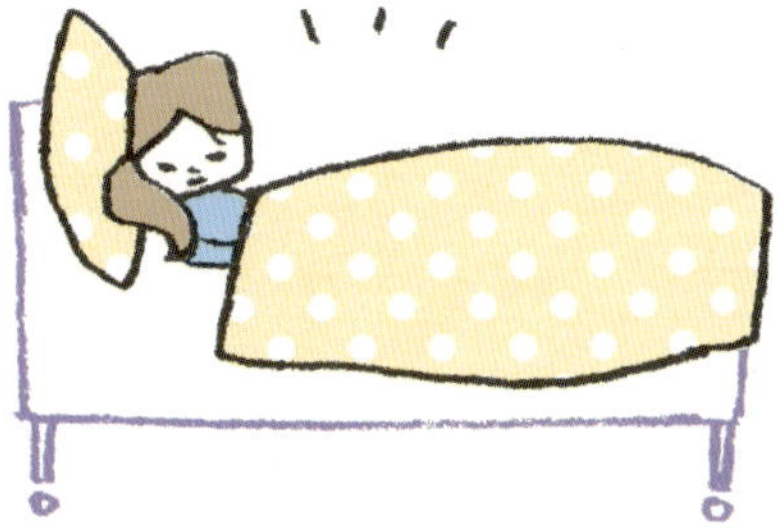

重病のときは避けて。

刺激を弱めた方がいい人は？

妊婦へのマッサージは効果がありますが、体がとてもデリケートな時期なので、強い刺激は禁物です。リラックスできる程度のやさしい指圧にとどめましょう。

体の器官が未発達の乳幼児や子供にも強い刺激は避けましょう。刺激の力を半分くらいに弱めてください。

お年寄りは心臓や内臓が弱くなっているため、足裏刺激などはやさしく行いましょう。

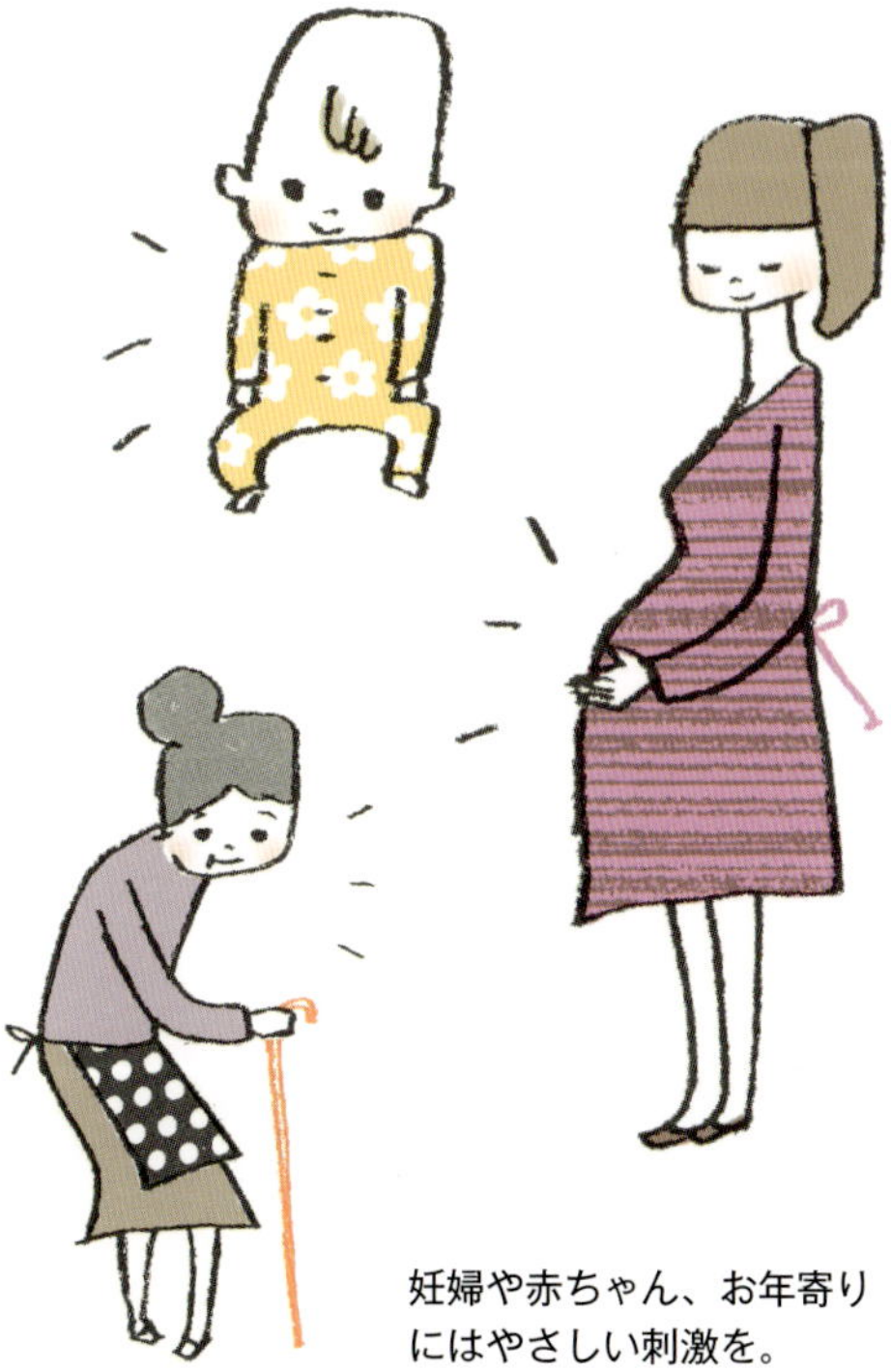

妊婦や赤ちゃん、お年寄りにはやさしい刺激を。

ツボの探し方・押し方

ツボの位置はだいたい決まっていますが、個々の体によって効く場所は微妙に違います。自分だけの特効ツボを見つけましょう。

始める直前に手を温めておく

ツボ刺激は指先で行うため、爪を短く切っておきましょう。皮膚を傷つけたり、爪が割れたりすることがあります。爪を切りたくない人は市販のツボグッズなどを使いましょう。

刺激をする前に、手のひらや指先をこすり合わせて温めると、「気」が集まり、効果が上がります。東洋医学では、36回こすり合わせるのを理想としています。

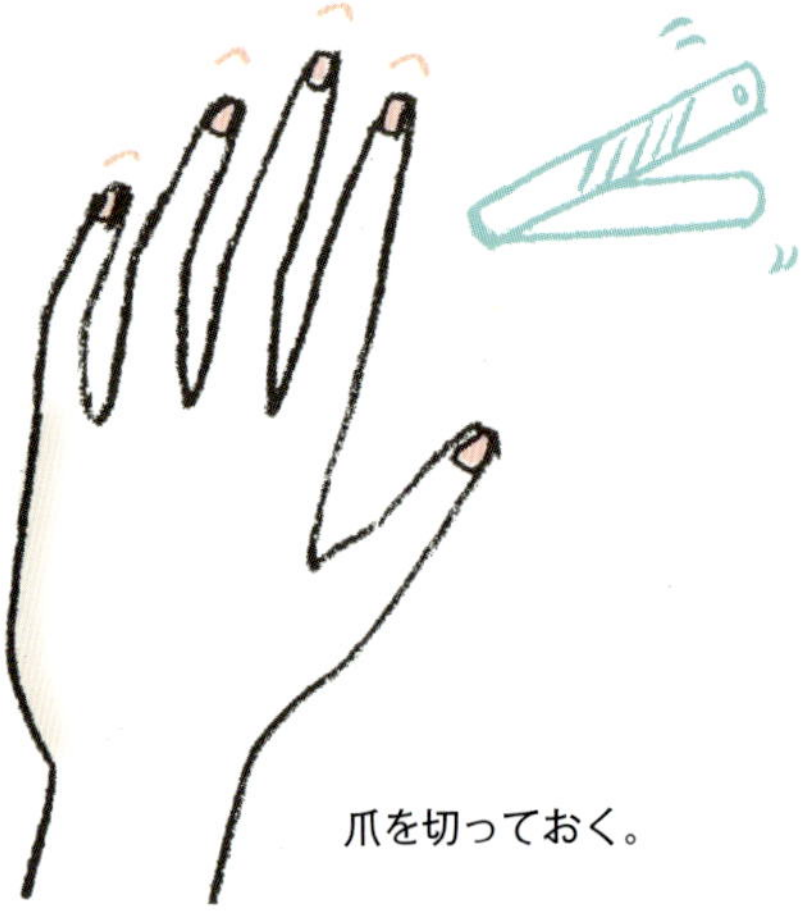
爪を切っておく。

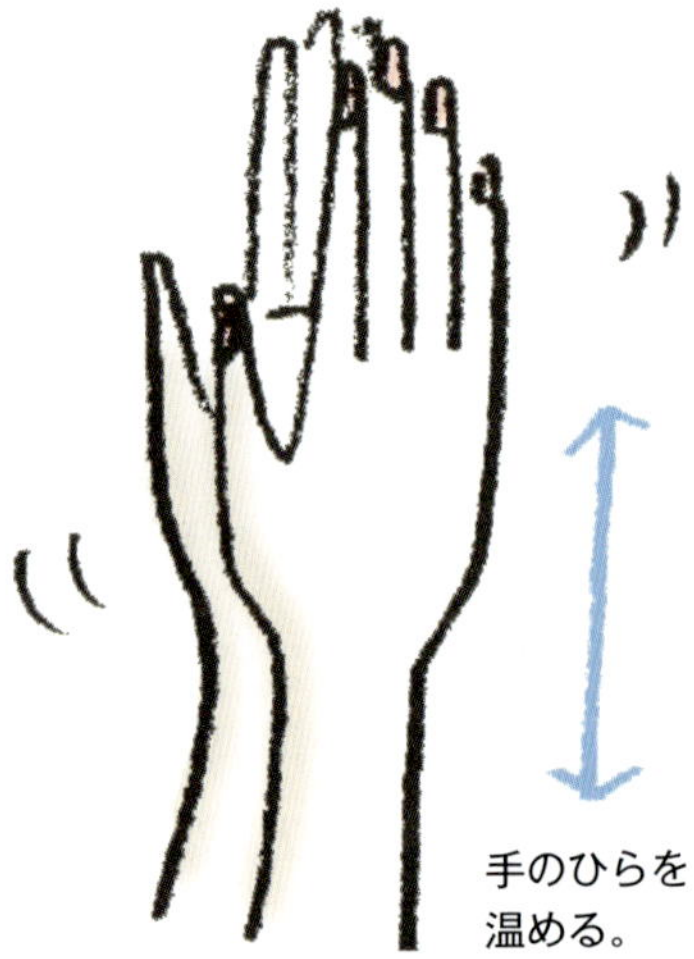
手のひらを温める。

本を見ながらとりあえず押してみる

まずは自分が気になる症状のページを見て、ツボの位置の見当をつけ、その周辺を押しもんでみましょう。痛いけれど気持ちがいいところ、コリやしこり、冷えを感じるところがあれば、それがツボです。

ツボの位置は体格によって微妙に違います。また同じ人でも体調によって位置が少し移動することもあります。その都度、自分のツボを探しましょう。

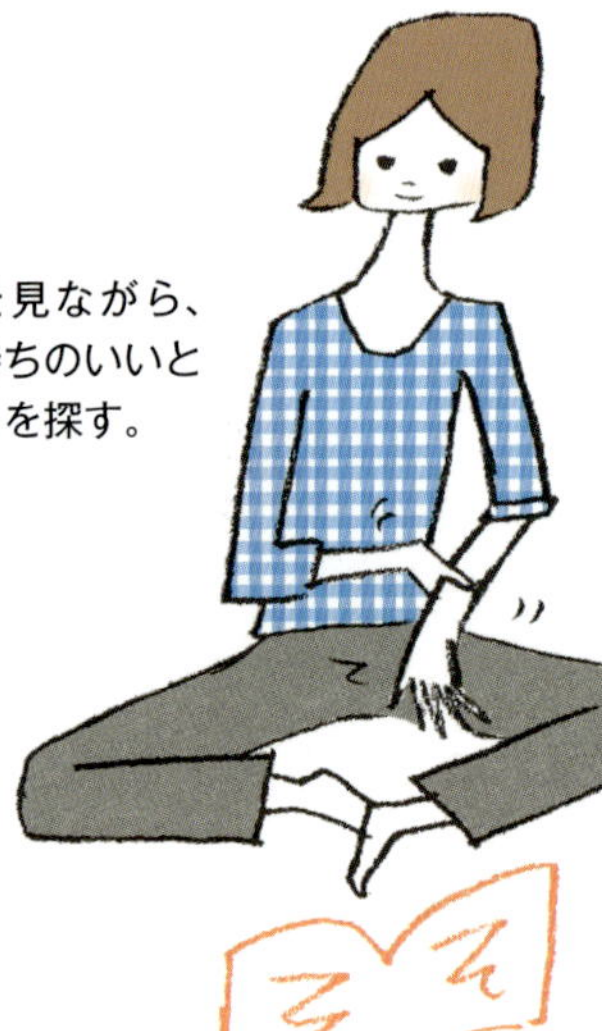
本を見ながら、気持ちのいいところを探す。

ツボを押すときは呼吸法も大切

自分のツボが見つかったら、痛気持ちいい程度の強さで押しもみましょう。おなかの底から息を吐きながら3～5秒間押し、息を吸いながら3～5秒間力を抜きます。1ヶ所につき5～10回ほどくり返しましょう。

力を抜くときは、指をツボから離さないようにします。あまり強く押すと、反応が鈍くなることがあり、逆効果になるので気をつけましょう。

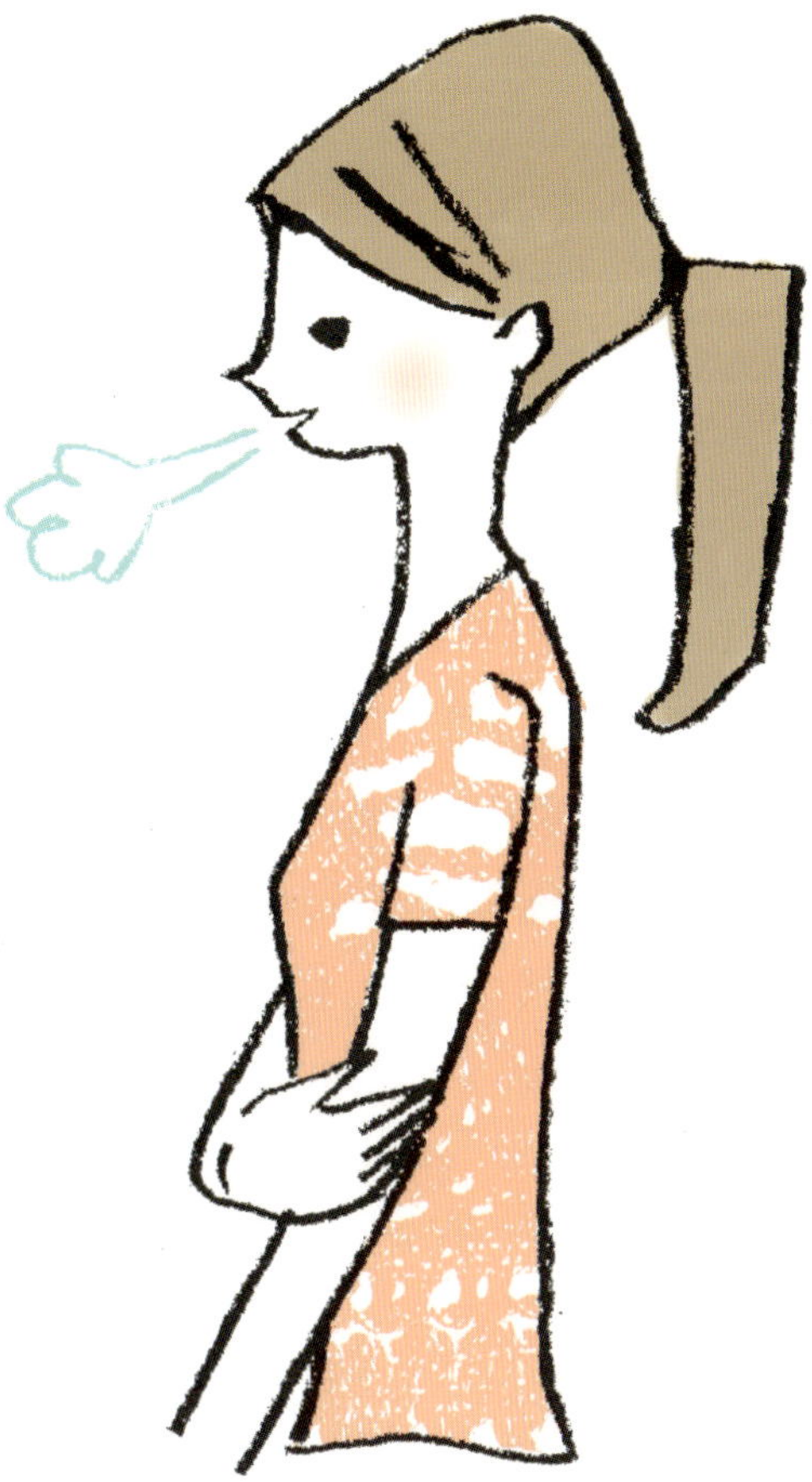

呼吸に気をつけてツボを押すと、効果アップ。

もむ、叩く、さするなどの方法も

ツボへの刺激には押す以外にも、もむ、叩く、さするなどの方法があります。「百《ひゃく》会《え》」などを刺激するときは、手のひらや指の腹で上下左右、前後に押しながらもみます。「梁丘《りょうきゅう》」などは、こぶしで軽く叩いてもよいでしょう。刺激を弱めたいときや、「気」の流れを整えたいときは、手のひらでゆっくりとなでるようにさすります。疲労時は軽く押す程度にしましょう。

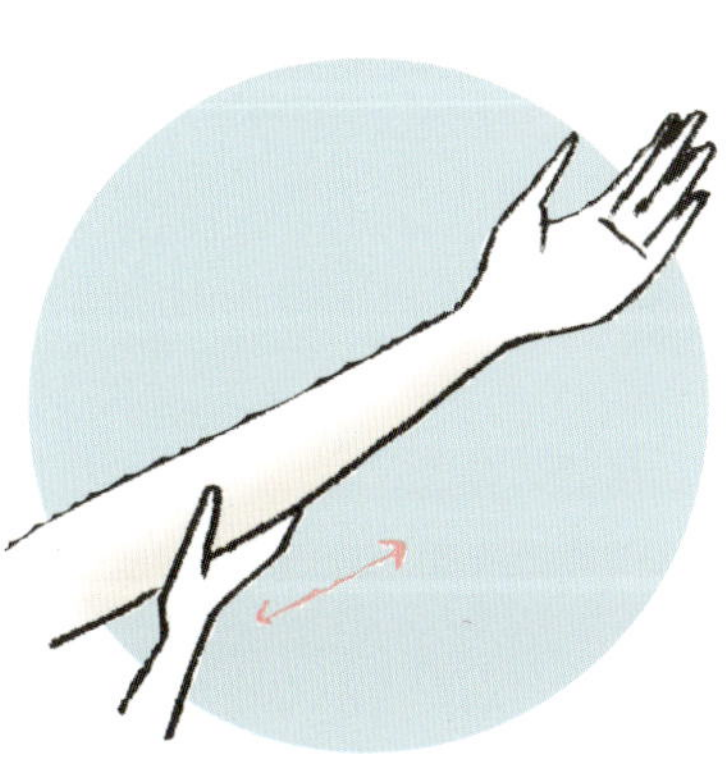

手のひらでゆっくりとさする。

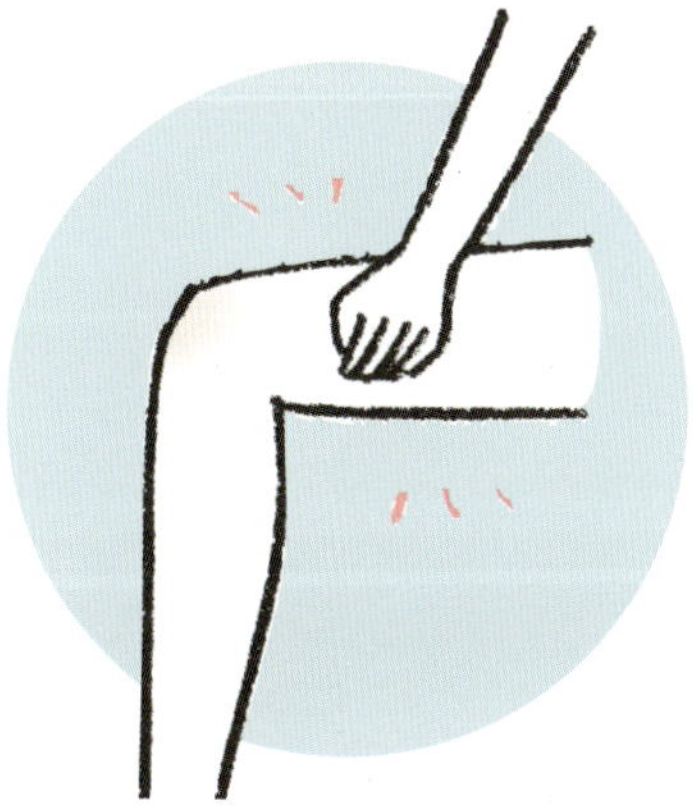

こぶしで軽く叩く。

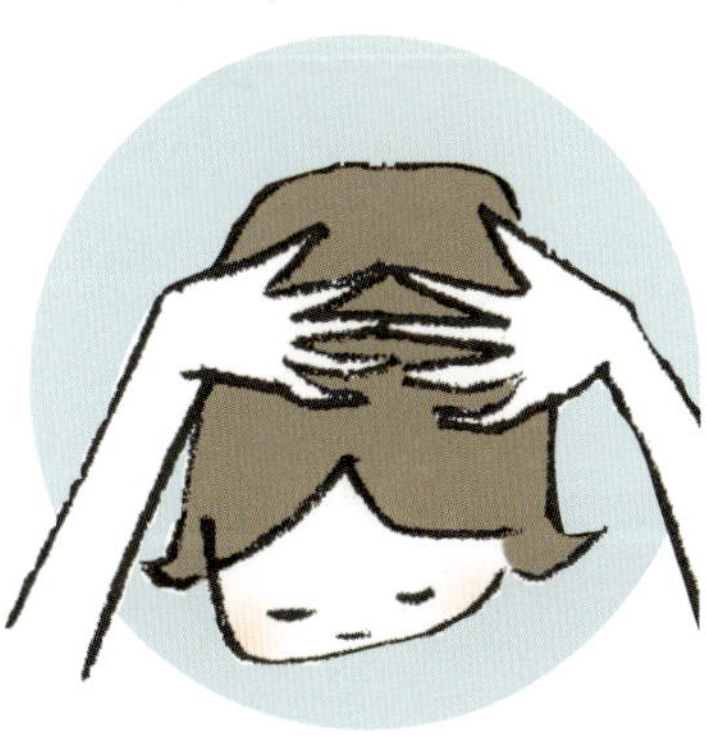

手のひらや指の腹でもむ。

ツボ押しのバリエーション

ツボの押しもみは指を使うことが基本ですが、市販のツボ押しグッズや身近な道具を使うとよりラクに押すことができます。

指と身近な道具を使い分ける

指先はとても繊細で、皮膚にしこりがあったり、温度差があったりすると敏感に感じとります。そのため、ツボを探すときは指で探すのが最適なのです。また、指を使うことで「痛気持ちいい」という微妙な力加減ができます。

しかし、耳などにある小さなツボは指では押しにくく、土踏まず全体に広がるゾーンを刺激するときには指が疲れてしまいます。また、爪を切りたくない人はツボをうまく押しもむことができないでしょう。そういうときは、身近な道具を使って押しもむと、ラクに刺激できます。

つまようじやヘアピン

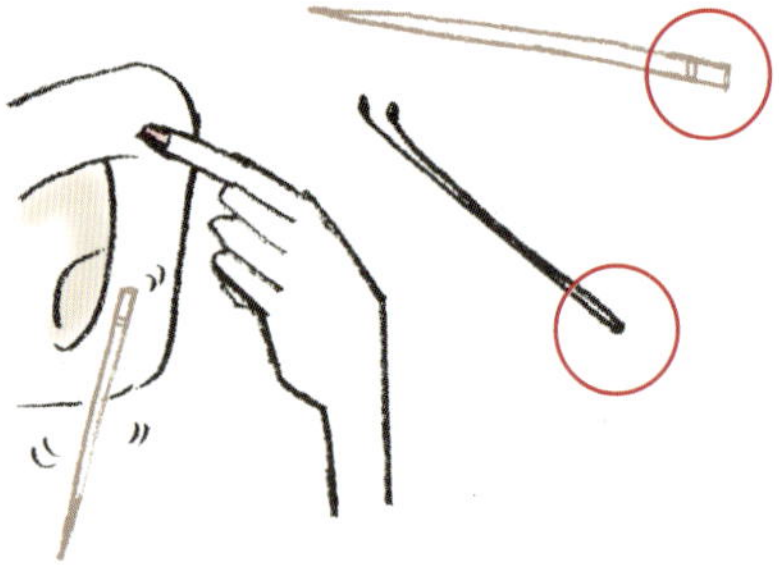

耳の小さなツボを刺激するときは、つまようじの頭やヘアピンのカーブの部分を使いましょう。

ペンや口紅のキャップ

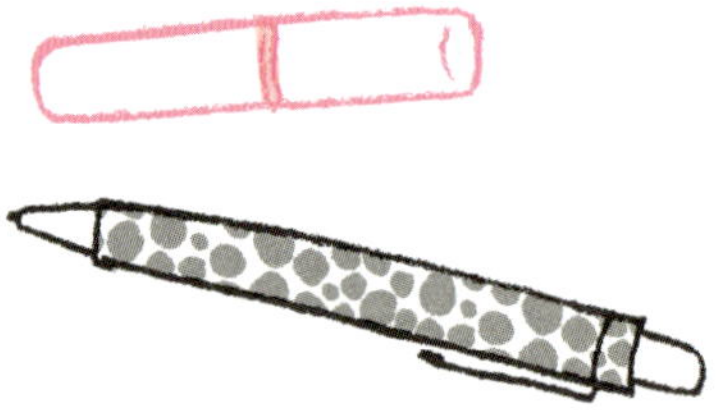

爪を切りたくない人は、ペンや口紅のキャップなどの小物を利用しましょう。先が指先のように丸まっているものが最適です。

束ねたつまようじ

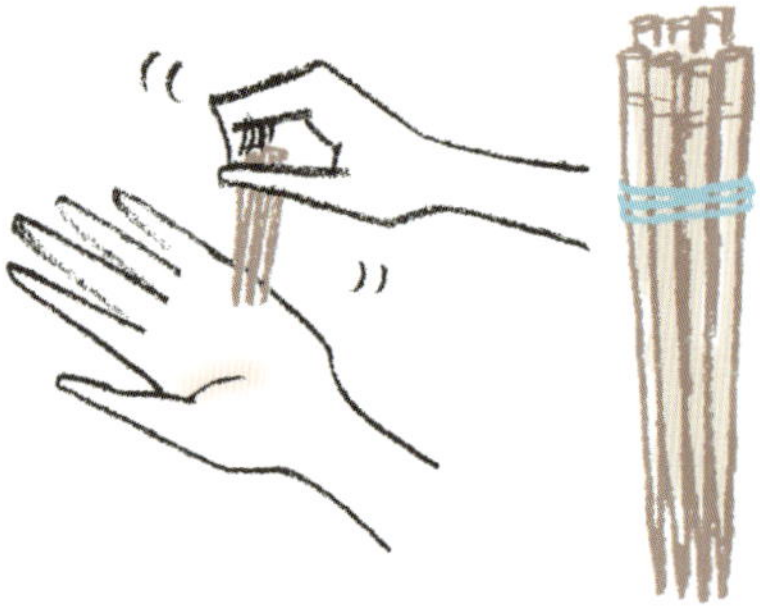

5~7本のつまようじを輪ゴムで束ねたものをツボに垂直に当て、軽く刺激するのも効果的です。

ゴルフボール

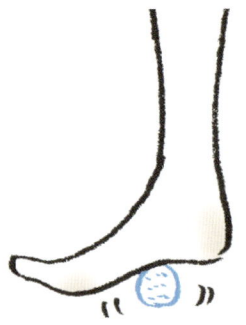

足裏や手の届かない背中のツボを押すときは、ゴルフボールが役に立ちます。適度な固さでツボを刺激します。

ビーズや米粒は長時間の刺激に有効

乗りもの酔いに効く「内関《ないかん》」は、車に乗る10～15分ほど前から押さえるのが効果的ですが、長時間指で押さえるのはつらいもの。こんなときは、生の米粒やビーズをツボに貼っておくとよいでしょう。「内関」以外でも、自分の持病に効くツボがあれば同じように貼っておきます。ときどきその上から指で押しもむと、ラクに効果的な刺激を与えられます。

米粒やビーズを貼った指先でツボを刺激するのも効果があります。

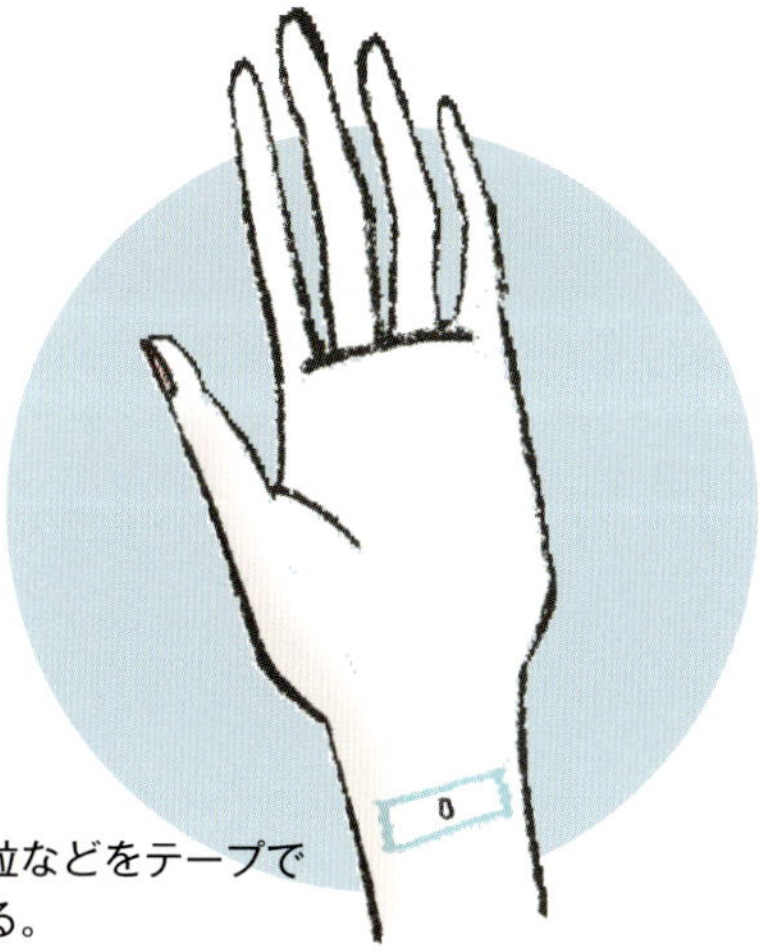
米粒などをテープで貼る。

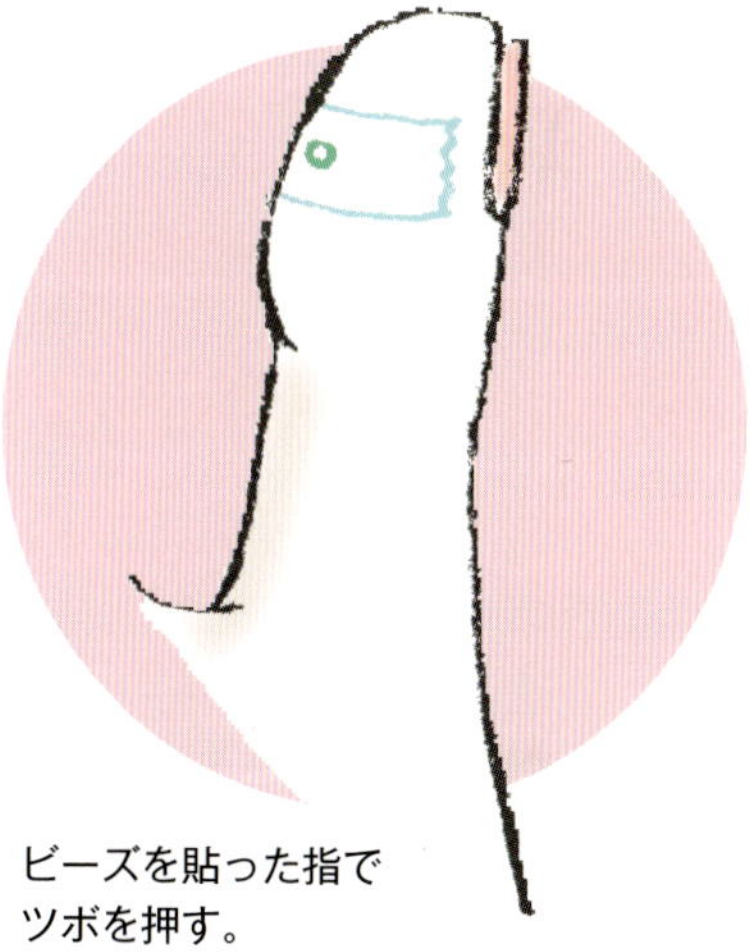
ビーズを貼った指でツボを押す。

慢性病の場合は温めて効果アップ

慢性化した症状には、ツボ押しとともに温かい刺激を与えると効果がアップします。いちばん簡単なのはドライヤーで温めること。ツボの周辺に、ドライヤーを回しながら温風を当てます。やけどをしないよう、ドライヤーをツボに近づけたり遠ざけたりしましょう。

また、お灸も効果があります。最近では火を使わない発熱材入りのお灸があるので、オフィスなどでも手軽に貼って効果を得ることができます。

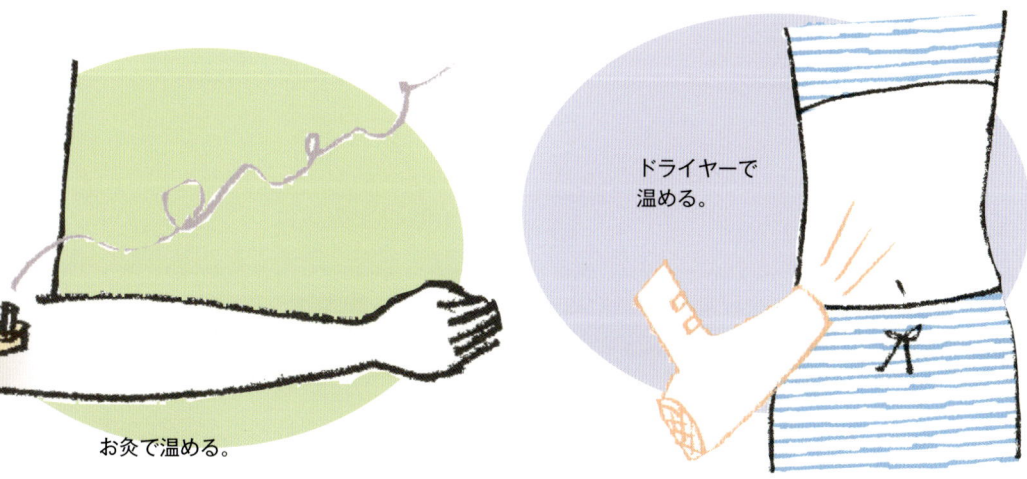

お灸で温める。

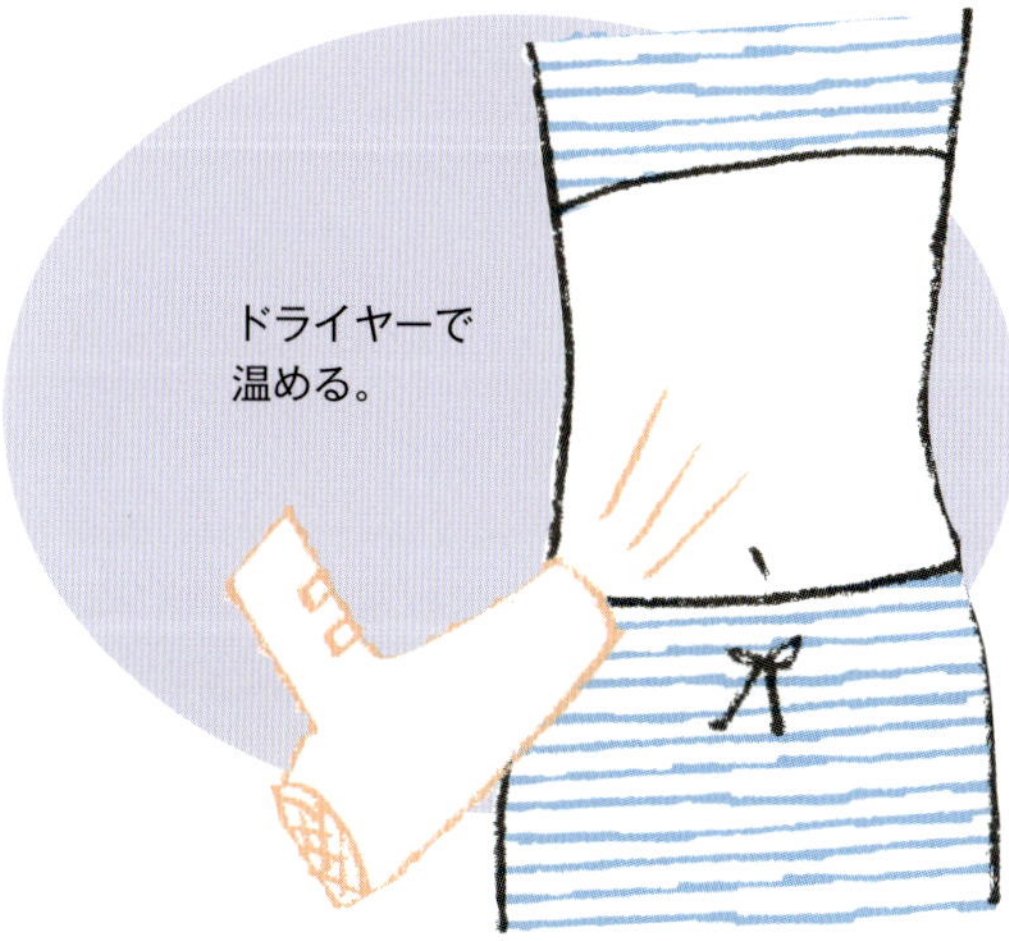
ドライヤーで温める。

自分の「証《しょう》」をチェックしよう

自分の体質＝「証」を正しく知りましょう

東洋医学では、体質に「証」という概念を用います。体の機能が高ぶりすぎた状態を「実証」、体の機能が鈍り、衰えた状態を「虚証」と呼びます。虚実どちらが強くても病気になりやすく、その中間の「中間証」が最もよいとされます。漢方などを服用するとき、虚証の人に実証の薬を処方しても効きづらく、その逆も同じ。証は、環境や生活習慣、加齢などにより変化するため、そのときどきで自分の虚実の傾向をつかみ、体質改善に役立てましょう。

以下の質問で当てはまるものにだけにチェックをしましょう。
どちらでもない場合はチェックをしないでください。

実証タイプの質問

1. 体型ががっちりして筋肉質 □
2. 肌にツヤがあり血色がよい □
3. 声が太く大きい □
4. 食欲旺盛で食べるのが早い □
5. 暑がりで汗をかきやすい □
6. 冬でもあまり寒がらない □
7. 活動的で積極的、疲れにくい □
8. 爪がピンク色でなめらか □
9. 徹夜をしても翌日も元気 □
10. 血圧が高め □

虚証タイプの質問

1. 骨格がきゃしゃでやせ型 □
2. 皮膚にハリがなく血色が悪い □
3. 声が小さく弱々しい □
4. 少食で食べるのが遅い □
5. 暑さに弱く夏バテしやすい □
6. 冬は寒がりで気温の変化に弱い □
7. 面倒くさがりで疲れやすい □
8. 爪に筋が入って波打っている □
9. 徹夜をすると翌日はダウン □
10. 血圧が低めで貧血気味 □

6個以上の人は
「実証」タイプ
一見問題がないように見えますが、無理をして仕事や家事をする人が多く、突然病に倒れることも。

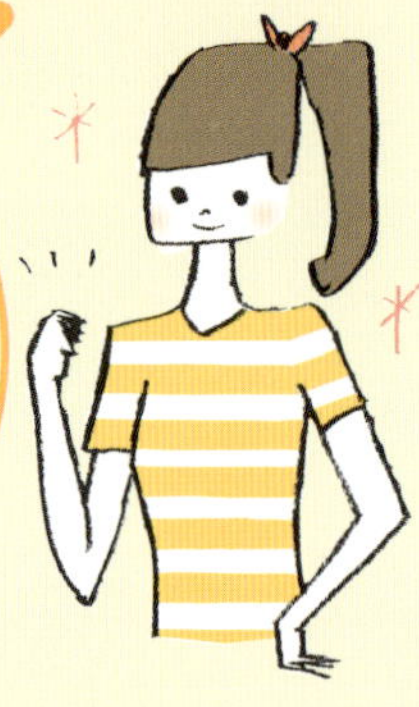

6個以上の人は
「虚証」タイプ
いわゆる虚弱体質の人。体力をつけようと激しい運動をすると逆効果になるのでやめましょう。

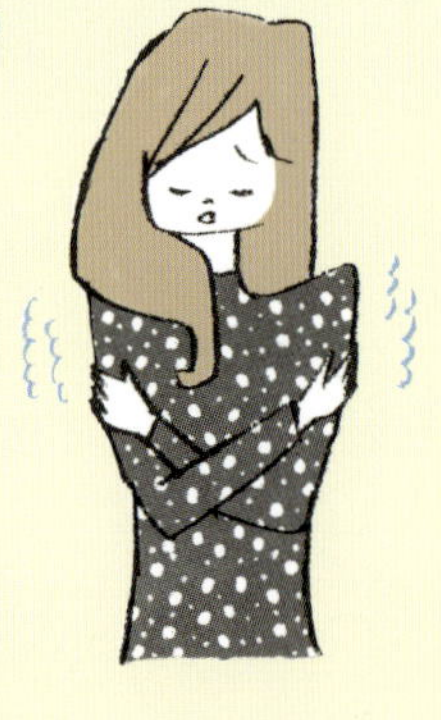

※どちらのチェック数も3個以下の場合、あるいは虚実のチェック数が同数の場合は「中間証」です。

第２章

体のツボ事典

本書では、毎日の健康に役立つ常用ツボや万能ツボをいくつかピックアップして紹介しています。ここでは、体の部位別のツボマップで、本書で紹介しているツボをまとめました。活用して、自分の特効ツボを見つけてください！

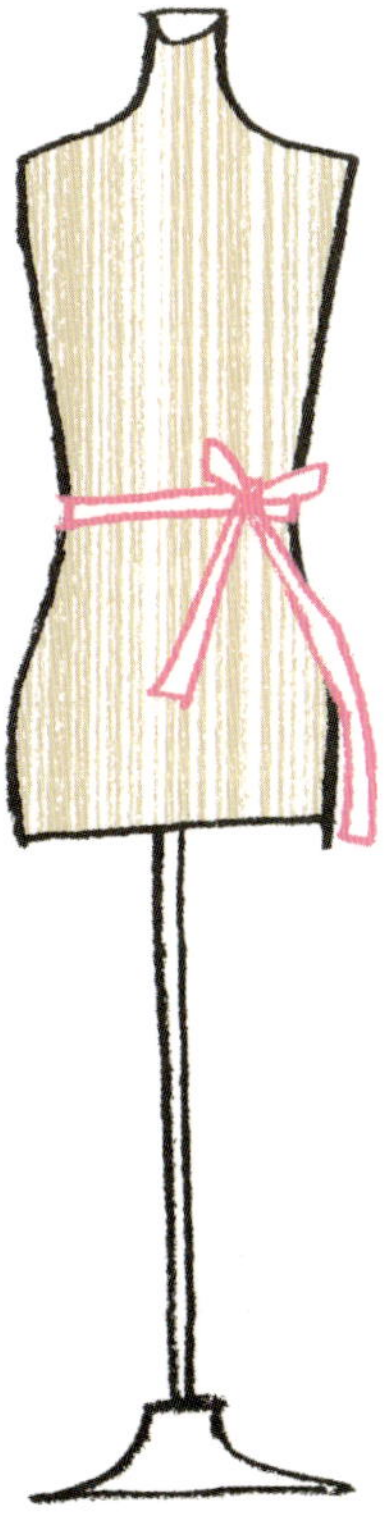

体のツボマップ

本書で掲載しているツボを、体の部位別にご紹介します。このマップを参考にして、自分のツボの位置を探し当ててください。

{頭部(前・後)}

顔には、ストレスを緩和する“攅竹”や、目の疲れをやわらげる“睛明”のほかにも、シワやたるみの予防など、美容に効果的なツボが数多くあります。強い力をかけ過ぎないよう、指の腹を使ってやさしく指圧しましょう。

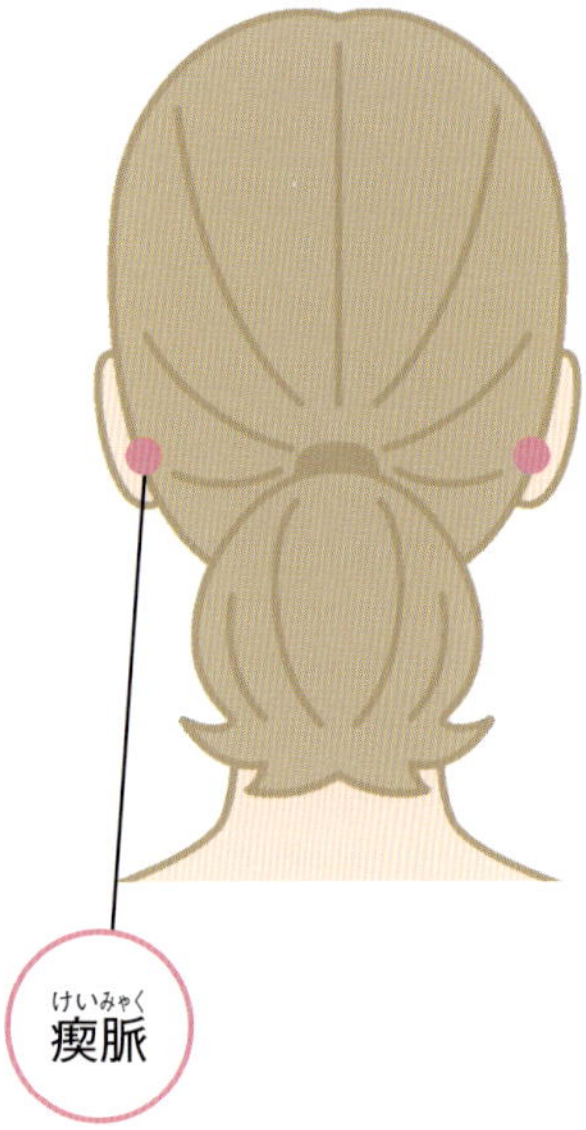

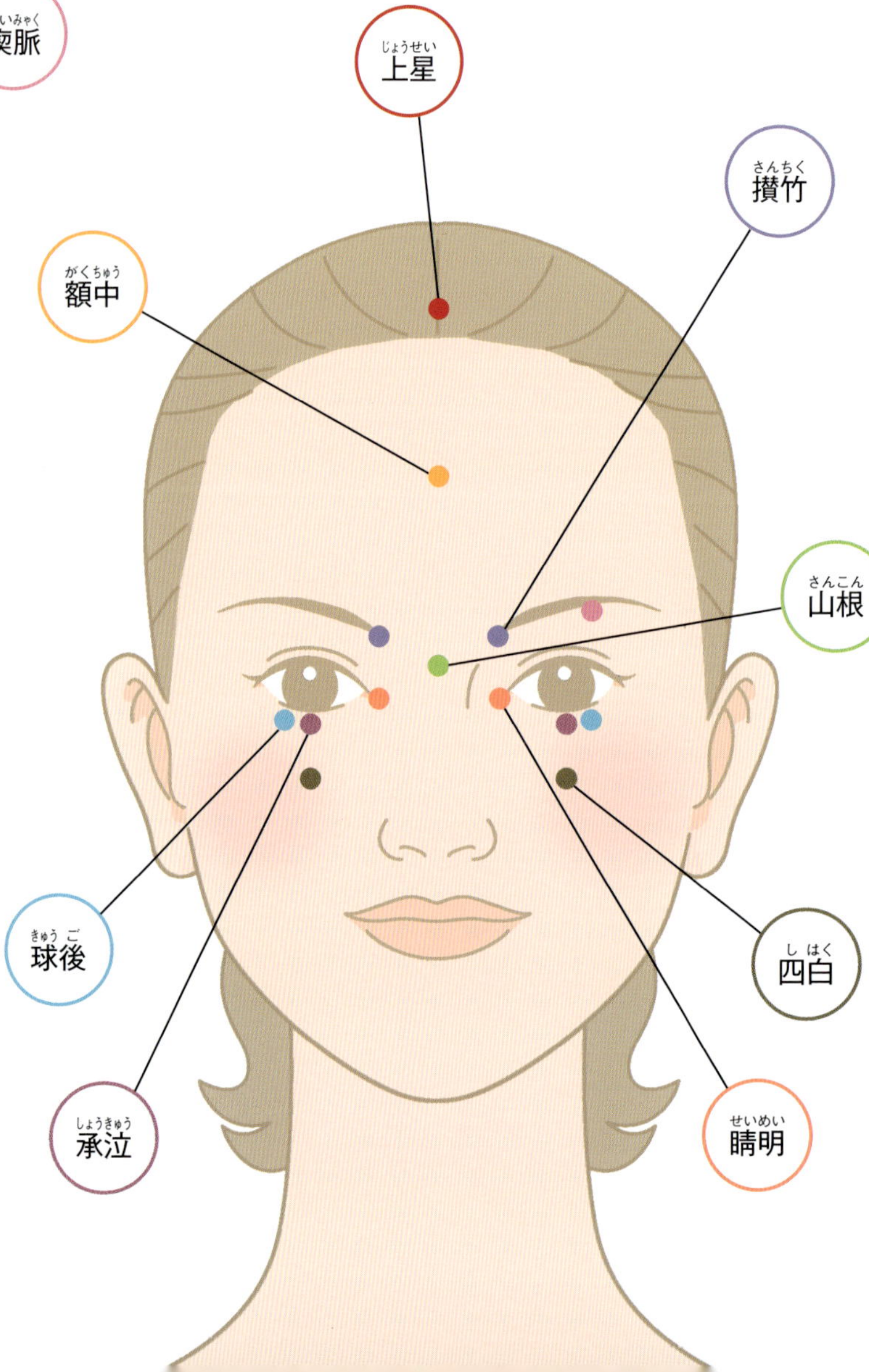

ツボの名前	ツボの場所	効果・効能
● **額中** がくちゅう	額の中央	シワ・たるみ(→P122)
● **球後** きゅうご	目の下の骨のくぼみに沿った、目尻から⅓のところ	シワ・たるみ(→P122)
● **瘈脈** けいみゃく	耳の一番高いところ(耳尖《じせん》)と耳たぶを結んだカーブの線の、下⅓。耳の後ろ側の骨の、へこんだ部分	めまい・立ちくらみ(→P142)
● **山根** さんこん	両目の中心よりやや上	シワ・たるみ(→P122)
● **攅竹** さんちく	眉頭のやや下のくぼみ	目の疲れ(→P56)、ストレス(→P102)、緊張する(→P114)
● **四白** しはく	目の中央、眼窩下縁《がんかかえん》(目の周りの骨)から1cmほど下のくぼみ	フェイスライン(→P128)
● **承泣** しょうきゅう	瞳孔の真下。眼球と眼窩下《がんかか》縁《えん》(目の周りの骨)の間	目の疲れ(→P56)
● **上星** じょうせい	鼻の先端から頭頂部に真っすぐ伸ばした線上で、髪の生え際から1cmほど上	いびき(→P98)
● **睛明** せいめい	目頭の先端を押して、鈍い痛みを感じるところ	目の疲れ(→P56)、鼻づまり・花粉症(→P84)

{頭部(横)}

頭頂部にある“百会”は、何本もの経絡が通い、交差しているところ。体や心のさまざまな症状に効く、頼りになるツボです。そのほかにも、頭痛に効果的な“太陽”や、かぜの諸症状を緩和する“風池”などは、急な体の不調に備えて、ぜひ覚えておきましょう。

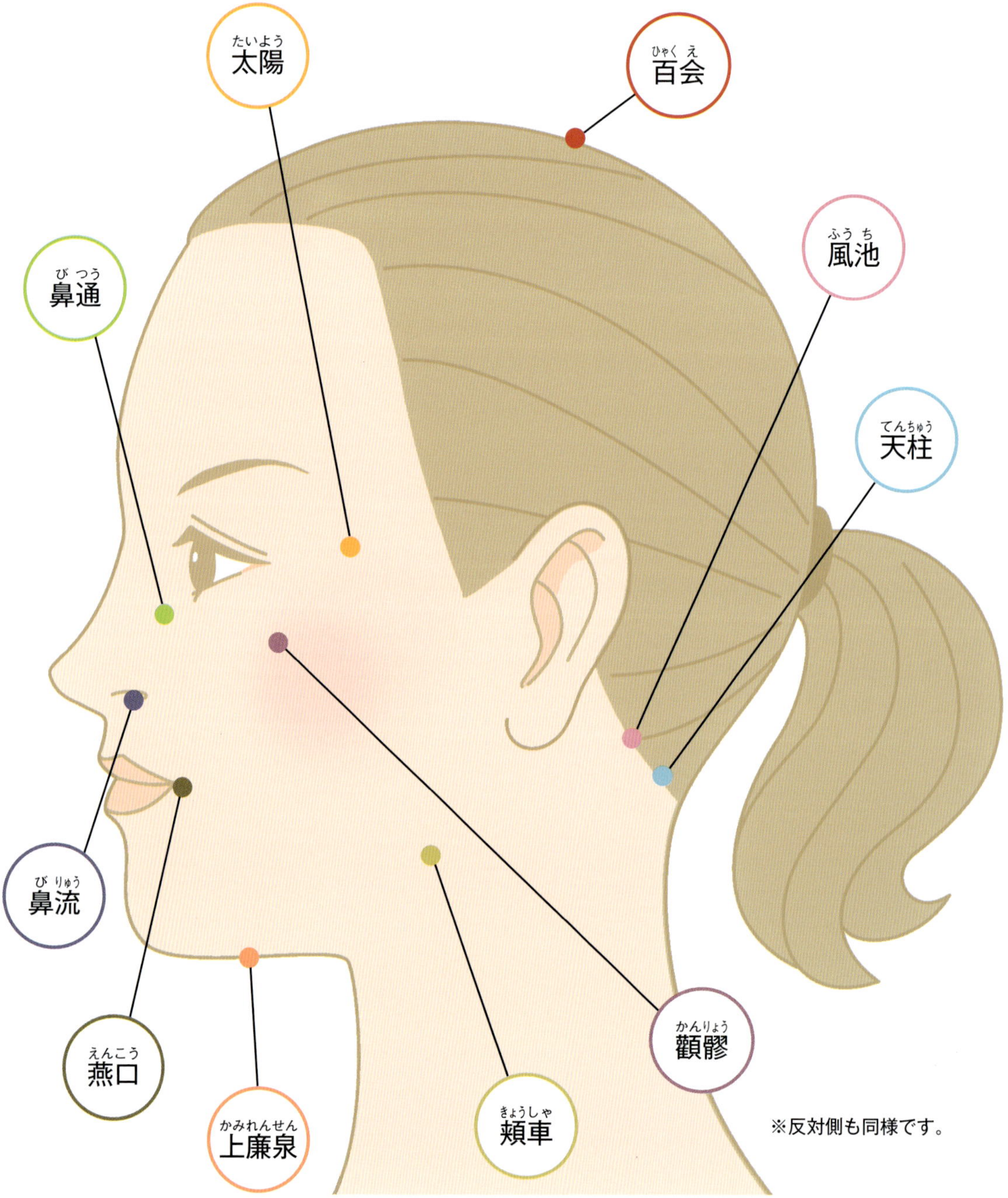

※反対側も同様です。

ツボの名前	ツボの場所	効果・効能
燕口《えんこう》	左右の口角。	シワ・たるみ(→P122)
上廉泉《かみれんせん》	あごの真下、中央の少しへこんだところ	せき(→P86)、フェイスライン(→P128)
顴髎《かんりょう》	頬骨のすぐ下にあるくぼみ	シワ・たるみ(→P122)、フェイスライン(→P128)
頬車《きょうしゃ》	あごのえらから1cm内側のくぼんだところ	フェイスライン(→P128)
太陽《たいよう》	こめかみの中央。目尻と髪の生え際を結んだ線の中間あたり	頭痛(→P54)、目の疲れ(→P56)
天柱《てんちゅう》	「風池」より親指1本分内側で、やや斜め下	頭痛(→P54)、首のコリ(→P60)
鼻通《びつう》	小鼻の上のへこんだところ	鼻づまり・花粉症(→P84)
百会《ひゃくえ》	左右の耳の最上端から真上に上がった線と、鼻の先端から頭頂部に真っすぐ伸ばした線が交わる部分	頭痛(→P54)、全身疲労(→P74)、低血圧(→P92)、痔(P99)、やる気が出ない(→P104)、美肌(→P120)
鼻流《びりゅう》	鼻孔の出口中央の下	シワ・たるみ(→P122)
風池《ふうち》	首の後ろ。髪の生え際で、首筋の外側にあるくぼみ	頭痛(→P54)、首のコリ(→P60)、全身疲労(→P74)、かぜ(→P82)、低血圧(→P92)、眠気がとれない(→P110)、フェイスライン(→P128)

{上半身(前)}

おなか周りには、胃腸の働きを整える“中脘”や、便秘に効果的な“大巨”など、内臓と関係のあるツボがあります。ゆっくりと指圧をして、内臓を元気にしましょう。また、おへその下にある“丹田《たんでん》”は、気の集まる場所といわれています。ここを意識して呼吸しながら指圧をすると、よりよい効果が得られます。

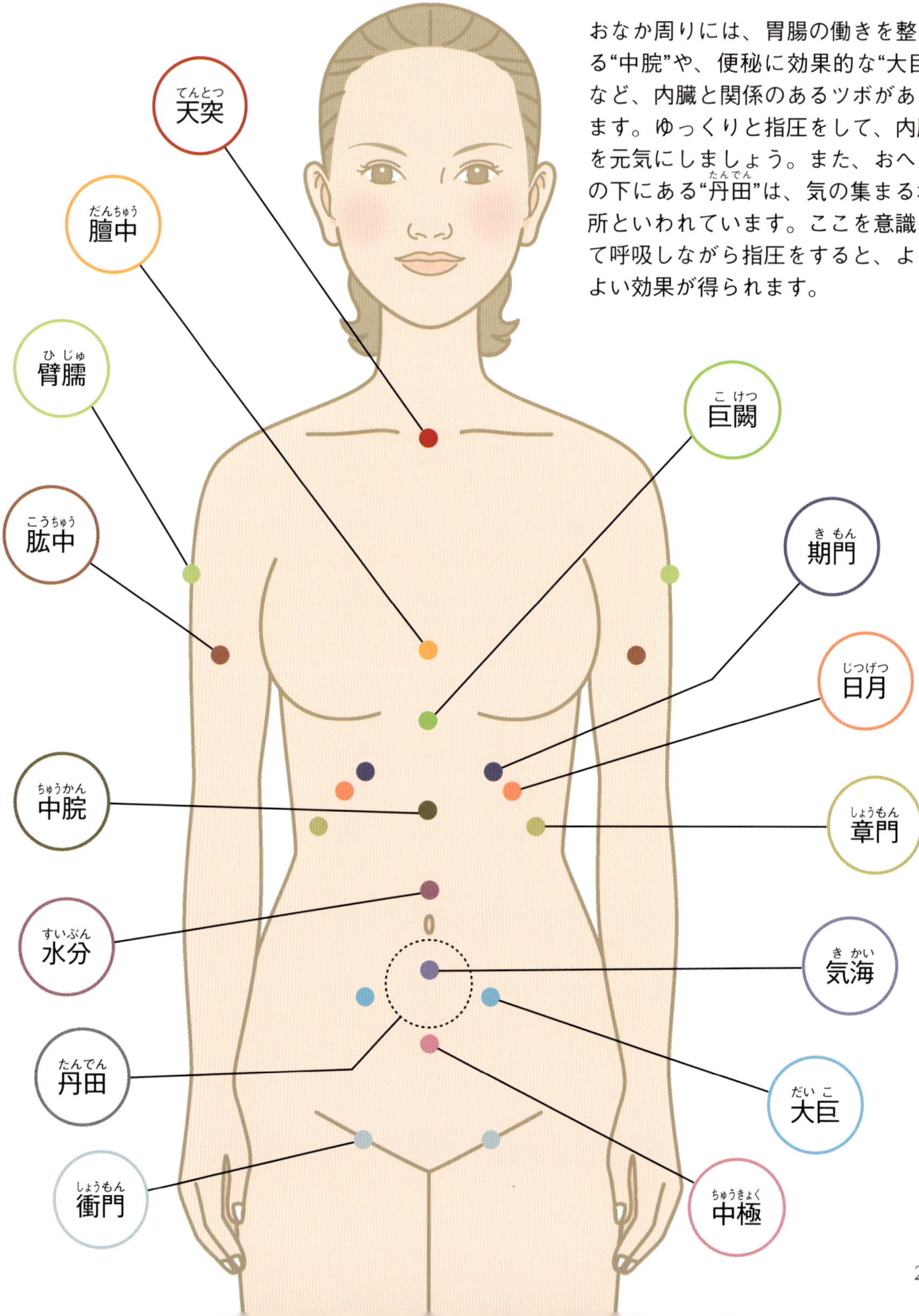

ツボの名前	ツボの場所	効果・効能
気海《きかい》	へそから2cm下	気分が沈みがち（→P108）、生理痛・生理不順（→P144）
期門《きもん》	肋骨の下。9番目の肋骨の先端	二日酔い（→P96）
肱中《こうちゅう》	腕の付け根とひじを結んだ線の中間、骨の内側	二の腕（→P132）
巨闕《こけつ》	みぞおちから2cm下	胃腸の不快感（→P78）
日月《じつげつ》	「期門」の斜め下	二日酔い（→P96）
章門《しょうもん》	「日月」の斜め下	二日酔い（→P96）
衝門《しょうもん》	左右の脚の付け根の中央よりやや内側。少しくぼんだところ	脚・足首（→P134）
水分《すいぶん》	へその1cm上	水分太り（→P126）
大巨《だいこ》	へそから指3本分横に、指3本分下にいったところ	便秘（→P140）
膻中《だんちゅう》	胸骨の中央のくぼんだところ	低血圧（→P92）、生理痛・生理不順（→P144）
丹田《たんでん》	へそから3～5cm下のあたり	眠れない（→P112）
中脘《ちゅうかん》	みぞおちとへその中間	胃腸の不快感（→P78）
中極《ちゅうきょく》	下腹部の膀胱の真上。恥骨から1cm上あたり	膀胱炎（→P72）
天突《てんとつ》	首の付け根中央のへこんだところ	せき（→P86）
臂臑《ひじゅ》	腕の付け根から腕にかけての三角形の筋肉の先端、やや肩寄り	二の腕（→P132）

{上半身(後)}

背中には、腰痛や背中のコリを解消するツボが集中しています。自分ではなかなか手の届きにくい場所なので、市販のツボ押しグッズを活用するのがおすすめです。カイロやドライヤーの温風を使ってツボを温めてもよいでしょう。

ツボの名前	ツボの場所	効果・効能
●血圧点　けつあつてん	頭を前に倒したとき首筋に浮き出る骨の、上1㎝から左右2㎝のところ	高血圧(→P90)
●肩井　けんせい	首の付け根(頭を前に倒したとき、いちばん出っ張るところ)と肩先との中間。肩の骨の背中側	肩コリ(→P46)
●膏肓　こうこう	肩甲骨のいちばんとがった部分の内側のくぼみ	背中のコリ(→P59)
●志室　ししつ	「命門」から左右へ指4本分離れたところ	腰痛(→P50)、おなか・ウエスト(→P130)、生理痛・生理不順(→P144)
●腎兪　じんゆ	「命門」から左右へ指2本分離れたところ	腰痛(→P50)、おなか・ウエスト(→P130)
●天宗　てんそう	肩甲骨のほぼ中央、腕の付け根に近いくぼみ	背中のコリ(→P59)
●命門　めいもん	へその真後ろ	腰痛(→P50)

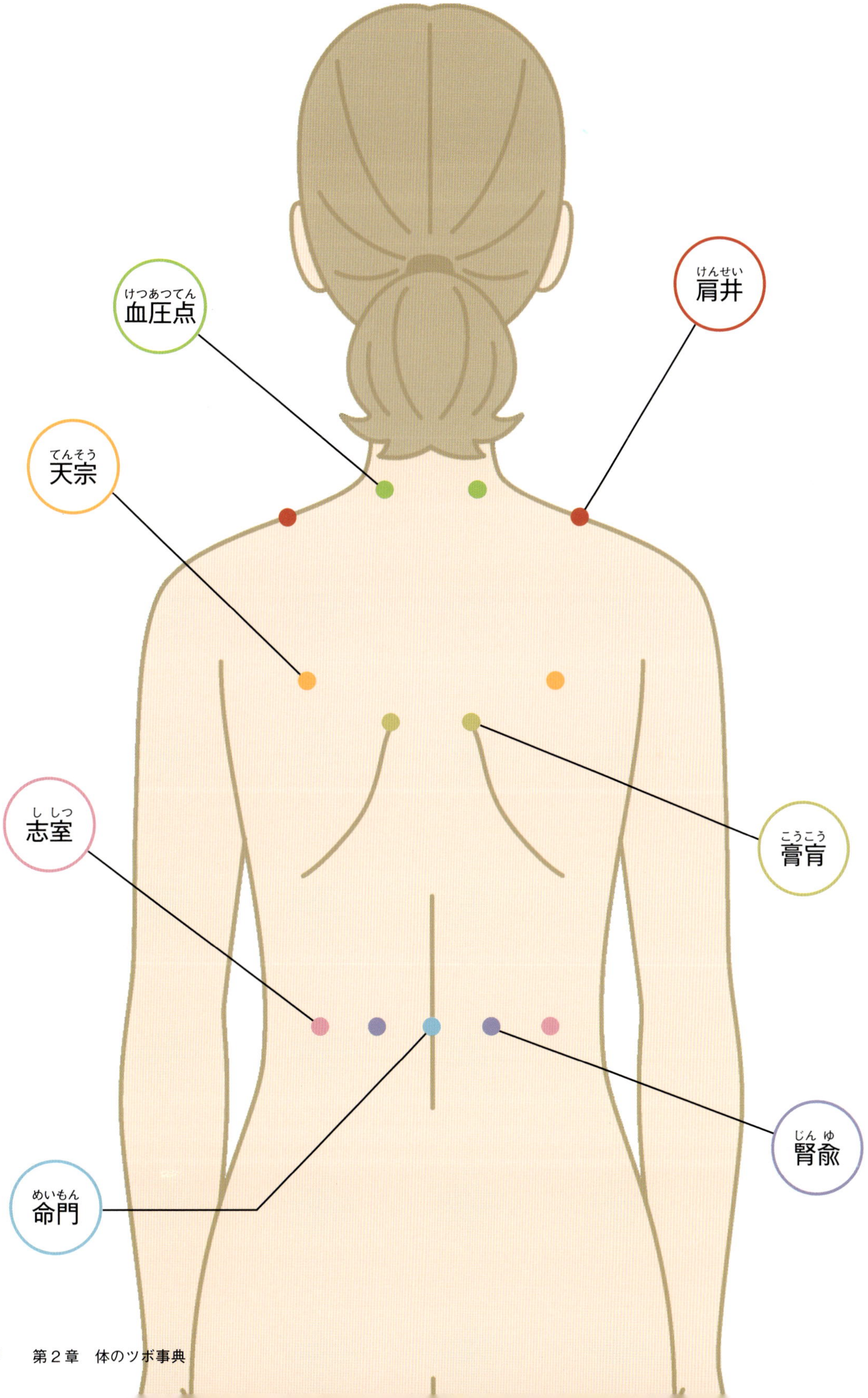
血圧点《けつあつてん》
肩井《けんせい》
天宗《てんそう》
膏肓《こうこう》
志室《ししつ》
腎兪《じんゆ》
命門《めいもん》

{腕}

重い肩コリには、肩や背中のツボと同時に、“陽谷”“太淵”などの腕のツボを刺激すると、効果がアップします。また、“内関”は、乗りもの酔いに効果のあるツボ。酔いやすい人は、あらかじめ米粒をテープで貼っておくとよいでしょう。

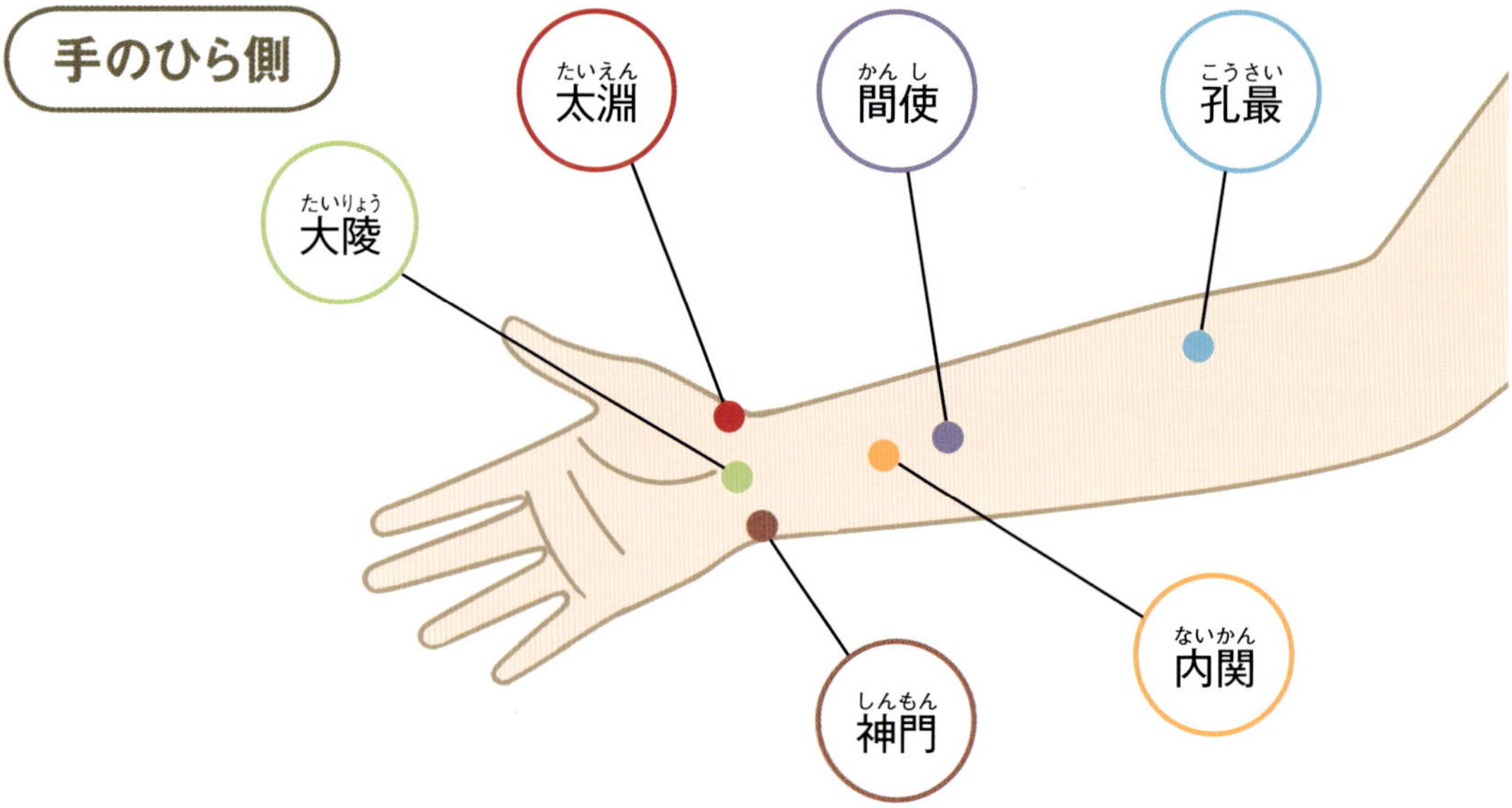

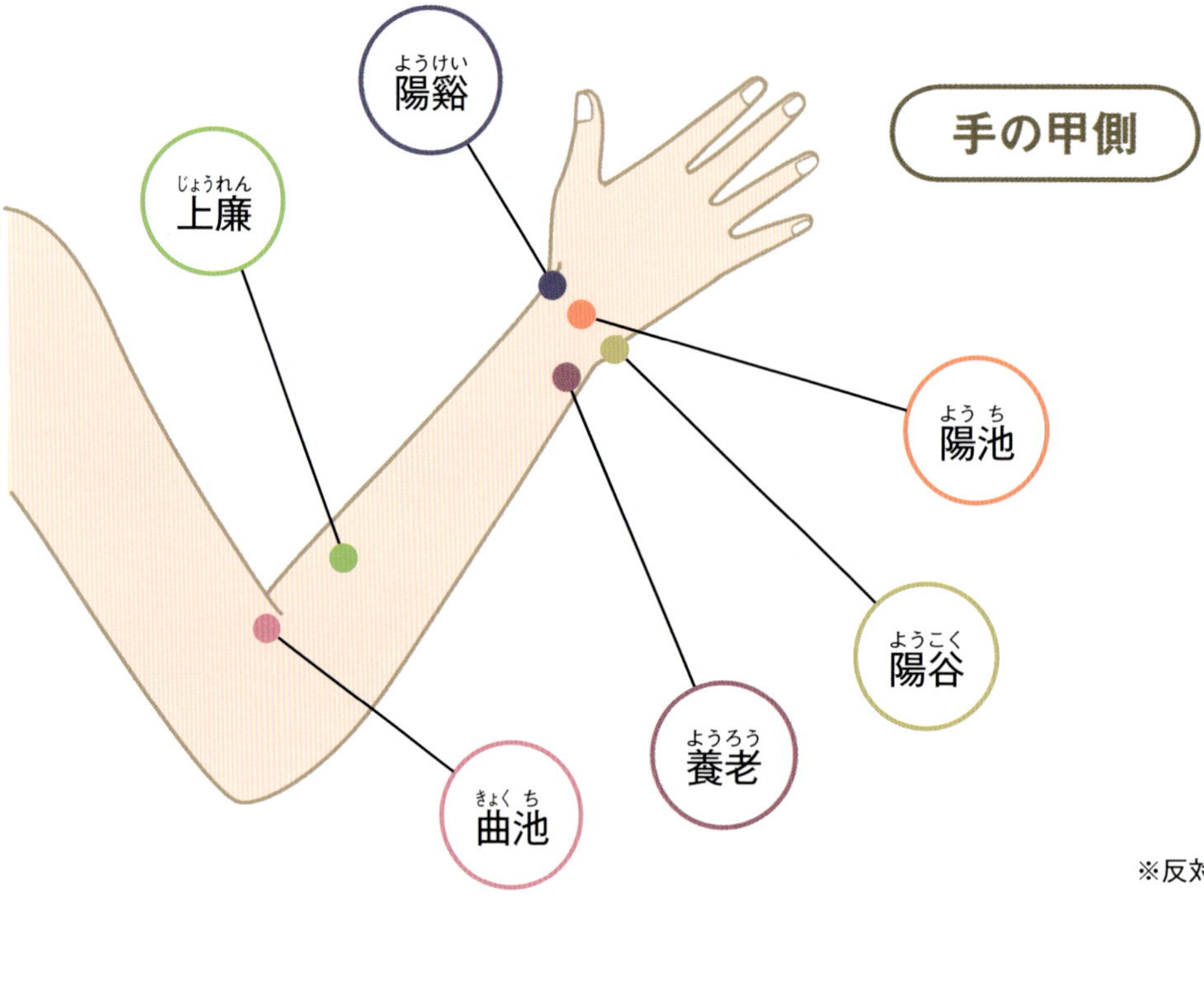

※反対側も同様です。

ツボの名前	ツボの場所	効果・効能
●間使《かんし》	手首の横ジワにもう一方の手を横にして置いたとき、親指が当たるところ。2本筋の中央	便秘（→P140）
●曲池《きょくち》	肘を曲げたときにできる横ジワの端の、親指側のくぼみ	腕の痛み（→P68）、美肌（→P120）
●孔最《こうさい》	手のひらを上に向けて、手首からひじまでを三等分したときの上$\frac{1}{3}$のあたり、親指側	痔（→P99）
●上廉《じょうれん》	人さし指と「曲池」を結んだ線。親指側のいちばん盛り上がっている部分をあちこち押して、いちばん痛いところ	寝違え（→P62）、腕の痛み（→P68）
●神門《しんもん》	手首の横ジワの小指側の端、少しくぼんだところ	四十肩・五十肩（→P48）、ストレス（→P102）、イライラする（→P106）、緊張する（→P114）
●太淵《たいえん》	手首の横ジワと親指の外側の縁が交わる、少しくぼんだところ	四十肩・五十肩（→P48）
●大陵《たいりょう》	手首の横ジワの中央	四十肩・五十肩（→P48）
●内関《ないかん》	手のひら側。手首の付け根から指3本分下がった、ややへこんでいる部分	乗りもの酔い（→P94）
●陽谿《ようけい》	手の甲を反らしたときにできる親指側のくぼみ	四十肩・五十肩（→P48）、腕の痛み（→P68）
●陽谷《ようこく》	手の甲を反らしたときにできる横ジワの小指側のくぼみ	四十肩・五十肩（→P48）
●陽池《ようち》	手の甲を反らしたときにできる横ジワの中央、やや小指寄り	四十肩・五十肩（→P48）
●養老《ようろう》	手首の小指側の突き出た骨の下のくぼみ	美肌（→P120）、脂肪太り（→P124）

{手}

手のツボとゾーンには、人間の体のすべてが投影されているといわれています(P150)。手の甲側にある“合谷”は、肩コリから美容、心の悩みにまで、幅広く効果のある万能ツボ。ぜひ覚えて、毎日刺激しましょう。

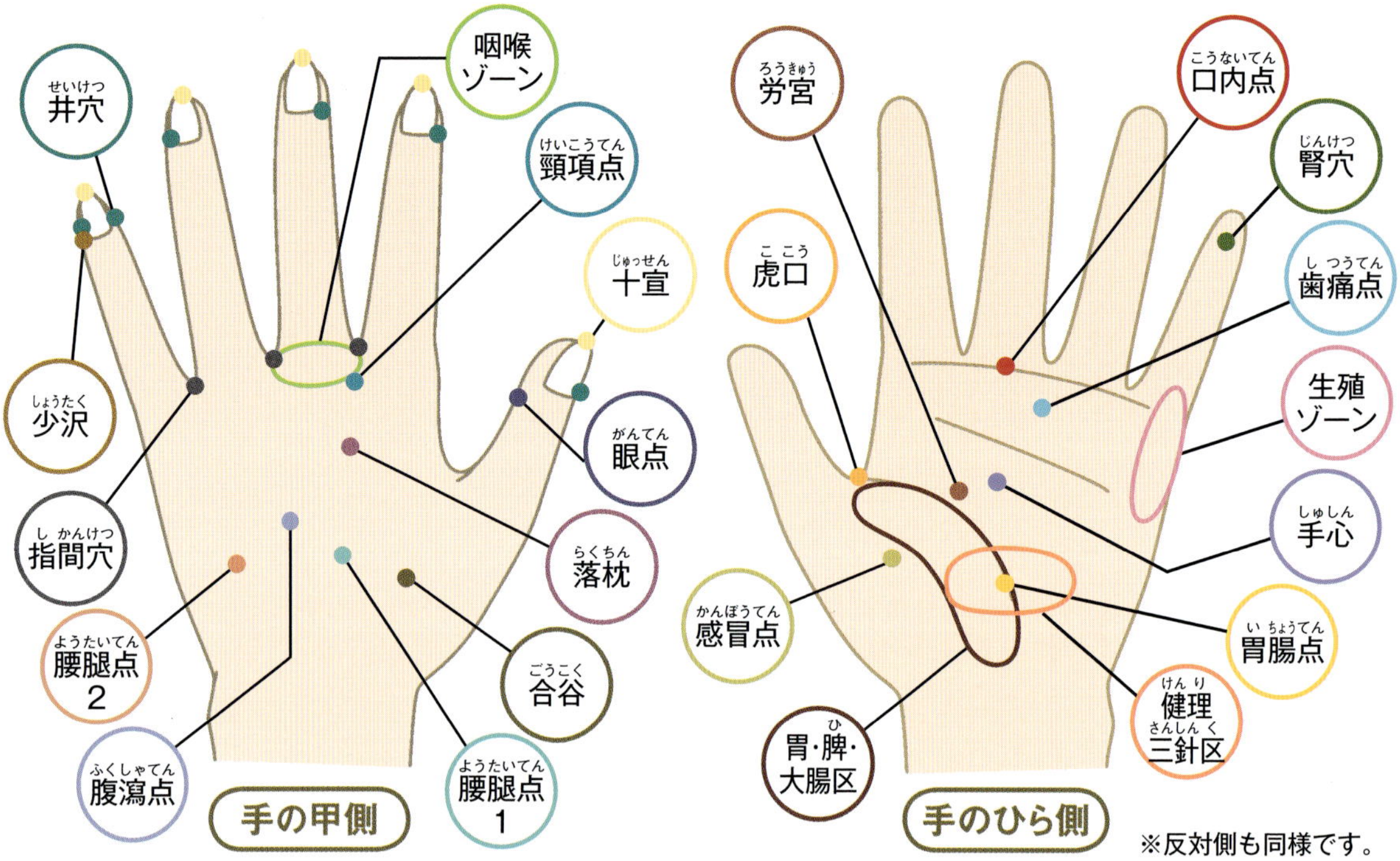

※反対側も同様です。

ツボの名前	ツボの場所	効果・効能
● 胃腸点 いちょうてん	手のひらの中央と、手首を結んだ線の中間	胃腸の不快感(→P78)
● 胃・脾・大腸区	人さし指の下から手首までを走っている生命線の下側	食べ過ぎ防止(→P137)
● 咽喉ゾーン	中指の付け根	かぜ(→P82)
● 眼点 がんてん	親指の関節の内側部分	目の疲れ(→P56)
● 感冒点 かんぼうてん	「合谷」の真裏	かぜ(→P82)
● 頸項点 けいこうてん	手をグーにして、人さし指と中指の骨のでっぱりの間にできるくぼみ。やや中指寄り	首のコリ(→P60)、寝違え(→P62)
● 健理三針区 けんりさんしんく	手のひらの中央、やや手首寄り	二日酔い(→P96)

ツボの名前	ツボの場所	効果・効能
●合谷《ごうこく》	手の甲側。親指と人さし指の付け根の骨が交わる手前のくぼみ。やや人さし指寄り	肩コリ(→P46)、首のコリ(→P60)、腕の痛み(→P68)、歯の痛み(→P70)、全身疲労(→P74)、口内炎(→P81)、かぜ(→P82)、美肌(→P120)、めまい・立ちくらみ(→P142)
●口内点《こうないてん》	手のひら側。中指の付け根	口内炎(→P81)
●虎口《ここう》	親指と人さし指の股	イライラする(→P106)、冷え性(→P138)
●指間穴《しかんけつ》	人さし指から小指までの指の股	イライラする(→P106)、背中(→P133)、冷え性(→P138)
●歯痛点《しつうてん》	手のひら側。中指と薬指の股から1cm下がったところ	歯の痛み(→P70)
●手心《しゅしん》	手のひらの中心のくぼみ	乗りもの酔い(→P94)、緊張する(→P114)、食欲がない(→P116)
●十宣《じゅっせん》	手の指の先端	眠気がとれない(→P110)
●少沢《しょうたく》	小指の外側、爪の付け根の部分	目の疲れ(→P56)
●腎穴《じんけつ》	小指の第一関節の横のシワの中央	更年期障害(→P146)
●井穴《せいけつ》	手の爪の脇	眠気がとれない(→P110)、冷え性(→P138)
●生殖ゾーン	小指の下の横腹一帯	更年期障害(→P146)
●腹瀉点《ふくしゃてん》	手の甲側。中指と薬指の股から手首に向かって下がり、骨が交わる付け根のくぼみのやや上	下痢(→P88)
●腰腿点1《ようたいてん》	手の甲側。手の甲を反らせたときにわかる、人さし指と中指の骨の分かれ目の少し指先寄り	腰痛(→P50)
●腰腿点2《ようたいてん》	手の甲側。手の甲を反らせたときにわかる、薬指と小指の骨の分かれ目の少し指先寄り	腰痛(→P50)
●落枕《らくちん》	「頸項点」から1cm下	寝違え(→P62)
●労宮《ろうきゅう》	手のひら中央のくぼみ。やや親指寄り	イライラする(→P106)

｛下半身｝

脚のツボの中でも、女性にとって頼りになるのが“血海”と“三陰交”。女性ホルモンのバランスを整えて、婦人病やダイエットに効果を発揮します。また、脚の万病のツボといわれる“足の三里”は、胃腸の働きを活発にするなど、消化器系の症状にも有効です。

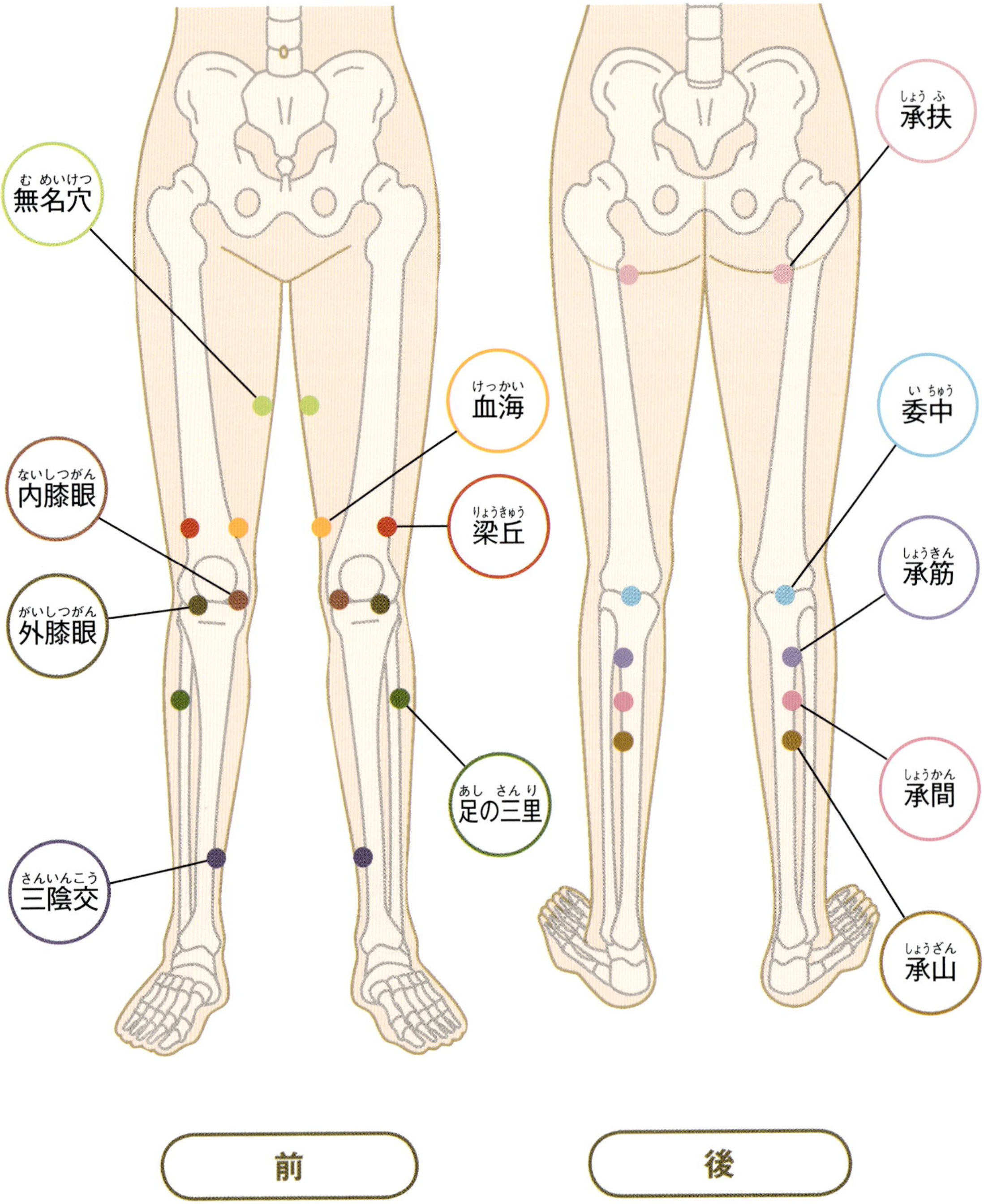

ツボの名前	ツボの場所	効果・効能
● 足の三里 あしのさんり	「外膝眼」から指4本分下がったところ	脚の痛み（→P67）、胃腸の不快感（→P78）、気分が沈みがち（→P108）、便秘（→P140）
● 委中 いちゅう	膝を軽く曲げたときにできる、膝の裏の太い横ジワの中央	腰痛（→P50）、膝の痛み（→P64）、脚・足首（→P134）
● 外膝眼 がいしつがん	膝の皿の下にできるくぼみの外側	膝の痛み（→P64）
● 血海 けっかい	膝から2.5cm上、やや内側のへこんだところ	低血圧（→P92）、脂肪太り（→P124）、おなか・ウエスト（→P130）、生理痛・生理不順（→P144）、更年期障害（→P146）
● 三陰交 さんいんこう	脚の内側。くるぶしから指４本分上にある脛骨の後ろ縁	脂肪太り（→P124）、生理痛・生理不順（→P144）、更年期障害（→P146）
● 承間 しょうかん	「承筋」と「承山」の中間	脚・足首（→P134）
● 承筋 しょうきん	膝の裏と「承山」の中間	脚の痛み（→P67）、脚・足首（→P134）
● 承山 しょうざん	膝の裏と足首の中間よりやや上、ふくらはぎの筋肉が人の字型に分かれるくぼみ	脚の痛み（→P67）、脚・足首（→P134）
● 承扶 しょうふ	左右のお尻の下にある横ジワの中央。指で押し上げると、骨に当たる感触があるところ	お尻（→P136）
● 内膝眼 ないしつがん	膝の皿の下にできるくぼみの内側	膝の痛み（→P64）
● 無名穴 むめいけつ	太ももの内側中央。押していちばん痛みを感じるところ	脚・足首（→P134）
● 梁丘 りょうきゅう	膝を軽く曲げて座り、大腿骨から膝に向かって指を動かして、骨に当たって止まったところ。膝から2.5cm上、大腿骨のやや外側	胃腸の不快感（→P78）、下痢（→P88）、おなか・ウエスト（→P130）

{足の甲・足首}

足の甲や足首には、さまざまな症状に効果のあるツボやゾーンが数多くあります。冷え性に効果のある“八風”や、ホルモンバランスを整えて更年期障害に効果を発揮する“行間”は、特に女性におすすめです。

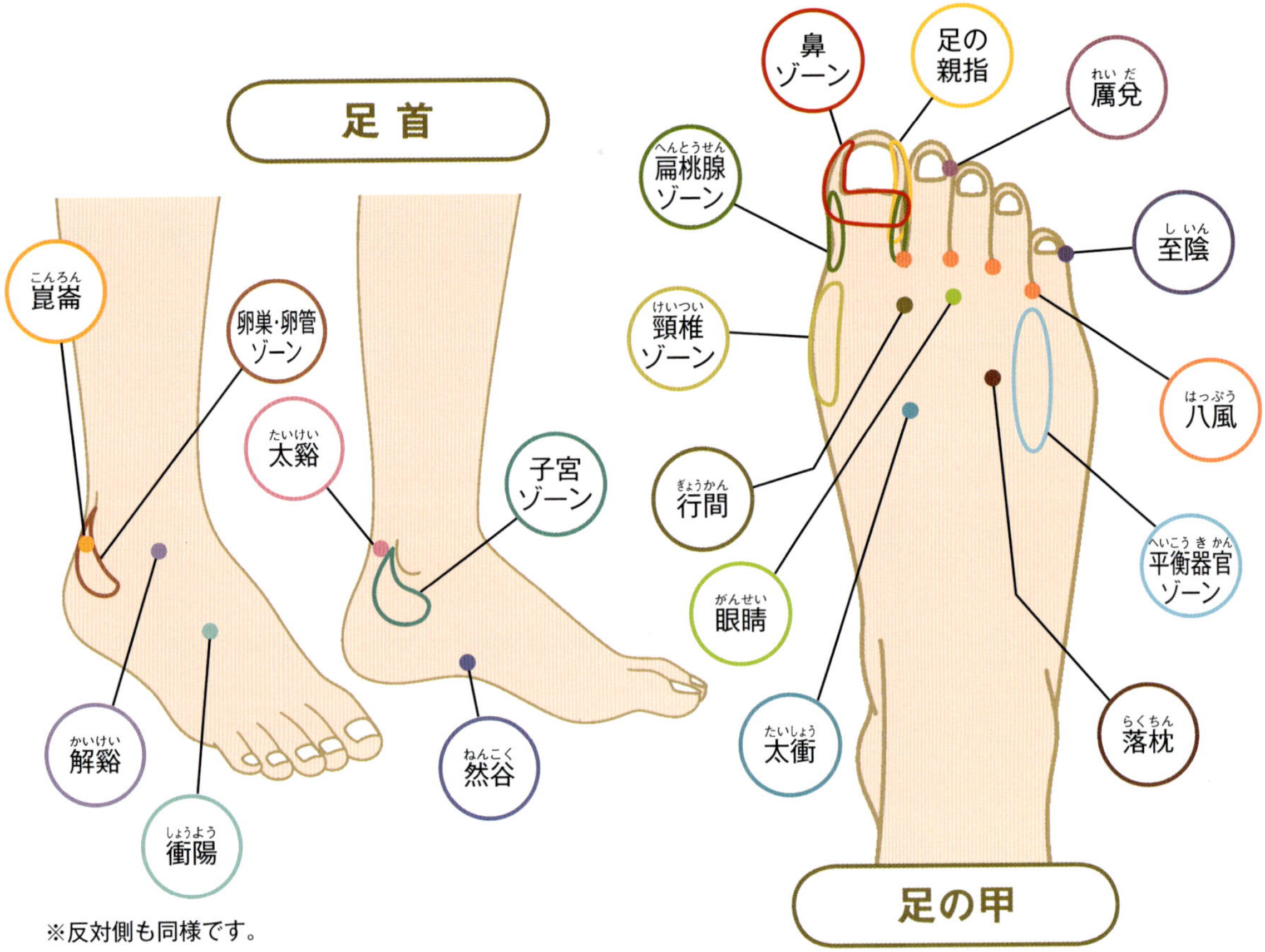

※反対側も同様です。

ツボの名前	ツボの場所	効果・効能
足の親指	足の甲側。親指の側面（人さし指側）	二日酔い（→P96）
解谿 かいけい	足首の関節の前面中央、腱と腱の間	気分が沈みがち（→P108）、脚・足首（→P134）、お尻（→P136）
眼睛 がんせい	足の甲側。人さし指と中指の股から、やや甲側に入ったところ	目の疲れ（→P56）
行間 ぎょうかん	「太衝」より少し指先寄り	更年期障害（→P146）

ツボの名前	ツボの場所	効果・効能
● 頸椎ゾーン	足の内側。親指の付け根あたり	寝違え（→P62）
● 崑崙 こんろん	足の外側。くるぶしとアキレス腱の間のくぼみ	膀胱炎（→P72）
● 至陰 しいん	足の甲側。小指の爪の生え際、外側	膀胱炎（→P72）、おなか・ウエスト（→P130）
● 子宮ゾーン	足の内側。くるぶしの下のくぼみ	更年期障害（→P146）
● 衝陽 しょうよう	足の甲側。人さし指と中指の股から足首に向かってなぞったとき、足背のもっとも高いところ	食欲がない（→P116）
● 太谿 たいけい	足首の内側。くるぶしのすぐ後ろ、アキレス腱の脇のくぼみ	こむらがえり（→P66）、脚・足首（→P134）
● 太衝 たいしょう	足の甲側。親指と人さし指の骨の間をたどり、2本の骨が交わったところ。少し足首寄り	眠気がとれない（→P110）、更年期障害（→P146）
● 然谷 ねんこく	土踏まずのカーブのいちばん高いところ	かぜ（→P82）
● 八風 はっぷう	足の甲側。それぞれの股の間	脚・足首（→P134）、冷え性（→P138）
● 鼻ゾーン	親指の爪の際、外側と下側のL字ゾーン	鼻づまり・花粉症（→P84）
● 平衡器官ゾーン	足の甲側、薬指と小指の股から指の骨が交わるまでの一帯	乗りもの酔い（→P94）、めまい・立ちくらみ（→P142）
● 扁桃腺ゾーン	親指の付け根の両端２ヶ所	かぜ（→P82）
● 落枕 らくちん	中指と薬指の股から3cmほど下がったところ	寝違え（→P62）
● 卵巣・卵管ゾーン	足の外側。くるぶしの下のくぼみ	更年期障害（→P146）
● 厲兌 れいだ	人さし指の爪の外側	乗りもの酔い（→P94）

｛足裏｝

足裏は手と同様に、人間の全身が投影されているといわれています(P158)。足裏のツボの中でも、特におすすめなのが万能ツボである"湧泉"。内臓の働きを高め、全身に効果を発揮します。毎日刺激すれば、手軽に健康アップが期待できるでしょう。

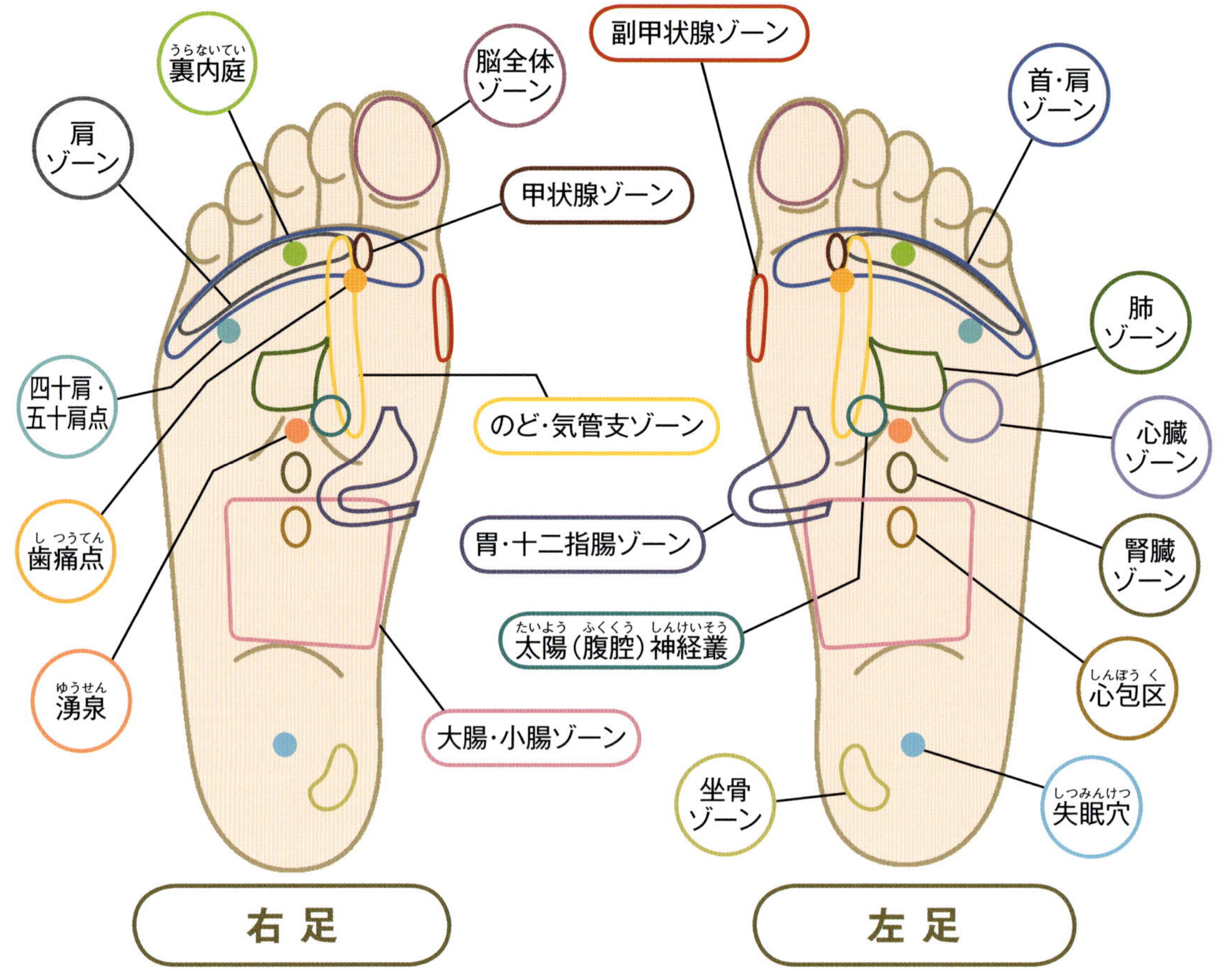

ツボの名前	ツボの場所	効果・効能
●胃・十二指腸ゾーン	親指の下、土踏まずの下が「胃」。そこから十二指腸が伸びている	食欲がない（→P116）
●裏内庭 うらないてい	人さし指の付け根のやや中指寄り	下痢（→P88）
●肩ゾーン	人さし指の付け根から小指の付け根に向かったところ	四十肩・五十肩（→P48）
●首・肩ゾーン	足の裏の親指の付け根から、小指の付け根に向かったところ	首のコリ（→P60）
●甲状腺ゾーン	親指と人さし指の股から1cmほど下にある	いびき（→P98）

ツボの名前	ツボの場所	効果・効能
坐骨ゾーン	かかとの親指寄り	腰痛（→P50）
四十肩・五十肩点	足の裏側。薬指と小指の股から2cmほどかかと寄り	四十肩・五十肩（→P48）
歯痛点《しつうてん》	足の裏側。親指と人さし指の股から1.5cmほど下	歯の痛み（→P70）
失眠穴《しつみんけつ》	足の裏側。かかとの中央	眠れない（→P112）
心臓ゾーン	左の足裏のみにある。中指と薬指の股から3〜4cmほど下	高血圧（→P90）
腎臓ゾーン	湧泉の下、土踏まずの上の方	腰痛（→P50）
心包区《しんぽうく》	土踏まずのほぼ中央	ストレス（→P102）
大腸・小腸ゾーン	土踏まず全体	下痢（→P88）
太陽（腹腔）神経叢《たいよう（ふくくう）しんけいそう》	親指と人さし指の股から3.5〜4.5cmほど下	下痢（→P88）
脳全体ゾーン	足の裏の親指全体	首のコリ（→P60）
のど・気管支ゾーン	親指と人さし指の股から土踏まずの上までの部分	せき（→P86）
肺ゾーン	中指の付け根から1cmほど下の部分	せき（→P86）
副甲状腺ゾーン	足の内側。親指の付け根の下あたり	いびき（→P98）、食欲がない（→P116）
湧泉《ゆうせん》	足の裏側。土踏まずの上、足の指を曲げたときに、へこむところ	腰痛（→P50）、膀胱炎（→P72）、全身疲労（→P74）、高血圧（→P90）、ストレス（→P102）、水分太り（→P126）、冷え性（→P138）

{耳}

東洋医学では、耳には全身の機能が凝縮されていると考えられています。押して痛みを感じるときは、それに対応する部分が不調なのかもしれません。人目を気にせず押せるので、気軽に指圧をして、毎日を元気に過ごしましょう。

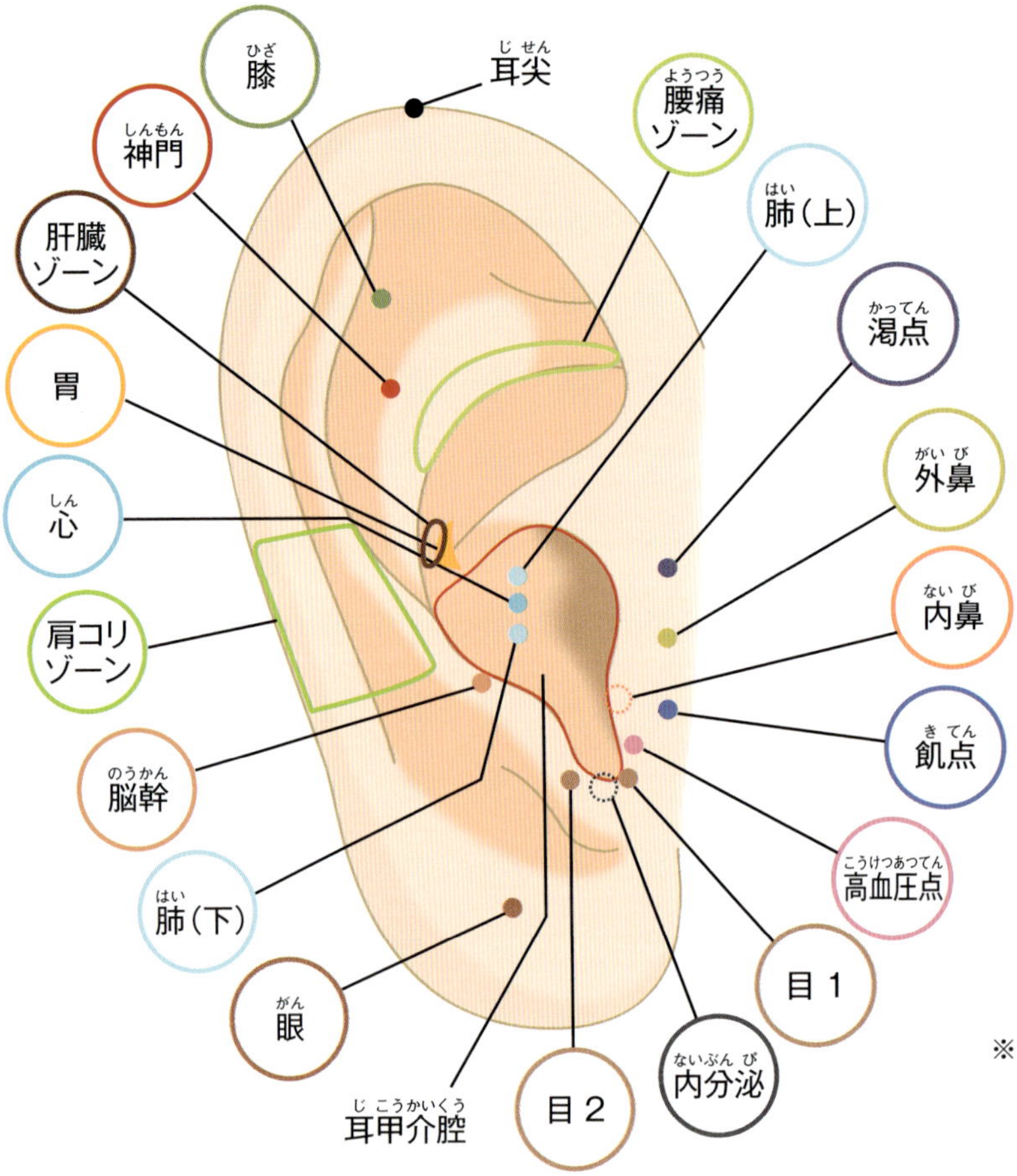

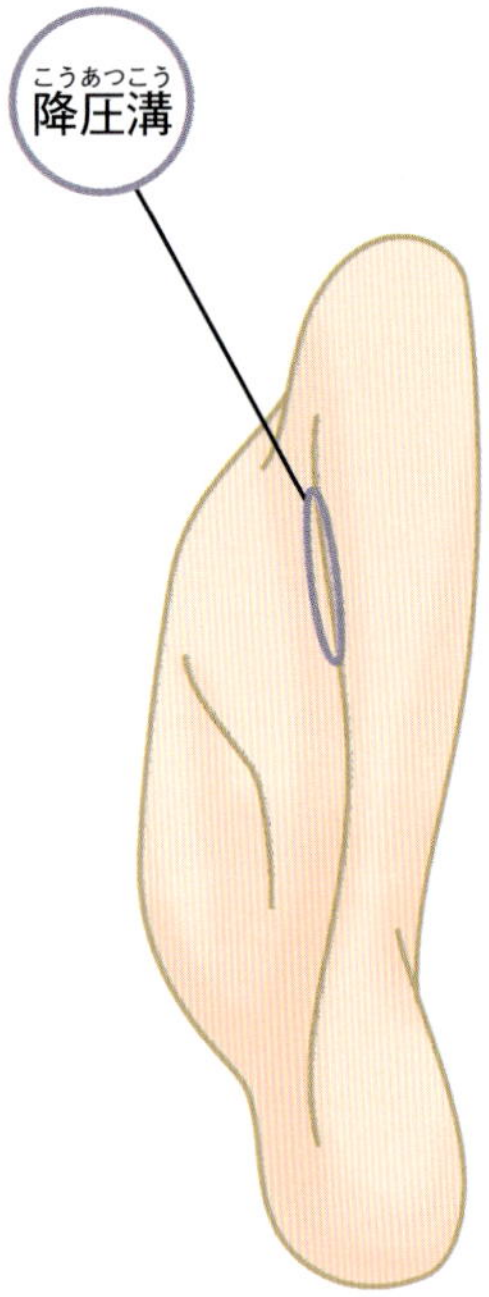

※◌は、ひだの裏側にあるツボです。

ツボの名前	ツボの場所	効果・効能
● **胃**	耳の中央付近にある、横に走る軟骨の先端	胃腸の不快感（→P78）
● **外鼻** がいび	耳の穴の手前にあるひだの中央	鼻づまり・花粉症（→P84）
● **肩コリゾーン**	耳の外側にある耳輪（輪のような軟骨）中央のやや下から、耳たぶの上まで	肩コリ（→P46）
● **渇点** かってん	耳の穴の前、とがった軟骨のやや上方にあるくぼみ	水分太り（→P126）

ツボの名前	ツボの場所	効果・効能
●肝臓ゾーン	耳のほぼ中央。右耳のみにある	二日酔い(→P96)
●眼《がん》	耳たぶのほぼ中央	目の疲れ(→P56)
●飢点《きてん》	耳の前の小さなふくらみのやや下	食べ過ぎ防止(→P137)
●降圧溝《こうあつこう》	耳の裏の上部の溝	高血圧(→P90)
●高血圧点《こうけつあつてん》	耳の穴の下側の切れ込みの前あたり。「内分泌」の少し上	高血圧(→P90)
●心《しん》	耳の穴の少し手前。耳甲介腔の中央	やる気が出ない(→P104)、眠れない(→P112)
●神門《しんもん》	耳の上部にあるY字型の軟骨の分かれ目から少し上、軟骨と軟骨の間	胃腸の不快感(→P78)、高血圧(→P90)、眠れない(→P112)、食べ過ぎ防止(→P137)
●内鼻《ないび》	「外鼻」の裏側、やや下	鼻づまり・花粉症(→P84)
●内分泌《ないぶんぴ》	耳の穴の下にある切れ込みのやや内側	鼻づまり・花粉症(→P84)、美肌(→P120)
●脳幹《のうかん》	耳たぶの上の小さなふくらみ、上寄り	やる気が出ない(→P104)
●肺(上、下)《はい》	耳の穴の手前、「心」の上下にある	美肌(→P120)
●膝《ひざ》	耳の上部にあるY字型の軟骨の上	膝の痛み(→P64)
●目1、目2	耳たぶの上の切り込みの縁。左右にある	目の疲れ(→P56)
●腰痛ゾーン	耳の上部にあるY字型の軟骨の下側。「腰痛点」「坐骨神経」「臀部」のツボが並んでいる	ぎっくり腰(→P53)

全身骨格図(前)

骨や関節などを目安にすると、ツボが見つけやすくなります。骨とツボの位置関係をマスターして、毎日の指圧に役立てましょう。

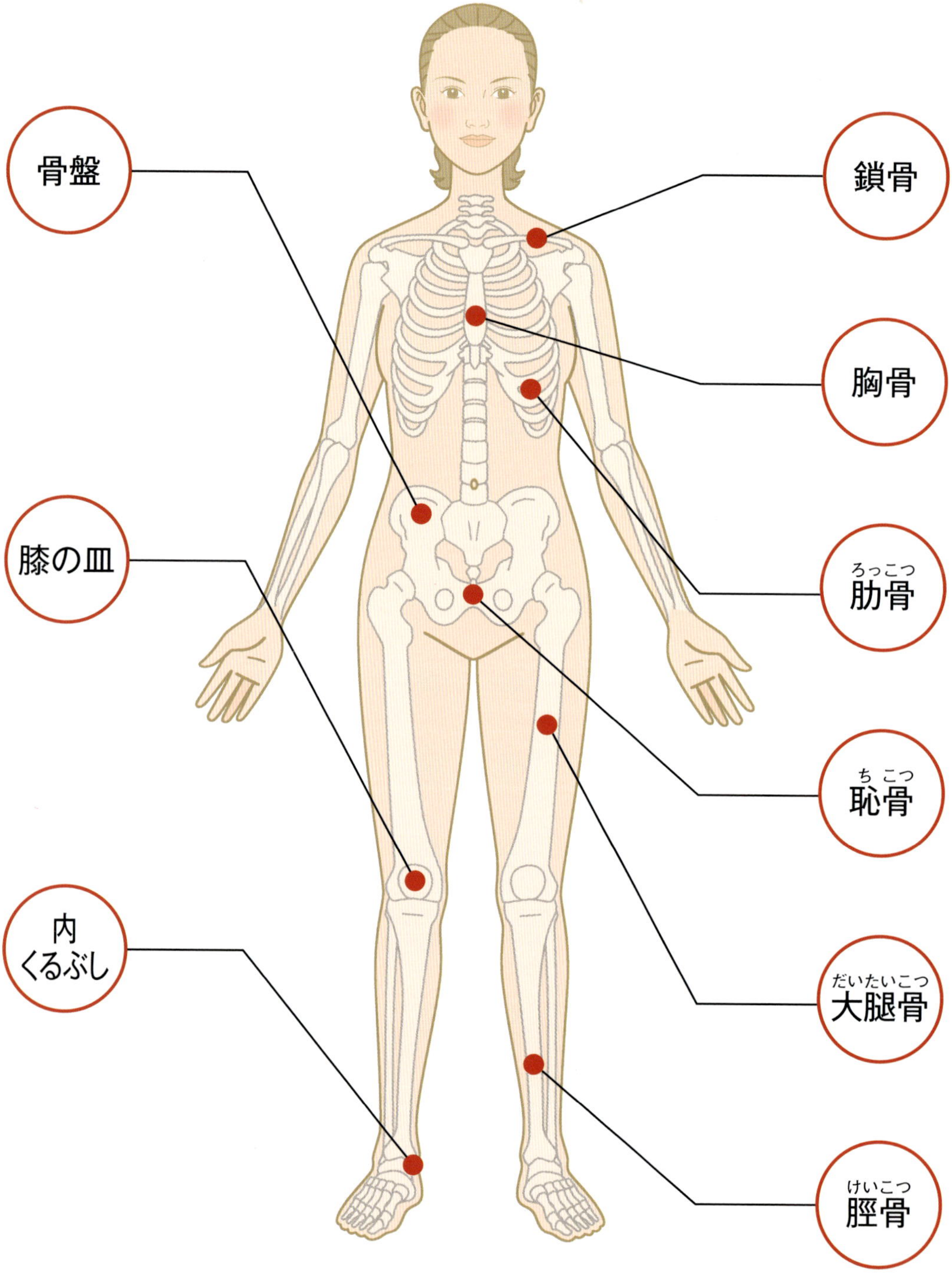

{全身骨格図（後）}

後ろ側のメインは、肩甲骨や脊柱などの背骨。背骨を中心にして左右に位置するツボは、数多くあります。肩コリや内臓疾患に効果的なツボが多いので、ぜひ覚えてください。

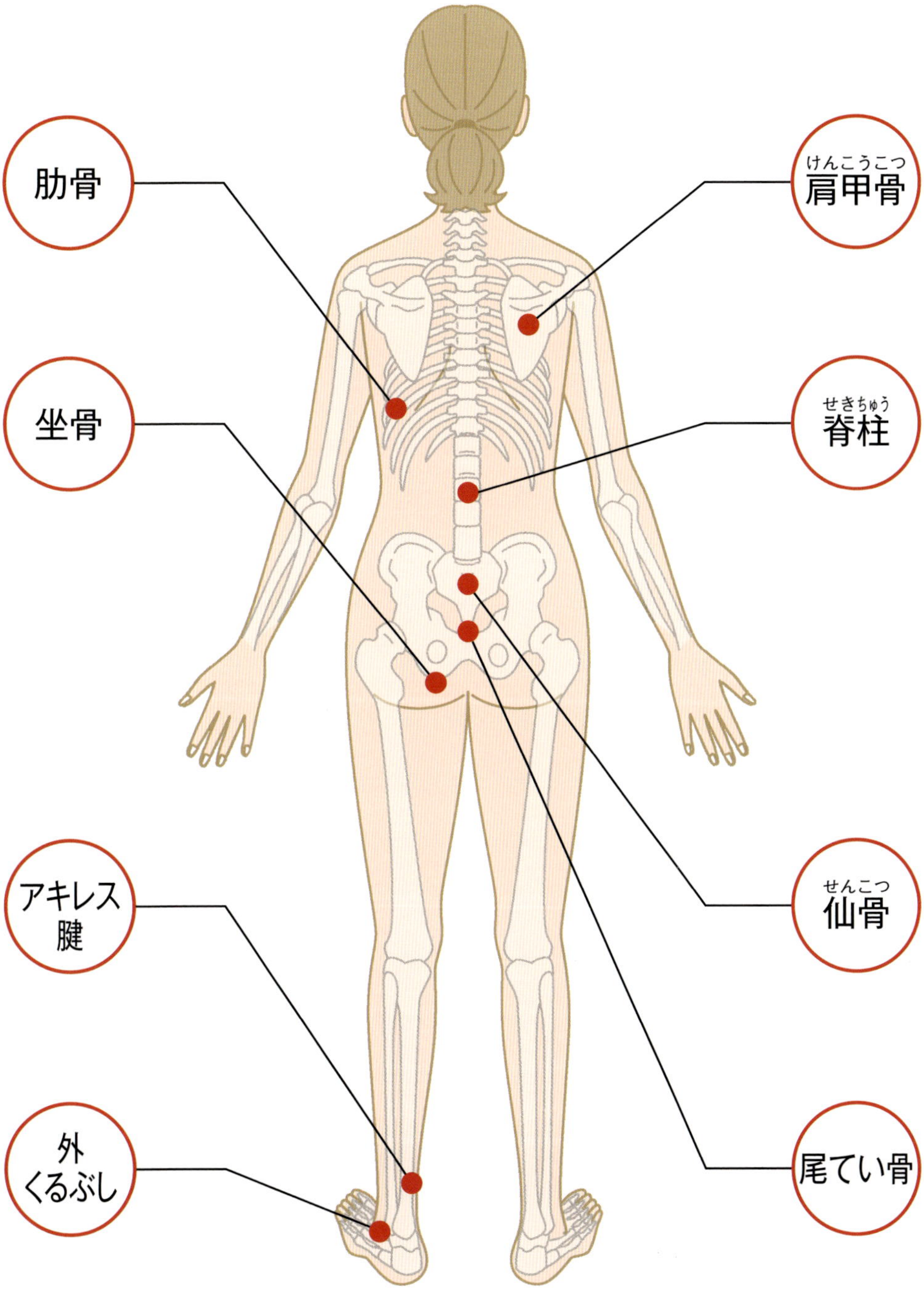

正しい呼吸法で元気度アップ

呼吸法が悪いと体に悪影響が出る

私たちは、1分間に約15回、1日に2万回以上も呼吸をしています。これだけ多くの呼吸を間違った方法で行うと、体や心に悪い影響をおよぼす恐れがあります。

最近は口呼吸をする人が増えていますが、これは細菌やウイルスが侵入しやすく、かぜや病気の原因になります。また、息を吸ったときに胸が膨らむ胸式呼吸では、浅く速い呼吸になるため、体が酸素不足になります。鼻呼吸や腹式呼吸などの正しい呼吸法をマスターしましょう。

胸式呼吸
↓
腹式呼吸に

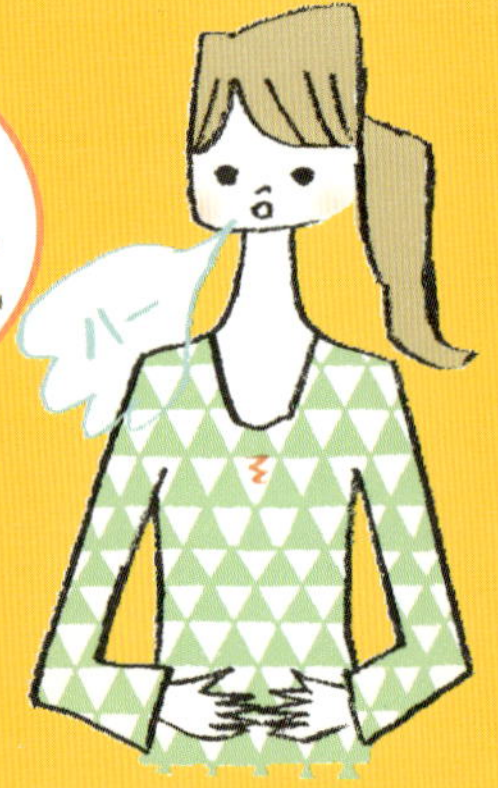

酸素を多く取り込める

胸式呼吸では浅く速い呼吸になりますが、おなかをふくらませて息を吸う腹式呼吸にすると、深くゆったりとした呼吸になって、体の中に酸素を多く取り込むことができます。ツボを押すときにも腹式呼吸を心がけましょう。

内臓の働きがよくなる

腹式呼吸をすると、横隔膜が大きく動きます。この動きが内臓を刺激するため、胃腸や肝臓などの働きがアップし、胃もたれや便秘などの予防に効果があります。心臓や肺の機能も高まるため、体の不調が解消されます。

気持ちが落ち着く

緊張したりイライラしたりすると、呼吸が浅く速くなります。これは自律神経の中の交感神経が刺激されるため。こんなときは、深くゆっくりと腹式呼吸をしましょう。副交感神経が正常に働き、気持ちが安定します。

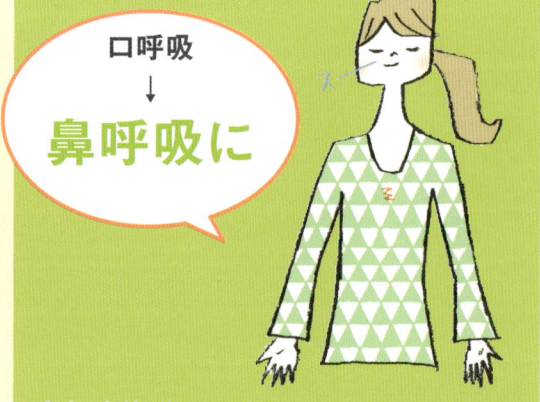

口呼吸
↓
鼻呼吸に

空気を浄化してくれる

口呼吸をすると、細菌やウイルスが侵入してかぜなどの病気を起こしやすくなります。鼻呼吸をすると、鼻毛や粘膜が空気中のゴミや細菌、ウイルスを防いでくれるので、体の中にきれいな空気を取り込めるのです。

酸素を多く取り込める

口呼吸は一時的に空気をたくさん吸い込めるものの、長くは続けられません。鼻呼吸は長く吸い込めるため、多くの酸素を取り込むことができます。酸素を多く含んだ血液が全身に運ばれると、新陳代謝がアップして血行がよくなります。

シェイプアップ効果がある

口呼吸のために口が半開きの状態が続くと、口の周りやあごの筋肉がゆるんで顔に締まりがなくなります。鼻呼吸をしていると、鼻の周りや頬の筋肉を使うため、顔のラインが引き締まり、シェイプアップ効果が期待できます。

第３章

体の痛みに効く！

ここでは、体の痛みに効くツボを症状別に紹介しています。肩コリや頭痛、腰痛など、慢性的な痛みに悩まされていませんか？ひどくなる前に、自分でできるツボ療法で、痛みを軽減させましょう。

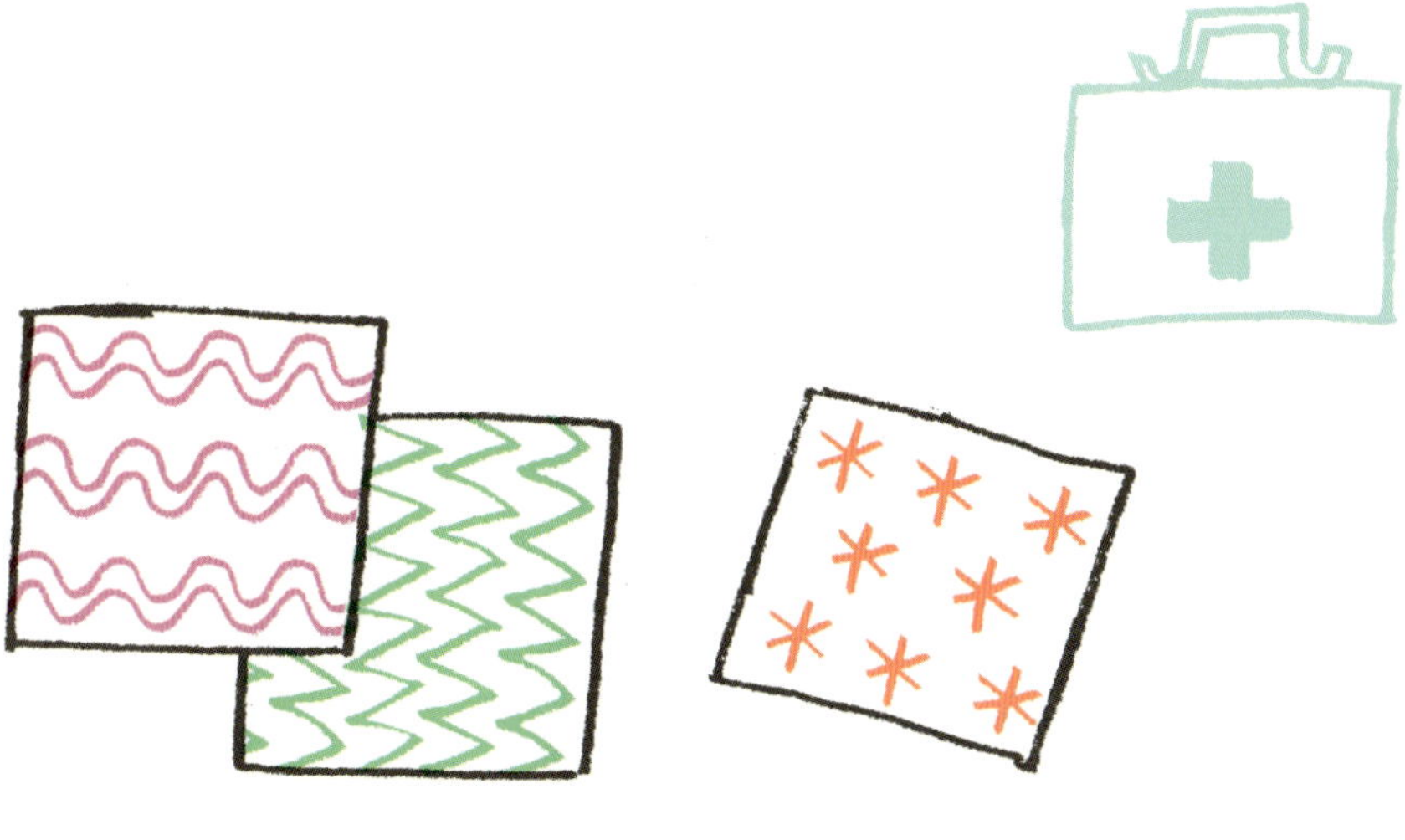

肩コリ

血行を促進して、つらい肩コリを解消

主な症状

- 肩が痛い
- 肩が重く、だるさを感じる
- 頭痛や目の疲れを伴う痛み

原因

血流が悪くなったり、新陳代謝が低下したりして起こる筋肉疲労のようなものです。パソコンを使うときに同じ姿勢を続けていると、血行不良から肩コリになります。また、ストレスから起こることもあります。

効果的なツボ

肩コリの解消に最も効果的なツボは「**肩井**」。肩を回しながら押すのがおすすめです。万能ツボの「**合谷**」も併せて刺激しましょう。

おすすめ改善法

長時間同じ姿勢を続けず、伸びをしたり肩を回したりして、肩のうっ血を解消しましょう。

ツボの探し方

首の付け根（頭を前に倒したとき、いちばん出っ張るところ）と肩先の中間。肩の骨の背中側。

＊血流を促す

肩井《けんせい》

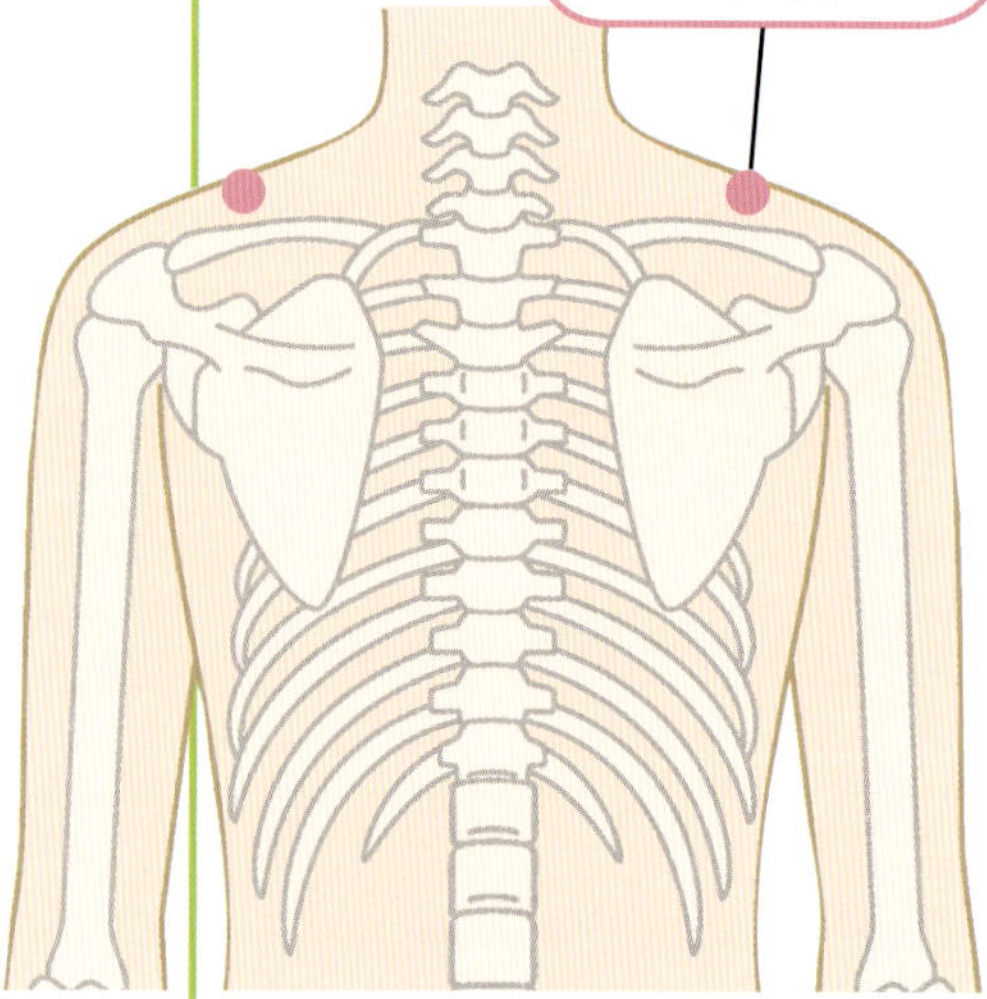

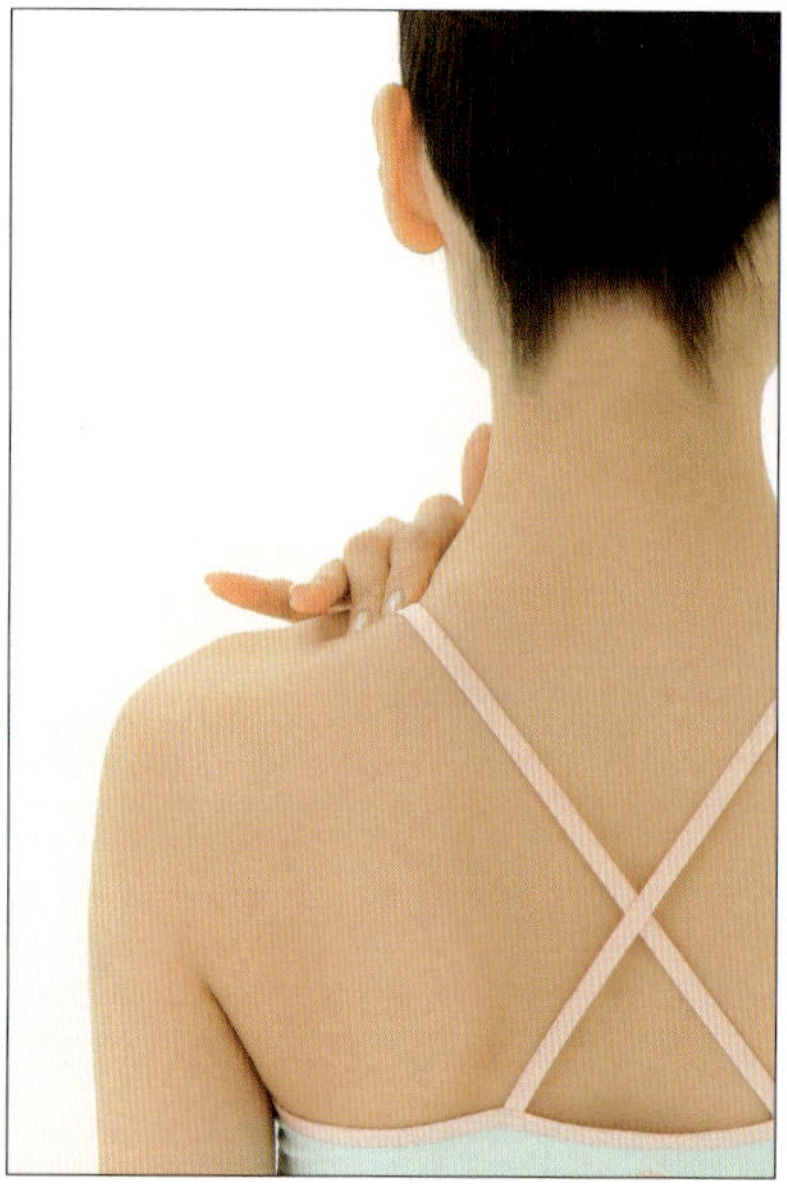

ツボの押し方

中指と人さし指をツボに当て、痛気持ちいい程度の強さで押しもむ。

効果アップ↑エクササイズ

「肩井」を指で押したままひじを垂直に曲げて、肩をゆっくりと前に20～30回ほど回す。同じく後ろに20～30回ほど回した後、そのまま腕を前に1回回して終了。反対側の腕も同様に行う。

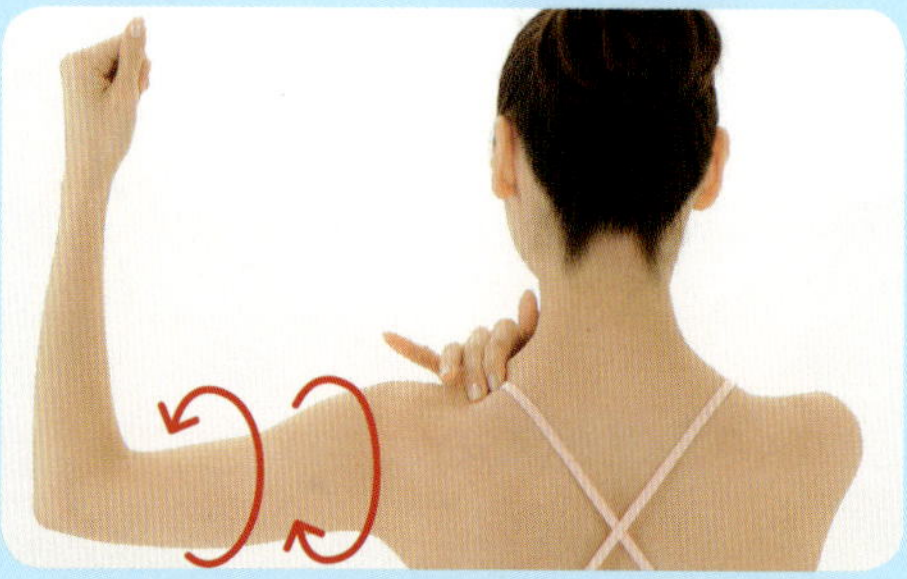

ここがツボ！

肩井《けんせい》

合谷《ごうこく》

肩コリゾーン

合《ごう》谷《こく》

ツボの押し方　親指をツボに当て、ほかの指で手を支えるようにして、痛気持ちいい程度の強さで押しもむ。

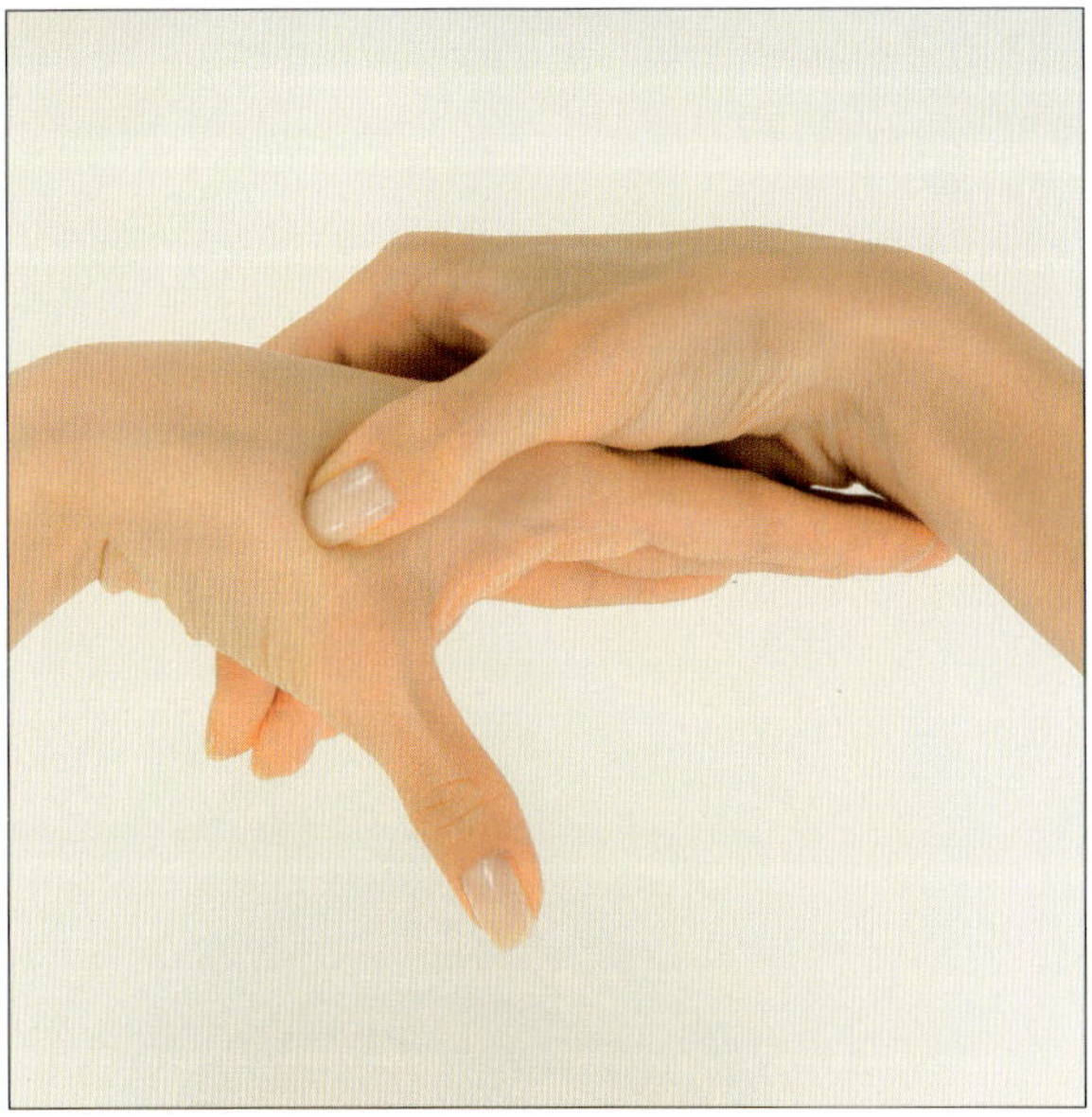

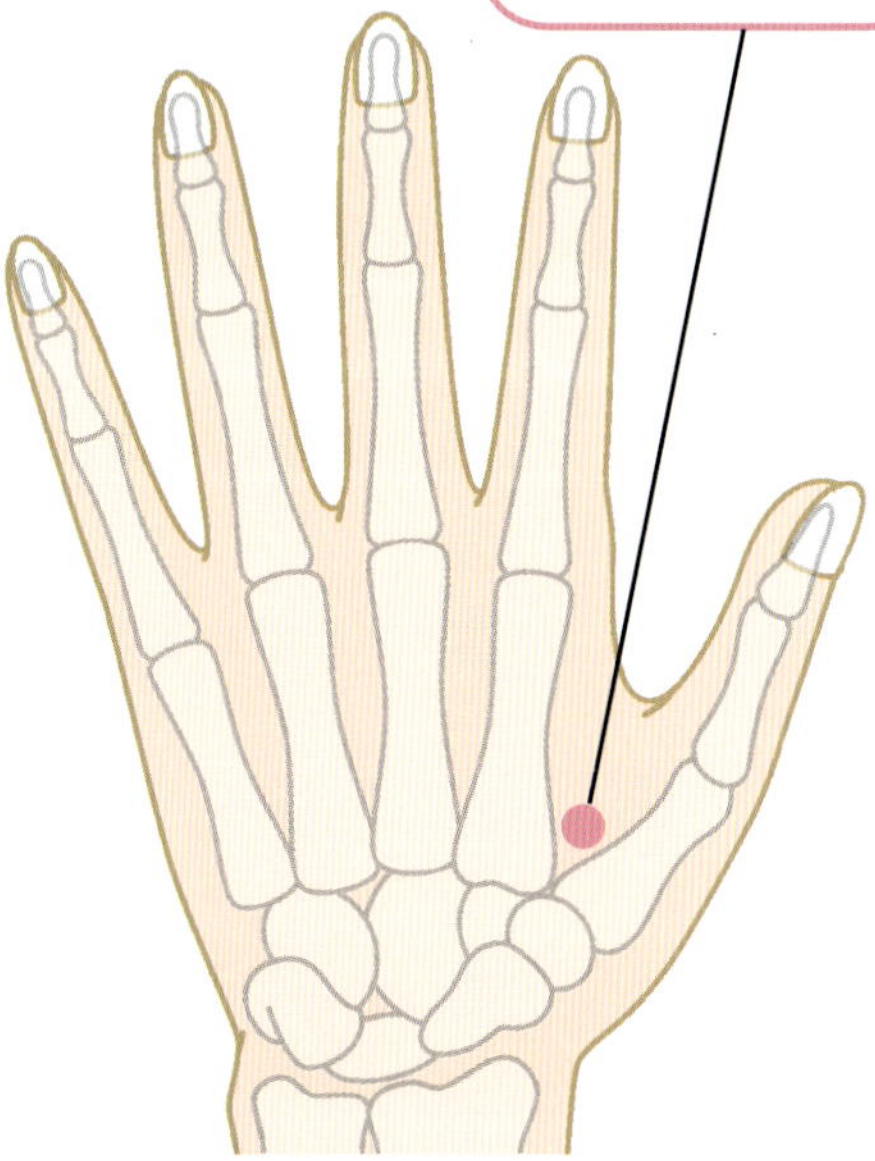

ツボの探し方　手の甲側。親指と人さし指の付け根の骨が交わる手前のくぼみ。やや人さし指寄り。

＊血行を促進

肩コリゾーン

ツボの探し方　耳の外側にある耳輪《じりん》（輪のような軟骨）中央のやや下から、耳たぶの上まで。

＊肩の痛みを緩和

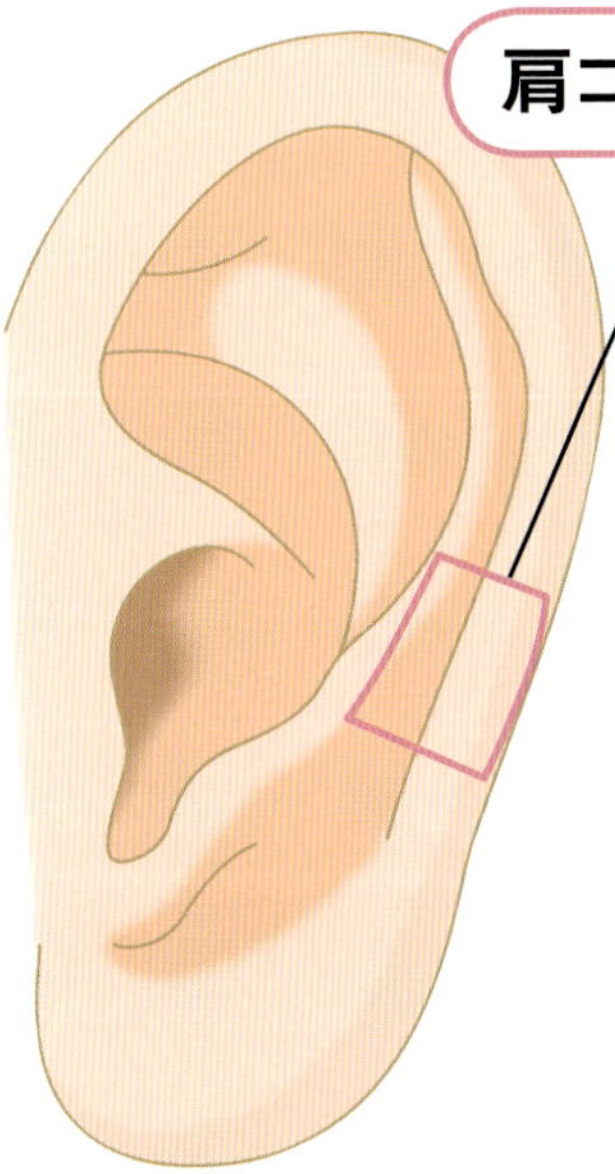

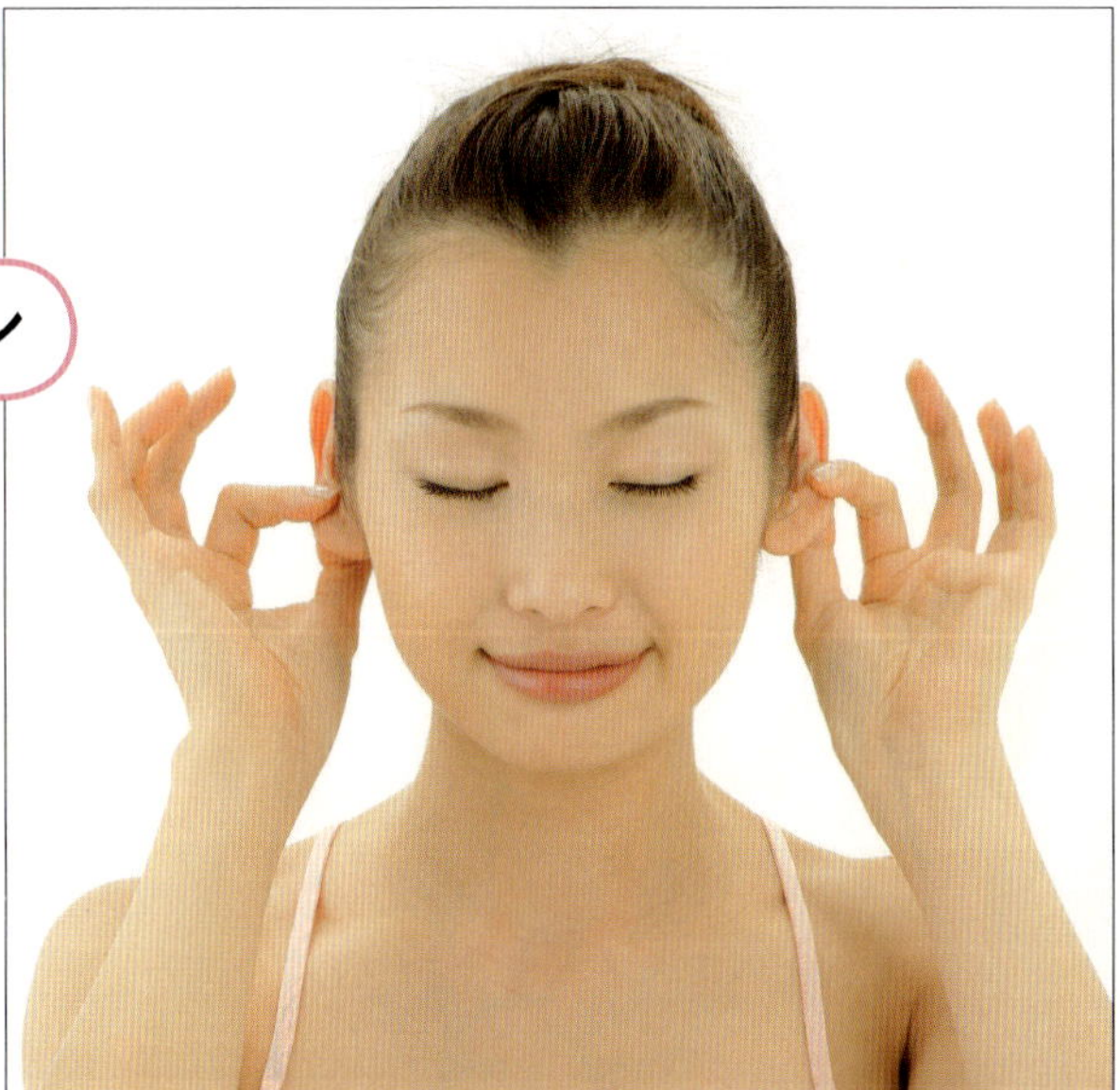

ツボの押し方　親指と人さし指でツボのあたりをはさみ、痛いところを探しながらもむ。耳が熱くなったら休み、落ち着いたら再び刺激する。これを2～3分、両耳同時に行う。

「もしかして?」と思ったら、予防をかねてツボ押しを

四十肩・五十肩

主な症状

- 少し動かすだけで痛い
- 腕が上がらない
- 首が回らない

原因

筋肉や関節をつなぐ靱帯《じんたい》が老化によって固くなり、血行不良になって肩の運動が制限されます。肩コリや筋肉痛とは違う症状で、正式には肩関節周囲炎といいます。

効果的なツボ

足の裏にある「**四十肩・五十肩点**」と、肩コリにも効く「**肩ゾーン**」を刺激します。手の甲と手のひらにも、それぞれ3つずつツボがあるので、痛いと感じるツボを集中して押しもみましょう。

おすすめ改善法

「そろそろそんな年齢かな」と思ったら、ツボを押して予防しましょう。

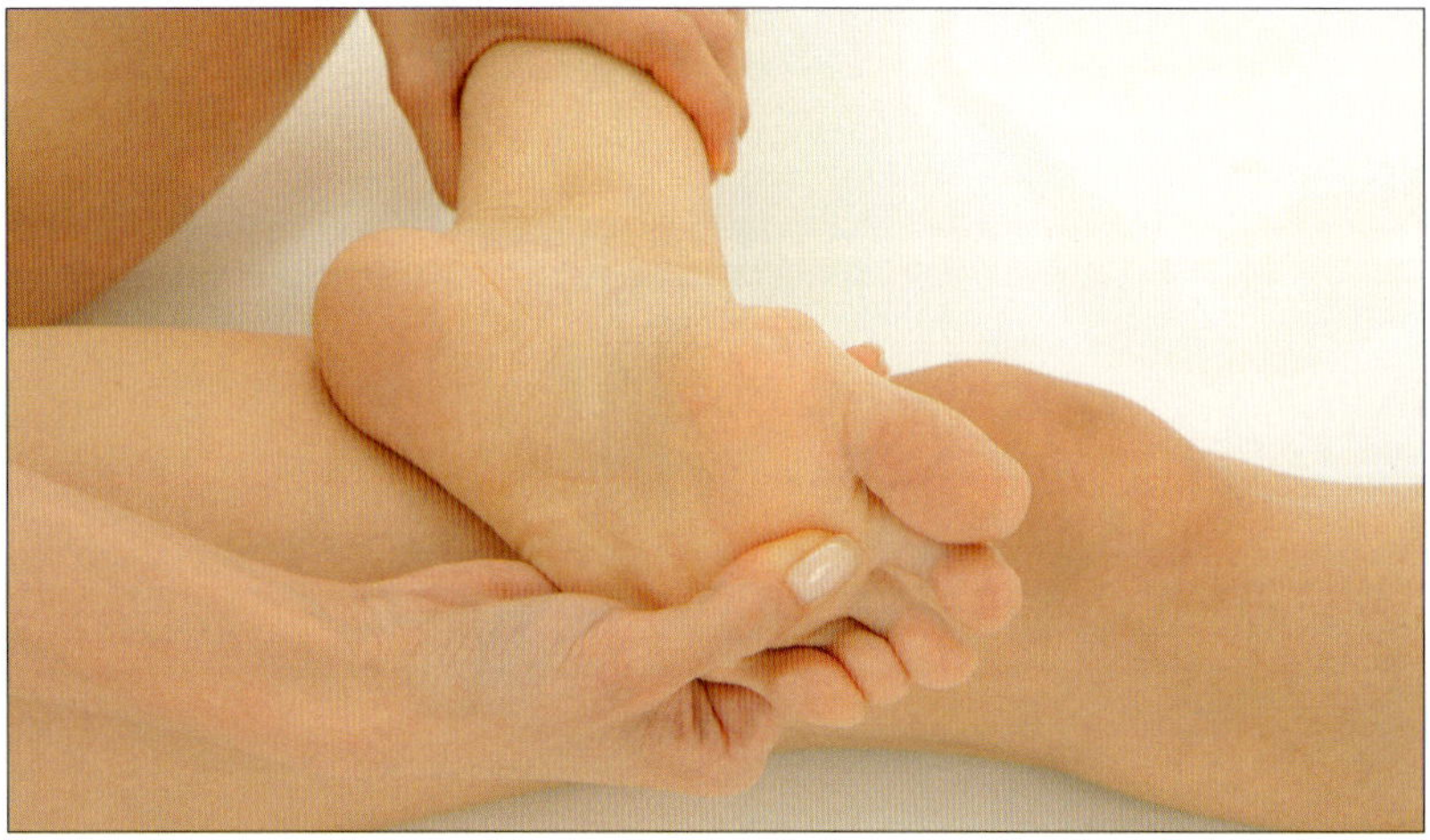

ツボの押し方

片手でしっかりと足を押さえて固定し、「四十肩・五十肩点」を親指で押しもんだり、「肩ゾーン」を指に軽く力を入れ、左右に押しもむ。右肩が痛いときは右足を、左足が痛いときは左足を刺激するが、予防したい場合は左右両方を刺激しておくこと。

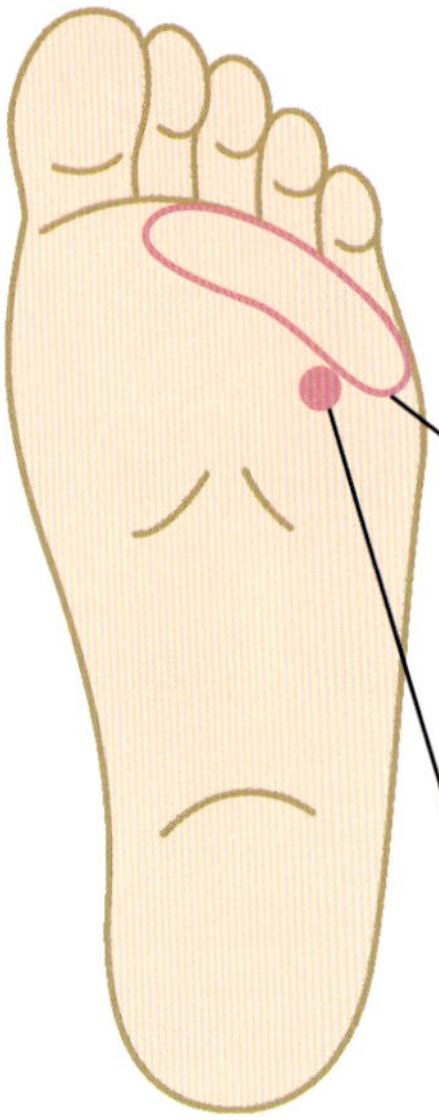

ツボの探し方

肩ゾーン

人さし指の付け根から小指の付け根に向かったところ。

＊血流がよくなる

四十肩・五十肩点

足の裏側。薬指と小指の股から2㎝ほどかかと寄り。

＊予防効果もある

ここがツボ!

- 四十肩・五十肩点
- 肩ゾーン
- 神門《しんもん》
- 大陵《たいりょう》
- 太淵《たいえん》
- 陽谷《ようこく》
- 陽池《ようち》
- 陽谿《ようけい》

ツボの探し方

●手のひら側

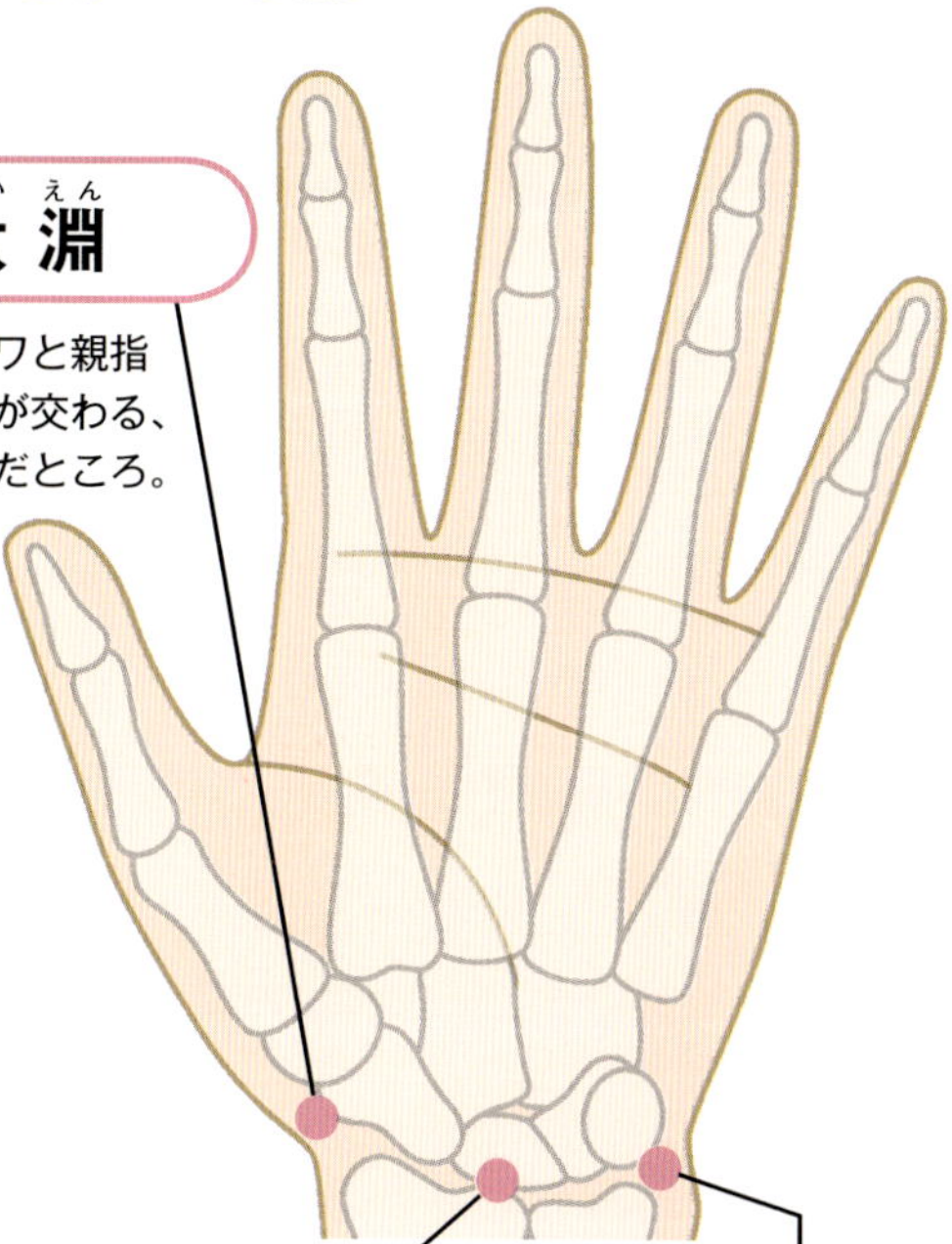

太《たい》淵《えん》

手首の横ジワと親指の外側の縁が交わる、少しくぼんだところ。

大《たい》陵《りょう》

手首の横ジワの中央。

神《しん》門《もん》

手首の横ジワの小指側の端、少しくぼんだところ。

＊上記すべて、肩の痛みを緩和

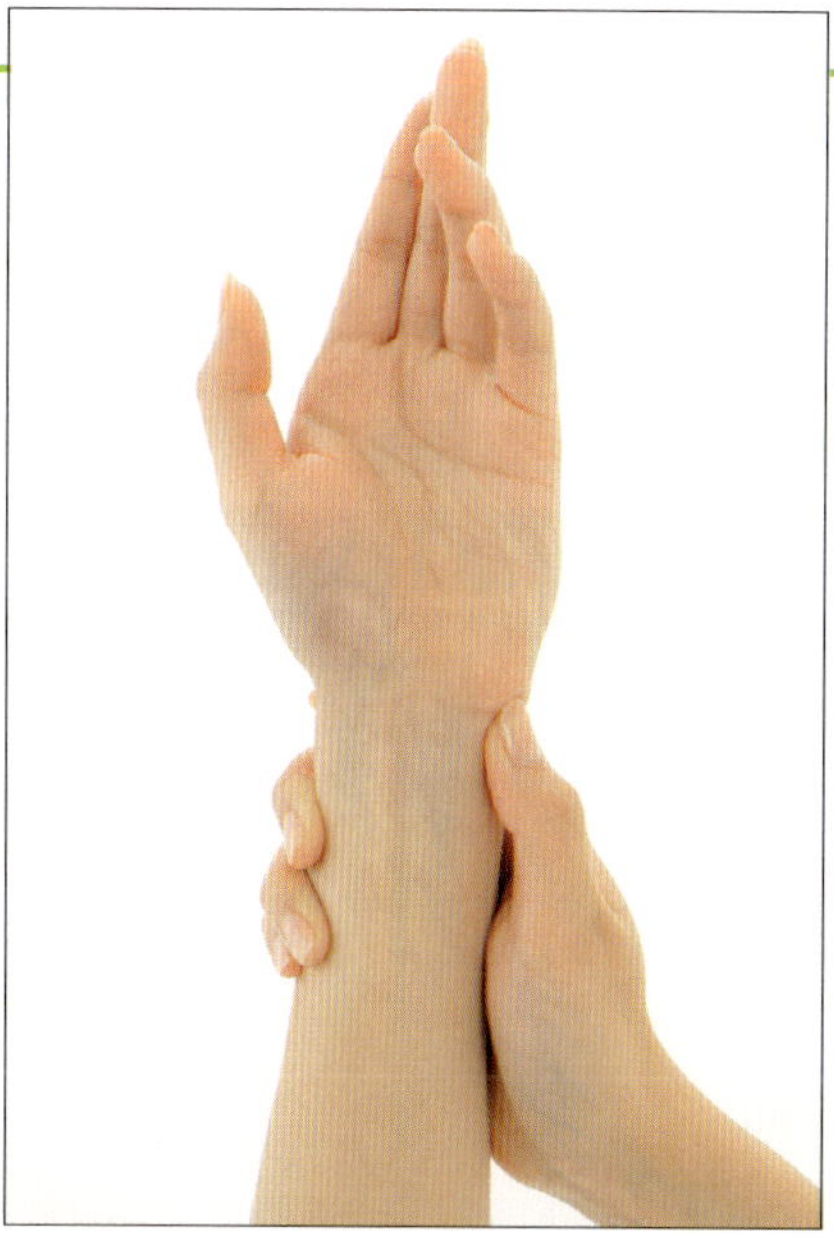

ツボの押し方

手首を支えるように持ち、親指でツボを押しもむ。ひとつずつ押して腕を動かし、肩の痛みが軽く感じられるようになったり、腕がラクに上げられたりしたら、それが自分に合うツボ。すべてのツボを押す必要はない（写真は「神門」を押しているところ）。

効果アップ⬆エクササイズ

ツボを押しながら手首を上下させると、指がツボにうまく入るので効果的。

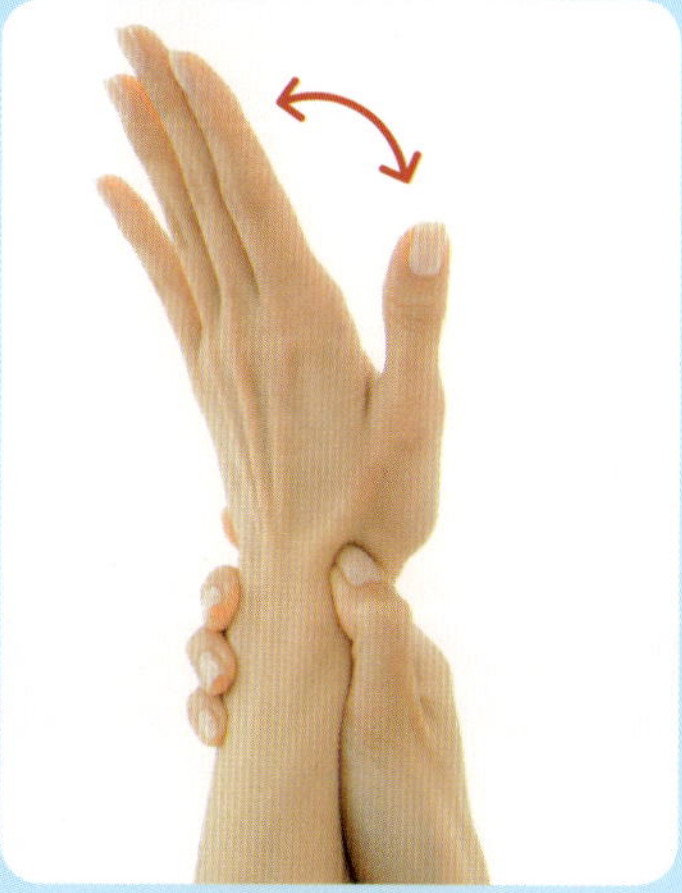

ツボの探し方

●手の甲側

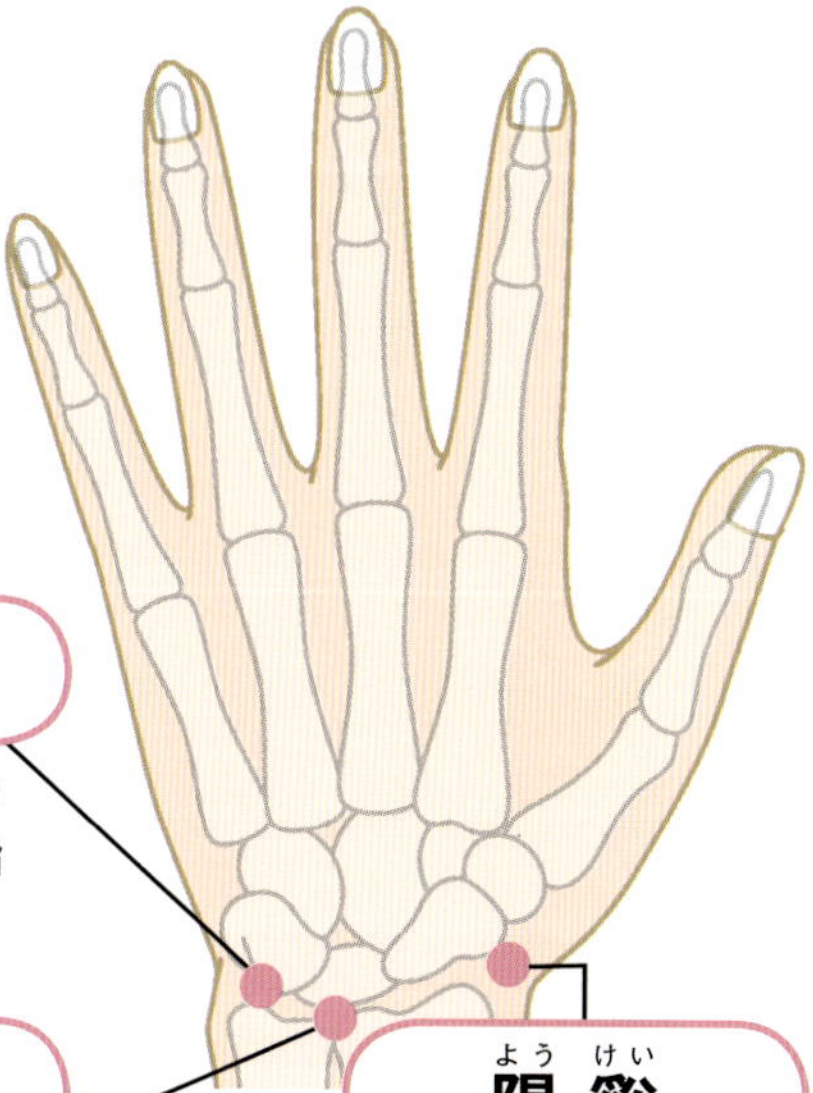

陽《よう》谷《こく》

手の甲を反らしたときにできる横ジワの小指側のくぼみ。

陽《よう》池《ち》

手の甲を反らしたときにできる横ジワの中央、やや小指寄り。

陽《よう》谿《けい》

手の甲を反らしたときにできる親指側のくぼみ。

＊上記すべて、四十肩・五十肩の痛みを緩和

腰痛

症状が軽いうちにツボを押して治療

主な症状

* 腰がズキズキと痛い
* 慢性的な腰痛
* 腰にしびれがある

❖原因

2本足で立っている人間は、体重の60％以上を腰で支えているといわれています。重いものを持ったり、かがんだりするとさらに大きな負担がかかり、腰痛を起こします。

❖効果的なツボ

「**腎兪**」「**志室**」は腎臓機能を活性化して腰痛を軽減します。腰の痛みやしびれには、手のツボ「**腰腿点**」が効果的。デスクワークで腰が疲れたときは「**委中**」を押すとよいでしょう。

❖おすすめ改善法

症状が軽いうちにこれらのツボで治しましょう。腰を冷やさないように注意することも大切です。

ツボの押し方

左右の「志室」のツボに両手の親指を当て、ほかの指でウエストをはさむようにして軽く押しもむ（写真）。「腎兪」も同様に押してみて、いちばん痛いと感じるところが自分に合うツボ。

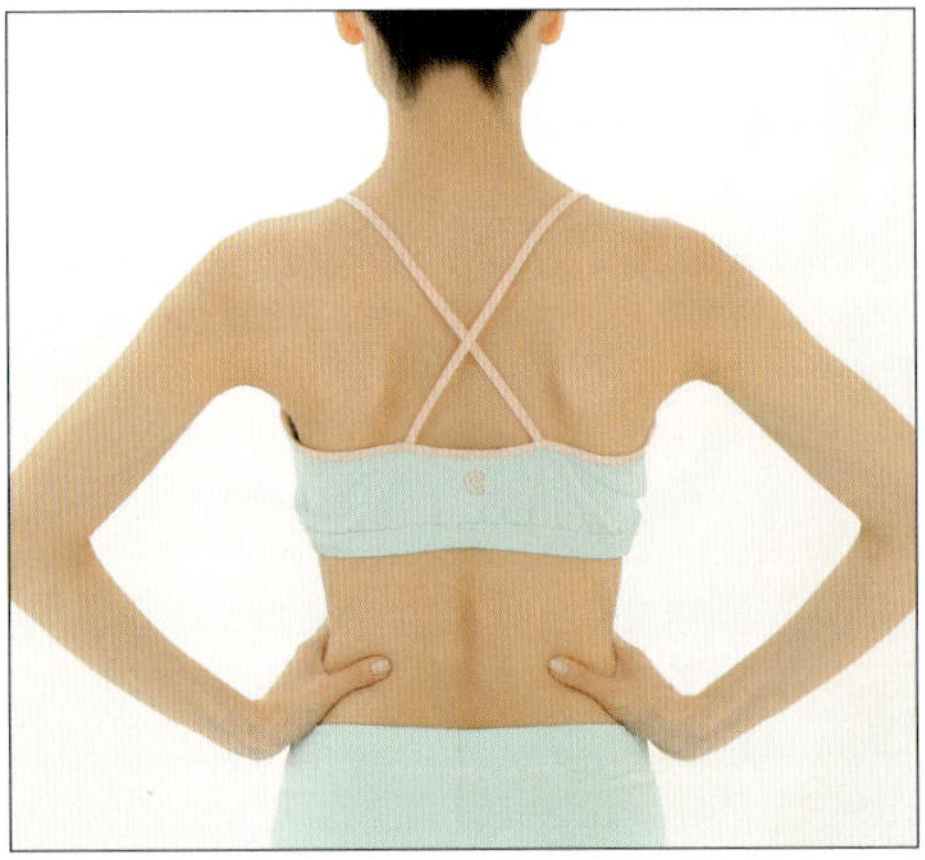

効果アップ↑エクササイズ

足を肩幅より少し広めに開いて立ち、「志室」を押しながら腰をゆっくりと左右交互にひねる。フラフープをするように、ゆっくりと大きく回してもよい。「腎兪」も同様に行う。

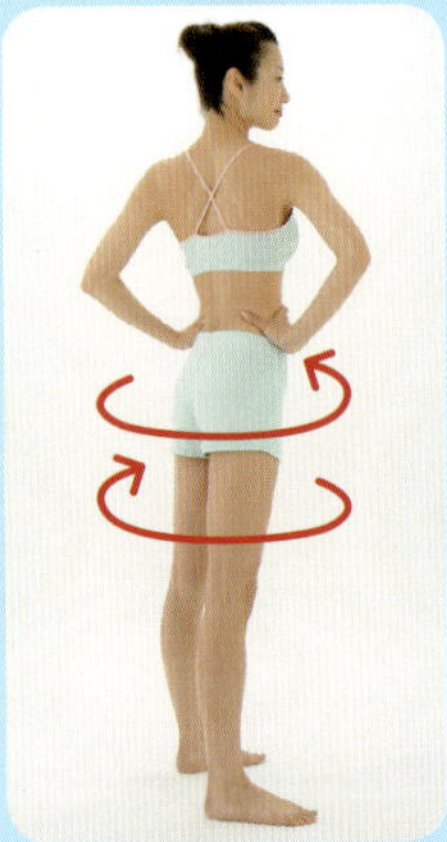

ツボの探し方

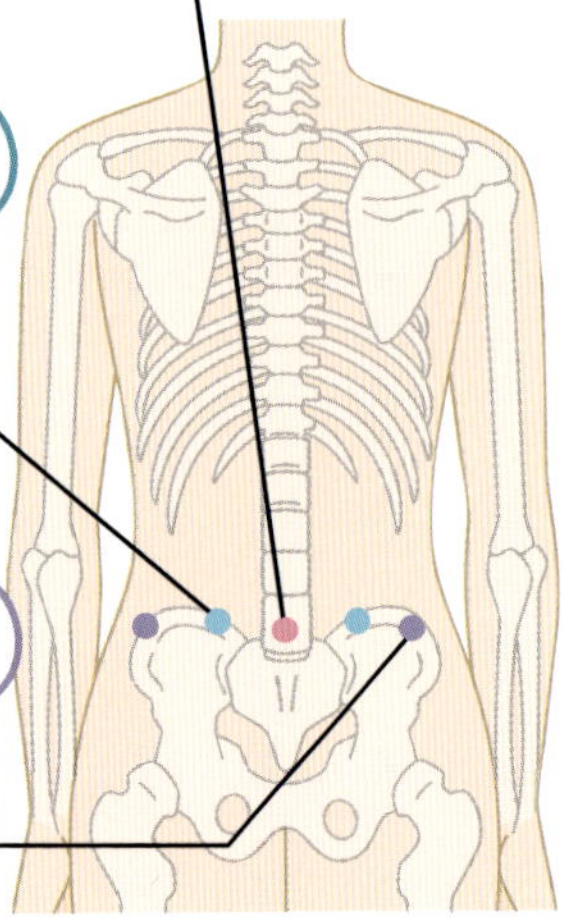

命門《めいもん》

へその真後ろ。

＊体力アップに役立つ

腎兪《じんゆ》

「命門」から左右へ指2本分離れたところ。

＊腎臓機能を活性化

志室《ししつ》

「命門」から左右へ指4本分離れたところ。

＊腎臓機能を活性化

ここがツボ！

- 命門《めいもん》
- 腎兪《じんゆ》
- 志室《ししつ》
- 腰腿点《ようたいてん》1
- 腰腿点《ようたいてん》2
- 委中《いちゅう》
- 湧泉《ゆうせん》
- 腎臓ゾーン
- 坐骨ゾーン

ツボの探し方

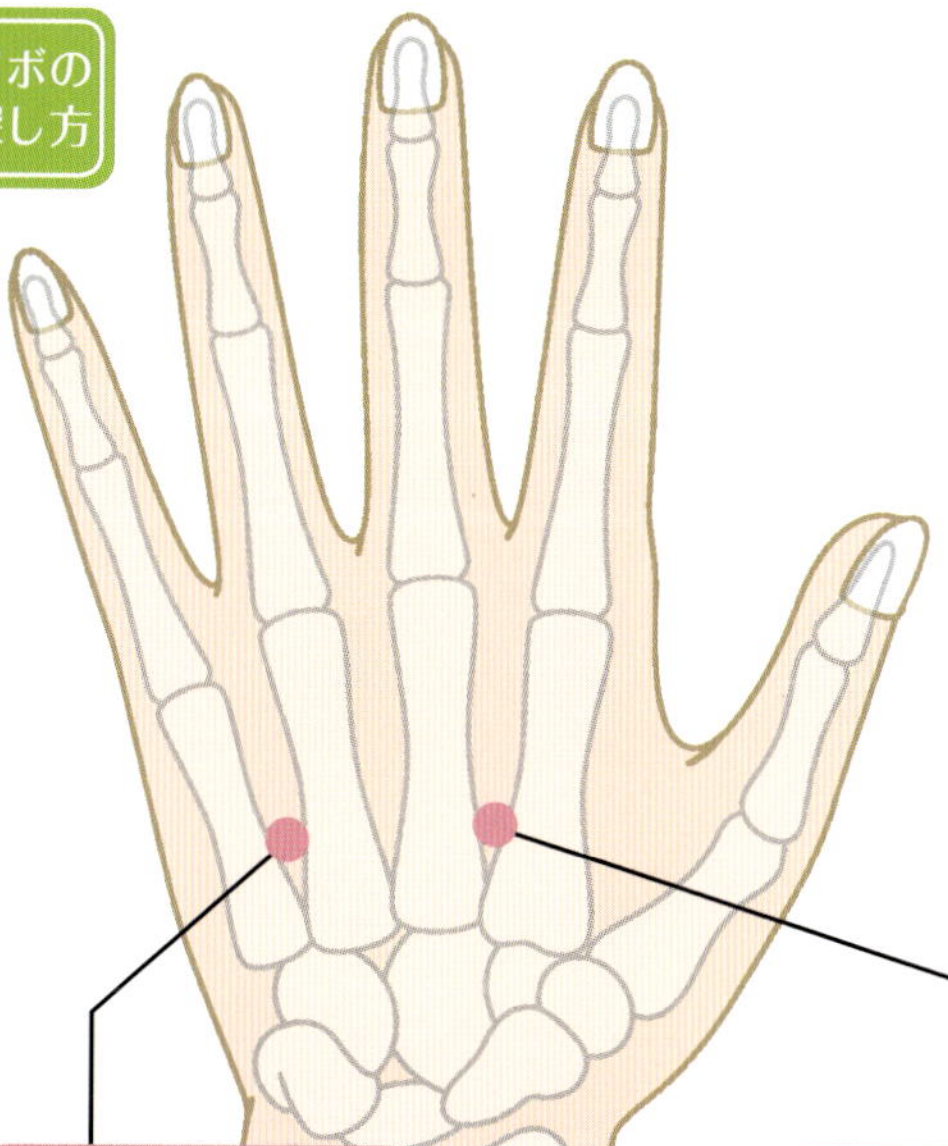

腰腿点《ようたいてん》 2

手の甲側。手の甲を反らせたときにわかる、薬指と小指の骨の分かれ目の少し指先寄り。

腰腿点《ようたいてん》 1

手の甲側。手の甲を反らせたときにわかる、人さし指と中指の骨の分かれ目の少し指先寄り。

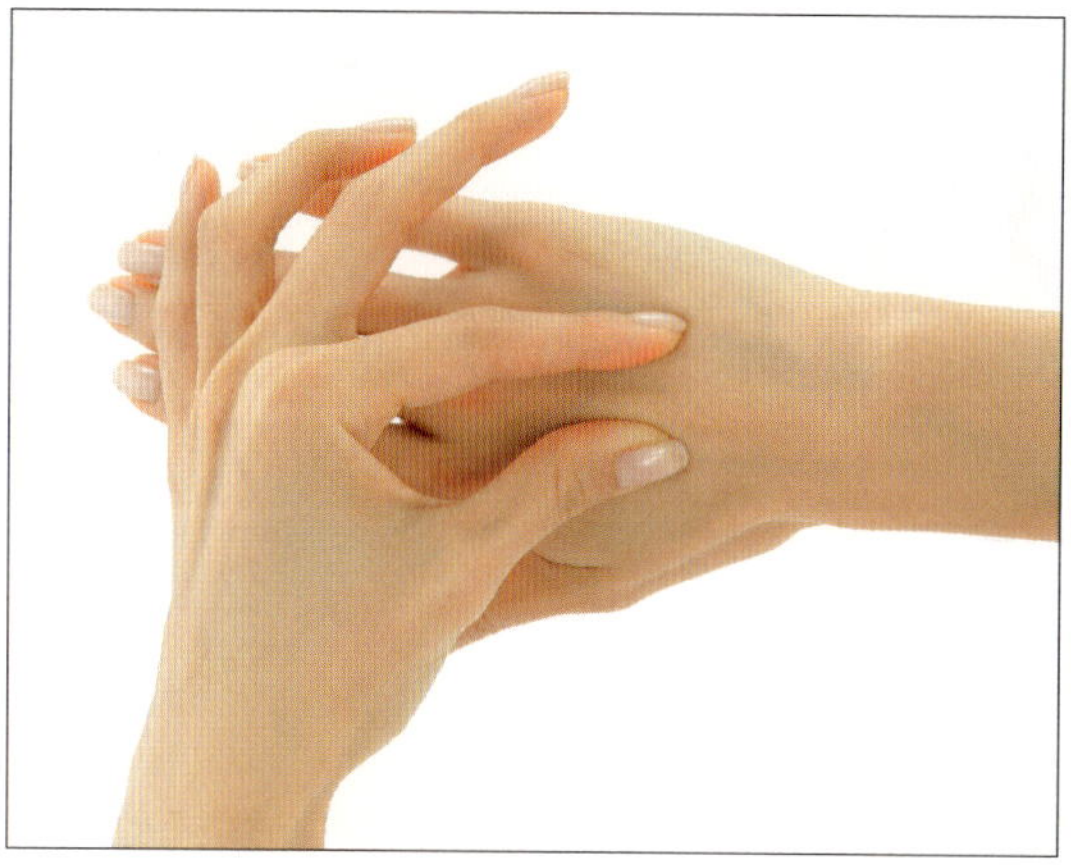

ツボの押し方

「腰腿点1」に親指、「腰腿点2」に人さし指を当て、それぞれ中指の方に向かって2～3分押しもむ。両手とも行う。

＊上記すべて、疲労がたまった腰痛や、突然のぎっくり腰に効く

腰痛

効果アップ⬆エクササイズ

足を肩幅より少し広めに開いて立ち、2ヶ所の「腰腿点」を押しながらフラフープをするように腰をゆっくりと回す。肩をなるべく動かさずに、腰だけを回すようにする。

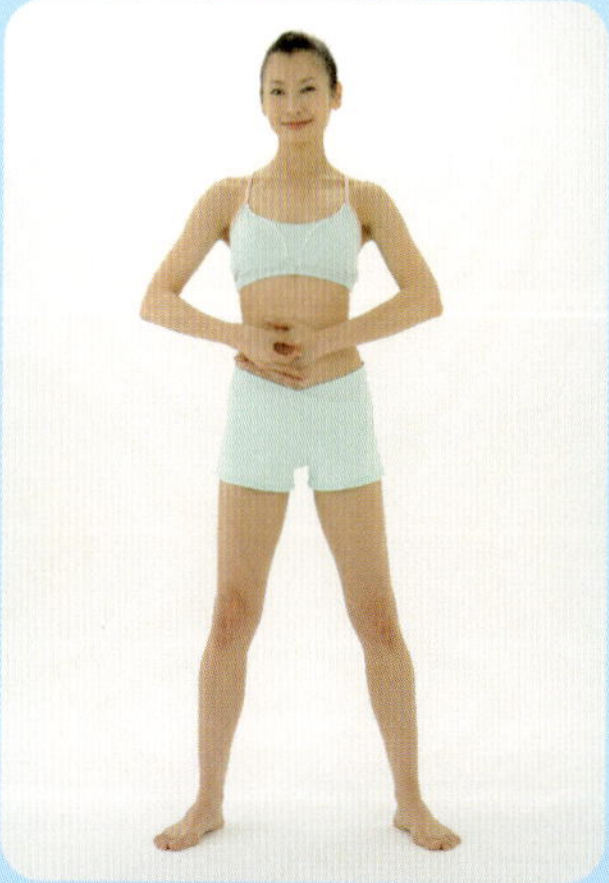

1. 腰腿点を押しながら足を広げて立つ。

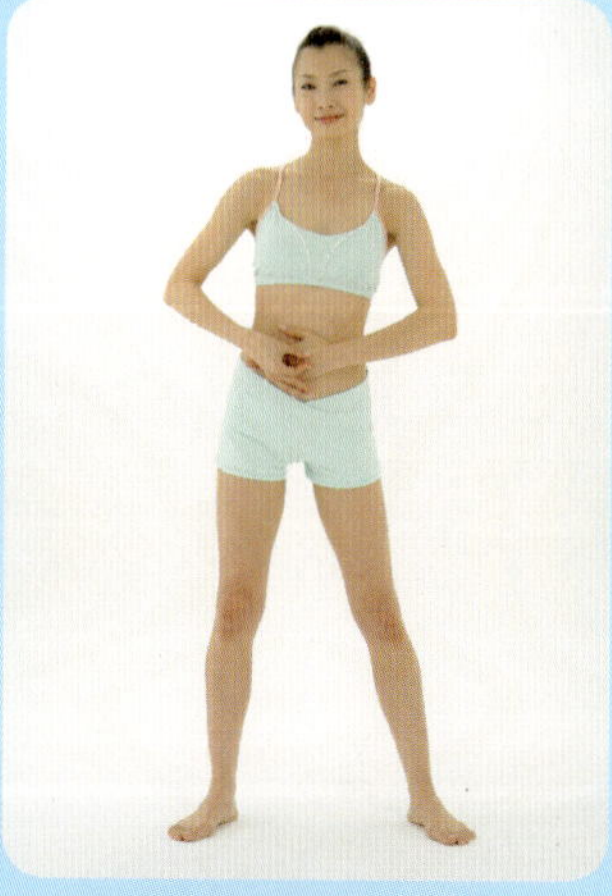

2. 腰を前に突き出すようにして回す。

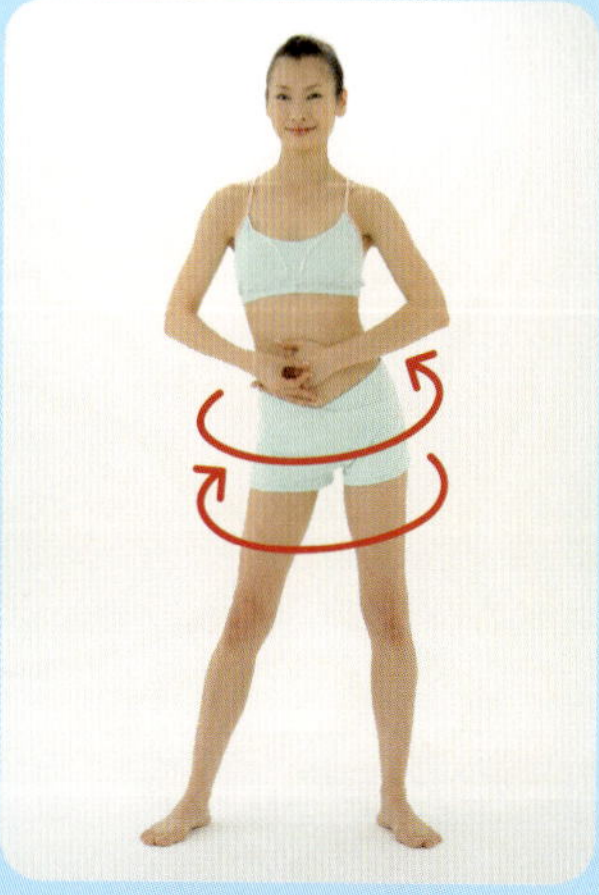

3. 次に後ろに突き出すようにして回す。反対まわりも同様にくり返す。

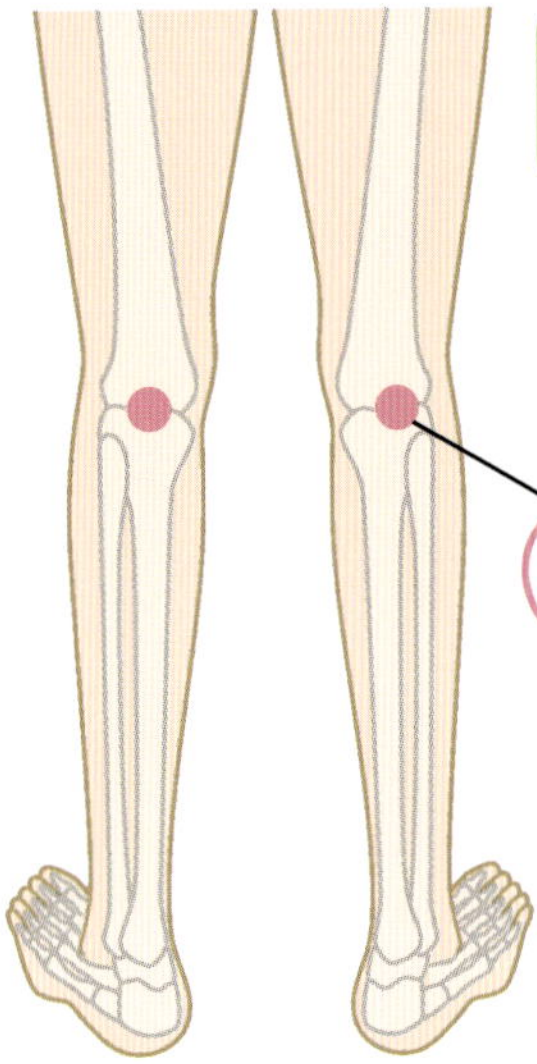

ツボの探し方

委中《いちゅう》

膝を軽く曲げたときにできる、膝の裏の太い横ジワの中央。

＊気の流れがスムーズになる

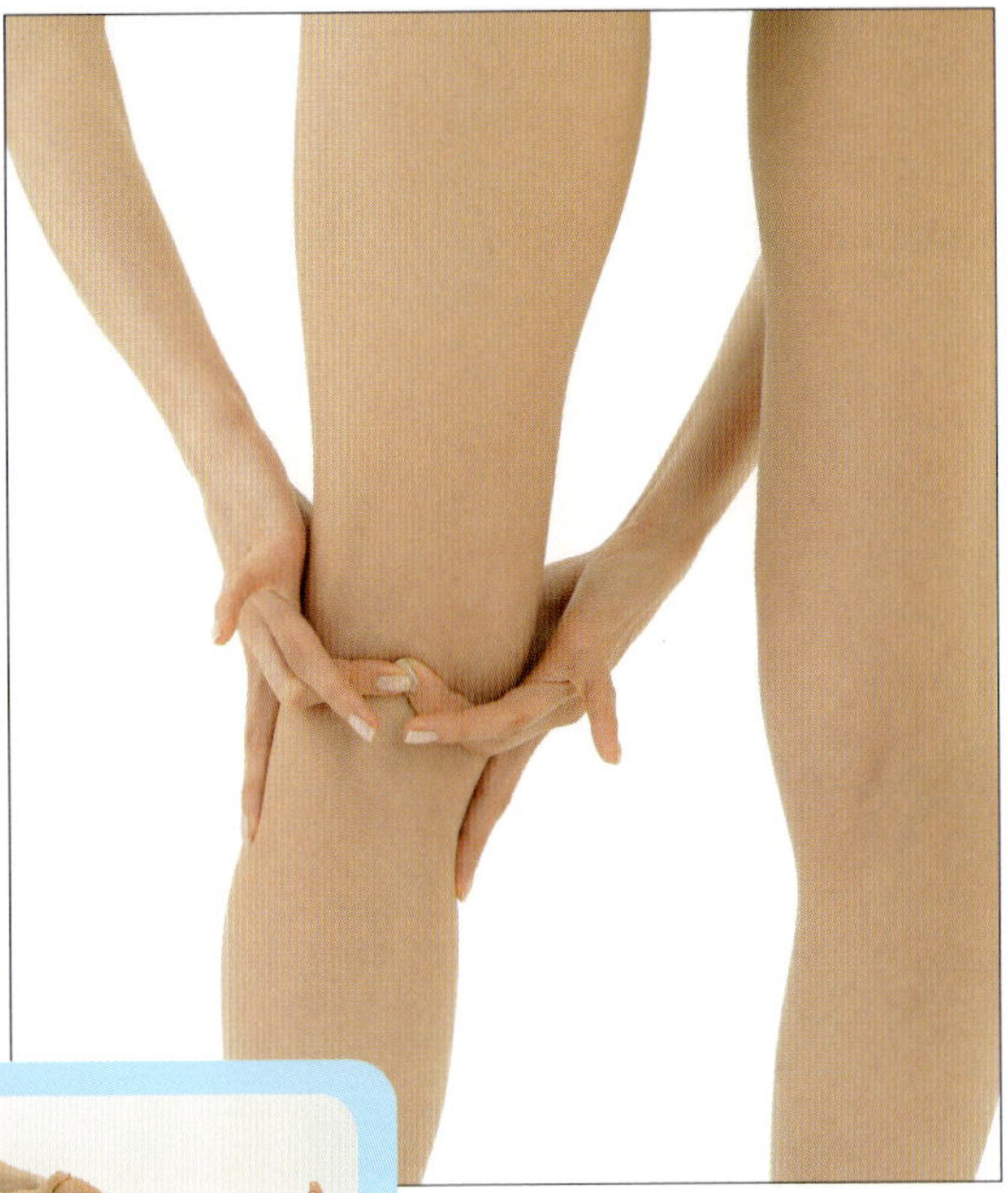

効果アップ⬆エクササイズ

イスに座り、「委中」を押しながら膝をゆっくりと伸ばす。膝が完全に伸びきったら、ゆっくりと戻す。この曲げ伸ばしを、気持ちがいいと感じるまでくり返すこと。もう一方の脚も同様に行う。

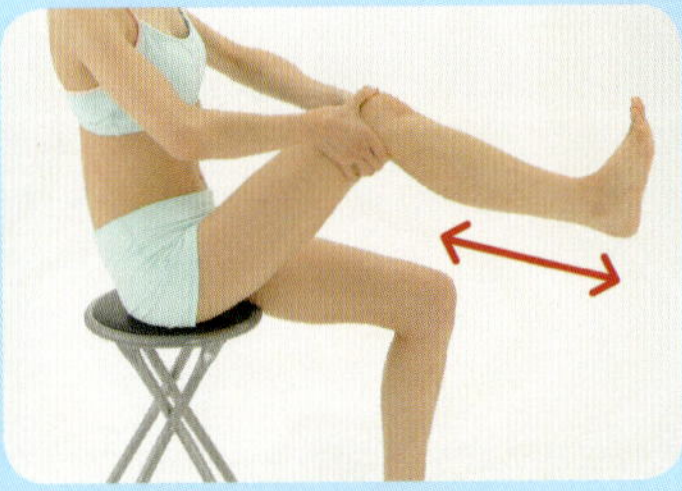

ツボの押し方

膝の両側から両手の中指の先を重ねて（女性は右手が下）ツボを押す。

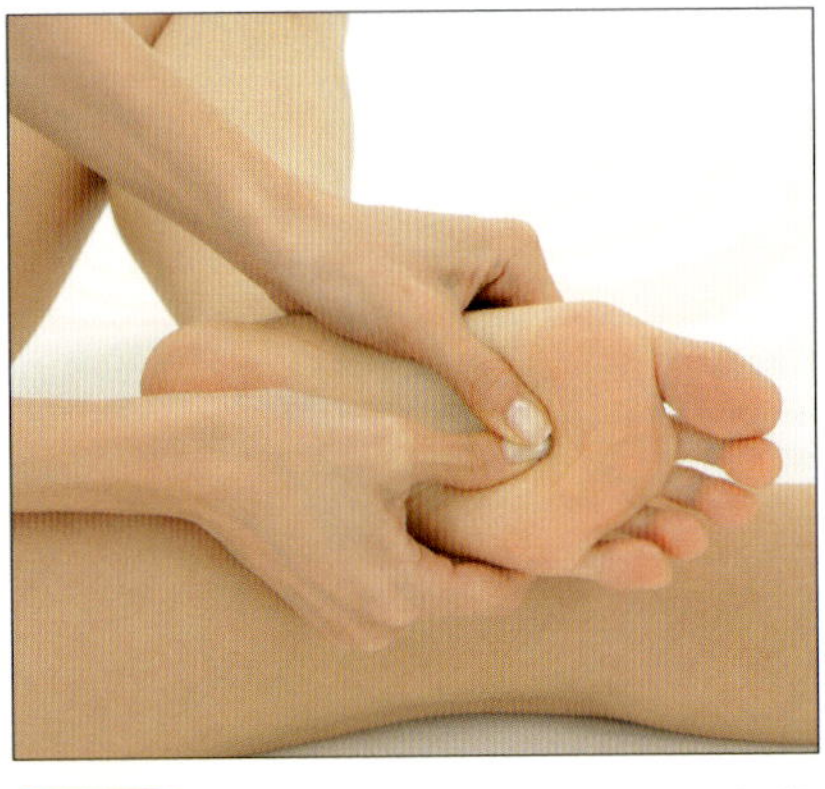

ツボの押し方

「湧泉」は両手で足を支え、親指を重ねて（女性は右手が下）押しもむ。「腎臓ゾーン」「坐骨ゾーン」は親指で軽く押して痛いところを探し、自分に合うツボを押しもむ。「坐骨ゾーン」は、右腰が痛いときは右足、左腰が痛いときは左足を重点的に押しもむ。

湧泉《ゆうせん》

足の裏側。土踏まずの上、足の指を曲げたときに、へこむところ。

＊体力や気力が湧き出す

腎臓《じんぞう》ゾーン

湧泉の下、土踏まずの上の方。

＊エネルギー代謝を活発化

坐骨《ざこつ》ゾーン

かかとの親指寄り。

＊腰の痛みを緩和

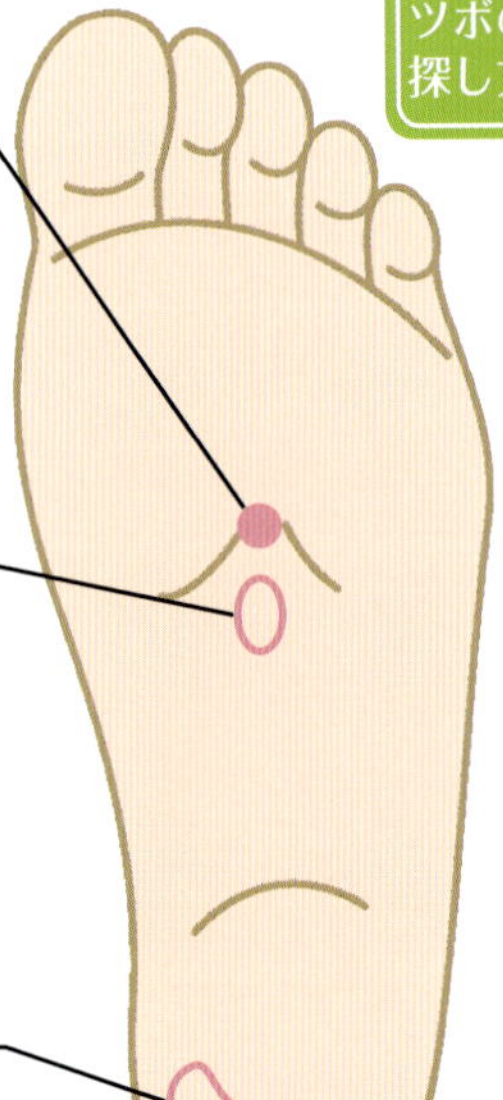

ツボの探し方

安静にして、耳のツボをマッサージ

ぎっくり腰

主な症状

- 腰の筋に電気が走ったような痛みが起こる
- 激しい痛みで腰が動かせない

❖原因

中腰になって重いものを持とうとしたり、突然立ち上がったりしたときに起こるぎっくり腰。一説では、腎（P9）の機能低下が影響しているといわれています。

❖効果的なツボ

「**腰痛点**」「**坐骨神経**」「**臀部**」のツボがある耳の「**腰痛ゾーン**」が効きます。また、患部を温めて血液循環をよくすることが大切。「腰さすりマッサージ」が効果的です。

❖おすすめ改善法

ぎっくり腰になったら無理に動かず、固めの布団に横になって、痛みがとれるまで安静にしましょう。

ツボの探し方

耳の上部にあるY字型の軟骨の下側。「腰痛点」「坐骨神経」「臀部」のツボが並んでいる。
＊再発予防にもなる

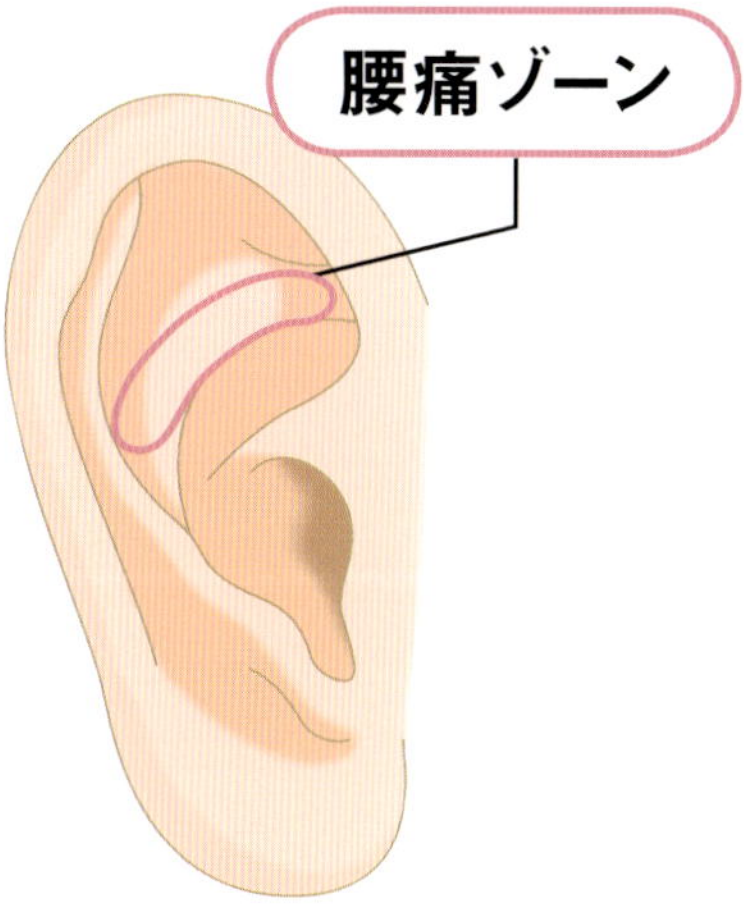

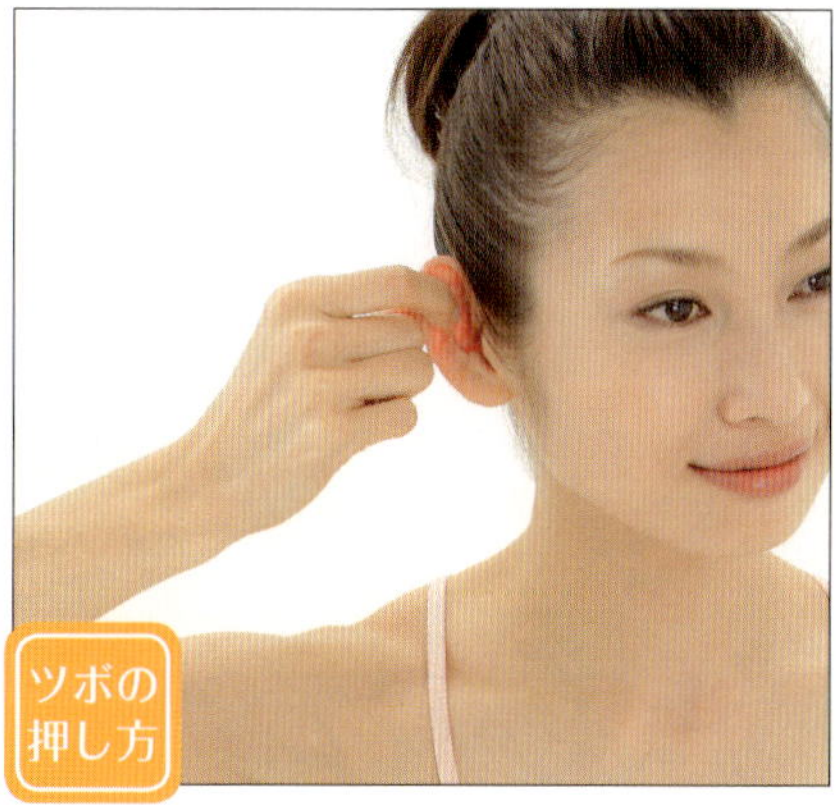

ツボの押し方

指を「腰痛ゾーン」の一番高いところに当て、親指と人さし指で耳をはさむように持つ。軟骨のあたりを痛気持ちいいくらいの力で押しもんで、耳が熱くなったら休み、落ち着いたら再び刺激する。これを両耳同時に30～50回ほどくり返す。

ADVICE!

腰さすりマッサージ

ぎっくり腰のときは、血行を促進するのが効果的。両手を温めて腰をマッサージしましょう。

1. 両手を20～30回ほどこすり合わせて、手のひらを温める。
2. 両足を肩幅に開いて立ち、両手を腰に当て、上から下にこする（写真）。リズミカルに力を入れて、100回ほどマッサージすると効果的。お風呂上がりなどに、直接肌にマッサージすると、さらに効果がアップ。

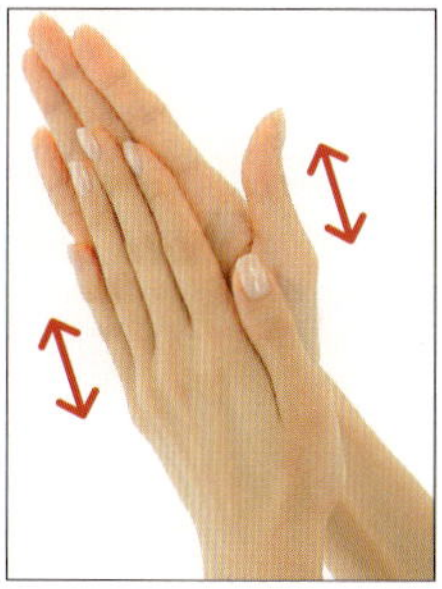

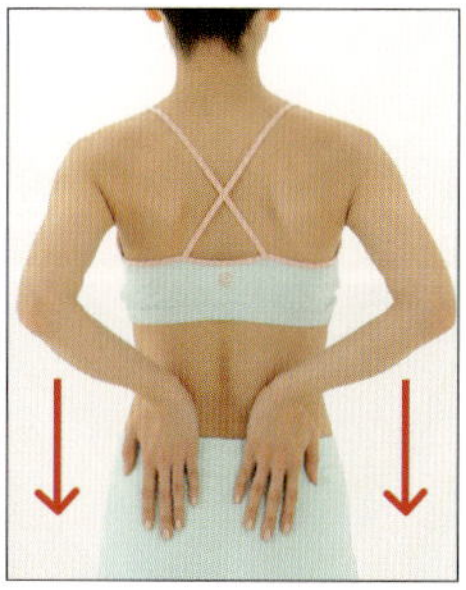

ここがツボ!

腰痛ゾーン

頭痛

頭の筋肉のコリをほぐしてすっきり

主な症状

- 頭が重く、ズキズキと痛む
- 締め付けられるように痛む
- 偏頭痛、風邪による頭痛

原因

長時間同じ姿勢を続けたりストレスがたまったりすると、頭頸部の筋肉が緊張して血流が悪くなり、老廃物が蓄積して痛みを起こします。

効果的なツボ

頭のてっぺんにある「**百会**」は体の中の多くの経絡《けいらく》（P10）が合流しているツボで、頭痛や頭の疲れをとります。首や肩の痛みからくる頭痛には「**風池**」と「**天柱**」、眼精疲労による頭痛には「**太陽**」が効果的です。

おすすめ改善法

なんとなく頭が重いときは、「**鳴天鼓**」（P107）で後頭部を刺激すると、すっきりします。

百《ひゃく》 会《え》

ツボの探し方

左右の耳の最上端から真上に上がった線と、鼻の先端から頭頂部に真っすぐ伸ばした線が交わる部分。

＊脳の血行を促進

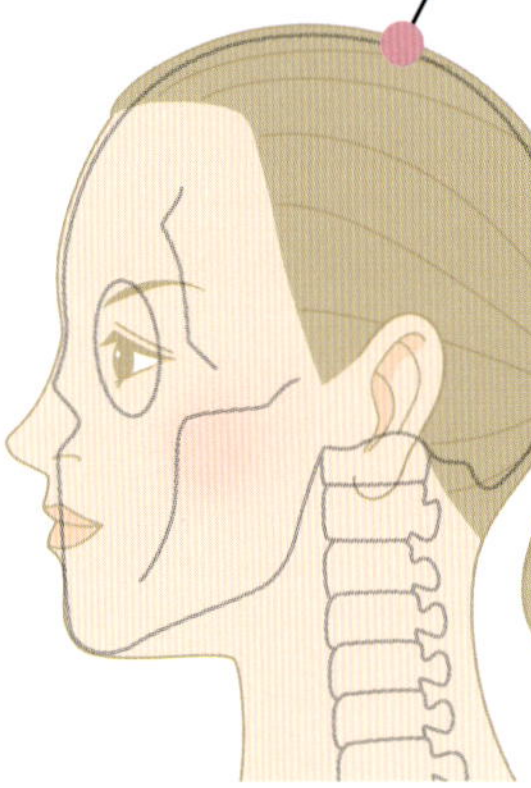

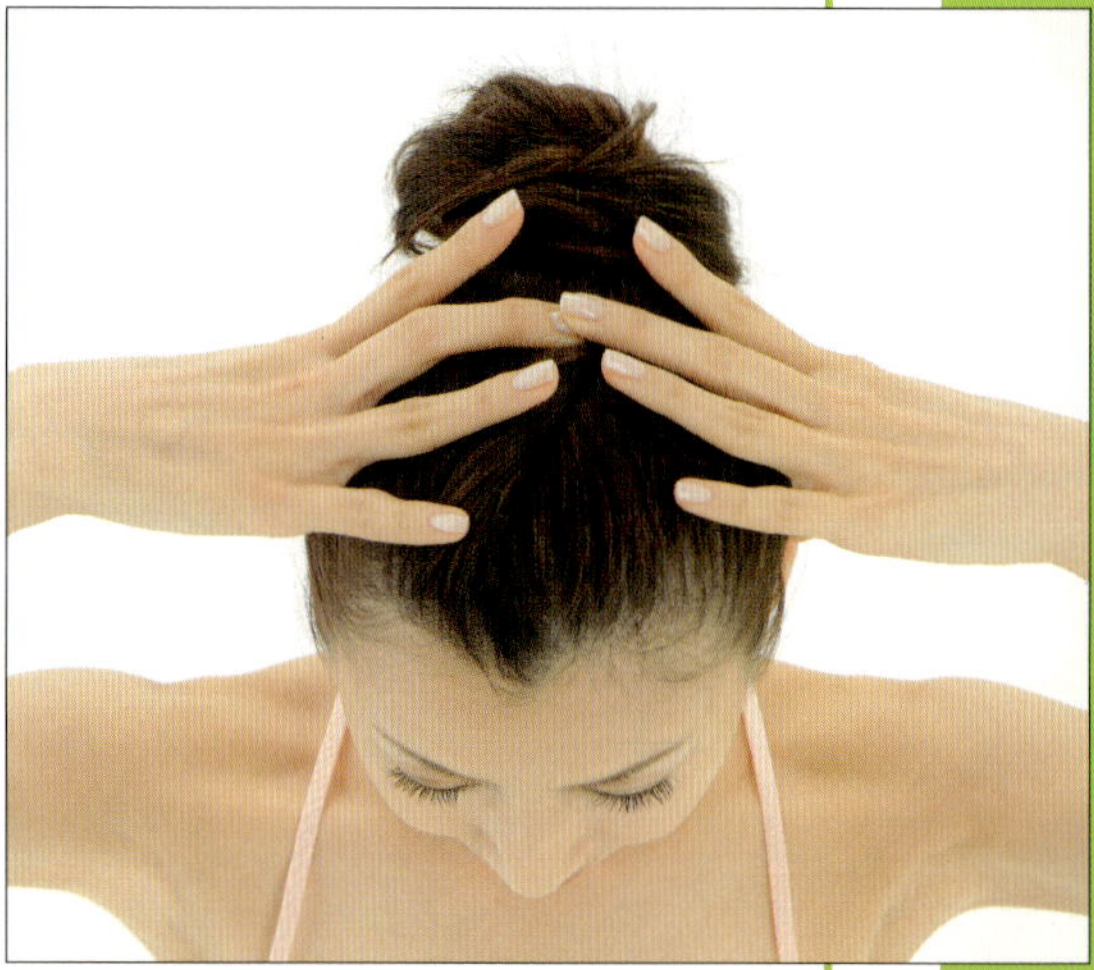

ツボの押し方

両手の中指をツボに当て（女性は右手が下）、やや強めに2～3分押しもむ。

ADVICE！

こんな方法も

ゴルフボールを百会に当て、手のひらでゴロゴロと転がすのも効果的。ラクな上に、ゴルフボールの固さと凸凹が心地よくツボを刺激する。頭のコリがほぐれて脳の血行がよくなり、痛みがやわらぐ。

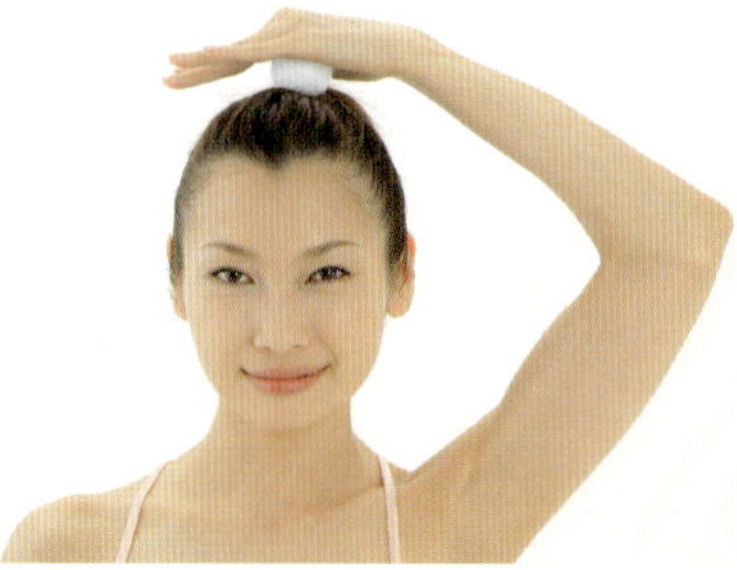

ここがツボ！

- 百《ひゃく》 会《え》
- 風《ふう》 池《ち》
- 天《てん》 柱《ちゅう》
- 太《たい》 陽《よう》

ツボの探し方

風《ふう》池《ち》

首の後ろ。髪の生え際で、首筋の外側にあるくぼみ。

＊頭痛が和らぐ

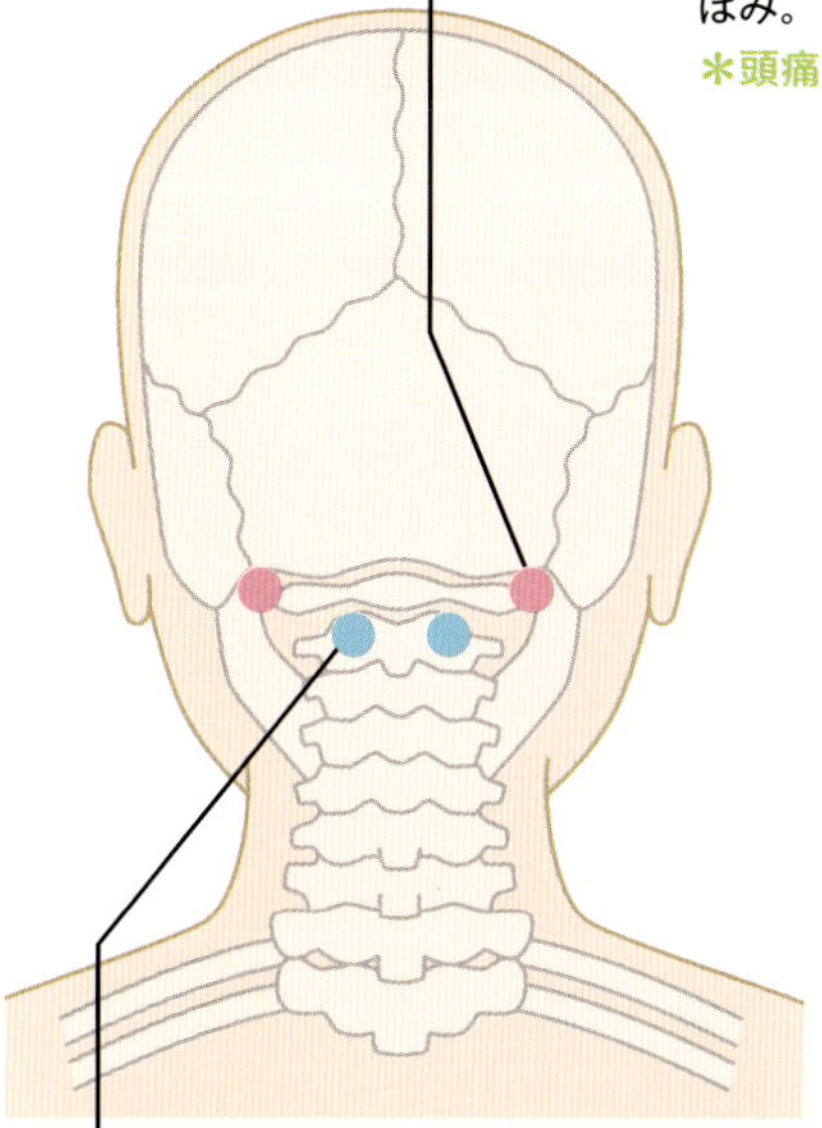

天《てん》柱《ちゅう》

「風池」より親指1本分内側で、やや斜め下。

＊頭痛が和らぐ

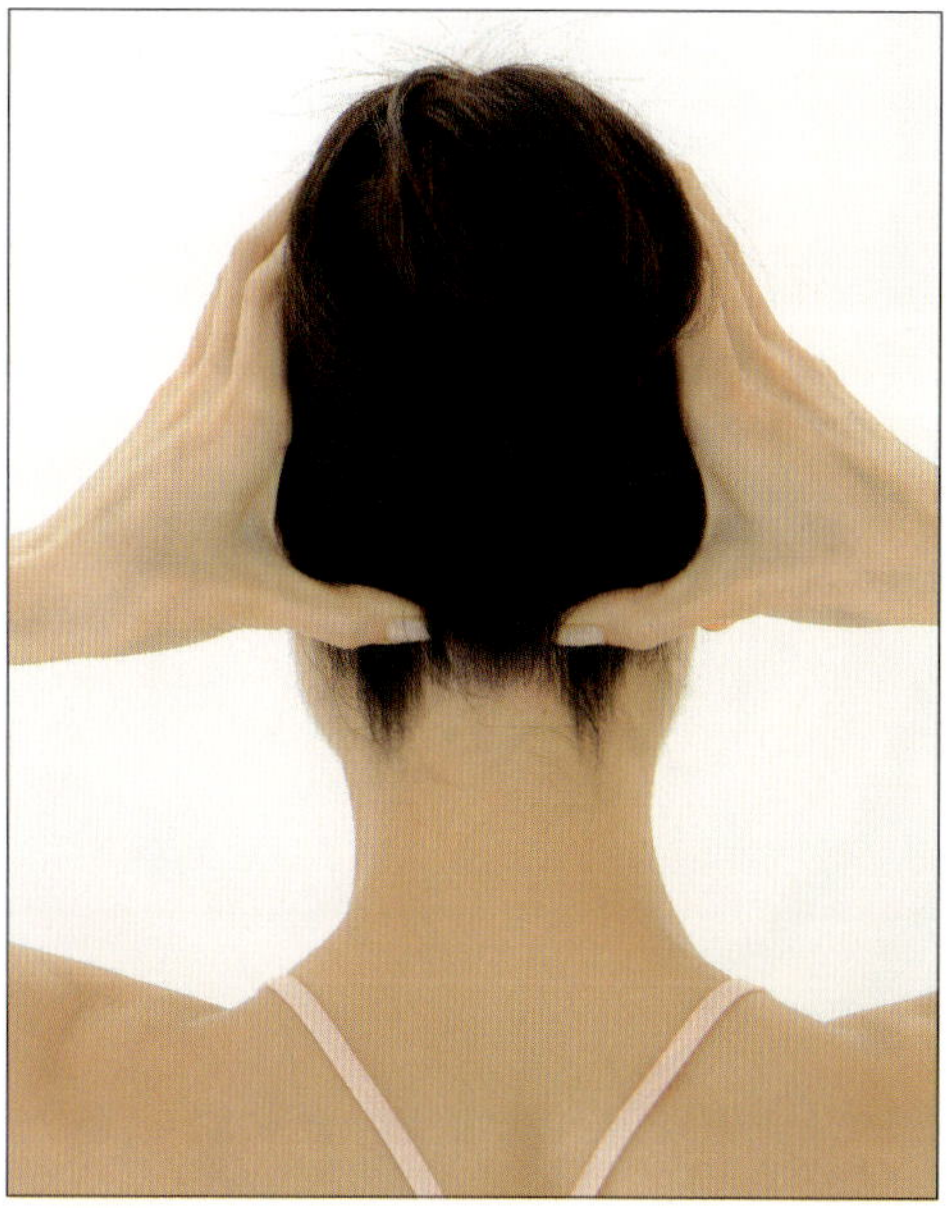

ツボの押し方

「風池」に親指を当て、ほかの指で頭を抱えるようにしながら、痛気持ちいい程度に上に向かって押しもむ。「天柱」も同様に押しもむ。

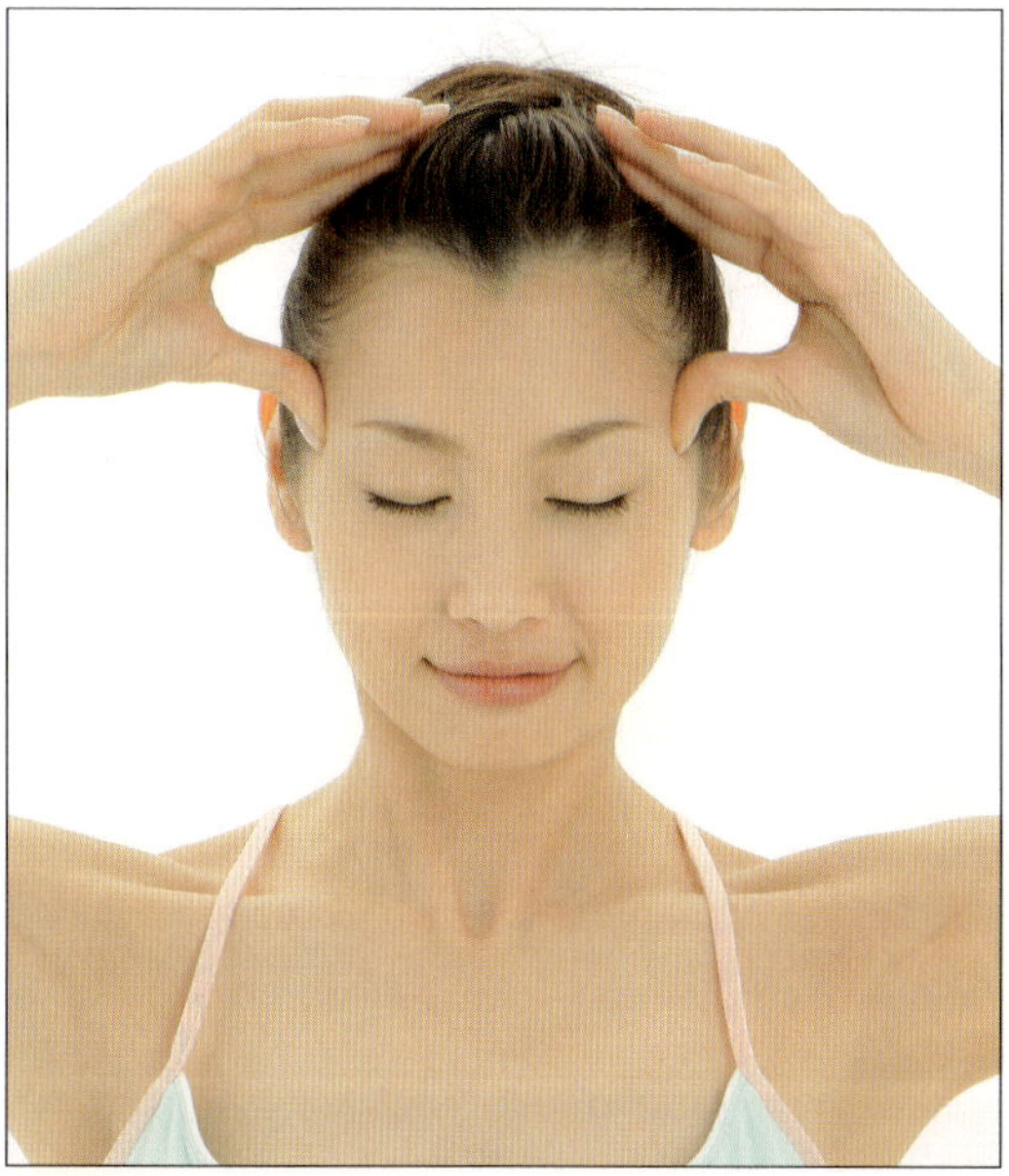

ツボの押し方

親指をツボに当てて、ほかの指で頭を支えるようにしながら、痛気持ちいい程度の強さで30回ほど押しもむ。左右同時に行う。

ツボの探し方

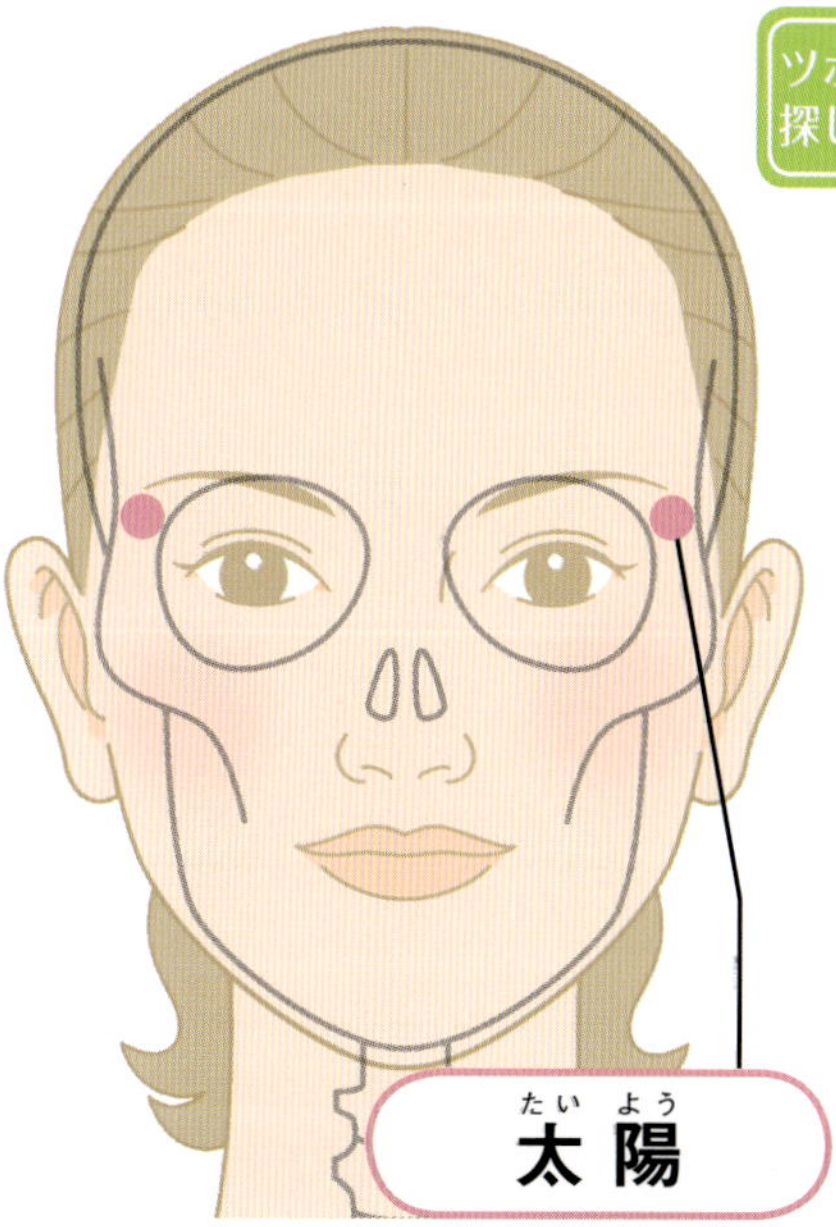

太《たい》陽《よう》

こめかみの中央。目尻と髪の生え際を結んだ線の中間あたり。

＊眼精疲労による頭痛を緩和

目の疲れ

パソコンなどで疲れた目をリフレッシュ

主な症状

- 目がかすむ
- まぶたが痙攣《けいれん》する
- 目が乾く

原因

パソコンや車の運転による目の使いすぎのほか、近視や乱視などの目の障害、睡眠不足などの体調不良が原因。コンタクトレンズ装用によって涙の分泌量が少なくなり、目の表面が乾くドライアイも増えています。

効果的なツボ

目の周りには疲れ目に効くツボが集まっています。ドライアイやまぶたの痙攣には、足の「**眼睛**」が効果的。手や耳にもツボがたくさんあります。

おすすめ改善法

目の周りをマッサージするときは、雑菌が入らないよう手をきれいに洗いましょう。

ここがツボ！

- 攅《さん》竹《ちく》
- 睛《せい》明《めい》
- 承《しょう》泣《きゅう》
- 太《たい》陽《よう》
- 眼《がん》睛《せい》
- 眼《がん》点《てん》
- 少《しょう》沢《たく》
- 眼《がん》
- 目1
- 目2

目の周りをやさしくマッサージ

ツボの押し方

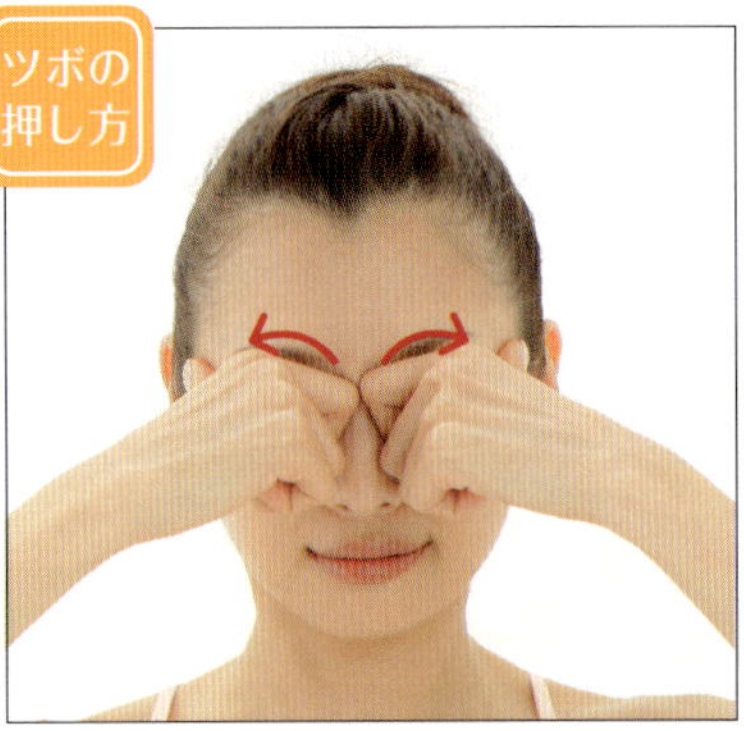

1. 手指をこすり合わせて温め、両目を軽く閉じて両手の親指を「太陽」に当てる。人さし指の横腹を「攅竹」に当て、目の周りの骨に沿ってまぶたの上をゆっくりと目尻に向かってこする。左右同時に30回ほど行う。

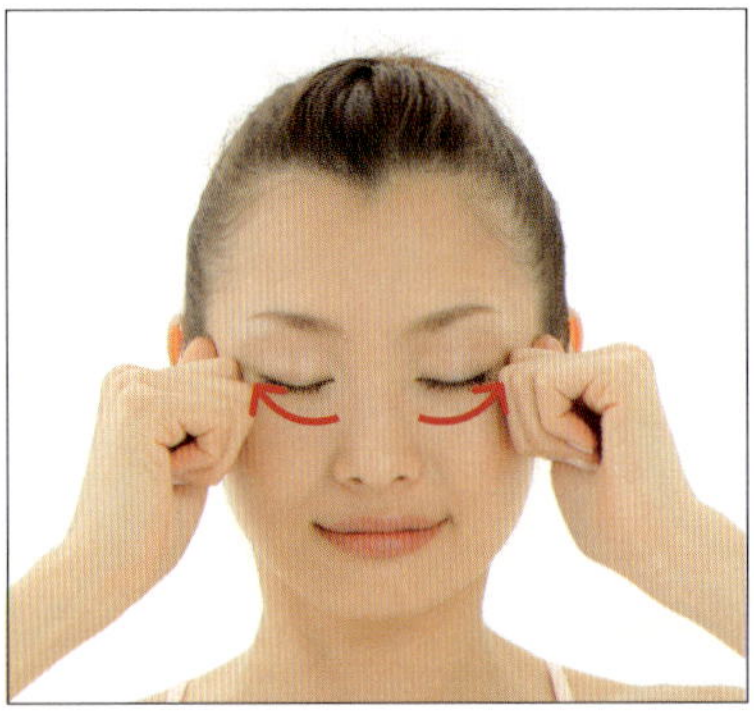

2. 同じようにして、今度は人さし指の横腹を「睛明」に当て、目の周りの骨に沿って「承泣」を通り、まぶたの下をゆっくりと目尻に向かってこする。左右同時に30回ほど行う。決して強く押さないこと。

ツボの探し方

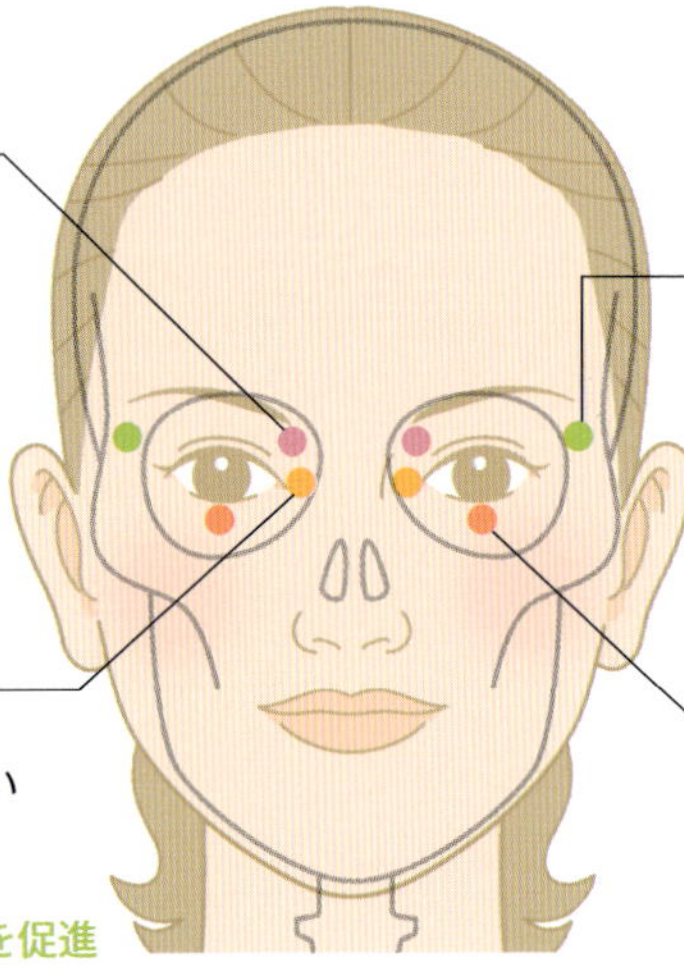

攅《さん》竹《ちく》

眉頭のやや下のくぼみ。

睛《せい》明《めい》

目頭の先端を押して、鈍い痛みを感じるところ。

太《たい》陽《よう》

こめかみの中央。目尻と髪の生え際を結んだ線の中間あたり。

承《しょう》泣《きゅう》

瞳孔の真下。眼球と眼窩下縁《がんかかえん》（目の周りの骨）の間。

＊上記すべて、目の血行を促進

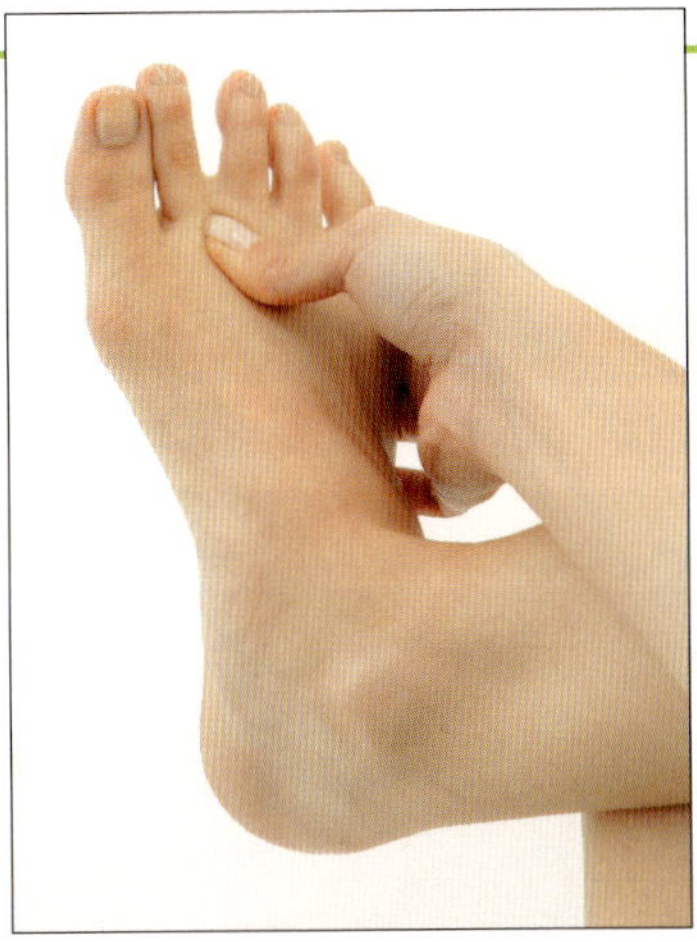

ツボの押し方

足をしっかりと固定し、親指をツボに当てて30回ほど強めに押しもむ。両足とも行う。

眼睛《がんせい》

ツボの探し方

足の甲側。人さし指と中指の股から、やや甲側に入ったところ。

＊目の疲れを緩和

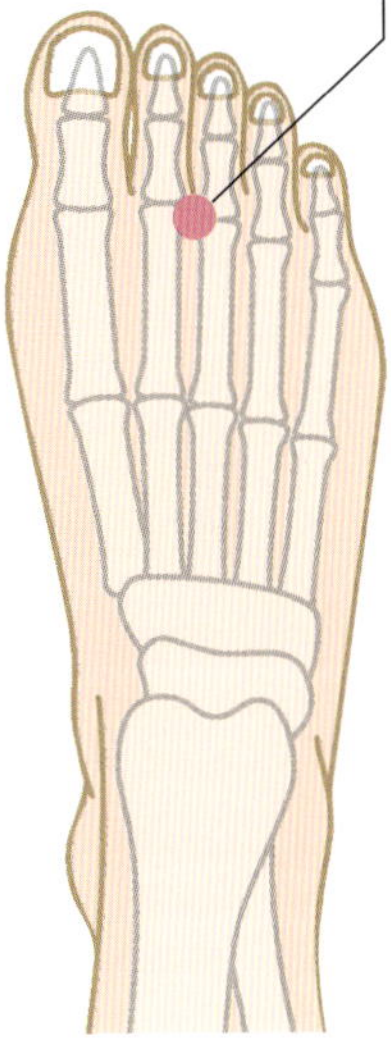

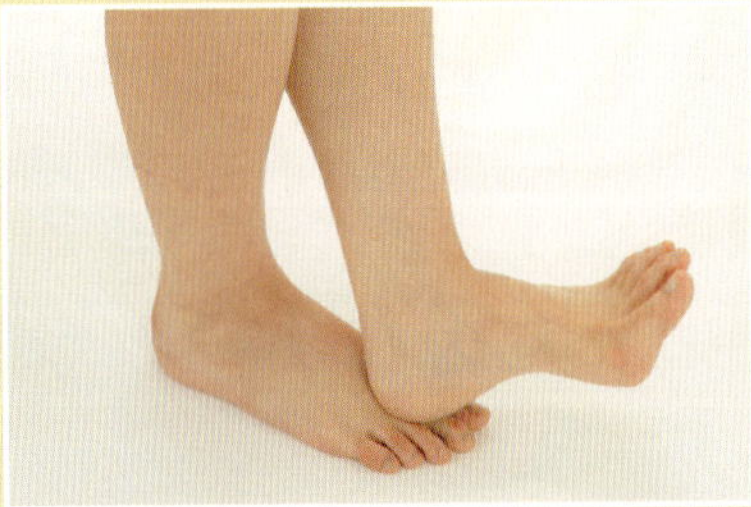

ADVICE!

こんな方法も

もう一方の足のかかとで、踏むようにグリグリと押すのも効果的。

少沢《しょうたく》

ツボの探し方

小指の外側、爪の付け根の部分。

＊疲れ目予防にもなる

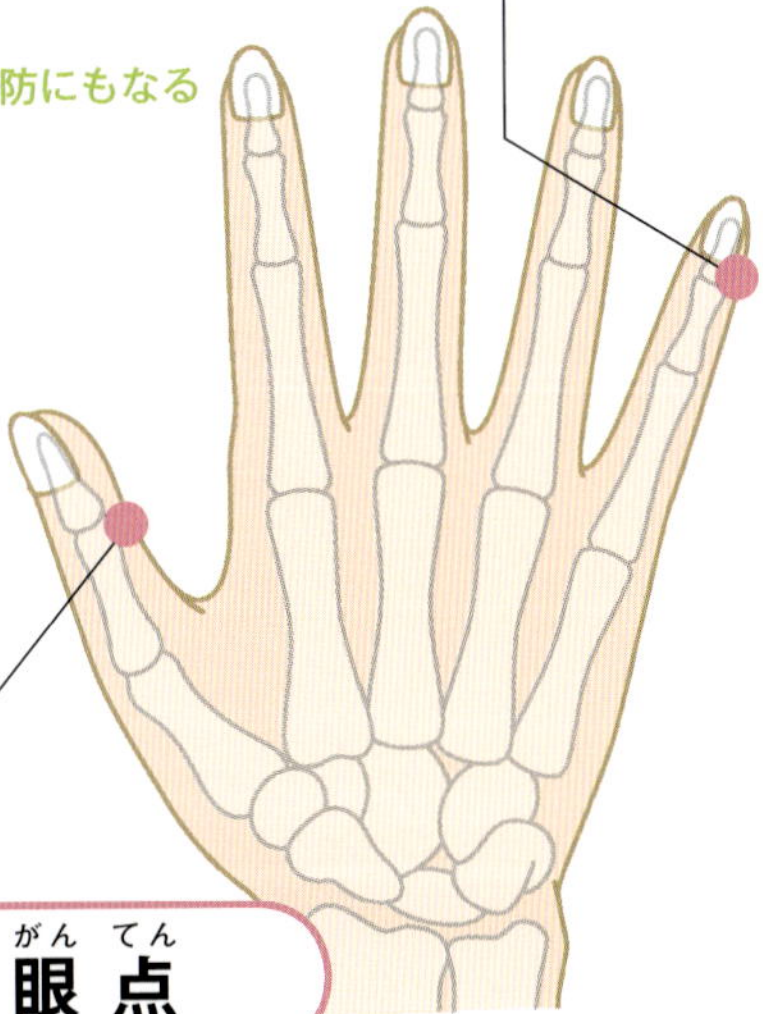

眼点《がんてん》

親指の関節の内側部分。

＊ズキズキする目の疲れを緩和

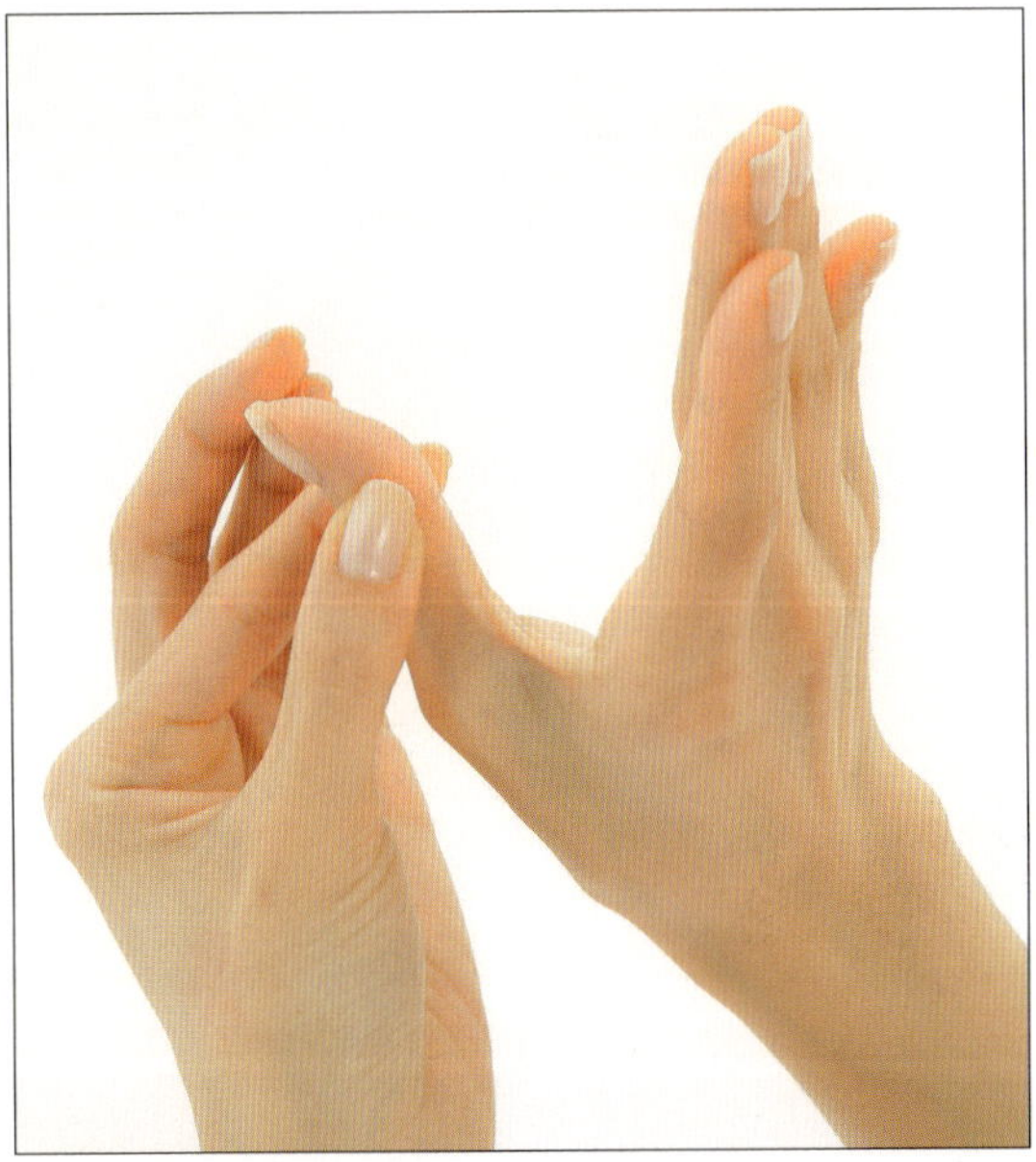

ツボの押し方

親指をツボに当て、親指と人さし指ではさむように持ち、ツボを押しもむ。

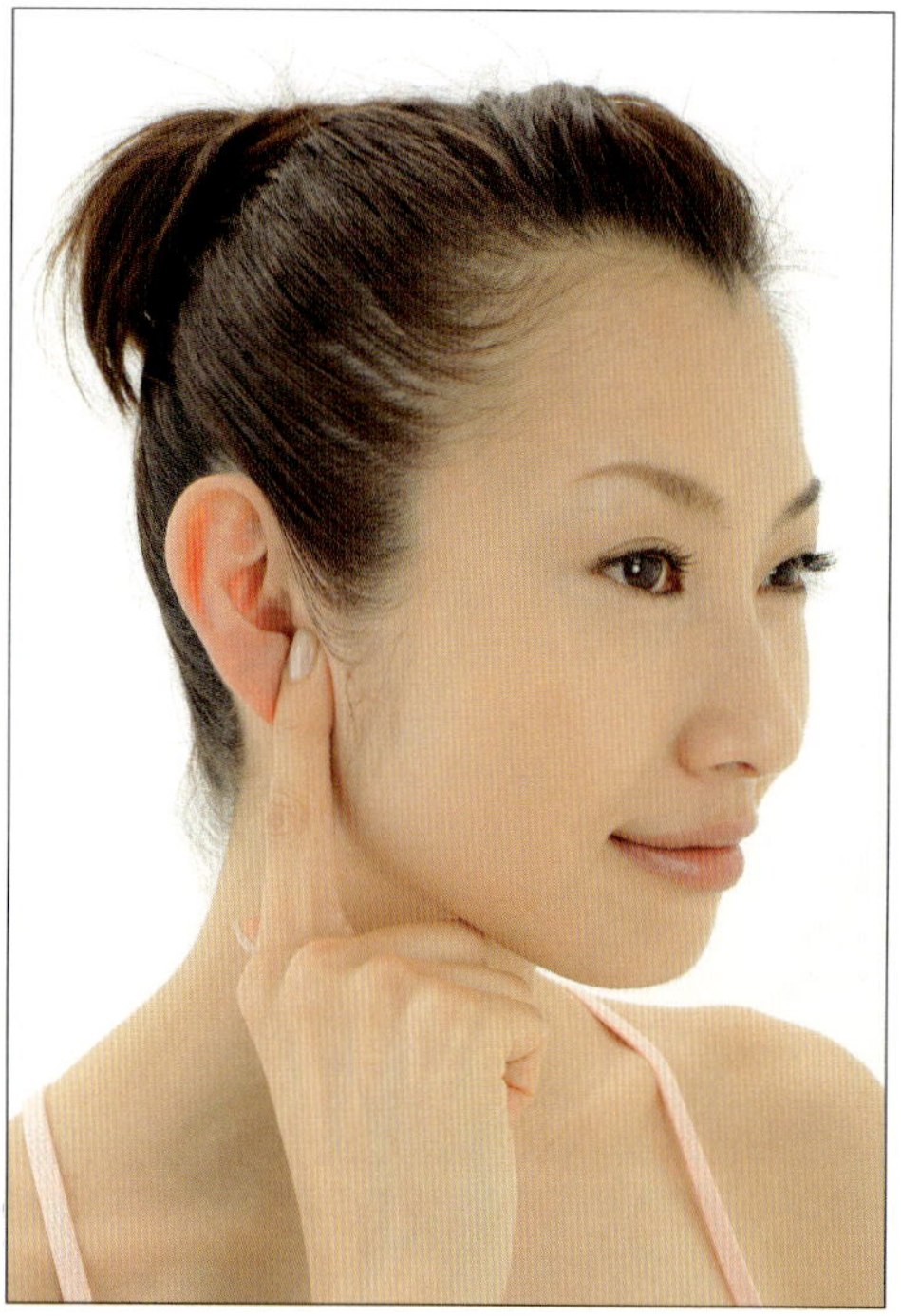

ツボの押し方

「目１」と「目2」に人さし指を置き、左右に動かしながら、両耳ともに1～2分間ほど刺激する。

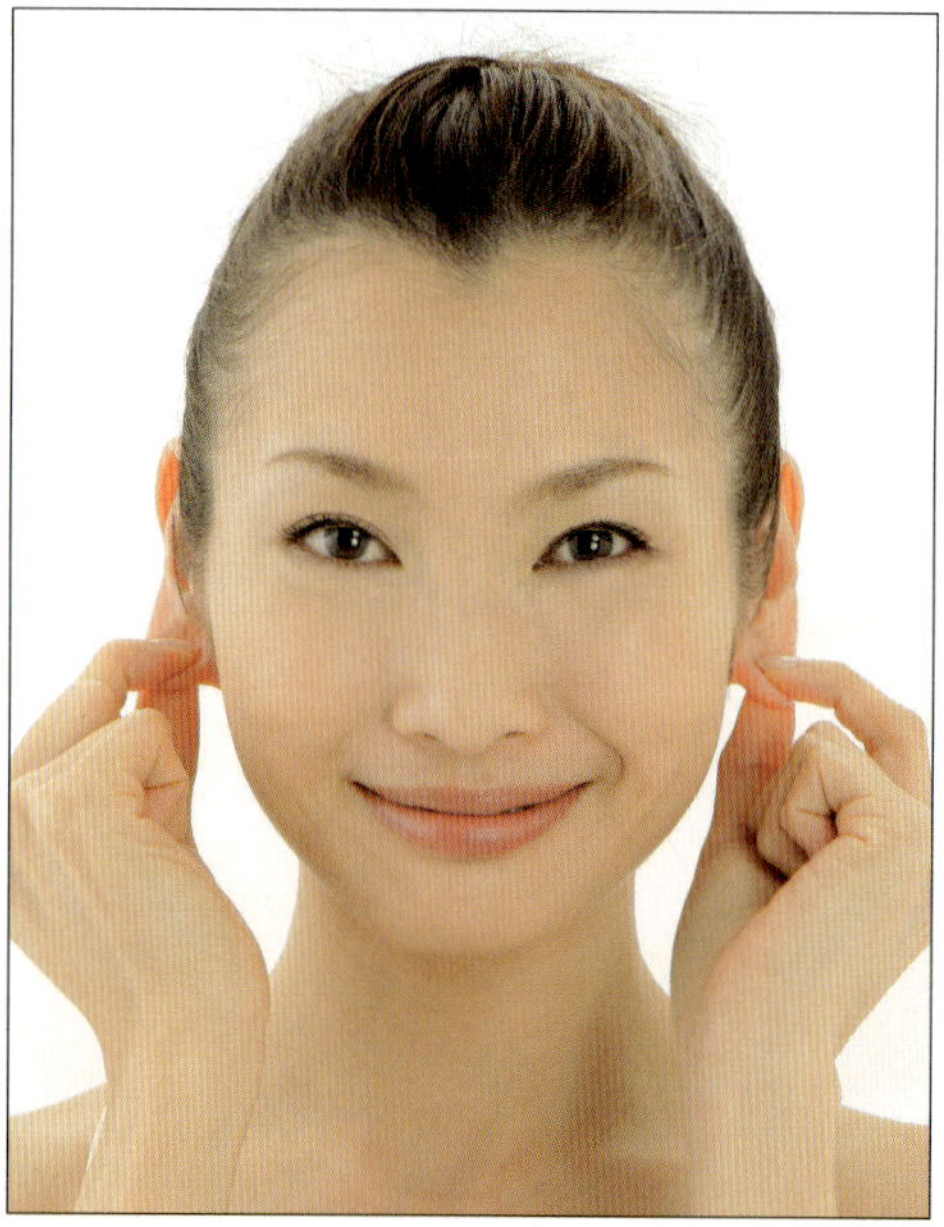

ツボの押し方

人さし指の先を「眼」に当て、親指をその裏に置いて少し痛いくらいの強さで2～3分はさみもむ。両耳同時に行う。

ツボの探し方

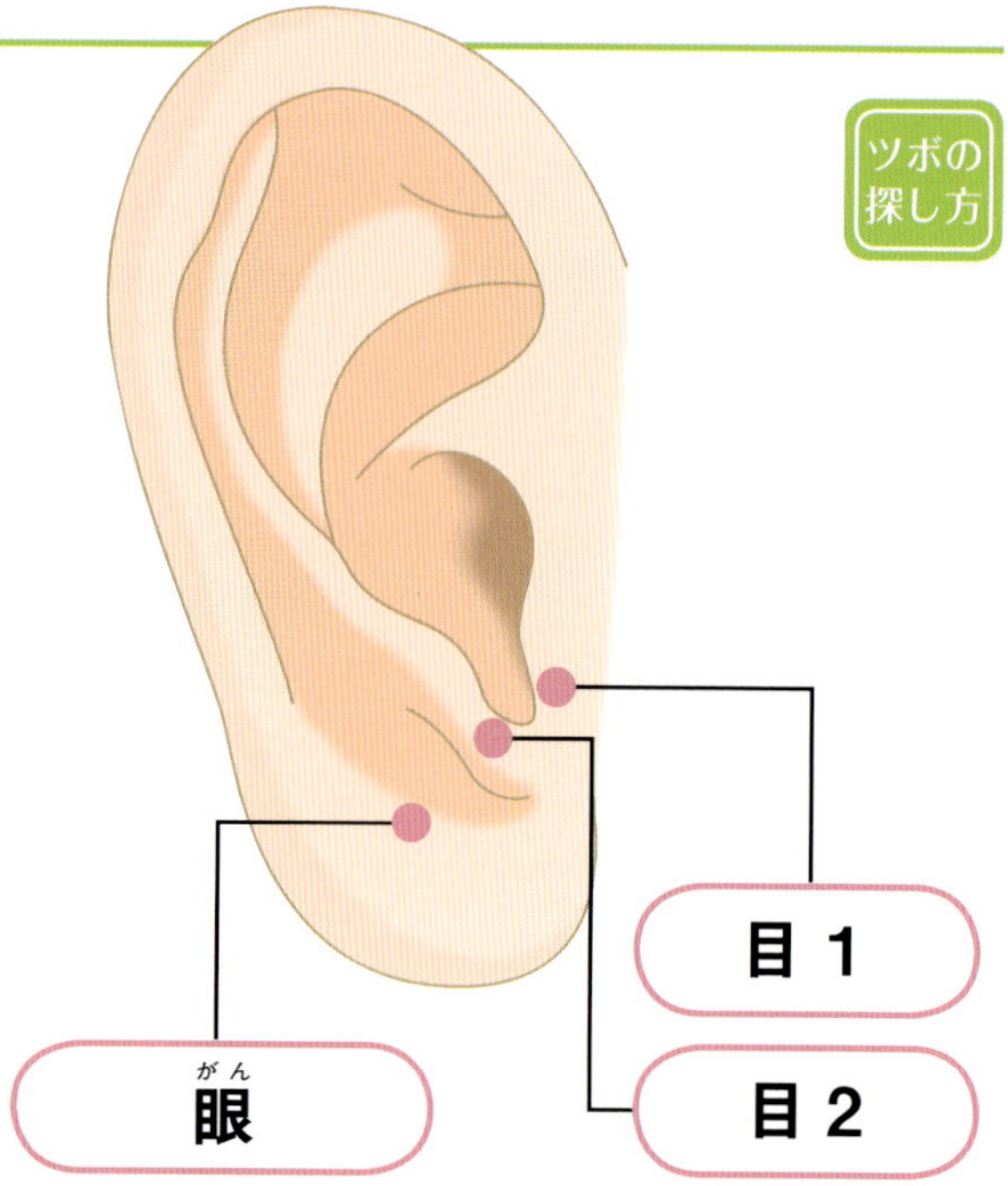

眼《がん》：耳たぶのほぼ中央。

目 1・目 2：耳たぶの上の切り込みの縁。左右にある。

＊上記すべて、目の痛みを緩和

ADVICE!

目のキラキラ体操

目の血行を促進して充血や疲れをとり、目をキラキラと輝かせる体操です。毎日の習慣にしましょう。

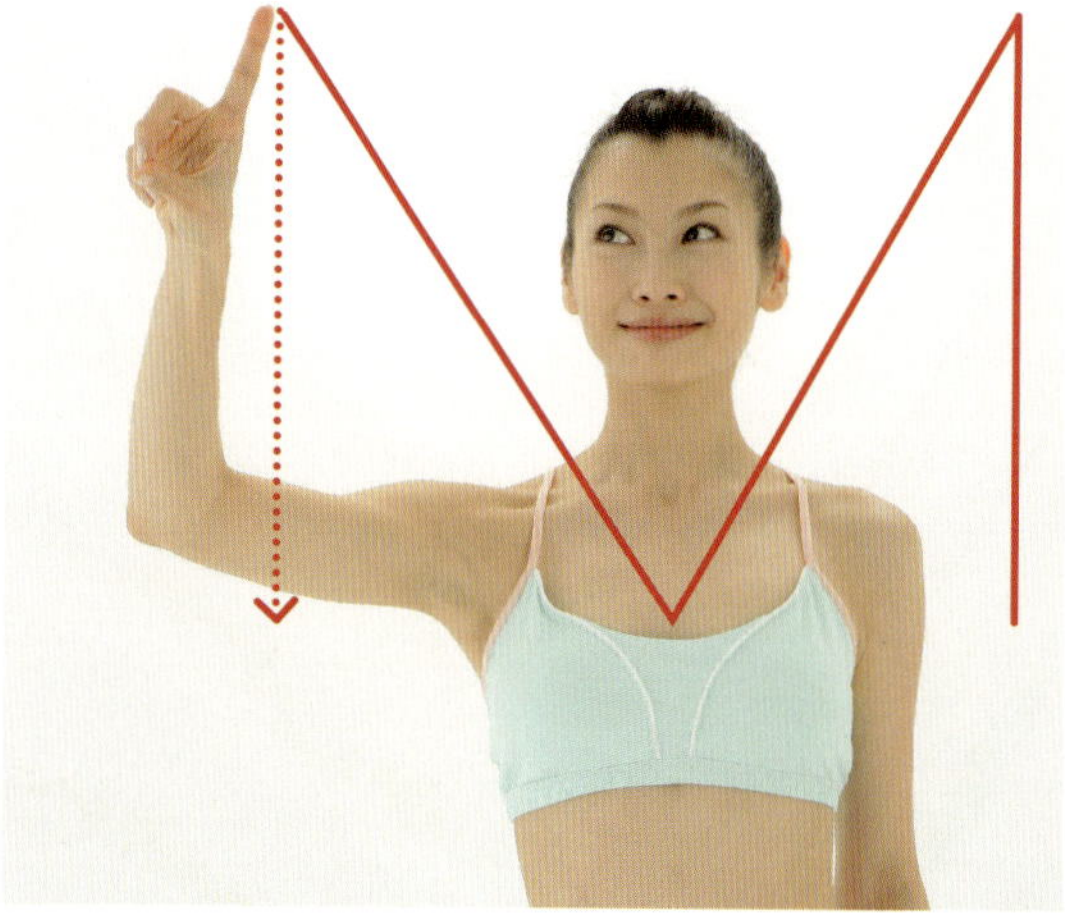

人さし指で左下から順に「M」の字を書く。頭を動かさず、目だけで指先を追うこと。終わったら両目をギュッと閉じてから、パッと見開く。10回ほどくり返す。

背中のコリ

手が届きにくい背中のツボは器具を使って

主な症状

- 背中や首が痛む

原因

悪い姿勢を長く続けたり、重いものを持ち上げたりすると、背中の筋肉が疲労します。背骨の周囲の筋肉が引っ張られると痛みを伴います。

効果的なツボ

肩甲骨周辺にある「**天宗**」を強めに刺激しましょう。特にひどい痛みには「**膏肓**」が有効。柱に背中を当て、上体を左右に動かしながらこれらのツボを刺激してもよいでしょう。

おすすめ改善法

背中の痛みや背骨のゆがみを治すためにも、姿勢は常に正すよう心がけましょう。

ここがツボ!

天宗《てんそう》

膏肓《こうこう》

ツボの探し方

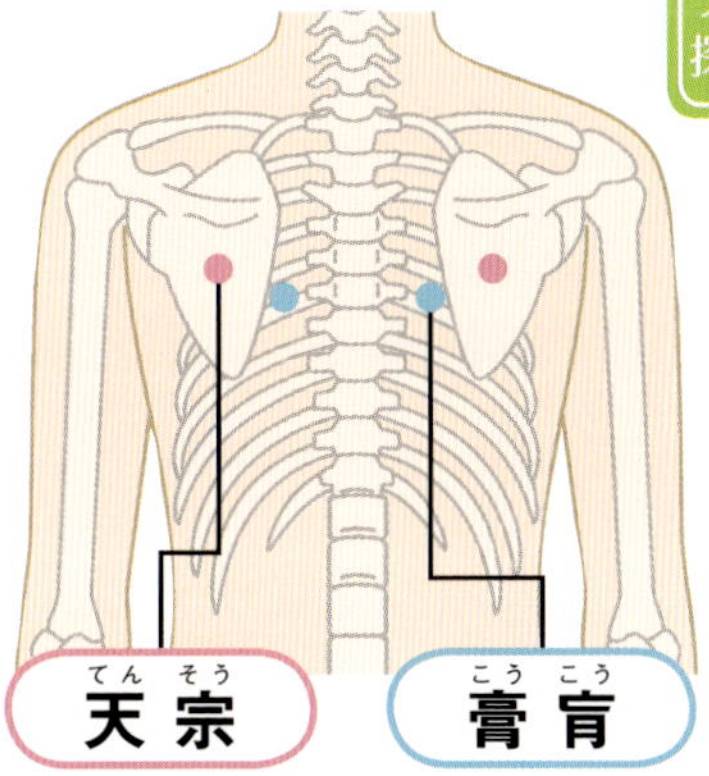

天宗：肩甲骨のほぼ中央、腕の付け根に近いくぼみ。

膏肓：肩甲骨のいちばんとがった部分の内側のくぼみ。

＊上記すべて、背中の痛みを緩和

ツボの押し方

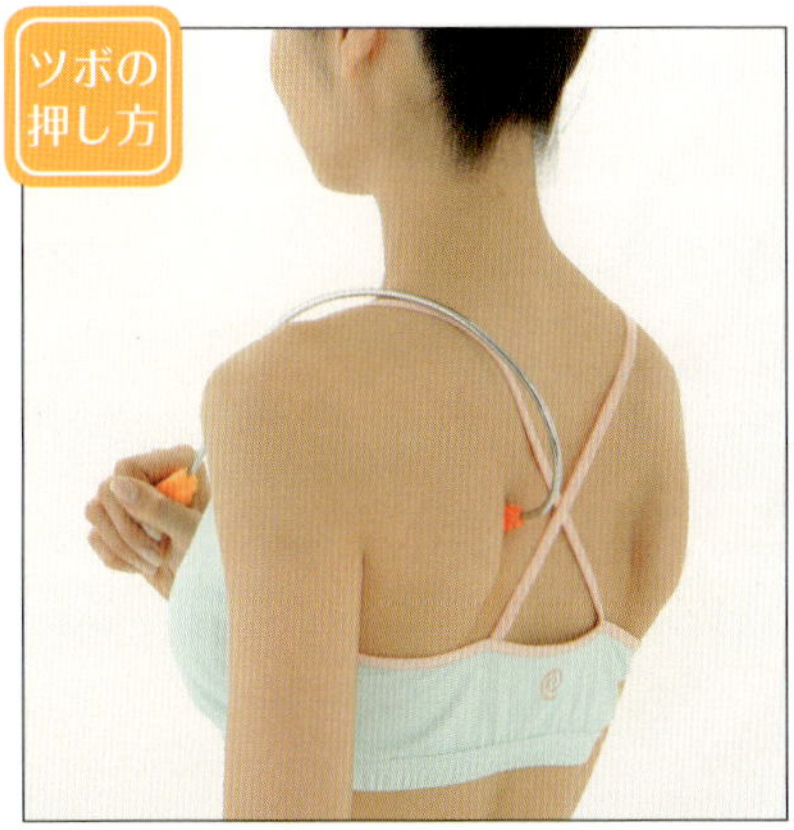

一人で押すときは、市販のツボ押しグッズを使って刺激しましょう。

ツボの押し方

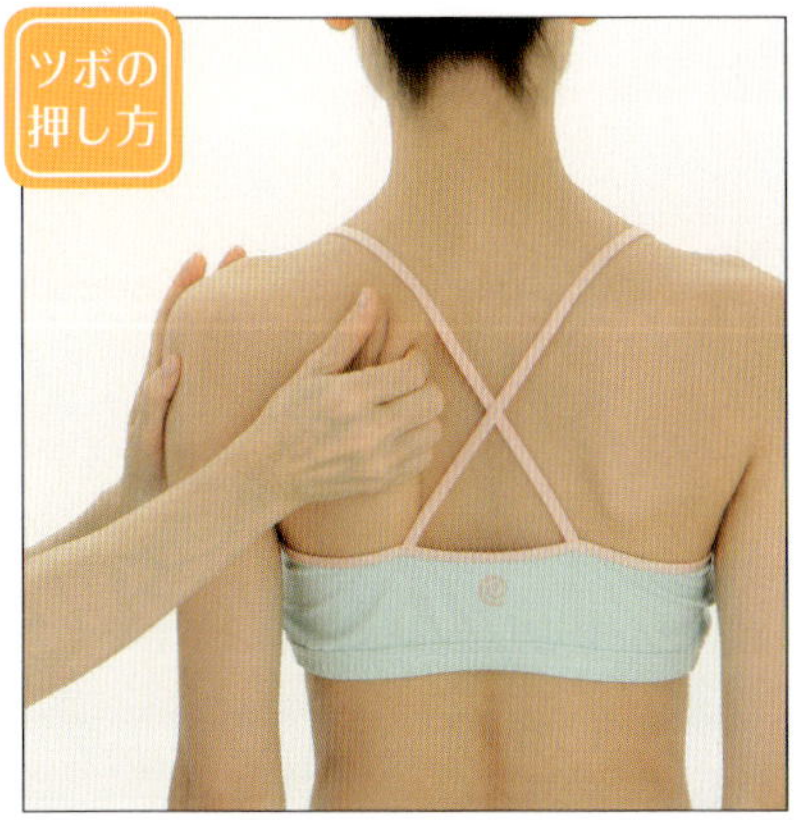

パートナーに押してもらうのもよいでしょう。人さし指、中指、薬指の3本をツボのくぼみに入れて、力を入れてグッグッと押します。もう一方の手で肩をしっかりと固定しておきましょう。

ADVICE!

こんな方法も

固い布団の上などに仰向けに寝転び、背中にゴルフボールを置いてツボに当て、グリグリと上体を動かしてもよいでしょう。

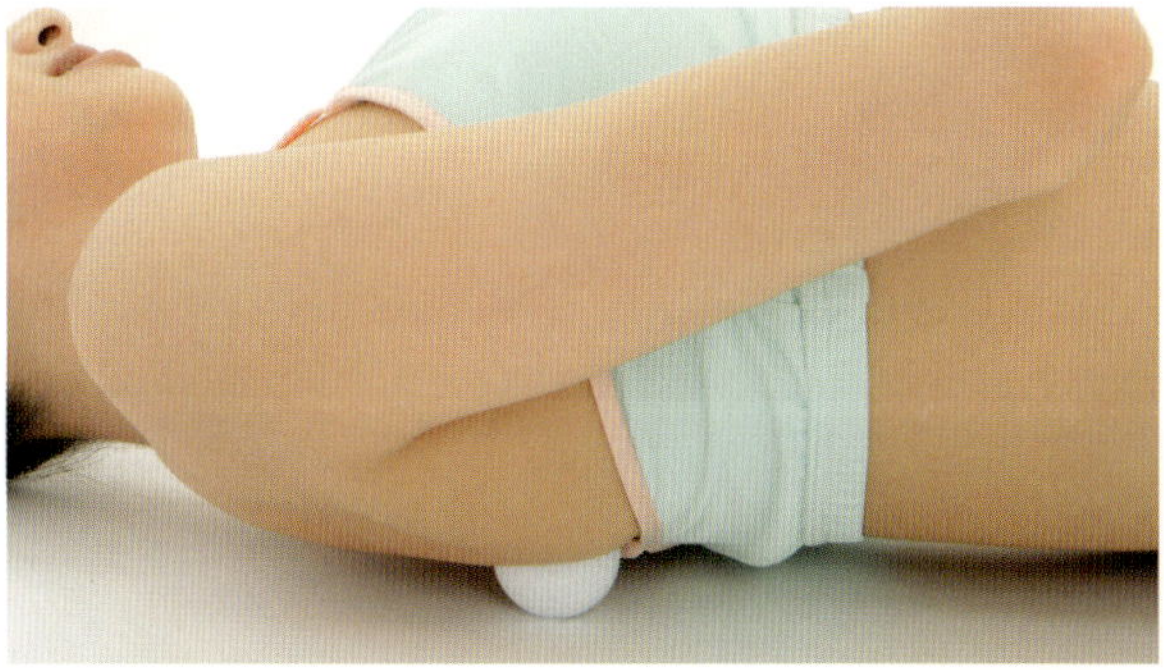

首のコリ

固まった筋肉をほぐして血行促進

主な症状

- 首が痛む
- 首がコチコチに固まる
- 頭が重く感じる

原因

重い頭を支えている首には、日ごろから大きな負担がかかっています。長時間のデスクワークやパソコン作業をすると、首の後ろが固くなり、痛みを感じやすくなります。

効果的なツボ

首のコリをほぐして頭部への血流をよくする「**風池**」「**天柱**」を刺激しましょう。古くから、首のコリに効果があるとされてきた「**頸項点**」や万能ツボ「**合谷**」も効きます。

おすすめ改善法

デスクワークの合い間に首をゆっくりと左右に回したりして、こまめに疲労をとりましょう。

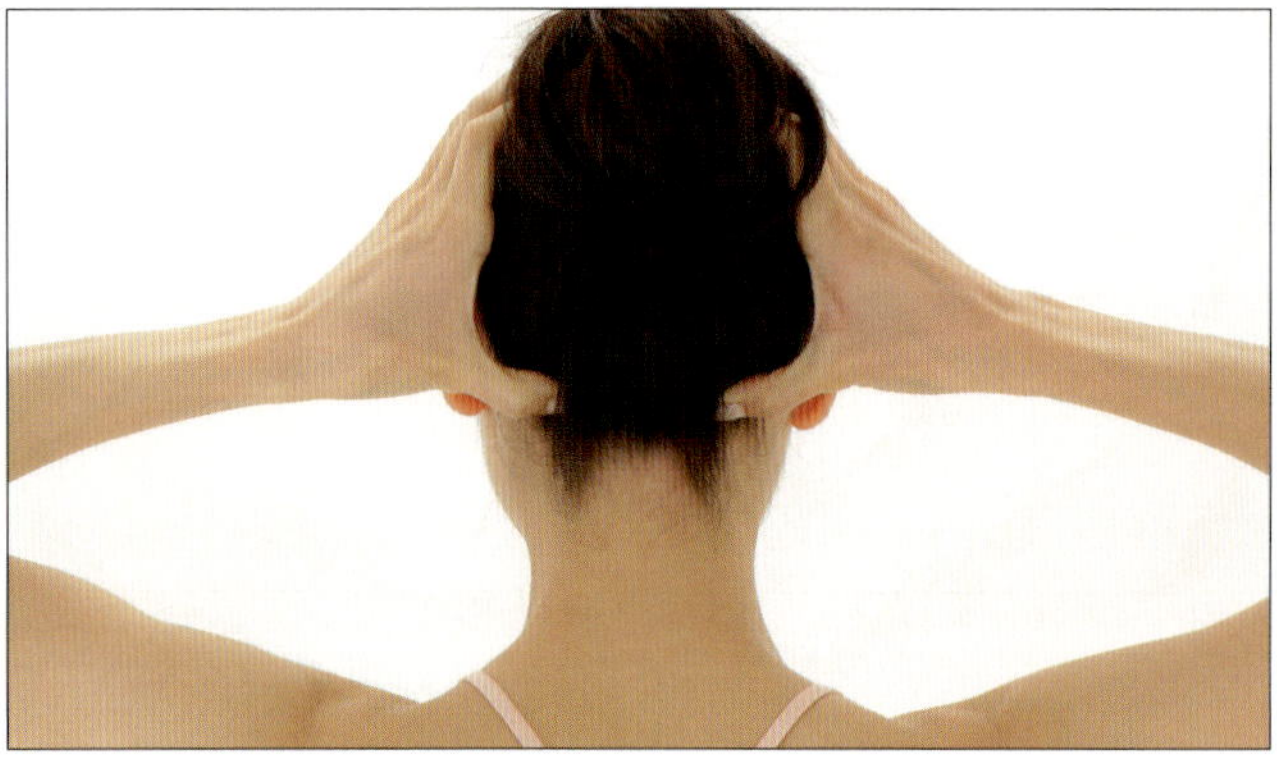

ツボの押し方

「風池」に親指を当て、ほかの指で頭を抱えるようにしながら、痛気持ちいい程度に上に向かって押しもむ。「天柱」も同様に押しもむ。

ツボの探し方

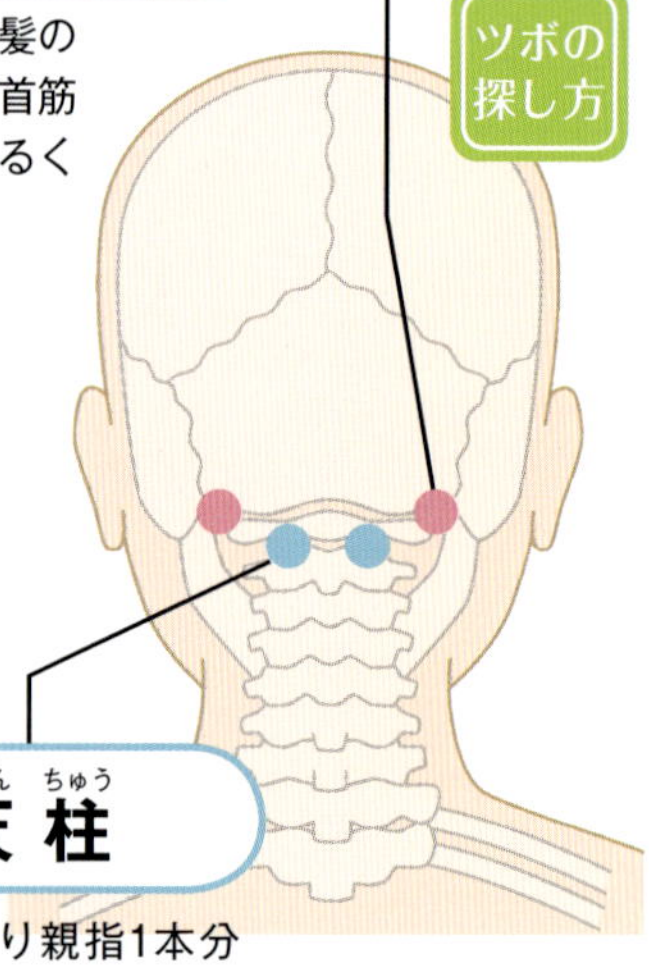

風池《ふうち》

首の後ろ。髪の生え際で、首筋の外側にあるくぼみ。

天柱《てんちゅう》

「風池」より親指1本分内側で、やや斜め下。

＊上記すべて、首のコリを緩和

効果アップ⬆エクササイズ

「風池」または「天柱」を押しながら首を前後にゆっくりと動かす。息を吐きながら首を前に倒し、吸いながら元に戻す。後ろに倒すときも、息を吐きながら首を後ろに倒し、吸いながら元に戻す。これを何度かくり返す。

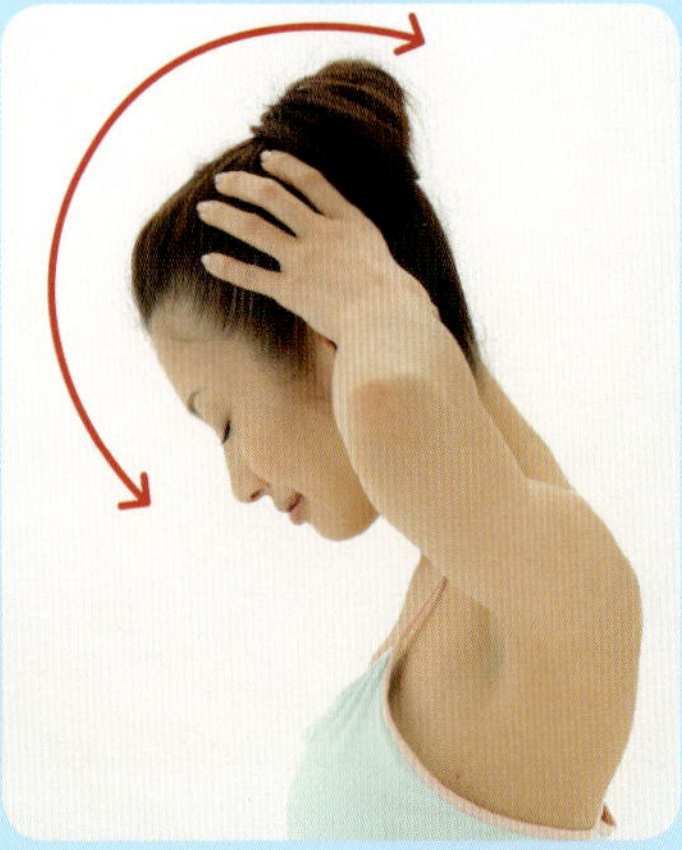

ここがツボ！

- 風池《ふうち》
- 天柱《てんちゅう》
- 頸項点《けいこうてん》
- 合谷《ごうこく》
- 脳全体ゾーン
- 首・肩ゾーン

頸項点《けいこうてん》

ツボの探し方

手をグーにして、人さし指と中指の骨のでっぱりの間にできるくぼみ。やや中指寄り。
＊頸椎の血行を促進

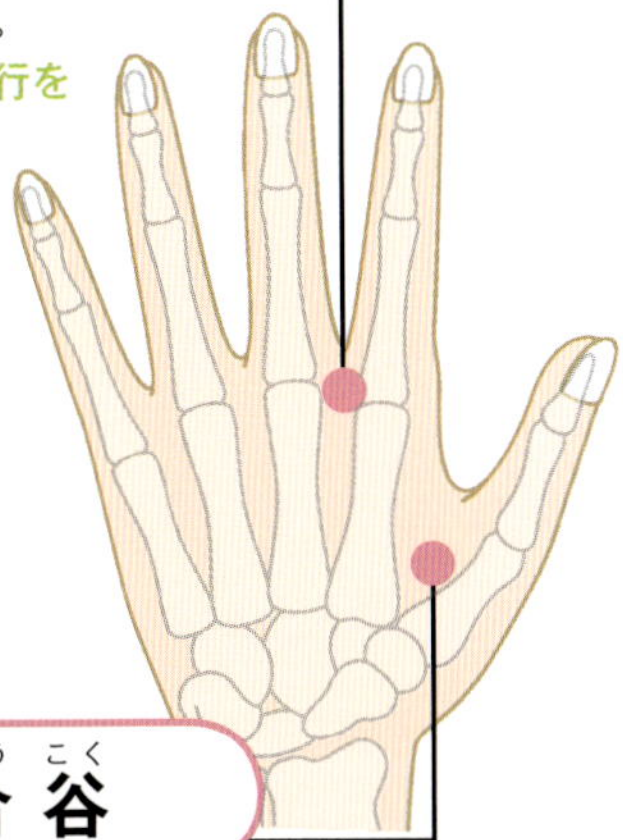

合《ごう》谷《こく》

手の甲側。親指と人さし指の付け根の骨が交わる手前のくぼみ。やや人さし指寄り。
＊全身の血行を促進

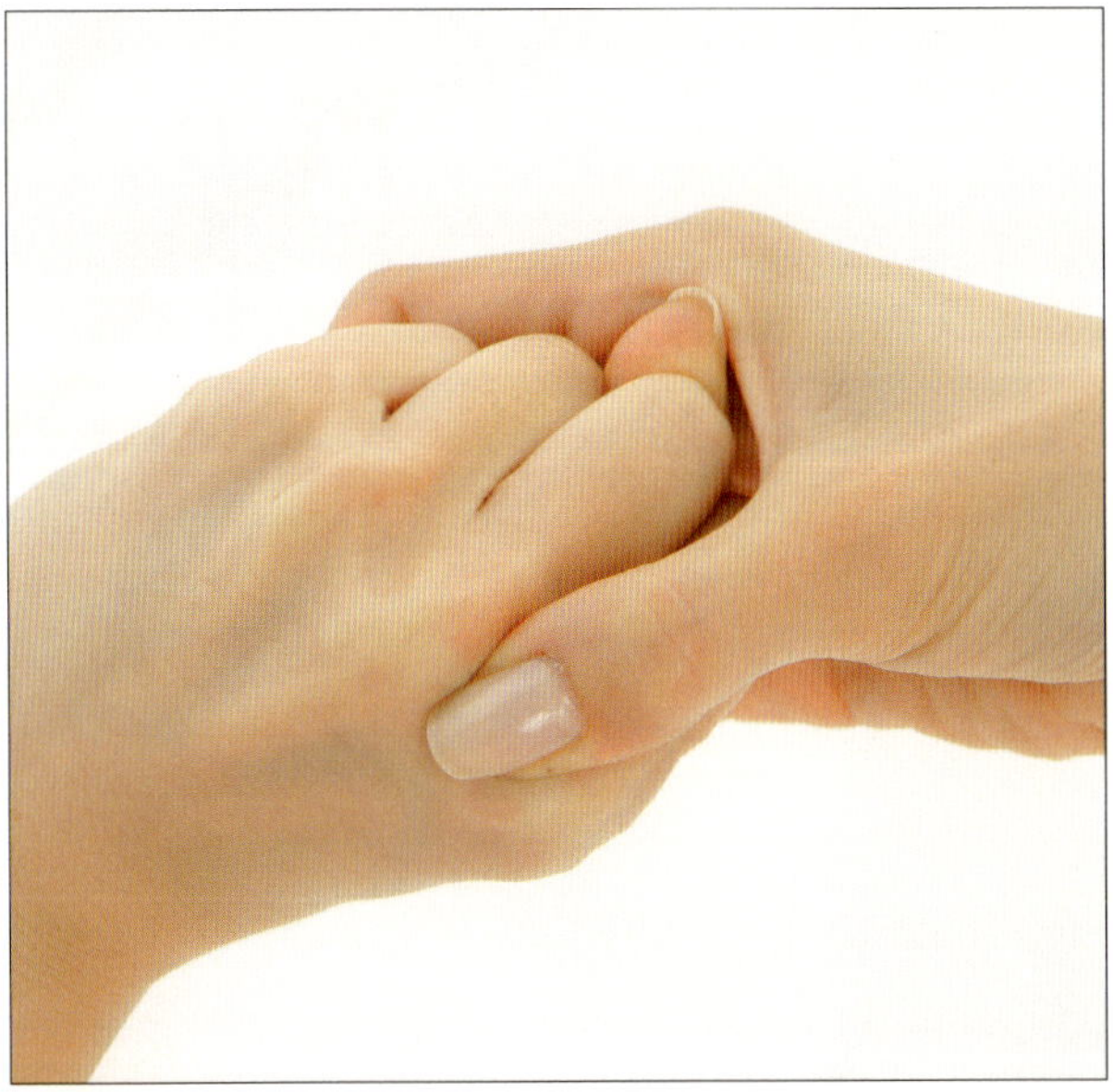

ツボの押し方

親指を「頸項点」に当て、ほかの指で手を支えるようにして、痛気持ちいい程度の強さで押しもむ（写真）。「合谷」の押し方はP47参照。

脳全体ゾーン

ツボの探し方

足の裏の親指全体。
＊脳内の血行を促進

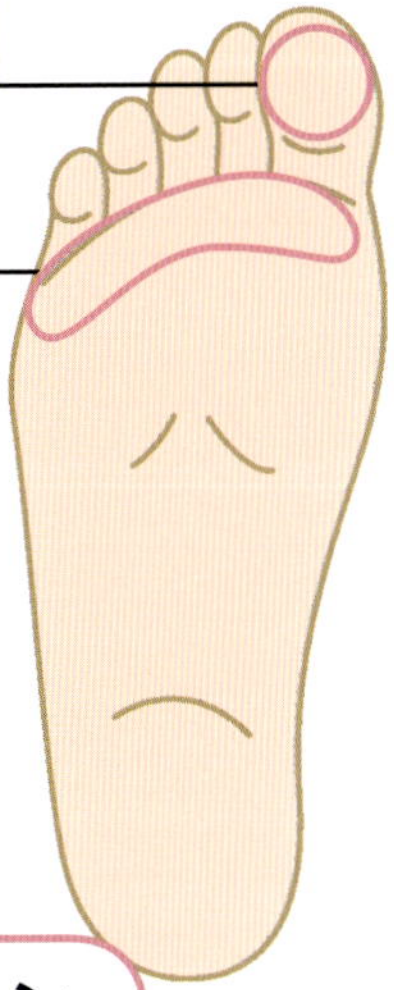

首・肩ゾーン

足の裏の親指の付け根から、小指の付け根に向かったところ。
＊首のコリを緩和

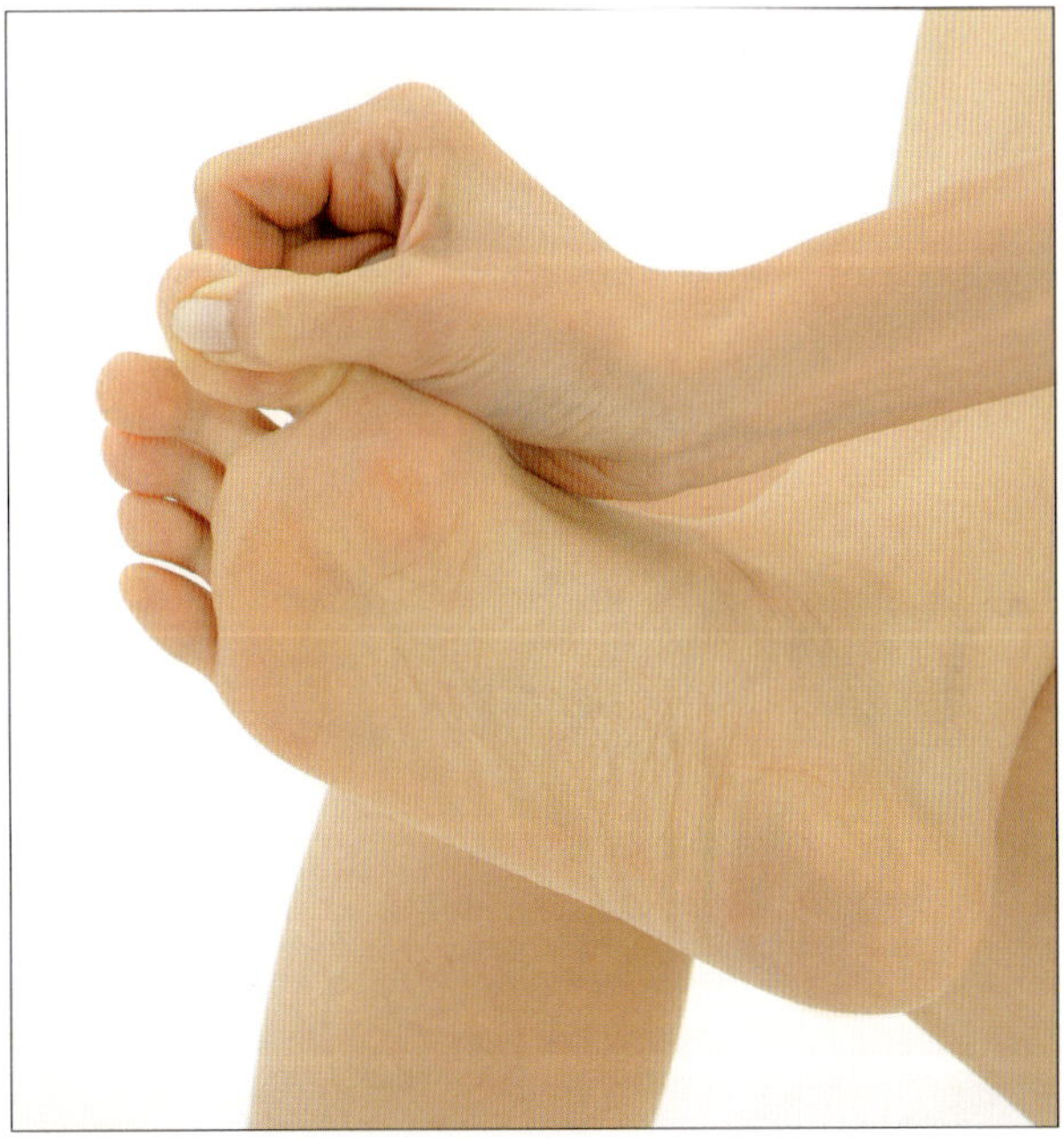

ツボの押し方

膝の上に足を置いて固定し、親指全体を押しもんだ後、親指の付け根から小指の付け根に向かって押しもむ。

寝違え

無理に首を動かさず、ツボを押して痛みを軽減

主な症状

- 起床時に起こる首の痛み
- 首が痛くて回らない

原因

不自然な姿勢で寝ていると、朝起きたときに首が回らなくなることがあります。寝違えは「頸部捻挫《けいぶねんざ》」ともいい、突発性のケガの一種です。

効果的なツボ

筋を痛めたときの万能ツボ「**上廉**」を押すと、痛みがスーッと引きます。手や足の「**落枕**」をやや強めに押しもむと、血行がよくなり、激しい痛みがやわらいできます。

おすすめ改善法

無理に首を回すのは絶対にやめましょう。首や肩の血流をよくするため、電子レンジで温めた熱い蒸しタオルで首筋を温めるとよいでしょう。

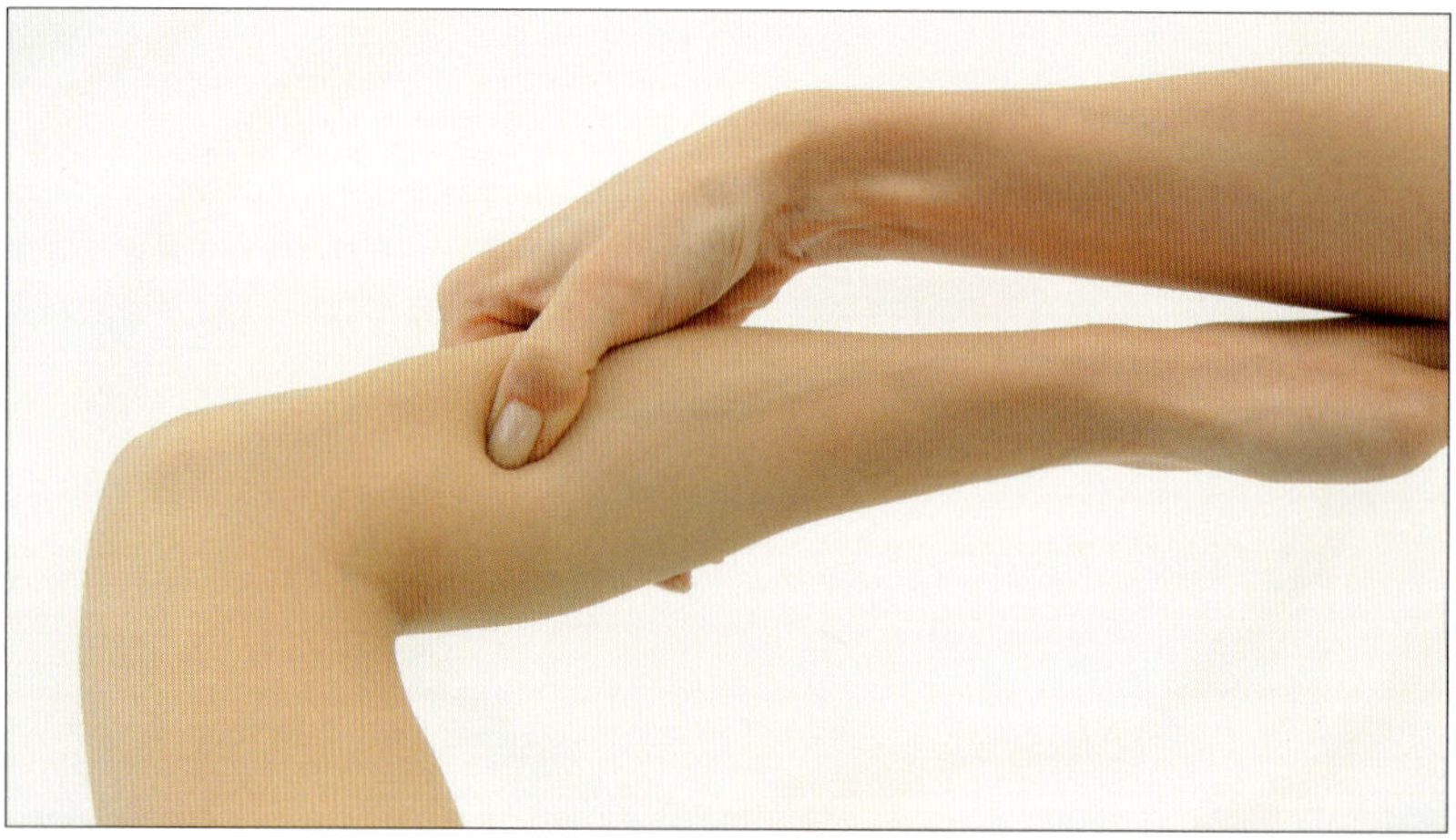

ツボの押し方

ツボのあたりを押していちばん痛いところを親指で押しもむ。両腕とも2～3分ずつ行う。

ツボの探し方

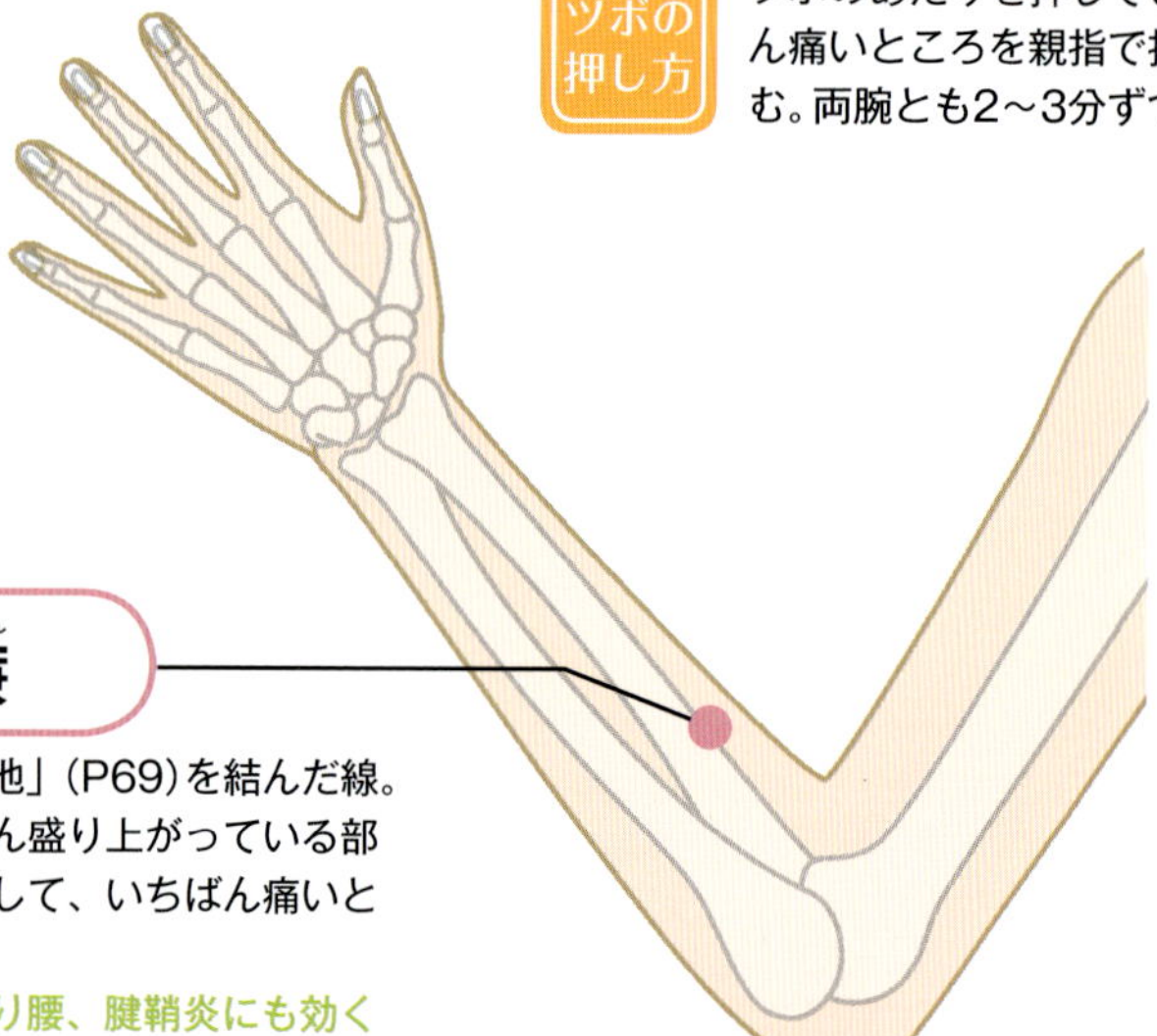

上廉《じょうれん》

人さし指と「曲池」(P69)を結んだ線。親指側のいちばん盛り上がっている部分をあちこち押して、いちばん痛いところ。

＊捻挫、ぎっくり腰、腱鞘炎にも効く

ここがツボ!

- 上廉《じょうれん》
- 落枕《らくちん》(手)
- 頸項点《けいこうてん》
- 落枕《らくちん》(足)
- 頸椎《けいつい》ゾーン

ツボの探し方

頸項点《けいこうてん》

手をグーにして、人さし指と中指の骨のでっぱりの間にできるくぼみ。やや中指寄り。

＊寝違えの痛みを緩和

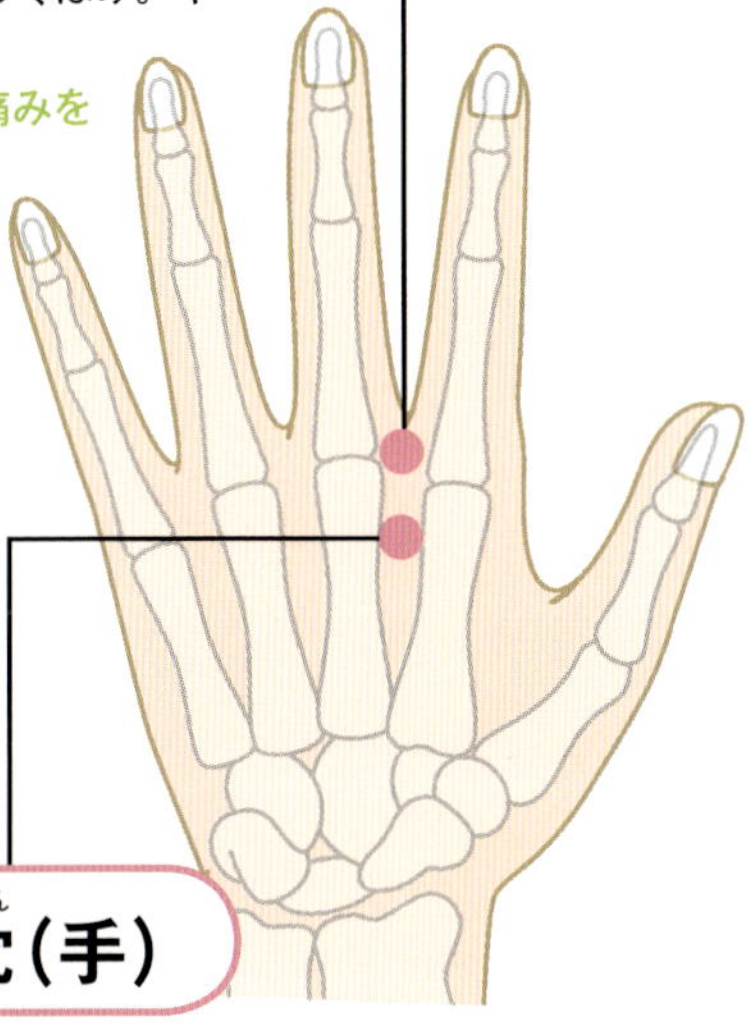

落《らく》 枕《ちん》（手）

「頸項点」から1㎝下。

＊頸椎の痛みを緩和

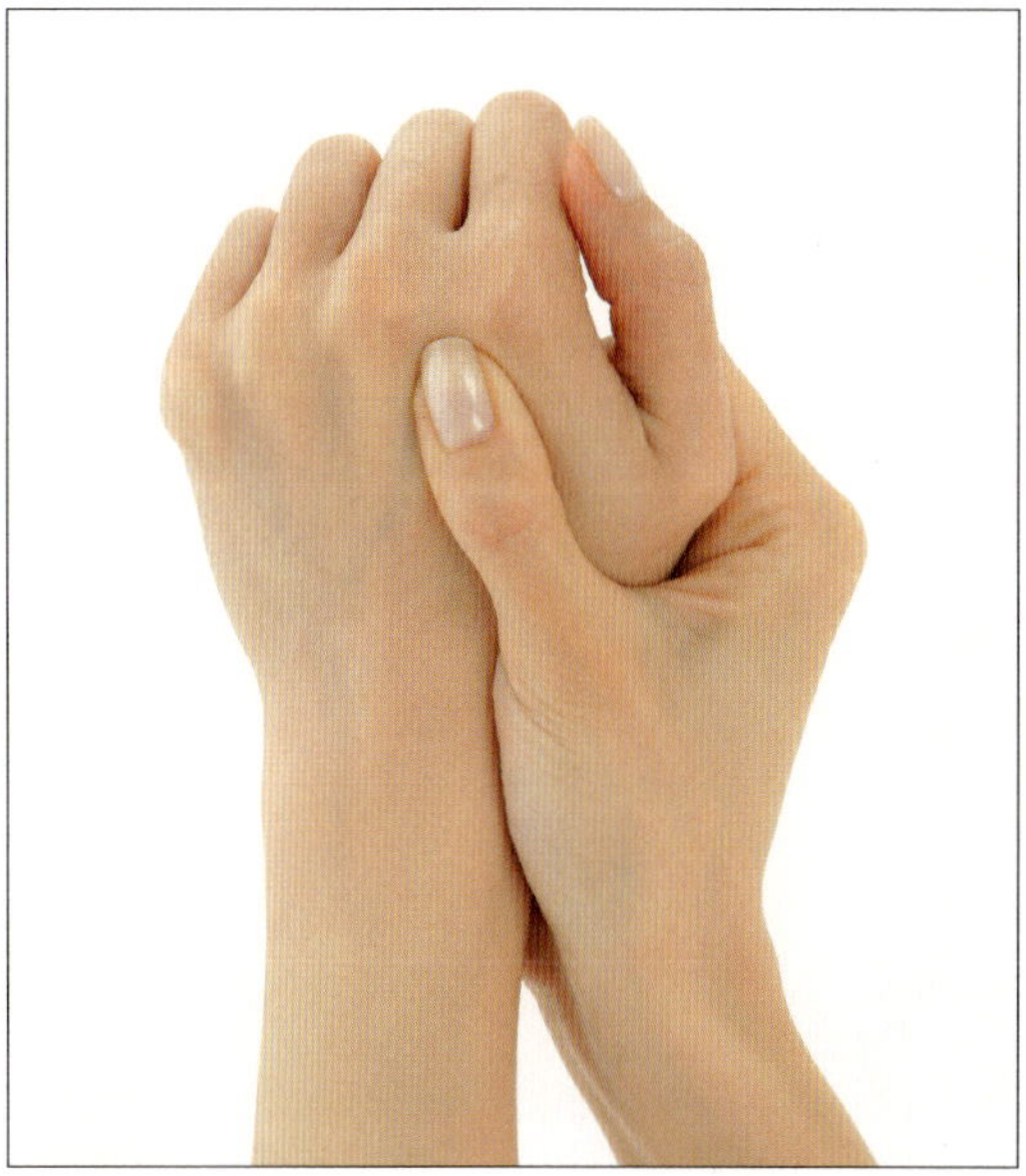

ツボの押し方

親指を「落枕」に当て、ほかの指で手を支えるようにして、痛気持ちいい程度の強さで2～3分押しもむ（写真）。「頸項点」の押し方はP61参照。両手とも行う。

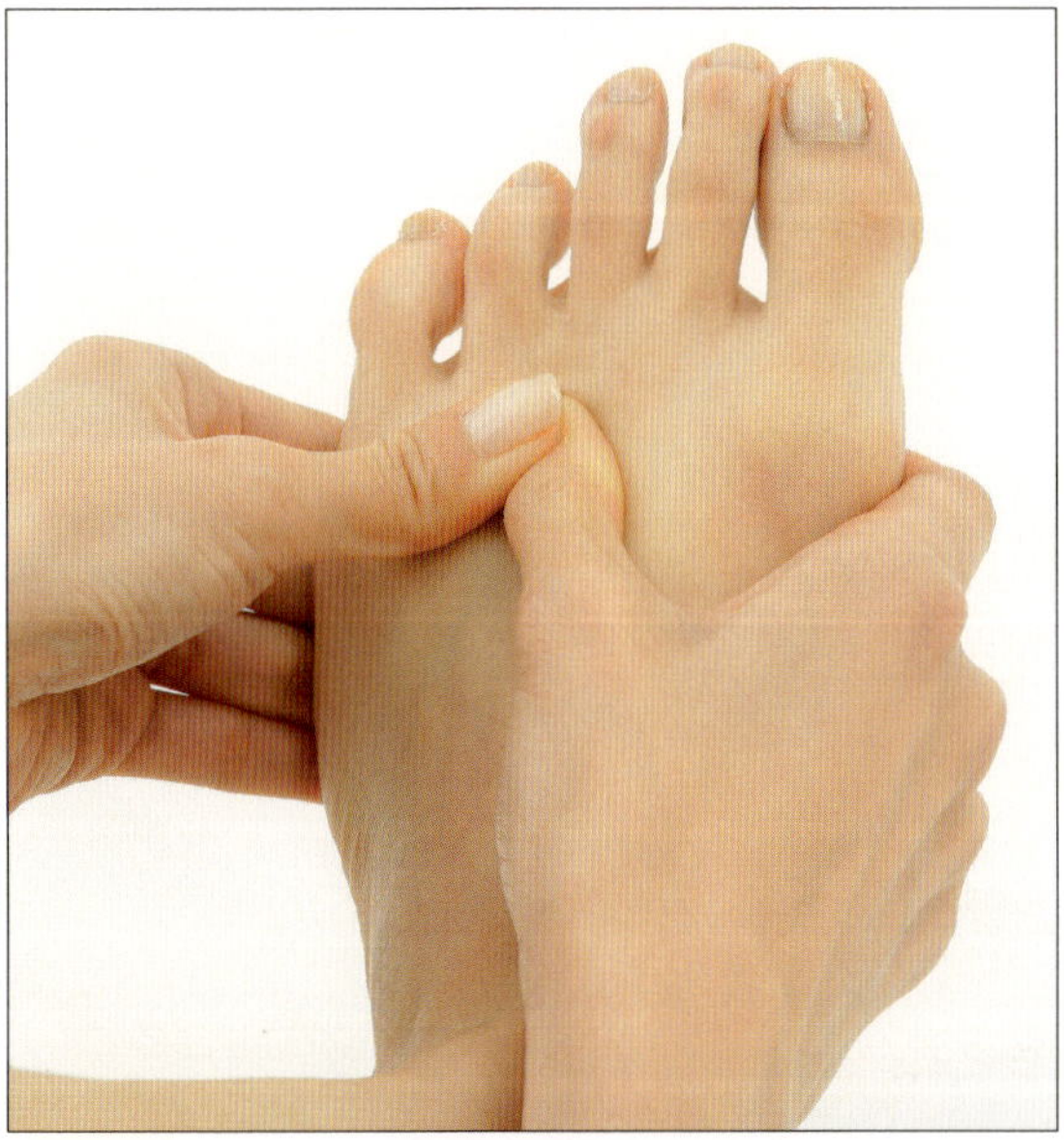

ツボの押し方

両手で足を支えるように持ち、親指を「落枕」に当てて強めに押しもむ（写真）。両指で押すと、力を入れやすい（女性は右手が下）。「頸椎ゾーン」の刺激も合わせると効果的。

ツボの探し方

頸椎《けいつい》ゾーン

足の内側。親指の付け根あたり。

＊痛みの回復を早くする

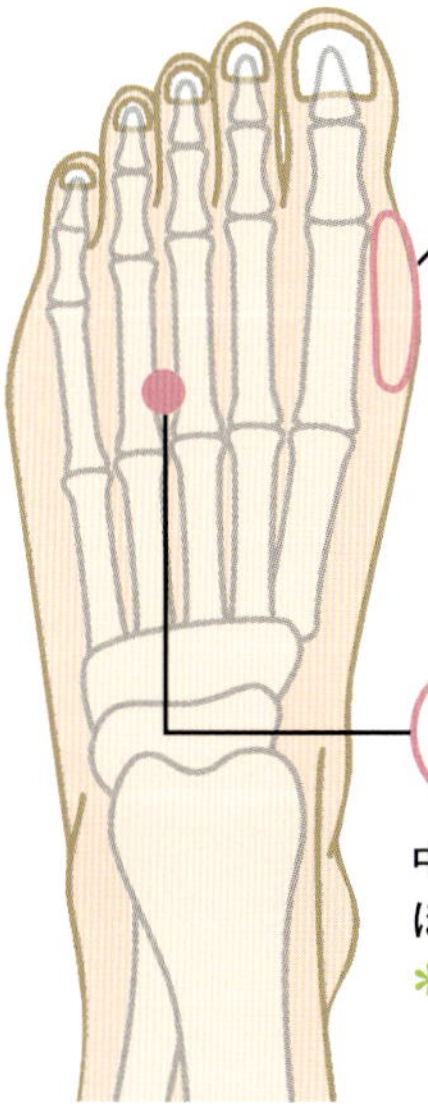

落《らく》 枕《ちん》（足）

中指と薬指の股から3㎝ほど下がったところ。

＊首の痛みを緩和

膝の痛み

膝の周りをもみほぐして老廃物を出す

主な症状

- ✴膝がシクシクと痛む
- ✴曲げ伸ばしができない
- ✴リウマチ、痛風

原因

膝関節が衰え始める50代以降の人は、寒くなると膝が痛むことがあります。また若い人でも、長時間立ち仕事を続けたり、ヒールの高い靴で固いアスファルトの上を歩いたりして、膝痛になる人が増えています。

効果的なツボ

軽い痛みなら、膝にある「**外膝眼**」「**内膝眼**」のツボを集中的に刺激すると、すぐに消えます。リウマチや変形性膝関節症の痛みをとるには耳のツボが効きます。

おすすめ改善法

膝が痛いときは、なるべくヒールの高い靴を避けましょう。

ツボの探し方

外膝眼《がいしつがん》

膝の皿の下にできるくぼみの外側。

内膝眼《ないしつがん》

膝の皿の下にできるくぼみの内側。

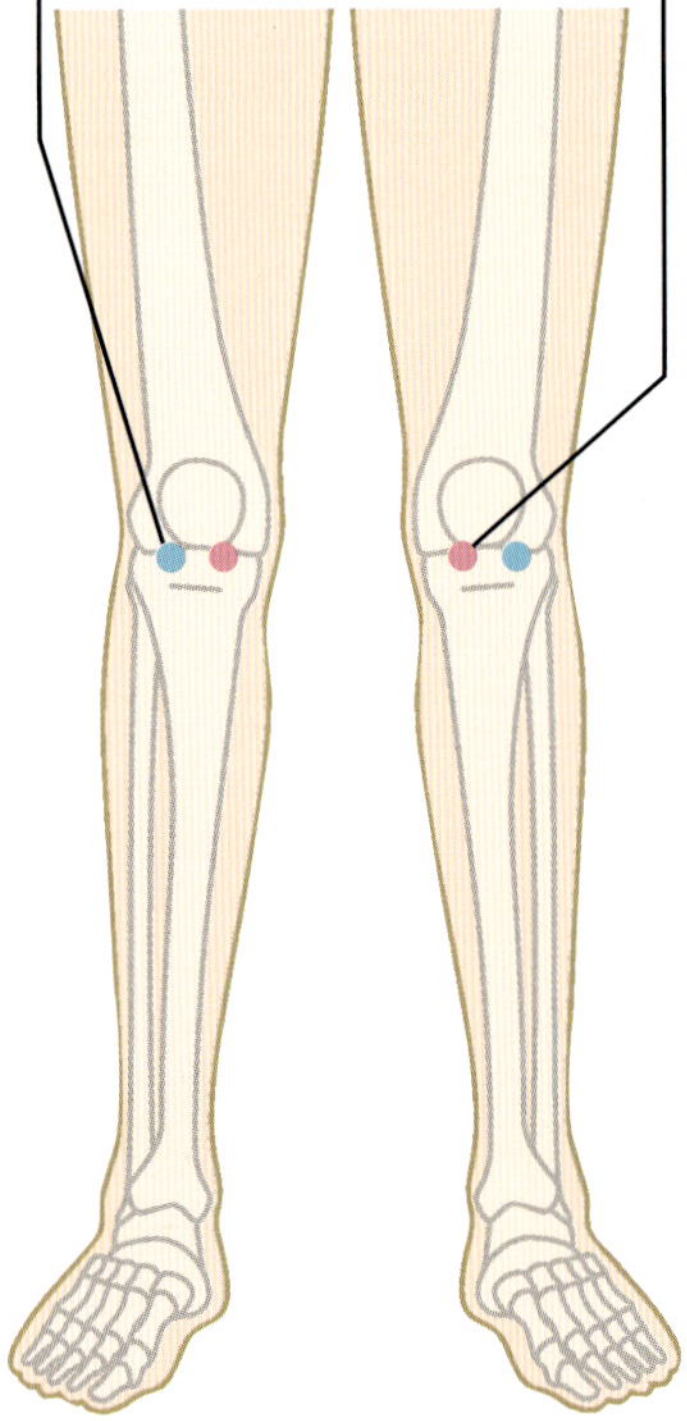

＊上記すべて、膝の痛みを緩和

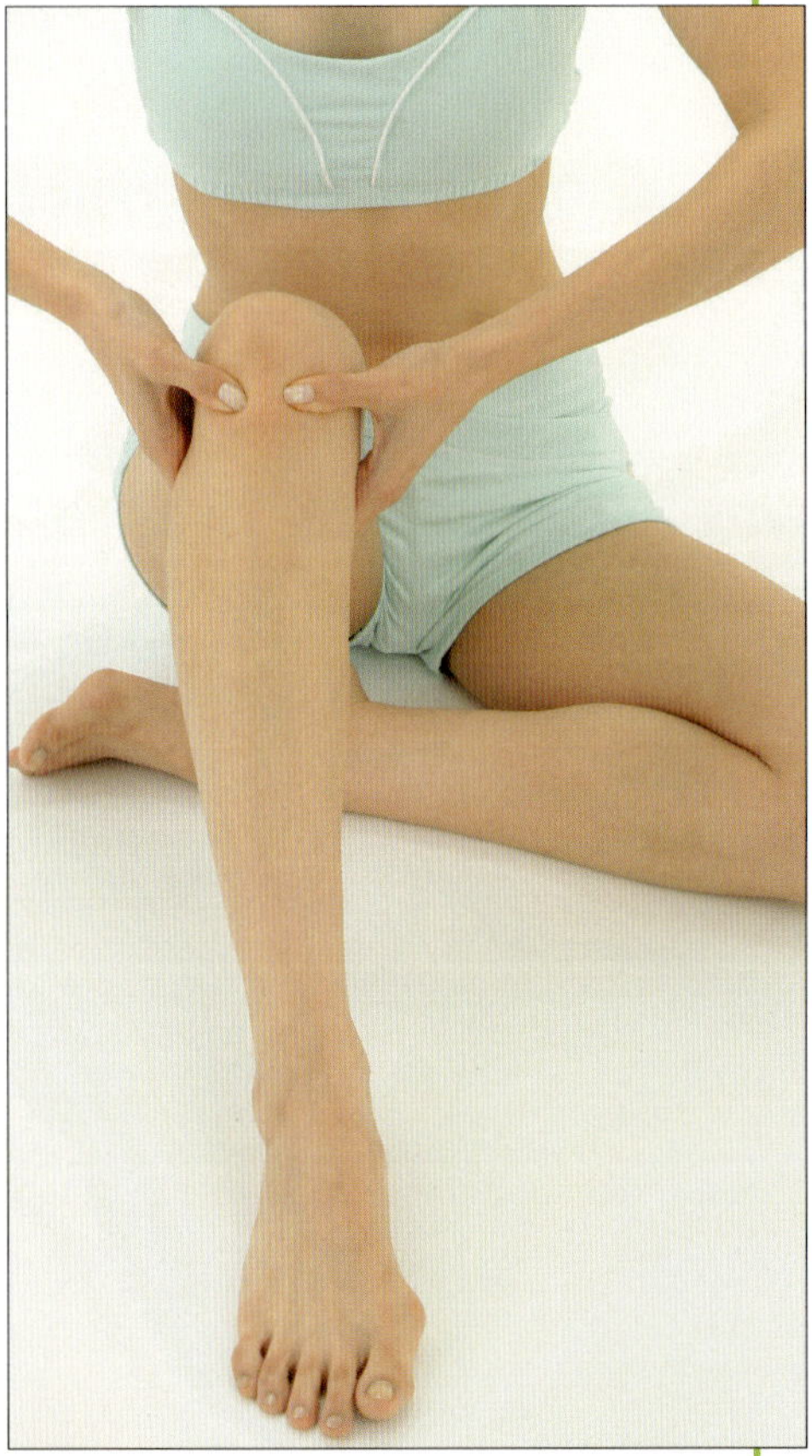

ツボの押し方

膝を軽く曲げ、両手で膝を下から支えるようにして持ち、親指を「外膝眼」と「内膝眼」に当てて押しもむ。両脚ともに行う。押して痛いと感じたところを念入りに刺激する。

ここがツボ!

- 外膝眼《がいしつがん》
- 内膝眼《ないしつがん》
- 膝《ひざ》
- 委《い》中《ちゅう》

膝の痛み

膝

ツボの探し方

耳の上部にあるY字型の軟骨の上。

＊変形性膝関節症やリウマチの痛みを緩和

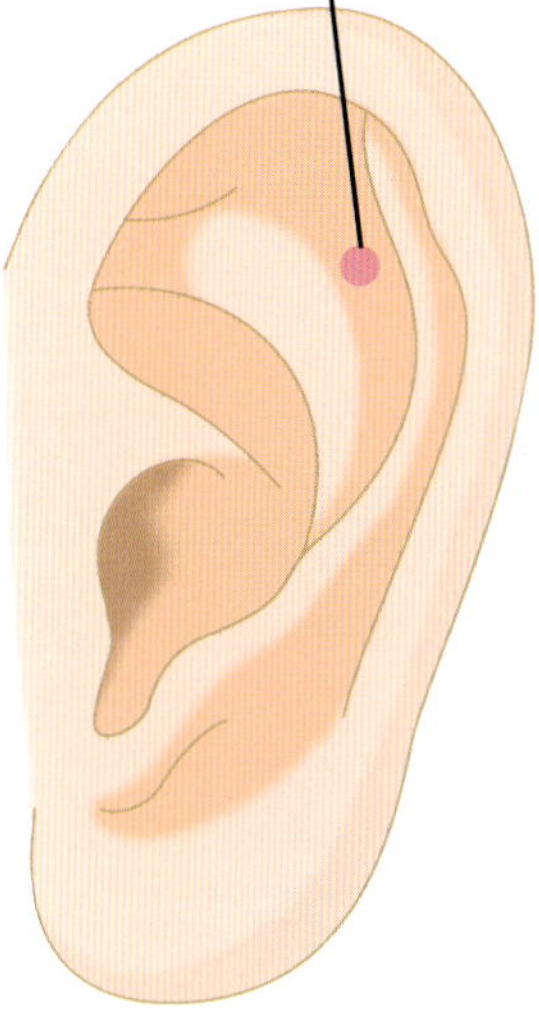

ツボの押し方

人さし指を「膝」に当てて耳をはさむように持ち、両耳同時に押しもむ。押しながらグルグル回してもよい。

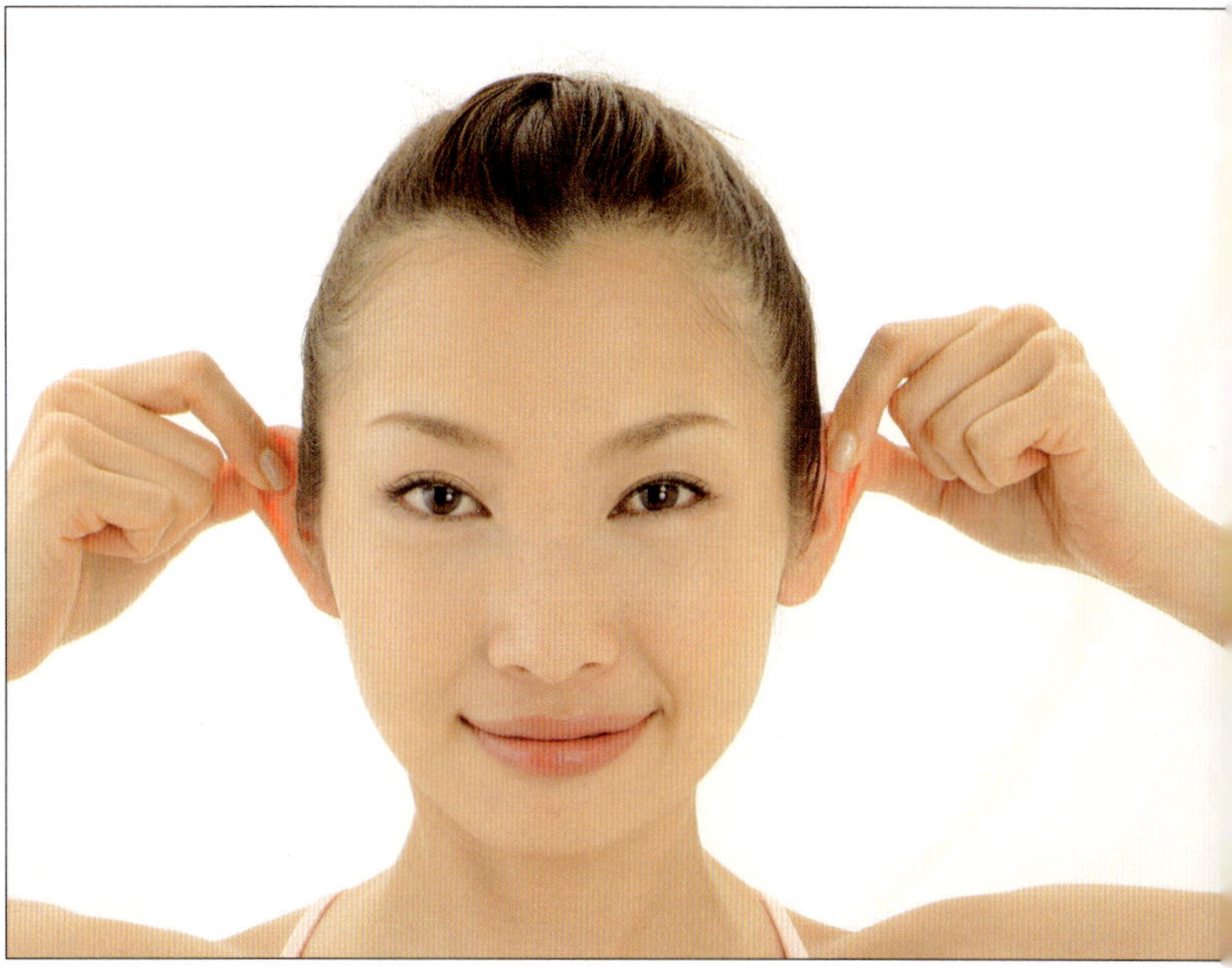

委《い》中《ちゅう》

ツボの探し方

膝を軽く曲げたときにできる、膝の裏の太い横ジワの中央。

＊膝の痛みを緩和

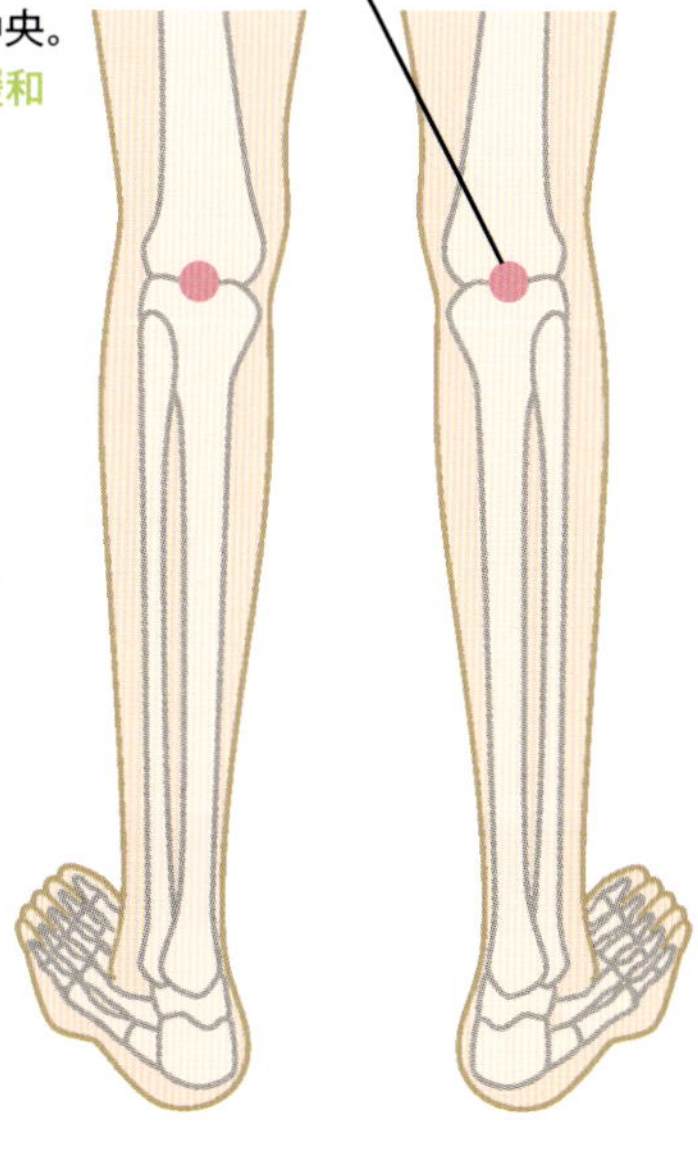

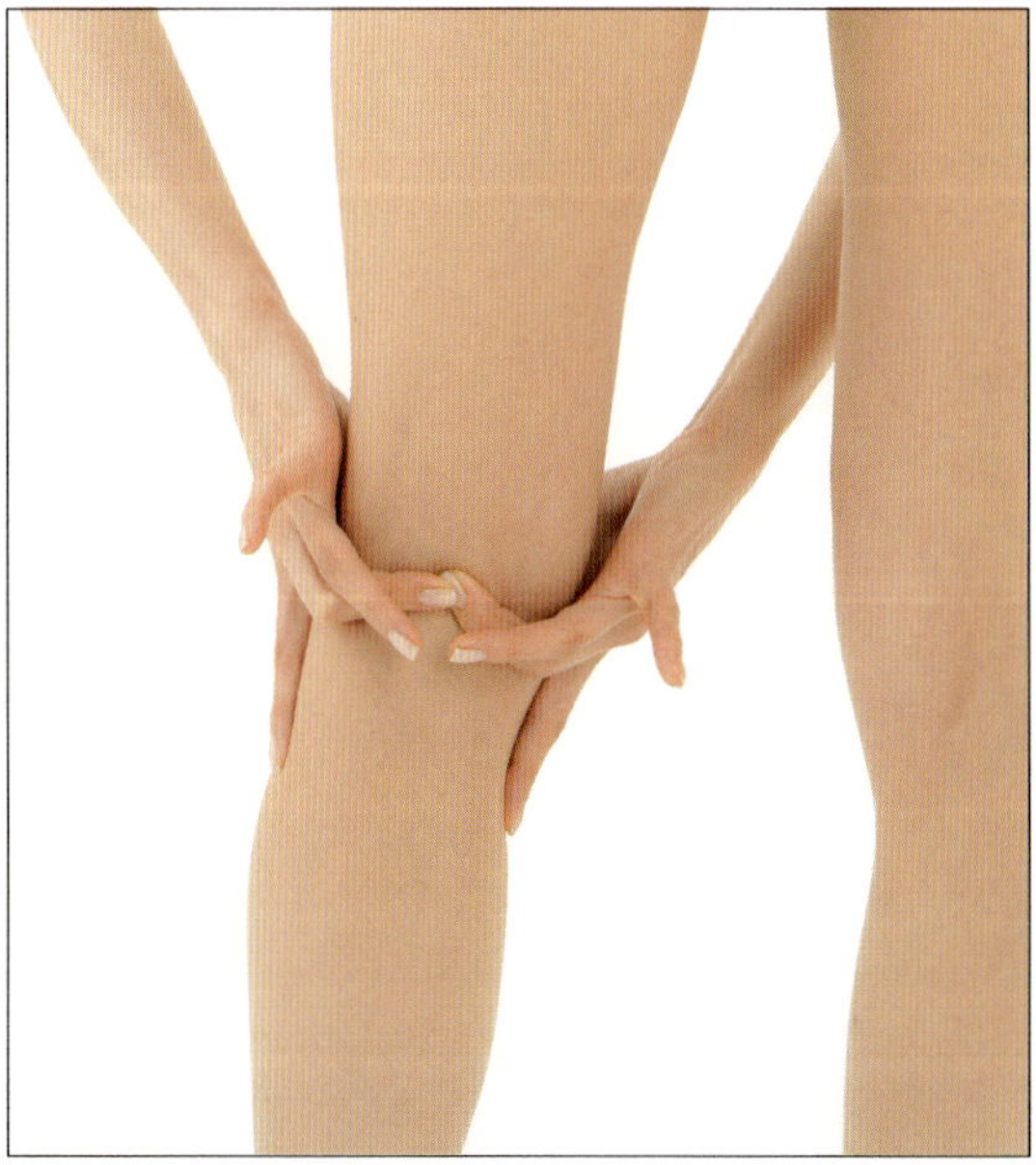

ツボの押し方

両手で膝を包み込むように持ち、中指を重ねて（女性は右手が下）、ツボを押す。

いざというときのために予行練習を

こむらがえり

ここがツボ！

太谿《たいけい》

主な症状

＊ふくらはぎが突っ張る
＊足の指がつる
＊脚が痛くて動けない

原因

運動不足の人が急に筋肉を使ったり、疲労がたまっていたりすると、筋肉が縮まって硬直し、ふくらはぎや土踏まずが痙攣します。

効果的なツボ

こむらがえりを起こしたときは、応急処置を。足の指を反らしたり、足首を曲げ伸ばしたりして、ふくらはぎの筋肉を徐々に伸ばしましょう。

ふだんから「**太谿**」を押しもんで血行をよくしておくと予防になります。

おすすめ改善法

運動する前やプールに入る前は、入念に体操をして脚の筋肉をほぐしておきましょう。

ツボの探し方 足首の内側。くるぶしのすぐ後ろ、アキレス腱の脇のくぼみ。

＊こむらがえりを予防

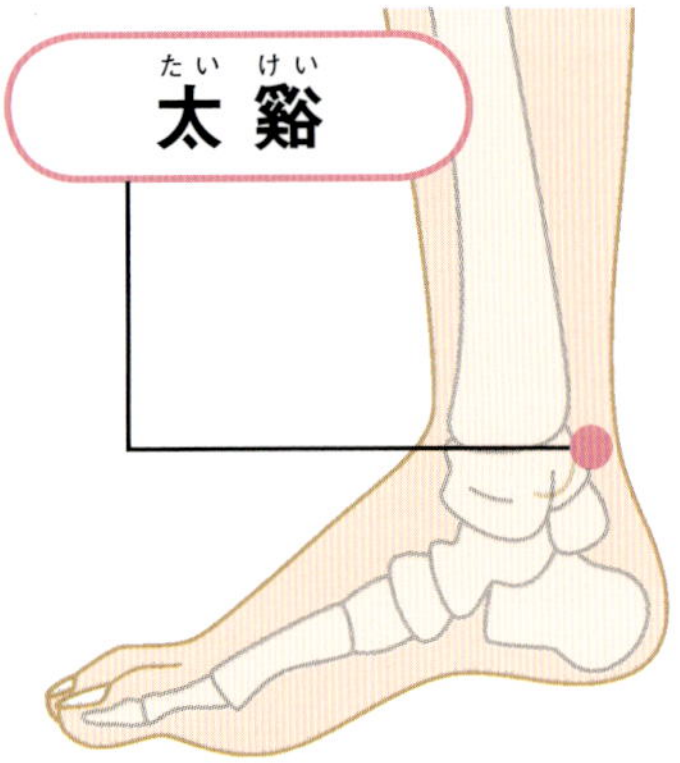

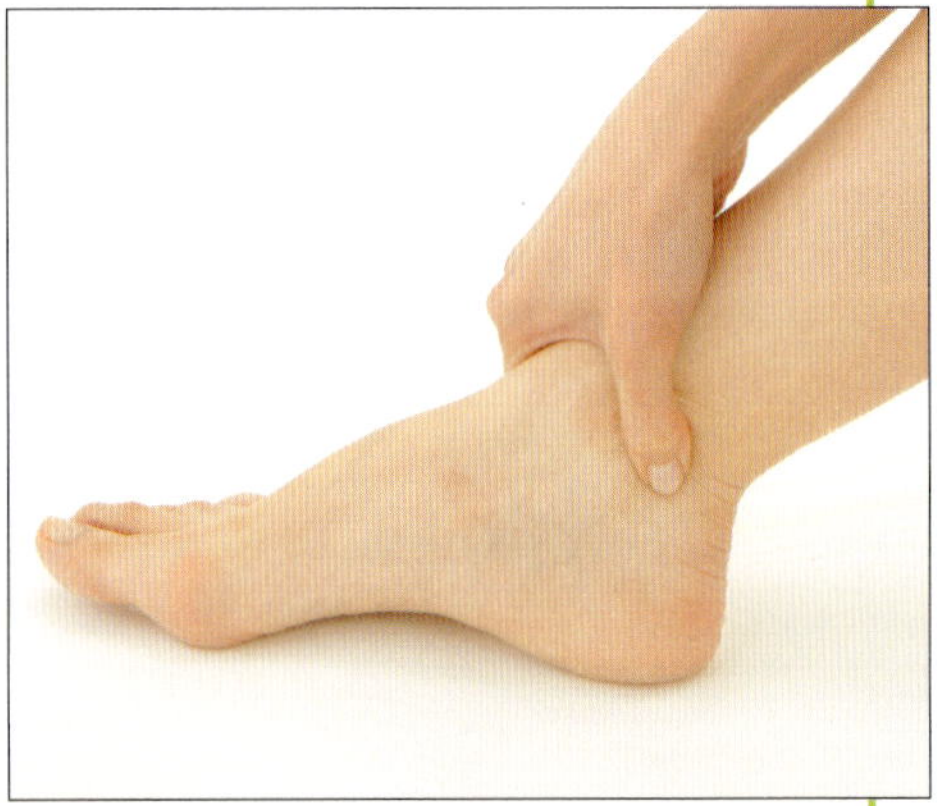

ツボの押し方 手で足首をつかむようにして、親指でツボを強く押しもむ。

ADVICE！ 応急処置の方法

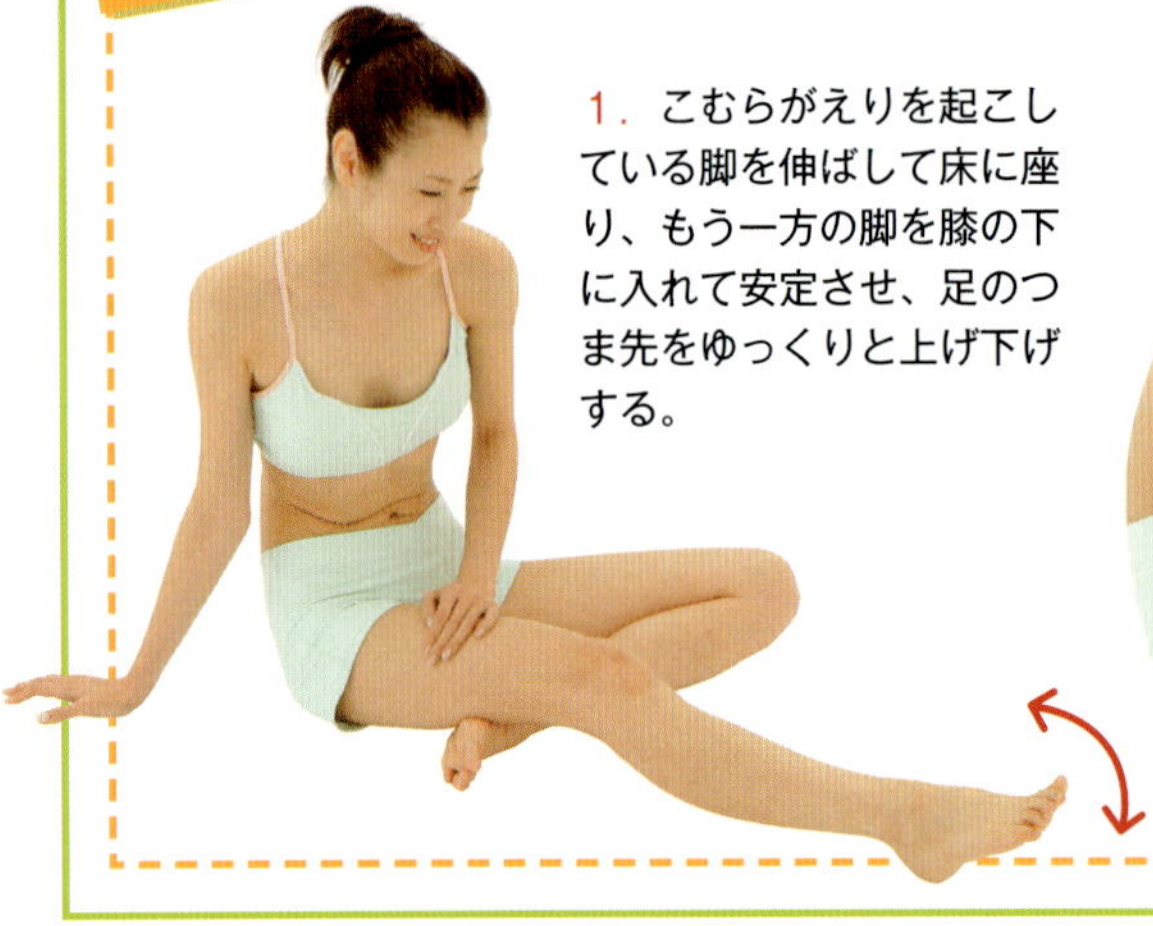

1．こむらがえりを起こしている脚を伸ばして床に座り、もう一方の脚を膝の下に入れて安定させ、足のつま先をゆっくりと上げ下げする。

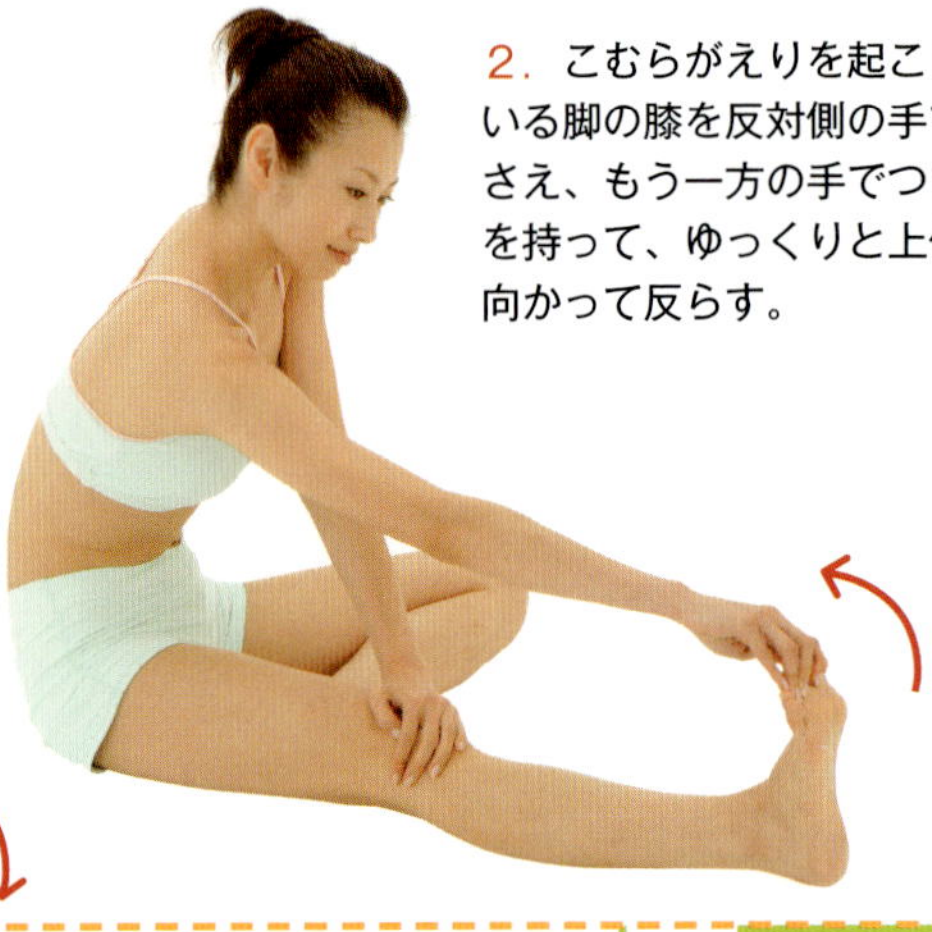

2．こむらがえりを起こしている脚の膝を反対側の手で押さえ、もう一方の手でつま先を持って、ゆっくりと上体に向かって反らす。

立ち仕事の合い間にツボを刺激

脚の痛み

主な症状

- 脚が重い
- なんとなくだるい
- 筋肉痛

原因

重力の影響を受けやすい下半身は、血液を心臓に押し戻す力が弱くなり、血行が悪くなります。そのため、長時間の立ち仕事をすると脚がだるくなったり、むくんだりします。

効果的なツボ

立ち仕事の合い間に「**承筋**」「**承山**」のツボを刺激しましょう。脚の血行が促進され、血液が停滞するのを防ぎます。老廃物の排泄を促す「**足の三里**」のツボも効果的です。

おすすめ改善法

立ち仕事などで脚が疲れた日は、深いバケツに約42度のお湯を張り、ふくらはぎまで足浴をしましょう。

こむらがえり　脚の痛み

ツボの探し方

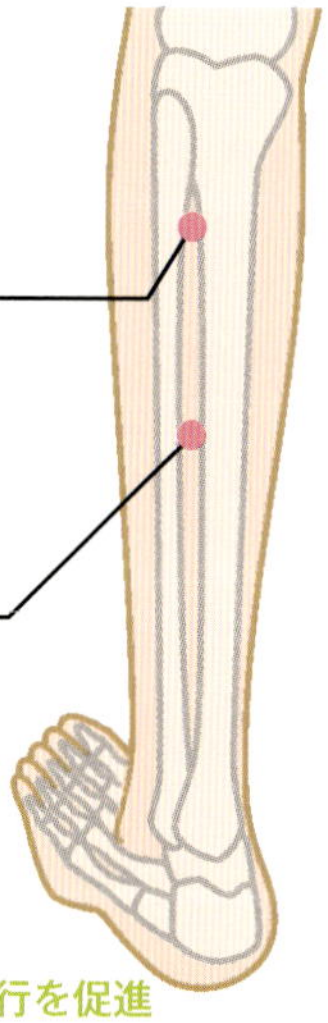

承筋《しょうきん》

膝の裏と「承山」の中間。

承山《しょうざん》

膝の裏と足首の中間よりやや上、ふくらはぎの筋肉が人の字型に分かれるくぼみ。

＊上記すべて、脚の血行を促進

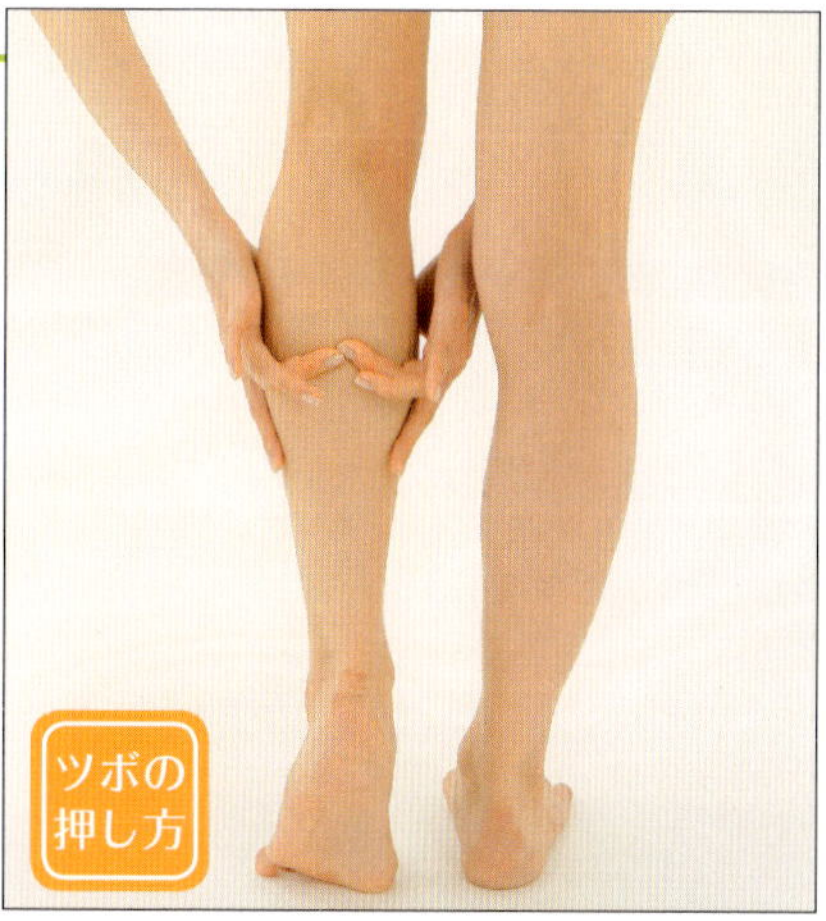

ツボの押し方

両手でふくらはぎを包み込むように持ち、中指を重ねて（女性は右手が下）「承山」を押しもむ。「承筋」も同様に、左右の脚を行う。

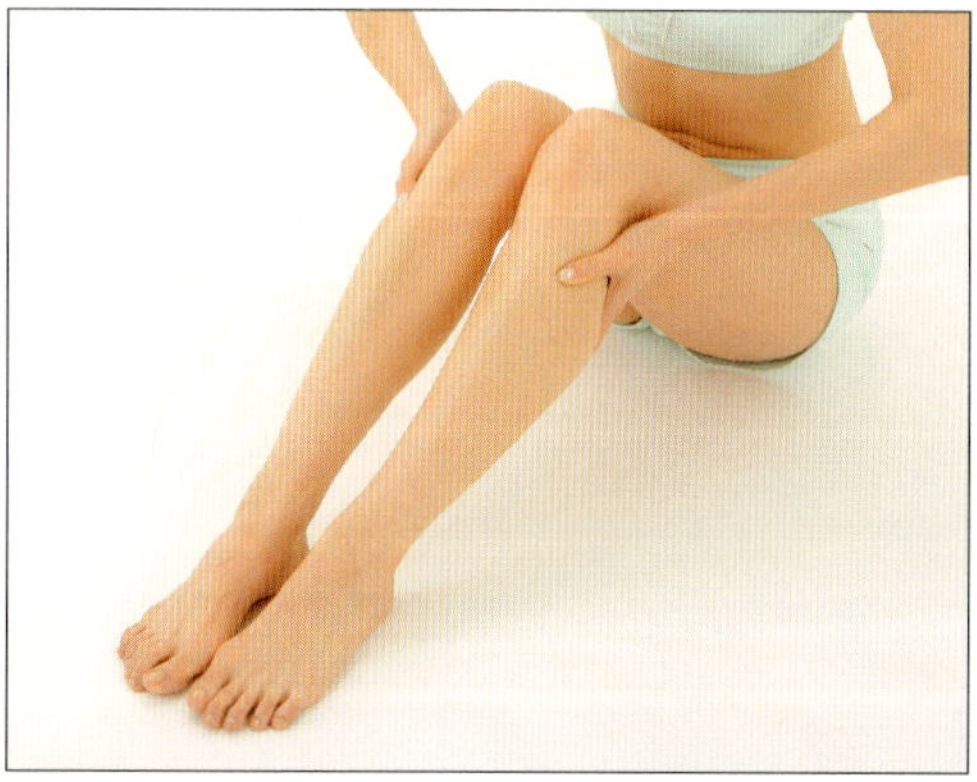

ツボの押し方

脚を軽く曲げて座り、親指をツボに当ててほかの指をふくらはぎに添え、やや強めに押しもむ。

ツボの探し方

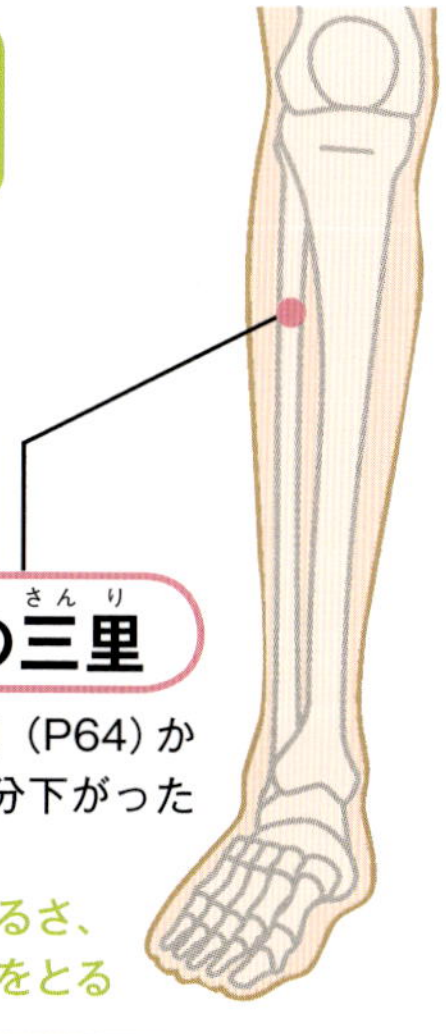

足の三里《さんり》

「外膝眼」（P64）から指4本分下がったところ。

＊脚のだるさ、むくみをとる

ここがツボ！

- 承筋《しょうきん》
- 承山《しょうざん》
- 足の三里《さんり》

腕の痛み

腱鞘炎やスポーツによる関節痛の痛みをとる

主な症状

- **腱鞘炎**
- **関節痛**
- **腕の曲げ伸ばしが痛い**

原因

腱の外側を筒状に包んでいる腱鞘《けんしょう》が炎症を起こすと腱鞘炎、ひじの関節が炎症を起こすと関節痛です。これらはスポーツやピアノ、パソコンなどで、手指やひじ関節を酷使している人に起こりやすい症状です。

効果的なツボ

腱鞘炎の痛みには「**陽谿**」と「**上廉**」のツボが有効です。ひじが痛いときは「**曲池**」と「**合谷**」のツボを押しもむと痛みがやわらぎます。

おすすめ改善法

これらのツボは予防効果もあるので、デスクワークや腕を酷使するスポーツの前に、押しもんでおきましょう。

ここがツボ!

陽谿《ようけい》

上廉《じょうれん》

曲池《きょくち》

合谷《ごうこく》

ツボの押し方

親指をツボに当て、ほかの指で手首を支えるように持ち、痛気持ちいい程度の強さで押しもむ。

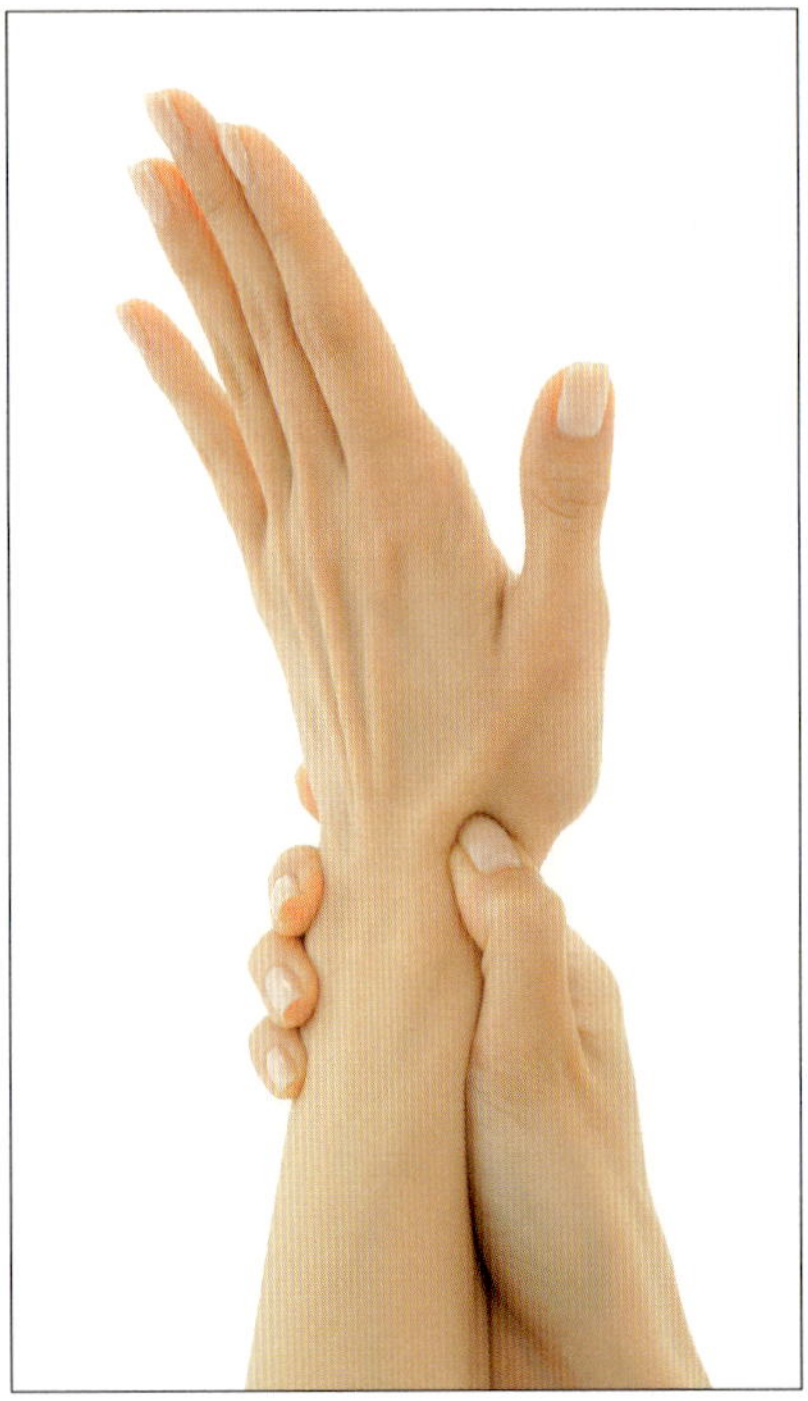

効果アップ↑エクササイズ

「陽谿」を押しながら手首を上下させると、指がツボにうまく入るので効果アップ。気持ちがいいと感じるまで、ゆっくりとくり返す。両手とも行う。ツボに米粒やビーズを貼ってときどき上から押しもんでもよい。

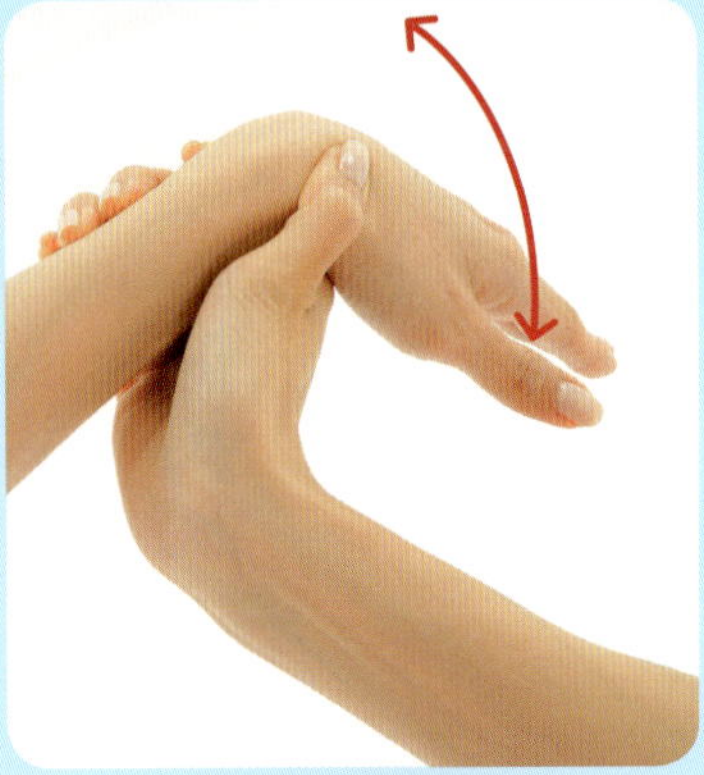

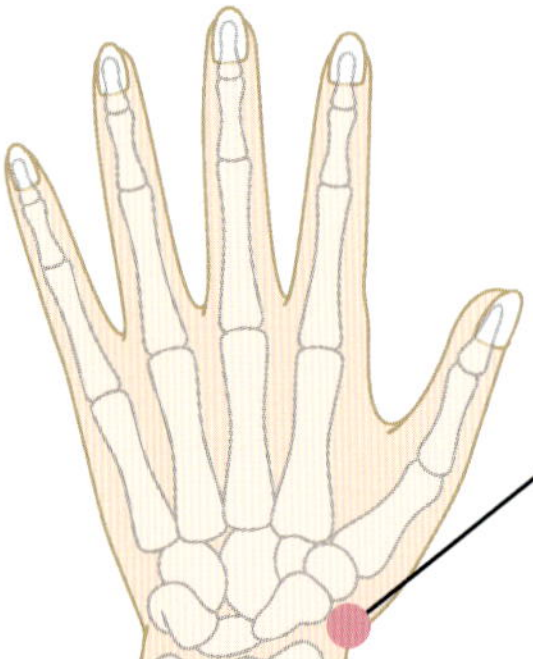

陽谿《ようけい》

ツボの探し方

手の甲側。手を反らしたときにできる親指側のくぼみ。

＊腕や手首の痛みを緩和

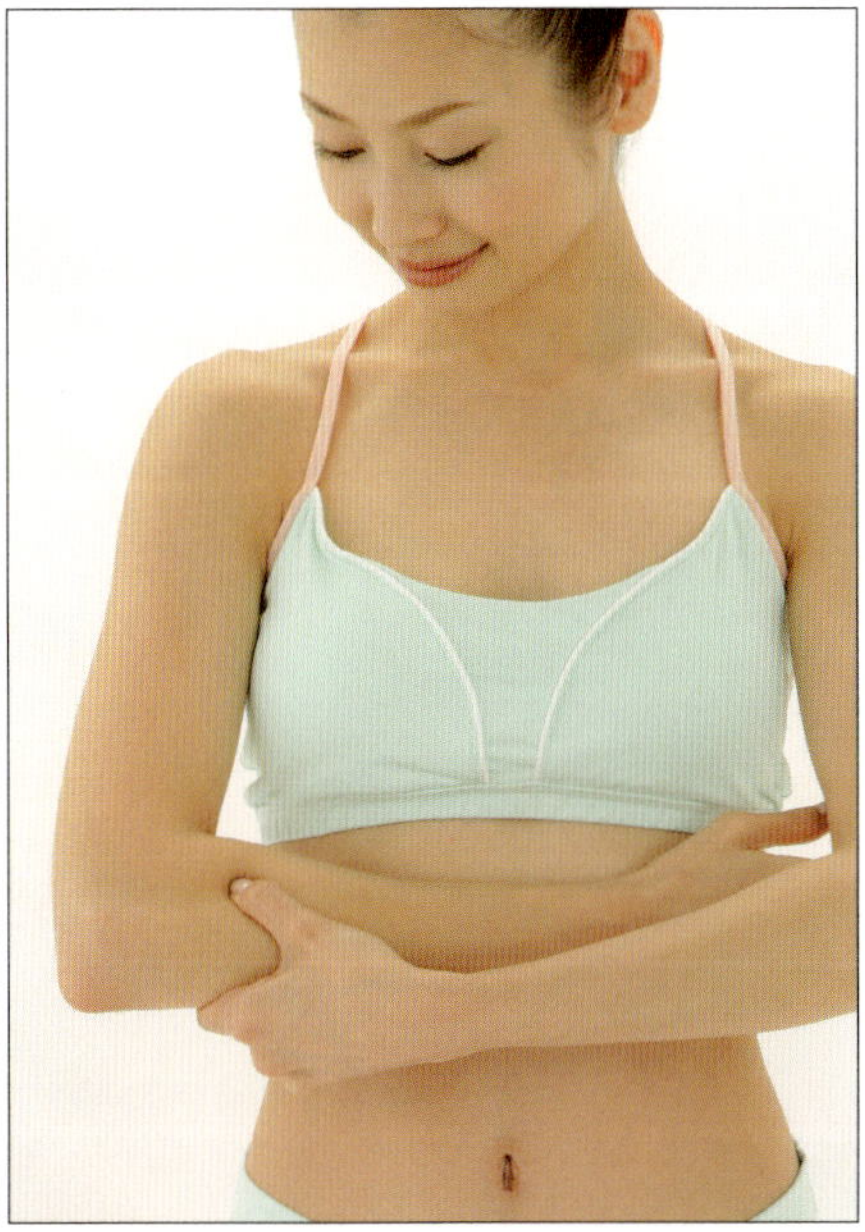

ツボの押し方

「上廉」のあたりを押していちばん痛いところを親指で押しもむ。両腕とも2～3分ずつ行う。

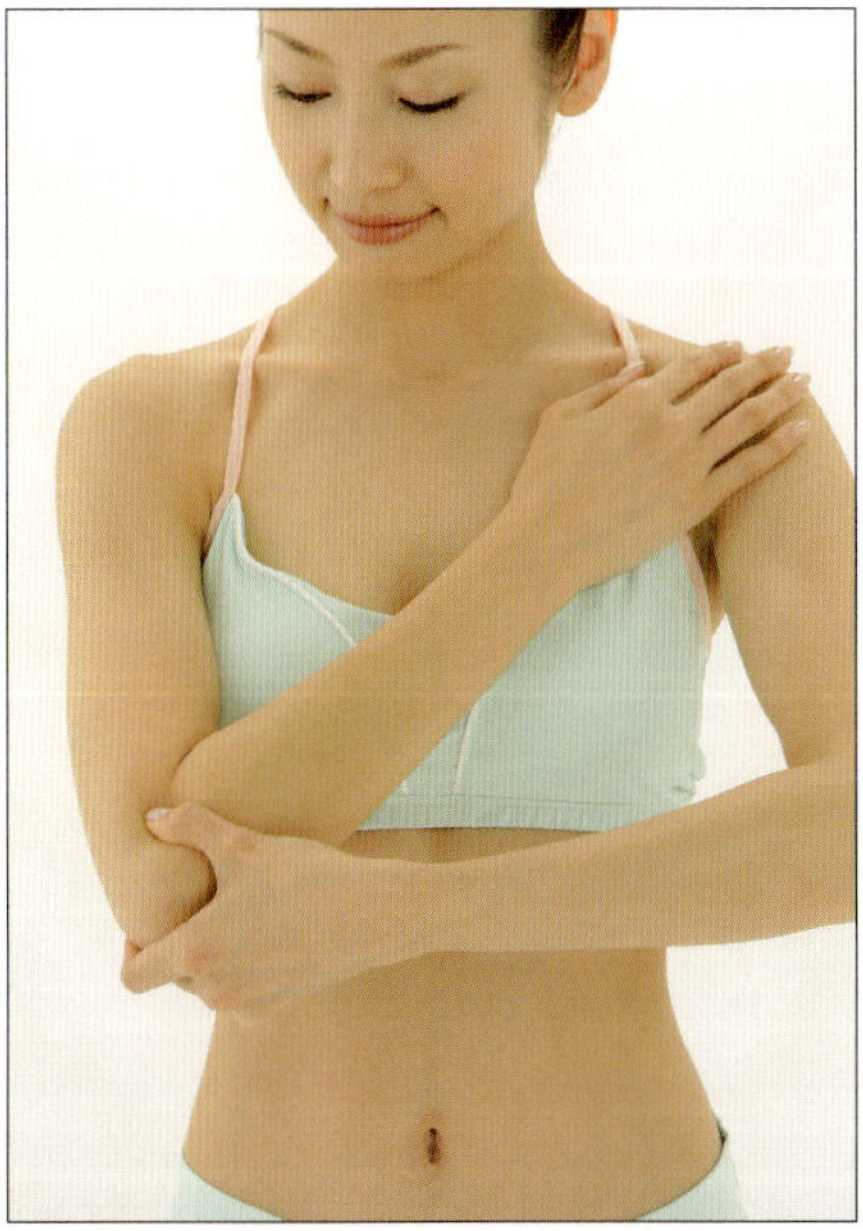

ツボの押し方

軽く曲げたひじを、もう一方の手で支えるように持ち、親指を「曲池」に当てて骨に向かって押しもむ。両腕とも行う。

ツボの探し方

合《ごう》谷《こく》

手の甲側。親指と人さし指の付け根の骨が交わる手前のくぼみ。やや人さし指寄り。

＊血行を促進

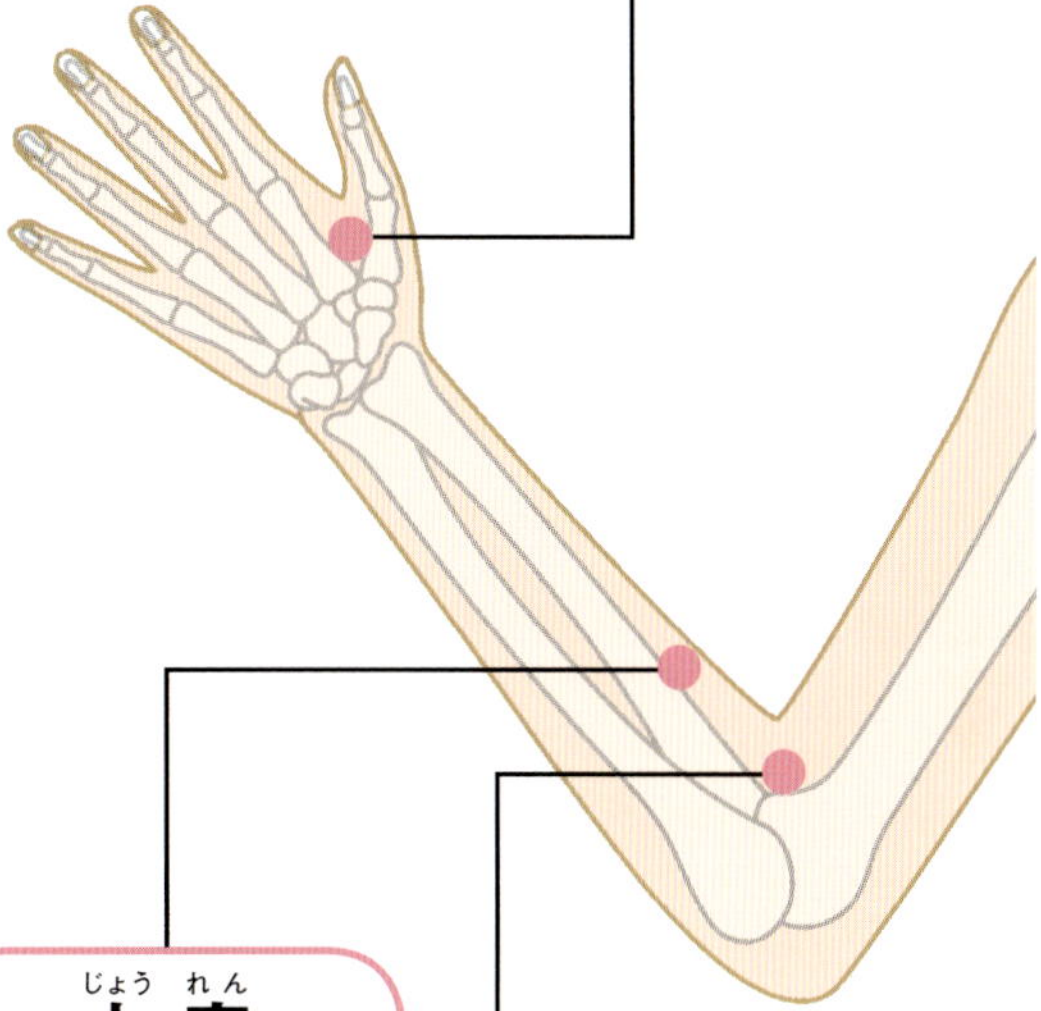

上《じょう》廉《れん》

人さし指と「曲池」を結んだ線。親指側のいちばん盛り上がっている部分をあちこち押して、いちばん痛いところ。

＊軽い腫れや痛みを緩和

曲《きょく》池《ち》

ひじを曲げたときにできる横ジワの親指側のくぼみ。

＊関節の痛みを緩和

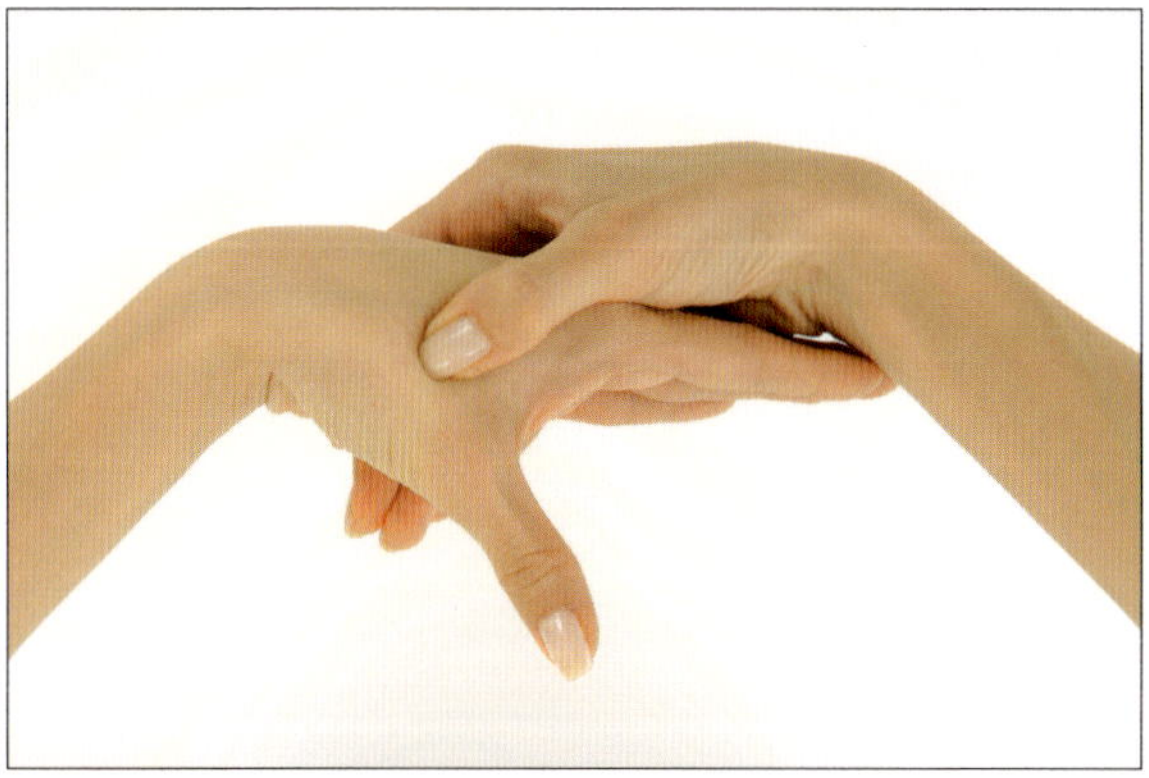

ツボの押し方

親指を「合谷」に当て、ほかの指で手を支えるようにして、痛気持ちいい程度の強さで押しもむ。両手とも行う。

歯の痛み

突然の痛みに応急処置として役立つツボ

主な症状

- 歯が痛む
- ズキズキとうずく
- 冷たいものがしみる

原因

虫歯や歯槽膿漏《しそうのうろう》になると、歯がズキズキとうずいたり、歯磨きのときに冷たい水が歯に沁みたりして、痛みを伴います。

効果的なツボ

歯痛をやわらげる手や足の「**歯痛点**」と、さまざまな症状に効く万能ツボの「**合谷**」を刺激しましょう。

おすすめ改善法

虫歯が痛むときはまず歯磨きで歯をきれいにして、濡れタオルなどで口やあごのあたりを冷やしましょう。ツボはあくまで痛みをやわらげる応急処置なので、早めに歯医者で治療しましょう。

ツボの探し方

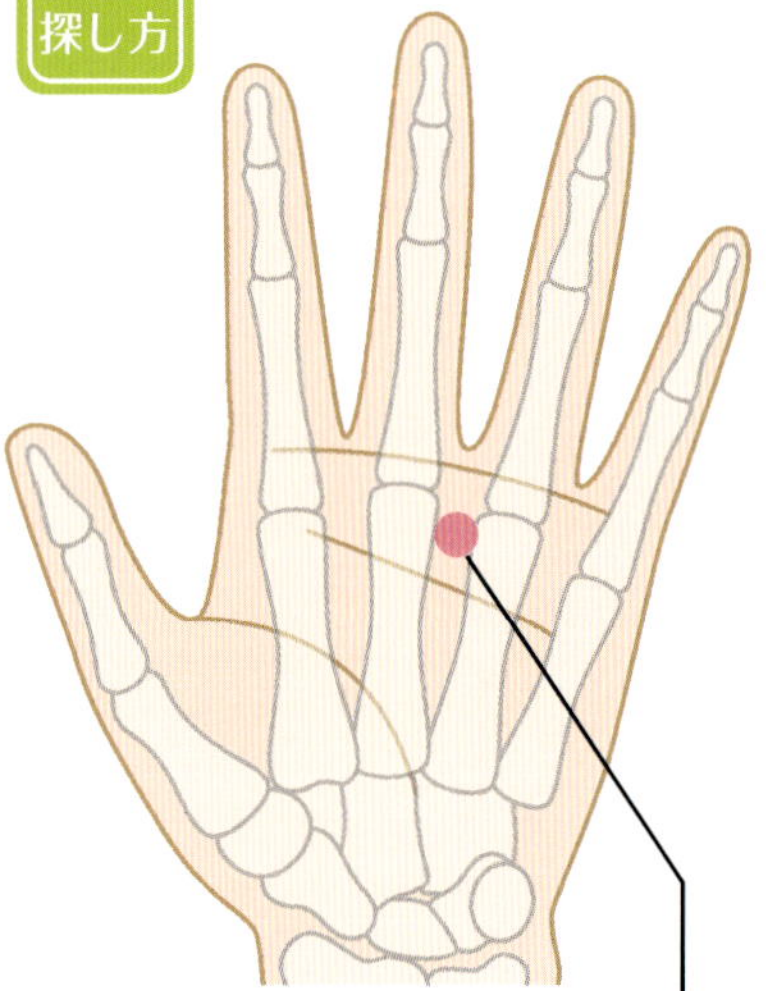

歯痛点《しつうてん》（手）

手のひら側。中指と薬指の股から1㎝下がったところ。

＊歯の痛みを緩和

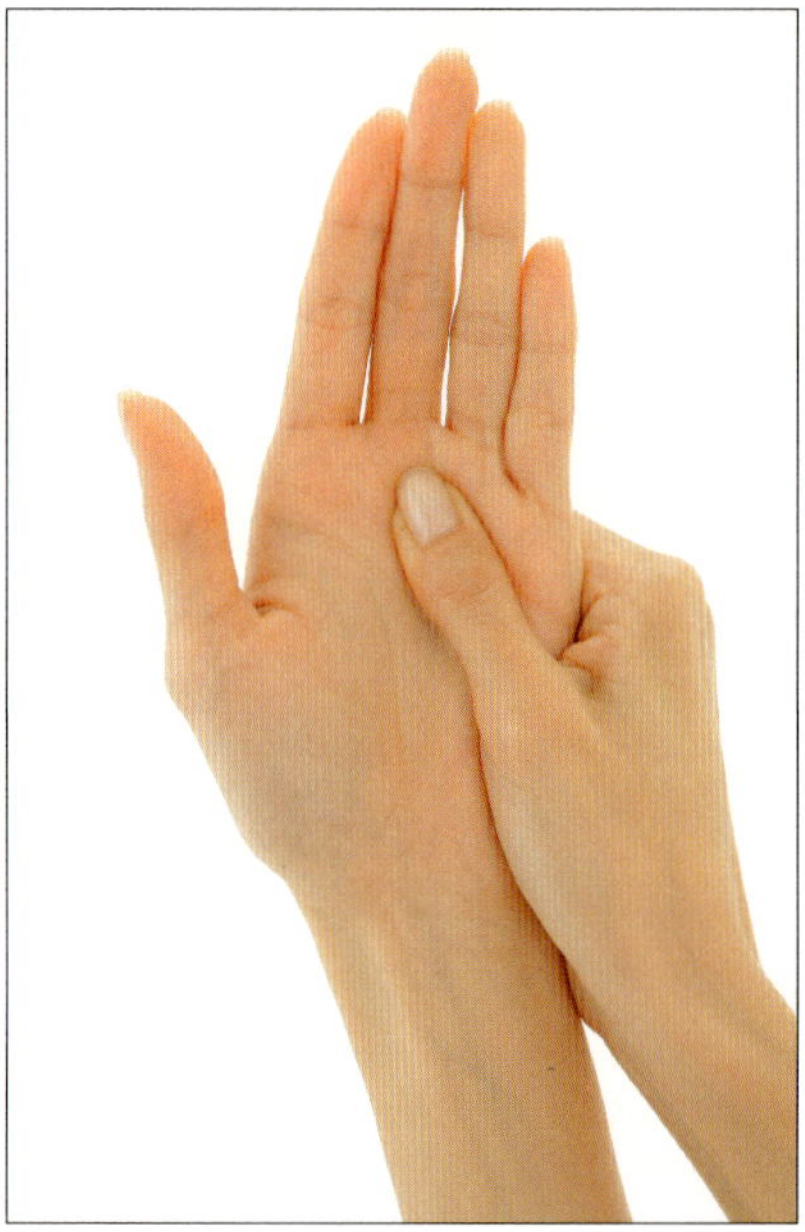

ツボの押し方

手を支えるように持ち、親指でツボを上下に押しもむ。左右の手を交互に何度もくり返す。

ADVICE!

こんな方法も

米粒やビーズをテープでツボに貼って、上から親指で押しもむと効果がアップする。歯がうずくときは、痛いと感じるくらい強めに押したりもんだりする。

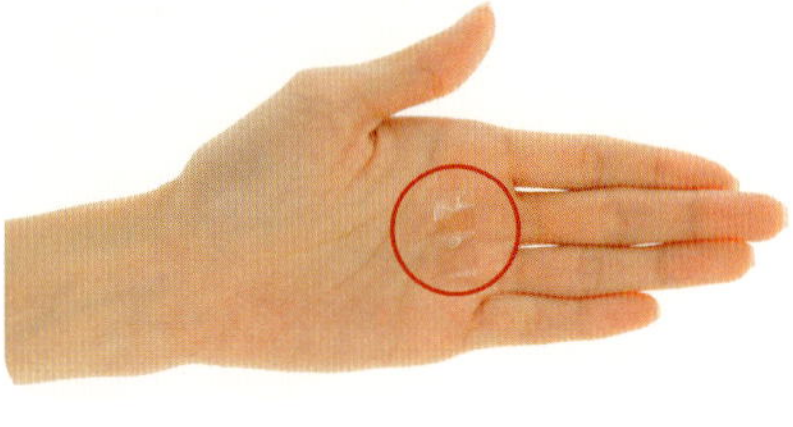

ここがツボ！

- 歯痛点《しつうてん》（手）
- 合谷《ごうこく》
- 歯痛点《しつうてん》（足）

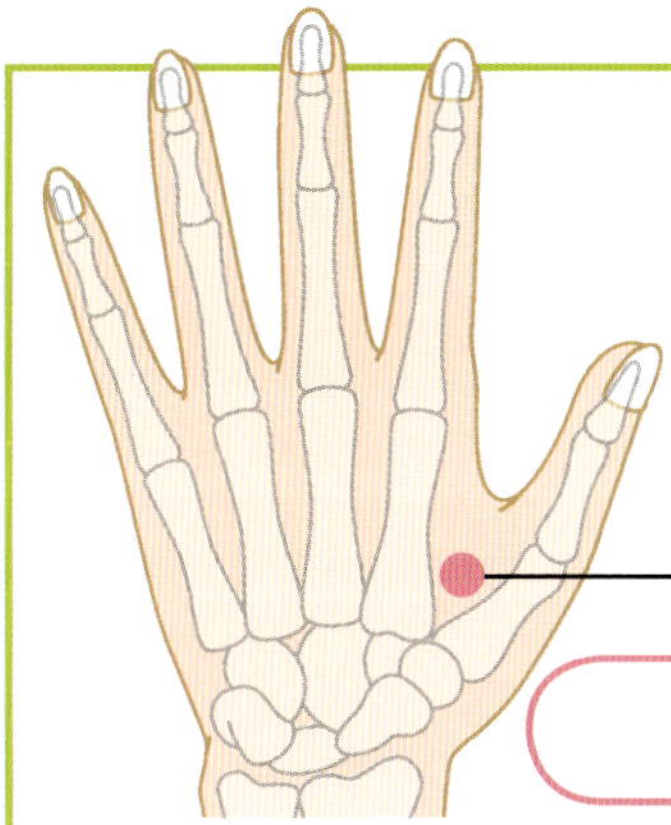

ツボの探し方

合《ごう》谷《こく》

手の甲側。親指と人さし指の付け根の骨が交わる手前のくぼみ。やや人さし指寄り。

＊鎮痛消炎作用がある

ツボの押し方

親指と人さし指でツボのあたりの皮膚を小さくつまみ、赤くなるまで、はさみもみする。

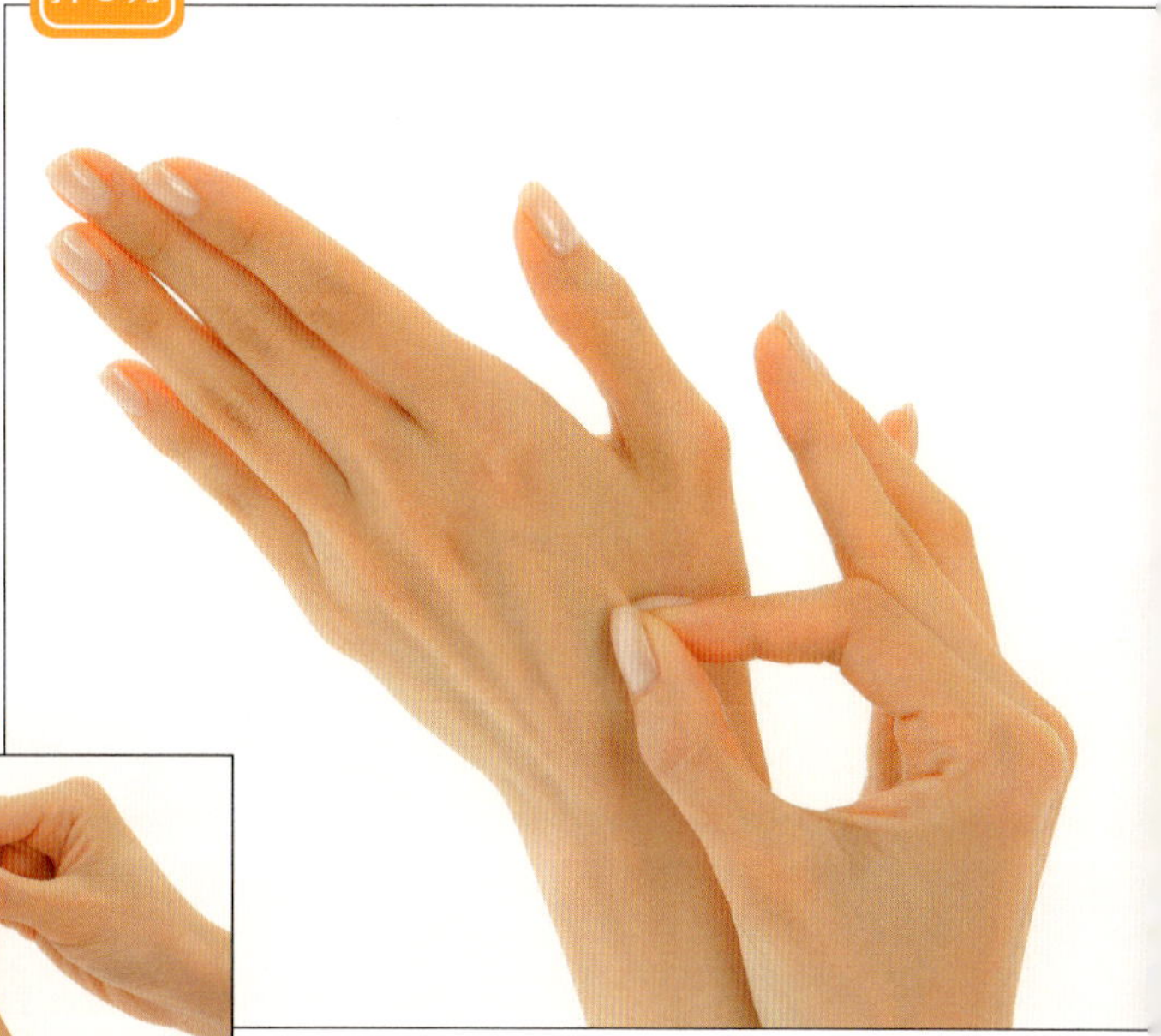

ADVICE!

こんな方法も

輪ゴムで束ねたつまようじの先で軽くつつく。つまようじはツボに対して垂直に当てること。

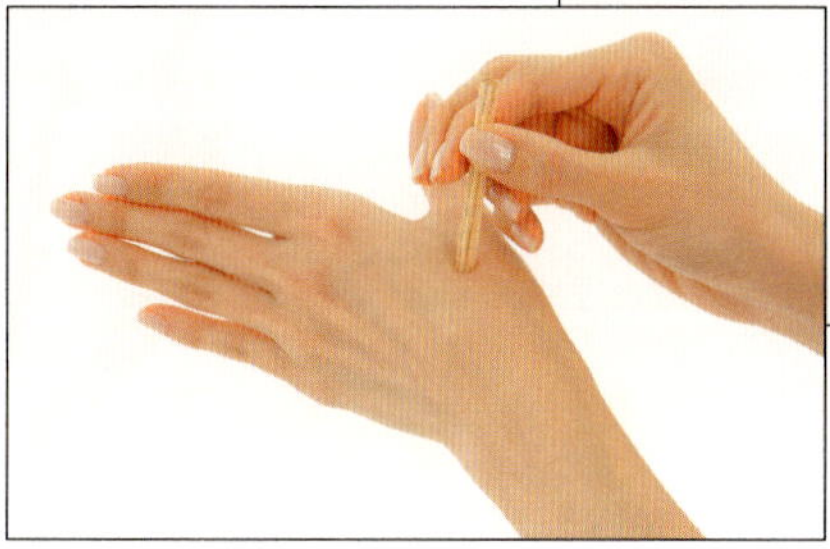

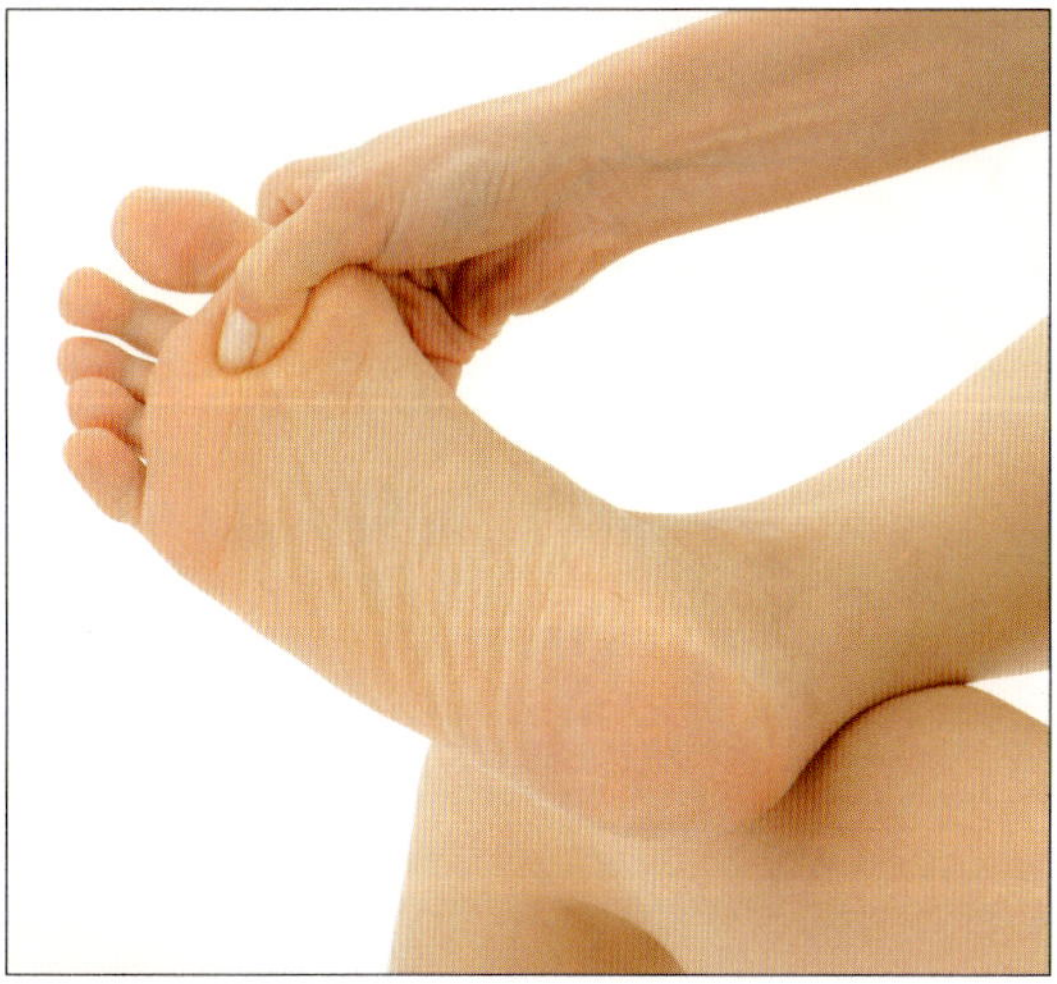

ツボの押し方

親指をツボに当て、ほかの指で足を支える。強めの力でゆっくりと押しもむ。

ツボの探し方

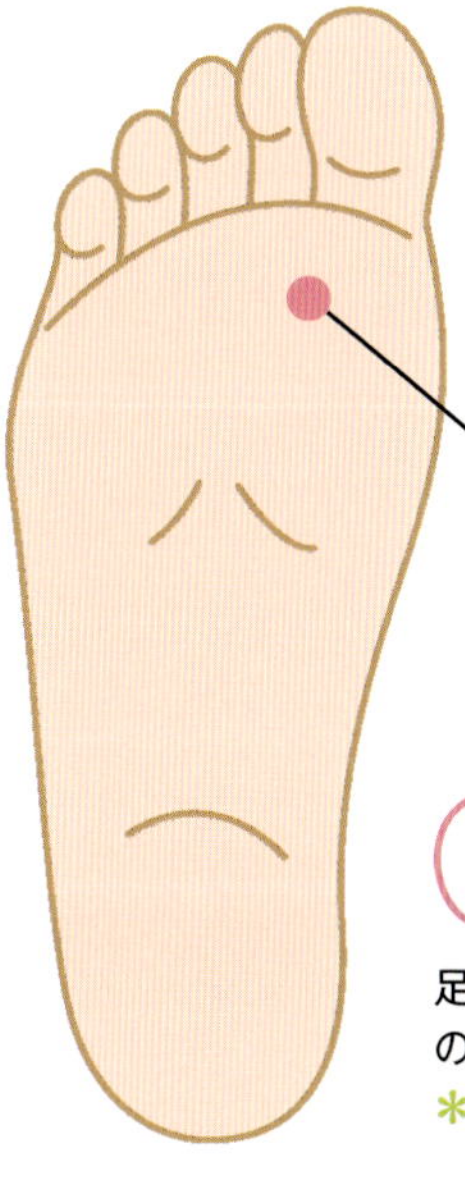

歯《し》痛《つう》点《てん》（足）

足の裏側。親指と人さし指の股から1.5㎝ほど下。

＊虫歯や歯周病による痛みを緩和

膀胱炎

女性に多い不快症状をツボ刺激で改善

主な症状

- 頻尿
- 残尿感がある
- 排尿中に痛みを感じる

原因

女性に多い症状で、尿道から細菌が入り込み、膀胱の粘膜が炎症を起こすことが原因といわれています。下半身が冷えると血液循環が悪くなり、膀胱の粘膜の抵抗力が弱くなります。

効果的なツボ

医療機関での適切な処置に加えて、症状改善のツボを刺激しましょう。膀胱と尿道の機能を高める「**中極**」はゆっくりと温めます。排尿をスムーズにする「**湧泉**」や腎臓の機能を高める「**至陰**」「**崑崙**」も有効です。

おすすめ改善法

日ごろから下半身を冷やさないように心がけましょう。

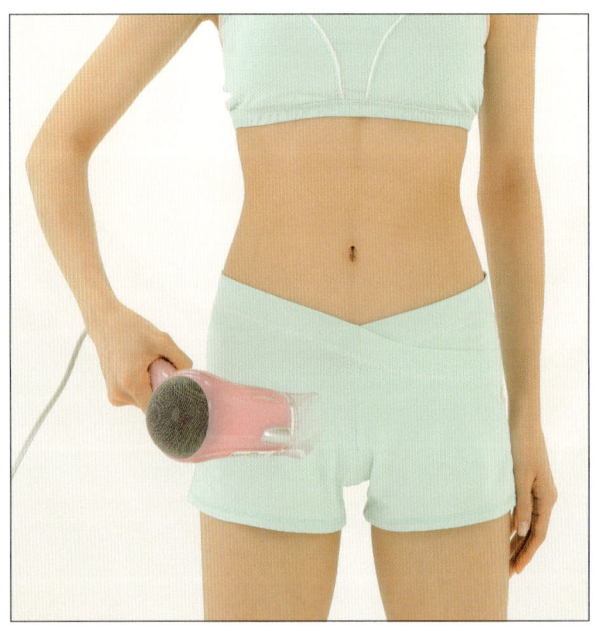

ドライヤーの温風を2～3分当てて温める。1ヶ所に温風が当たってやけどしないように、ドライヤーをクルクルと回しながら当てる。尾てい骨も一緒に温めると効果アップ。

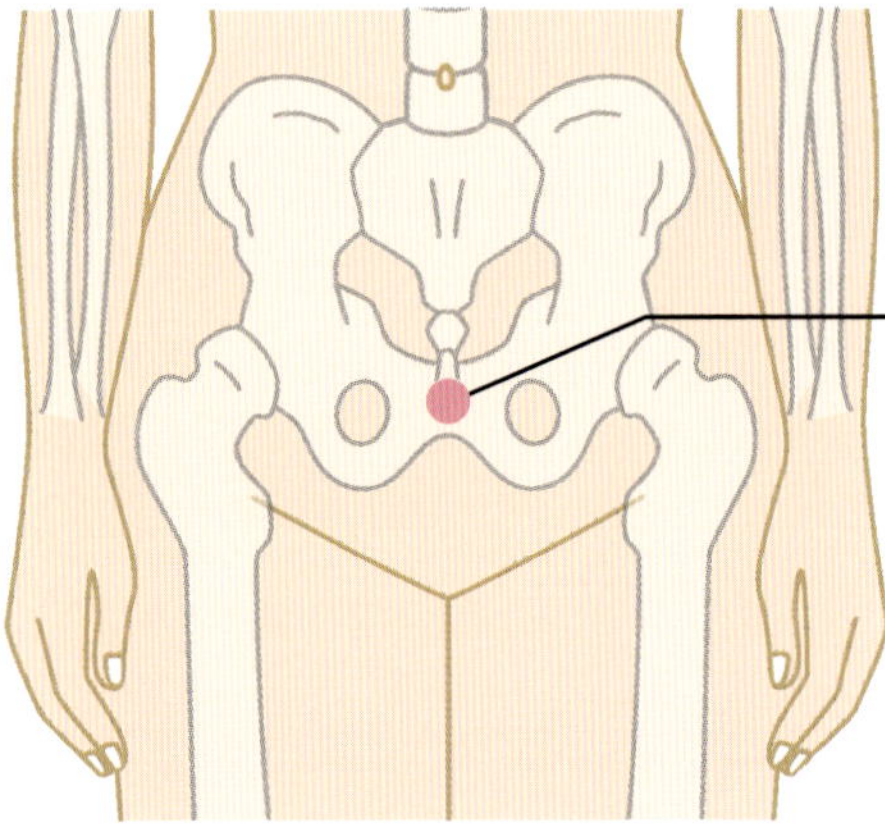

ツボの探し方

中《ちゅう》極《きょく》

下腹部の膀胱の真上。恥骨から1㎝上あたり。

＊尿道の抵抗力を高める

ここがツボ！

中《ちゅう》極《きょく》

湧《ゆう》泉《せん》

至《し》陰《いん》

崑《こん》崙《ろん》

ツボの探し方

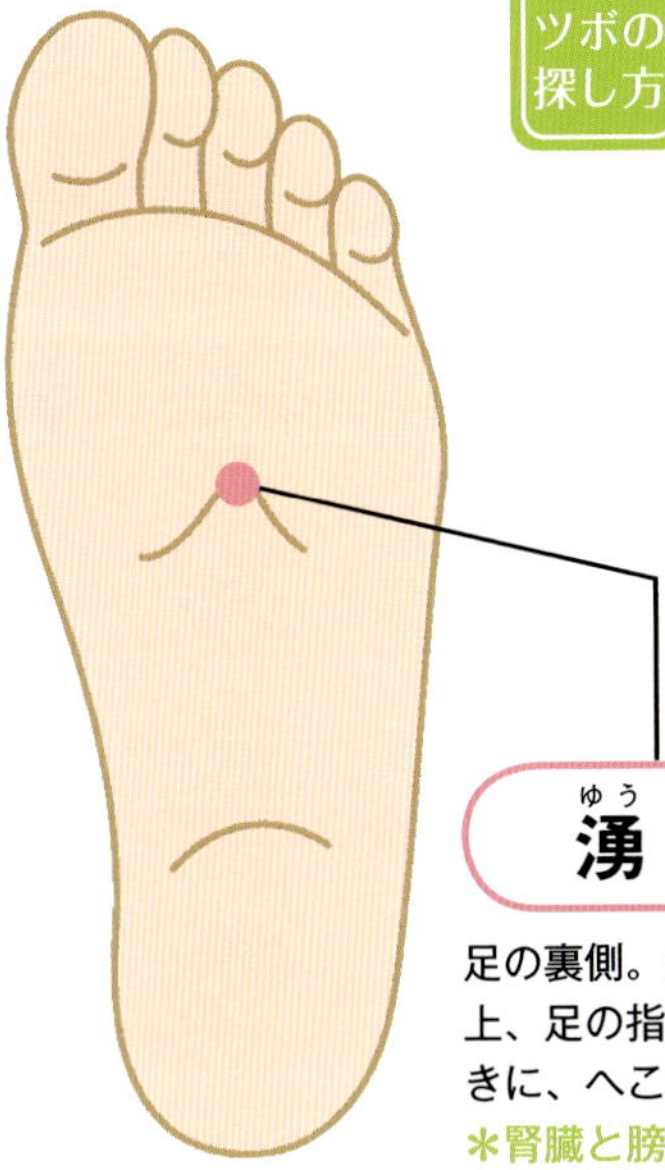

湧《ゆう》泉《せん》

足の裏側。土踏まずの上、足の指を曲げたときに、へこむところ。
＊腎臓と膀胱の機能を高める

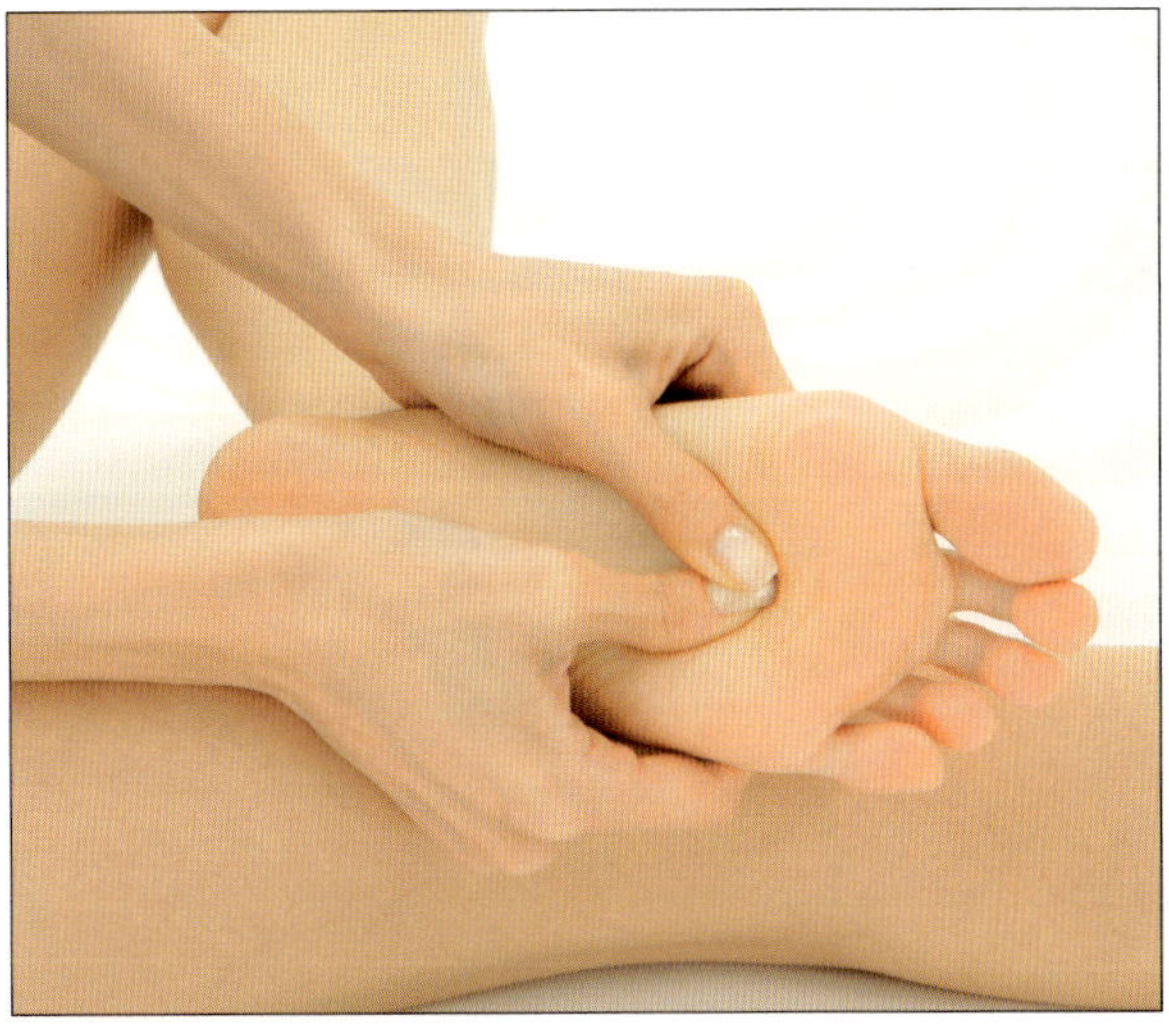

ツボの押し方

両手で足を支え、親指を重ねて（女性は右手が下）押しもむ。

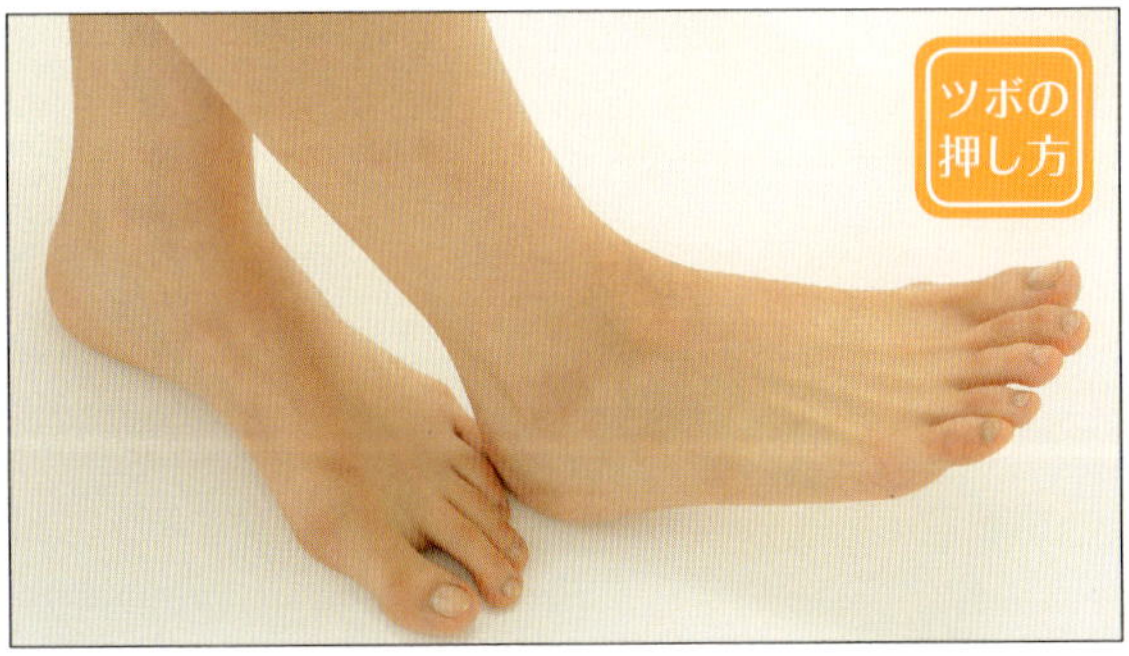

ツボの押し方

足のかかとで小指を踏みつけて「至陰」を刺激する。イスに座るとやりやすい。

ツボの探し方

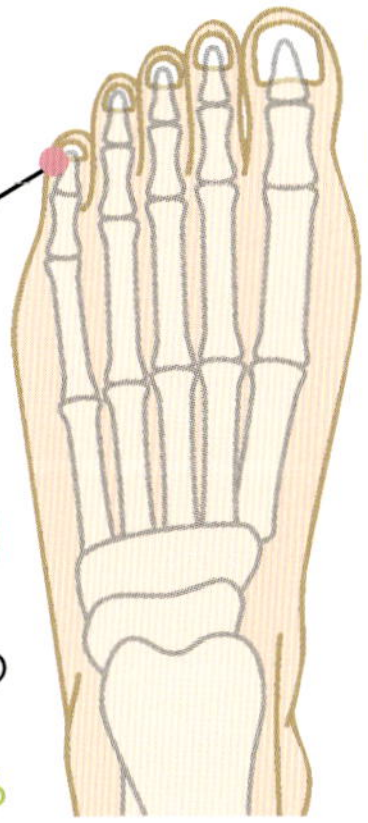

至《し》陰《いん》

足の甲側。小指の爪の生え際、外側。
＊膀胱の機能を高める

ツボの探し方

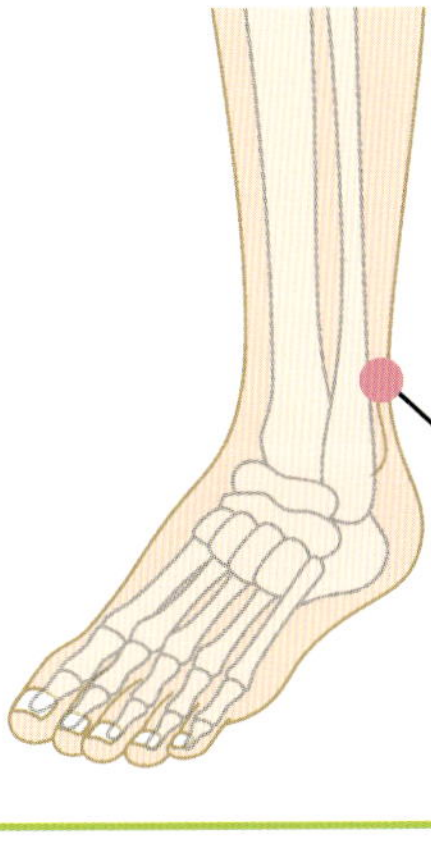

崑《こん》崙《ろん》

足の外側。くるぶしとアキレス腱の間のくぼみ。
＊腎臓や膀胱の機能を高める

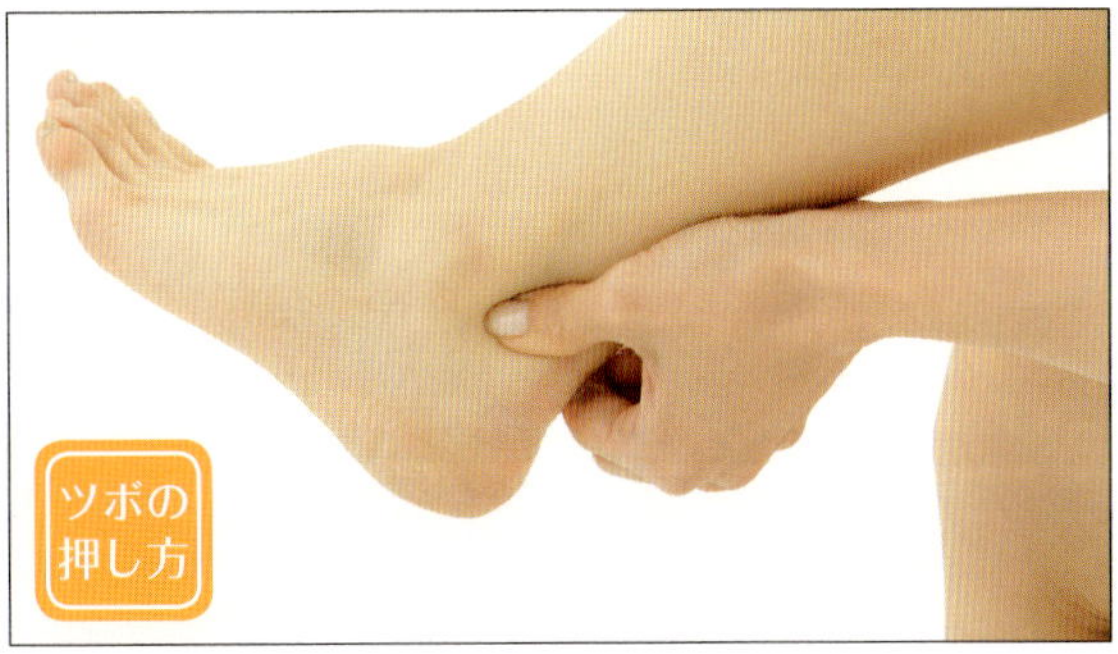

ツボの押し方

足首を下から持ち上げるようにして親指を「崑崙」に当て、やや強めに押しもむ。

体力や抵抗力を高めるツボで疲れ知らず

全身疲労

ここがツボ!

百会《ひゃくえ》
風池《ふうち》
合谷《ごうこく》
湧泉《ゆうせん》

主な症状

- 体がだるい
- 手足が重い
- 思考力や集中力の低下

原因

現代人の多くは不規則な生活やストレスが原因で、慢性的な疲労を感じているといわれています。たっぷり睡眠をとっても疲れがとれないときは、免疫力の低下が考えられます。

効果的なツボ

あらゆる症状に効く「**百会**」、抵抗力を高めて病気や疲れを追い払う「**風池**」、全身の抵抗力を高める「**合谷**」、体力や気力を高める「**湧泉**」を刺激しましょう。

おすすめ改善法

日ごろから適度な運動や半身浴などを行って、代謝をよくすることを心がけましょう。

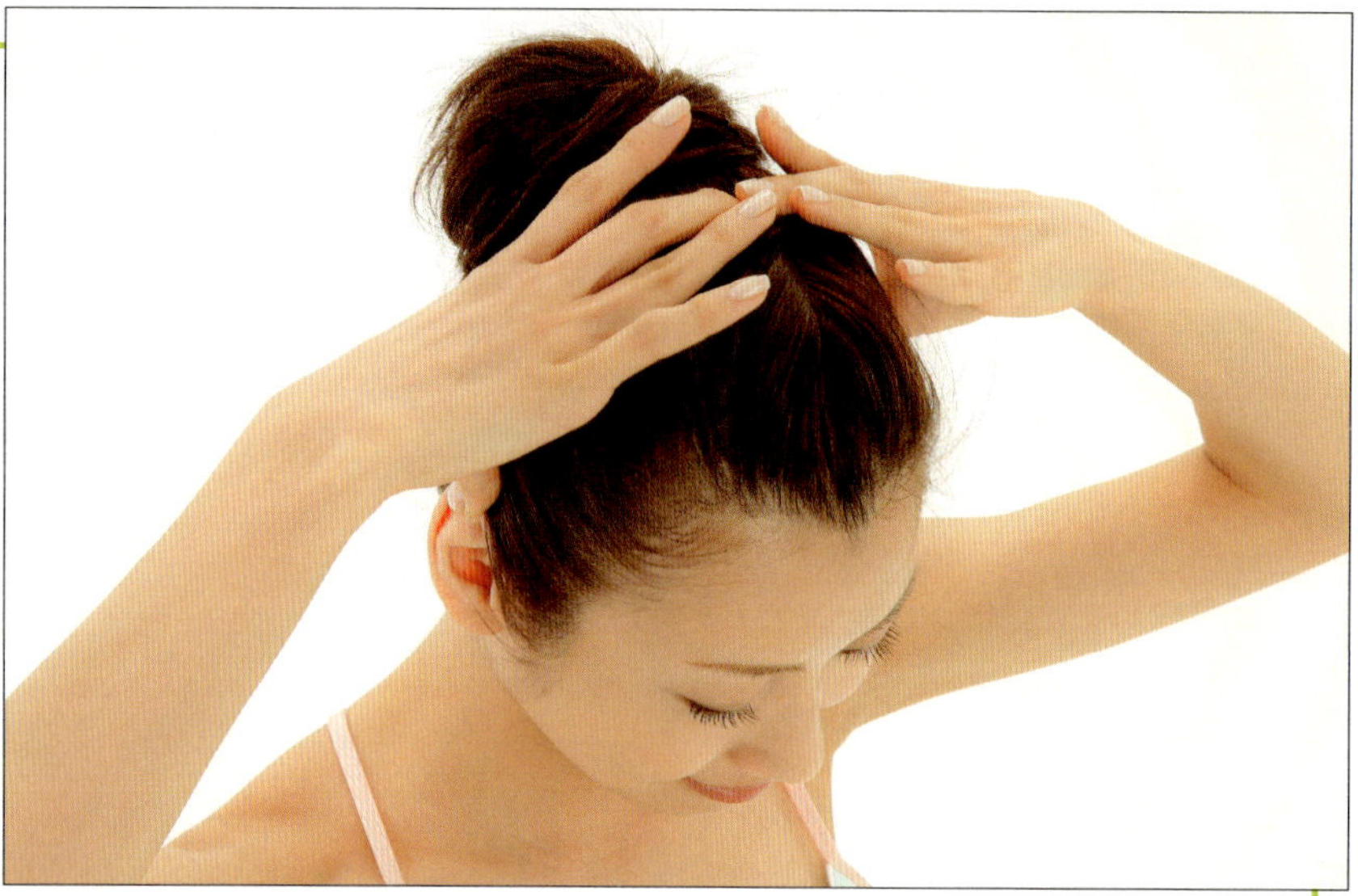

ツボの押し方 両手の指をツボに当て（女性は右手が下）、やや強めに2～3分押しもむ。

ツボの探し方

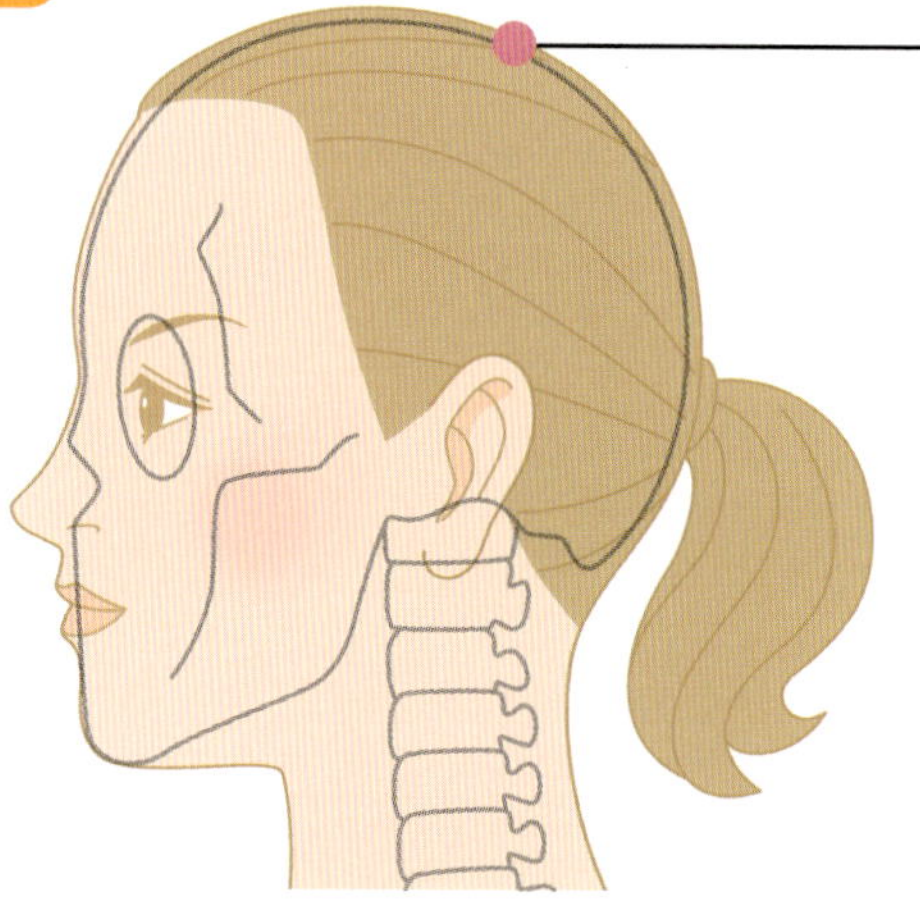

百会《ひゃくえ》

左右の耳の最上端から真上に上がった線と、鼻の先端から頭頂部に真っすぐ伸ばした線が交わる部分。
＊脳の血行を促進

ツボの探し方

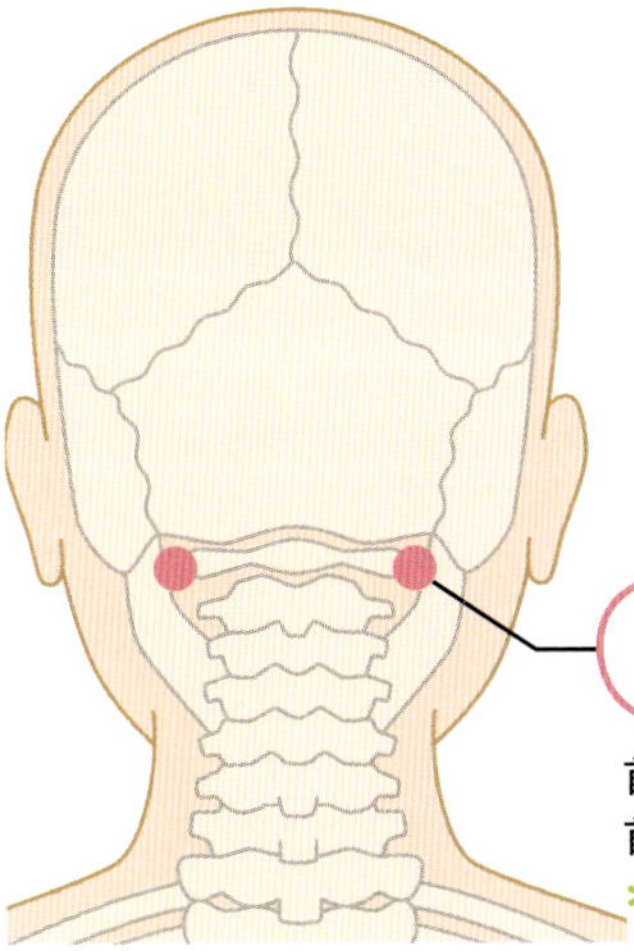

風《ふう》池《ち》

首の後ろ。髪の生え際で、首筋の外側にあるくぼみ。

＊血行を促進

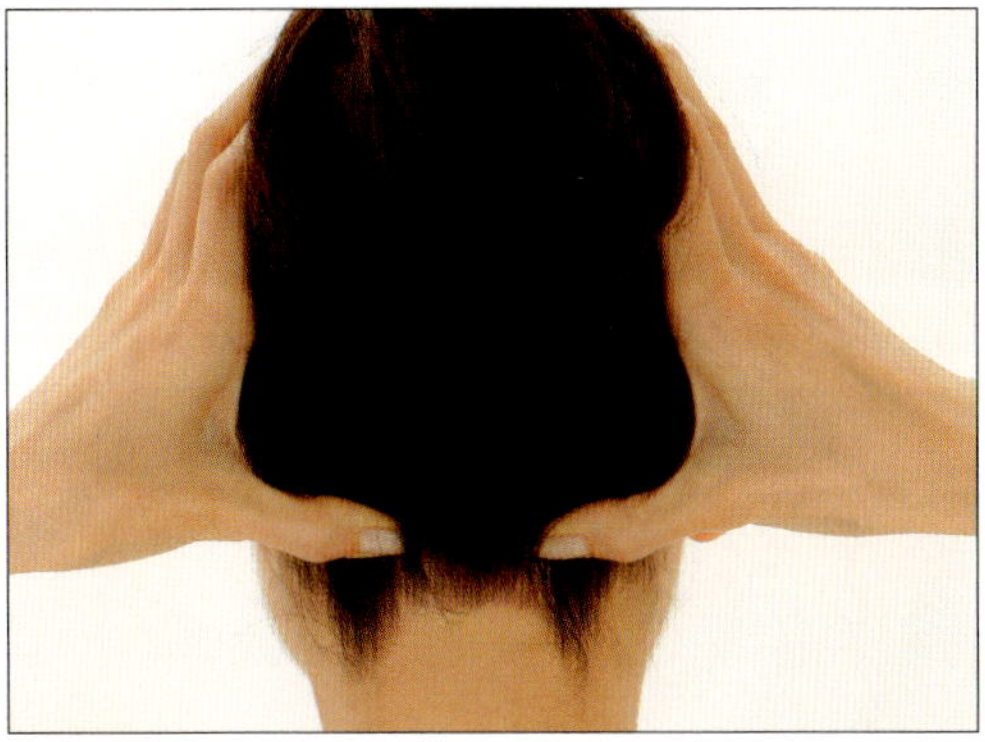

ツボの押し方

親指をツボに当て、ほかの指で頭を抱えるようにしながら、痛気持ちいい程度に上に向かって押しもむ。

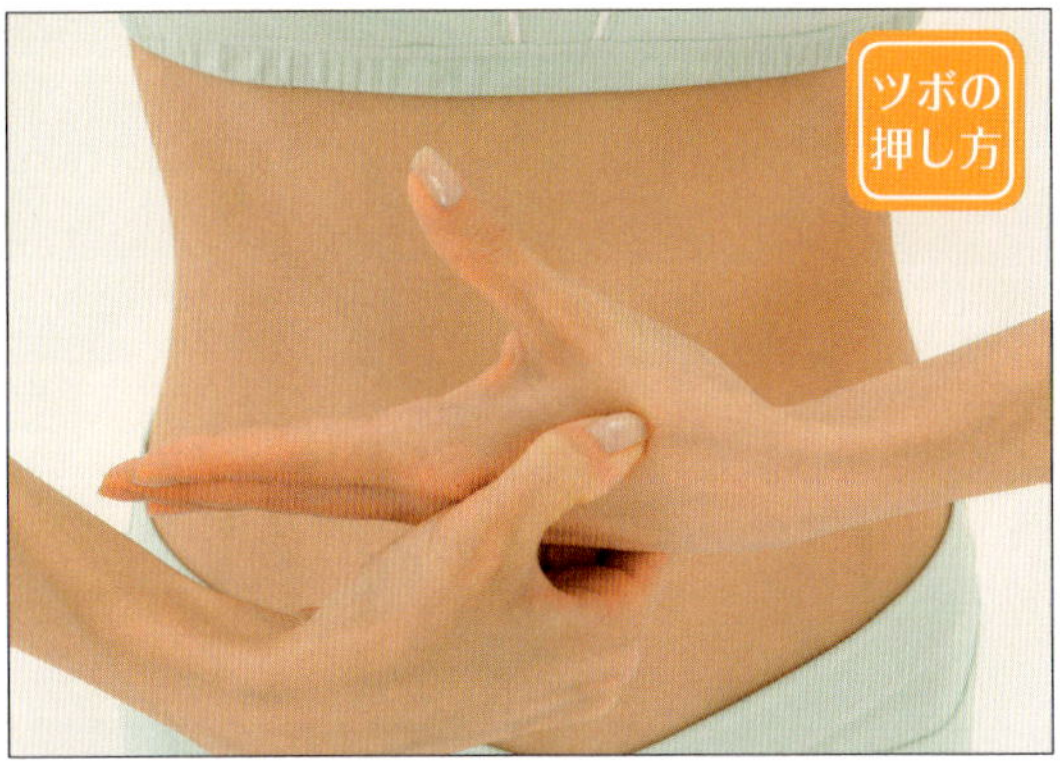

ツボの押し方

親指をツボに当て、ほかの指で手を支えるようにして、痛気持ちいい程度の強さで押しもむ。

ツボの探し方

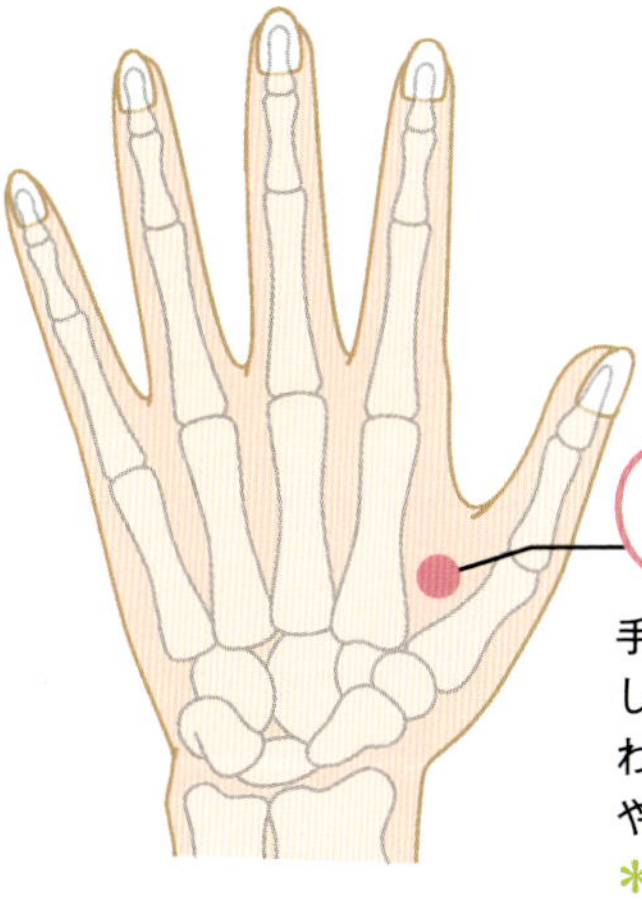

合《ごう》谷《こく》

手の甲側。親指と人さし指の付け根の骨が交わる手前のくぼみ。やや人さし指寄り。

＊疲労感を消す

ツボの探し方

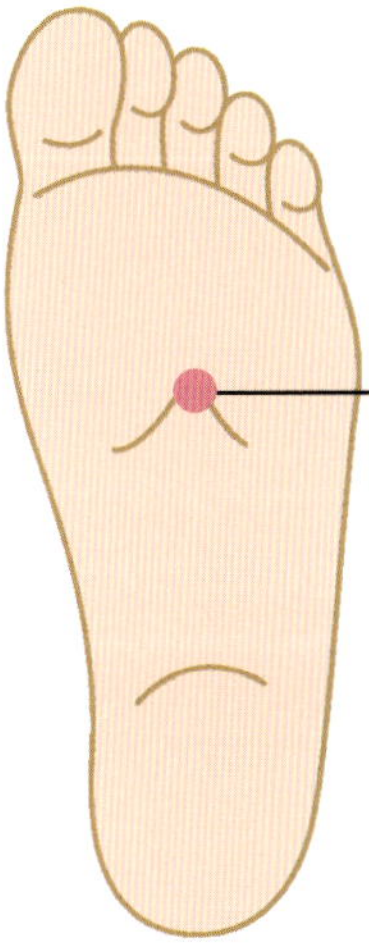

湧《ゆう》泉《せん》

足の裏側。土踏まずの上、足の指を曲げたときに、へこむところ。

＊体力や気力が湧き出す

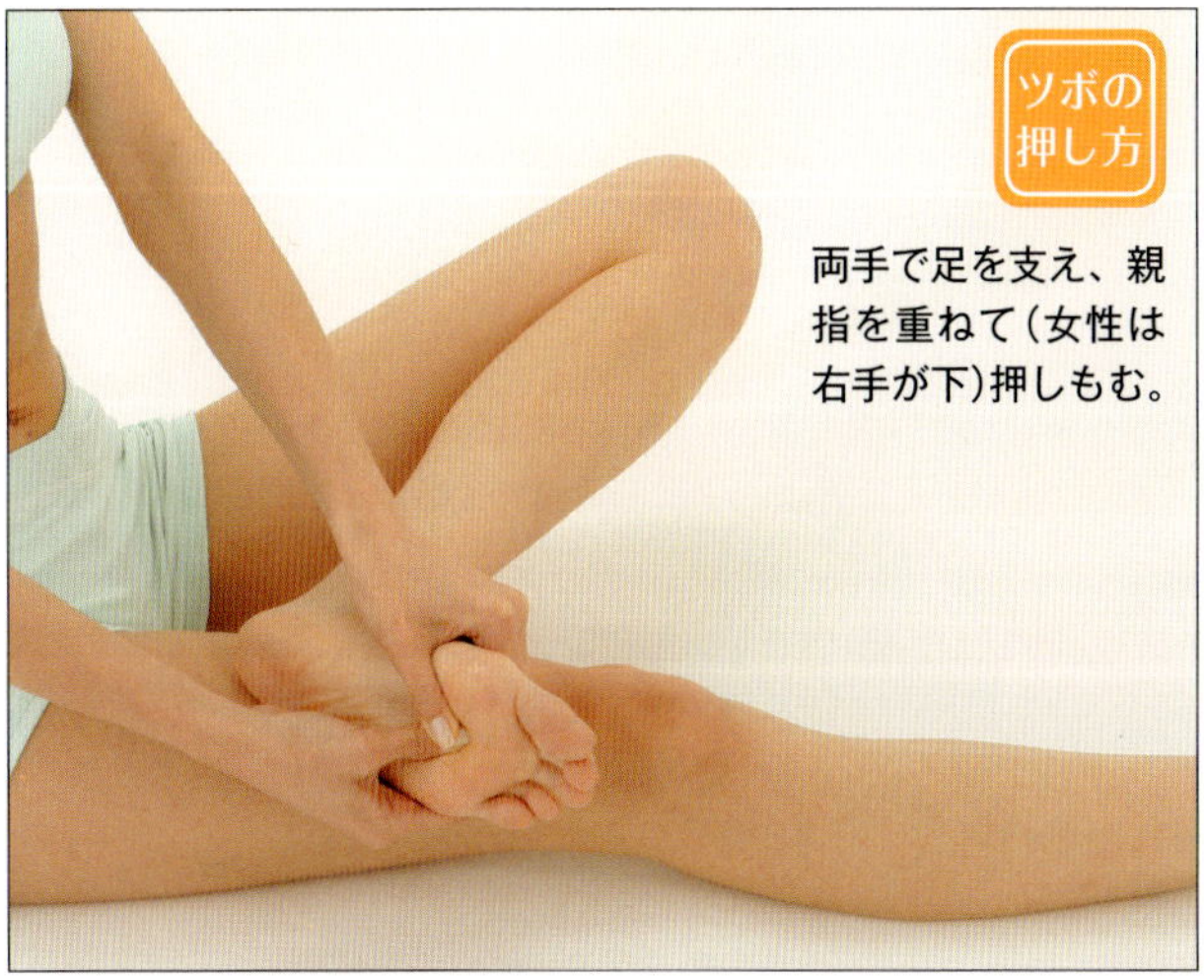

ツボの押し方

両手で足を支え、親指を重ねて（女性は右手が下）押しもむ。

体調に合わせて食べものを選ぶ

「五味」をバランスよく体にとり入れる

体の不調を治すには、ツボ治療だけではなく、食生活などを改善することも大切です。東洋医学では、食べ物を5つの味「酸（すっぱい）、苦（にがい）、甘（あまい）、辛（からい）、鹹（しおからい）」の「五味」に分け、それぞれの味覚が五臓の働きを助けると考えます。ただしひとつの味を過剰に食べ過ぎると体に支障が出るため、バランスよく適量を食べることが大切。また、酸味には甘味を添えるなど、組み合わせによって効果が増すものもあります。

＊矢印の方向に組み合わせて食べると、効果が増します。

酸
（すっぱい）

血液をサラサラにして、老廃物の代謝をアップさせる。解毒作用もあり、下痢や多尿に効く。目にもよい。とり過ぎると脾臓を傷つけ、食欲不振や胃もたれの原因になる。

[酸味の食べ物] 梅、りんご、みかん、レモン、酢、ヨーグルトなど。

苦
（にがい）

熱を冷ましたり、余分な水分を出したりする作用があり、充血や炎症を鎮める。頭痛、せき、めまいによい。とり過ぎると肺を傷つけるため、せきや鼻水など、かぜの原因になる。

[苦味の食べ物] にがうり、茶、コーヒー、ビール、春菊、ほうれん草、筍、ごぼう、銀杏など。

甘
（あまい）

滋養強壮作用があり、緊張を緩め、痛みをやわらげる。嘔吐、慢性の下痢、疲労などに効く。とり過ぎると腎臓や膀胱を傷つけ、頻尿やむくみ、抜け毛の原因になる。

[甘味の食べ物] はちみつ、芋、かぼちゃ、キャベツ、米、えびなど。

辛
（からい）

気や血の流れを促進し、発汗、発散作用がある。かぜやせきなどによい。とり過ぎると汗が出すぎて体が冷え、不眠になったり爪が弱くなったりする。気力などもなくなる。

[辛味の食べ物] ねぎ、にんにく、生姜、大根、酒など。

鹹
（しおからい）

しこりをやわらかくする作用がある。便秘やめまい、腎臓病などによい。とり過ぎると肝を傷つけるため、顔色が悪くなる。血圧が上がりやすくなるので心臓系に悪い。

[鹹味の食べ物] 塩、みそ、醤油、納豆、しじみ、あさりなど。

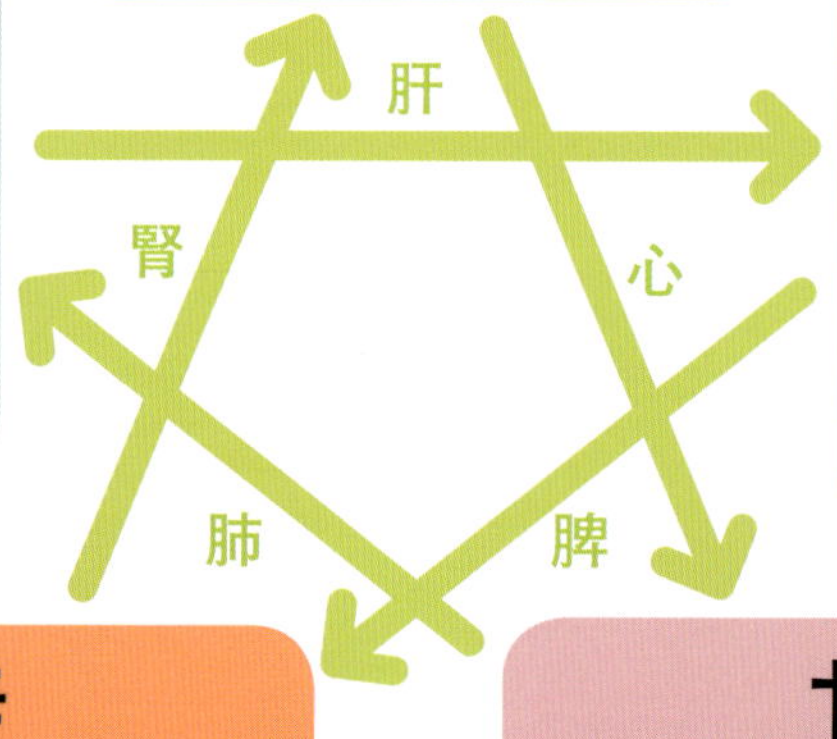

第４章

体の元気に効く！

病院に行くほどではないけれど、体調が悪い気がする……。そんなときこそ、ツボ療法を試しましょう！　ここでは、胃腸の不快感や、かぜの初期症状を改善するツボなど、毎日の不調に効果のあるツボを紹介しています。

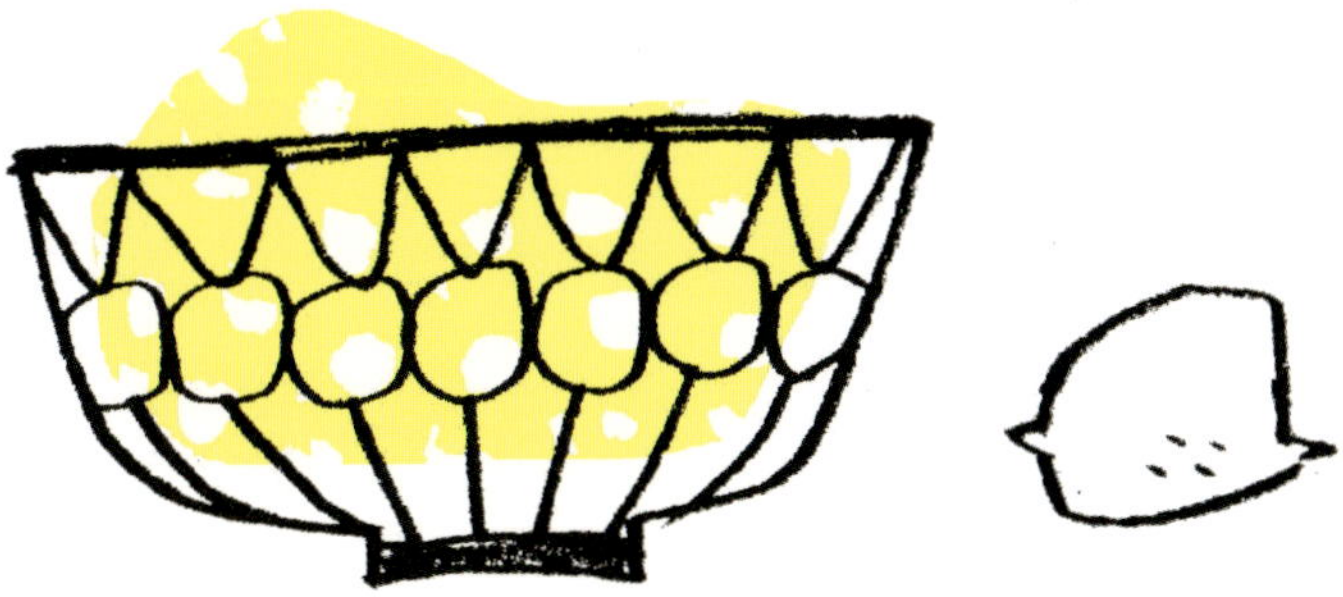

胃腸の不快感

胃痛や胸焼けには胃腸の調子を整えるツボを

ここがツボ!

- 巨闕《こけつ》
- 中脘《ちゅうかん》
- 胃腸点
- 足の三里《さんり》
- 梁丘《りょうきゅう》
- 神門《しんもん》
- 胃

主な症状

- 胃がもたれる
- キリキリと痛む
- 胸焼けがする

原因

食べ過ぎ・飲み過ぎのほか、刺激が強過ぎるものを食べたりすると、消化を助ける胃酸が過剰に分泌されて胃痛や胸焼けを起こします。また、胃は精神的な影響を受けやすいので、ストレスや過労によっても胃痛を起こします。

効果的なツボ

胃にダイレクトに効く「**巨闕**」を温めたり、消化器系の働きを活発にする「**足の三里**」を刺激したりしましょう。

おすすめ改善法

食べ過ぎに注意し、睡眠を十分にとってストレスを減らしましょう。

ツボの押し方

両手の人さし指と中指を「巨闕」に当て（女性は右手が下）、ゆっくりと息を吐きながら押しもんだり回したりする（写真）。「中脘」も同様に、2～3分ずつ刺激。

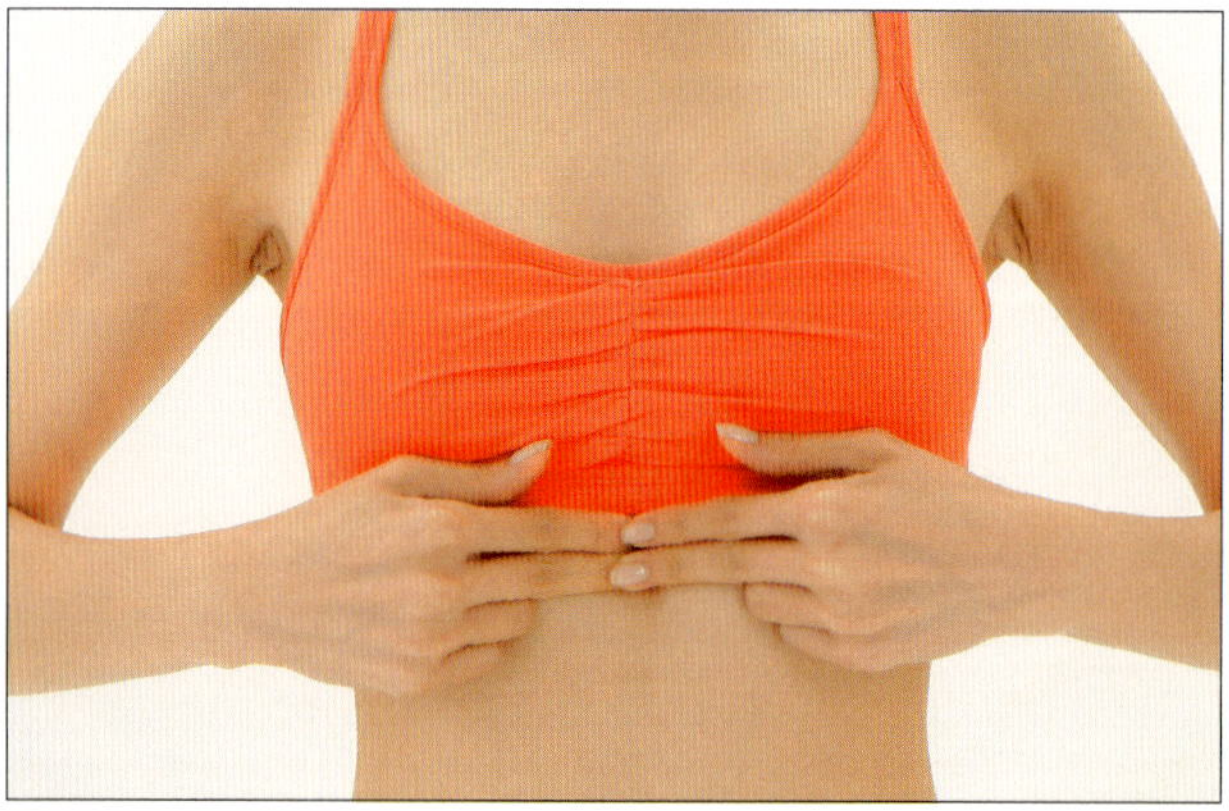

ADVICE! こんな方法も

両手をこすりながら温めた後、手のひらの中心を合わせるようにしてツボに重ね（女性は右手が下）、「気」を与える。いたわるように、時計回りに軽く手を回してなでること。食後や満腹時には強く押さないように。

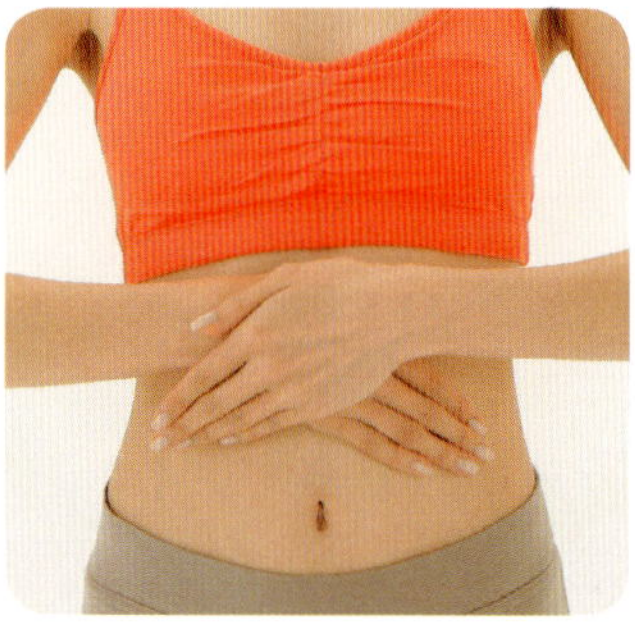

ツボの探し方

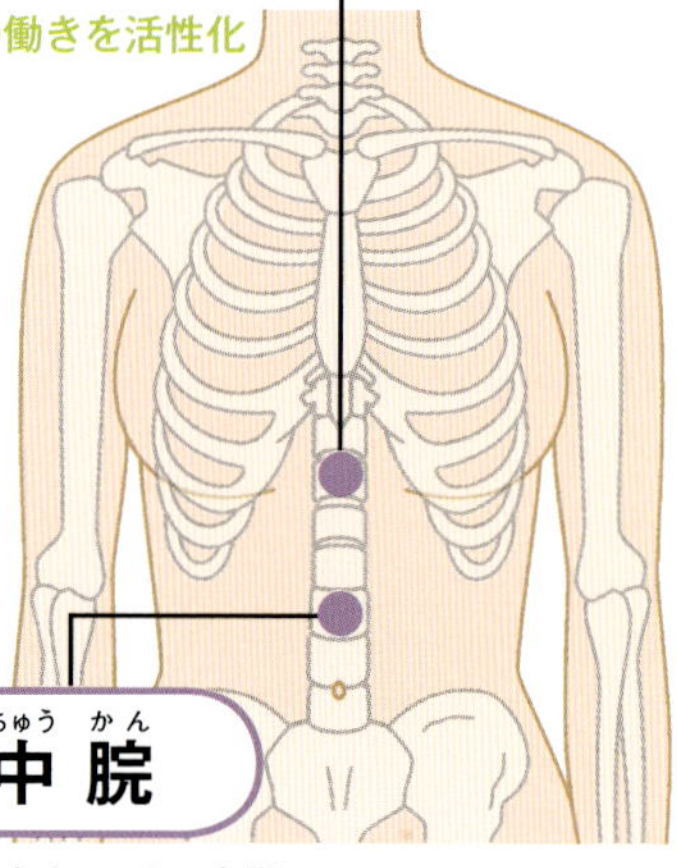

巨闕《こけつ》

みぞおちから2㎝下。

＊胃の働きを活性化

中脘《ちゅうかん》

みぞおちとへその中間。

＊消化を助ける

ツボの探し方

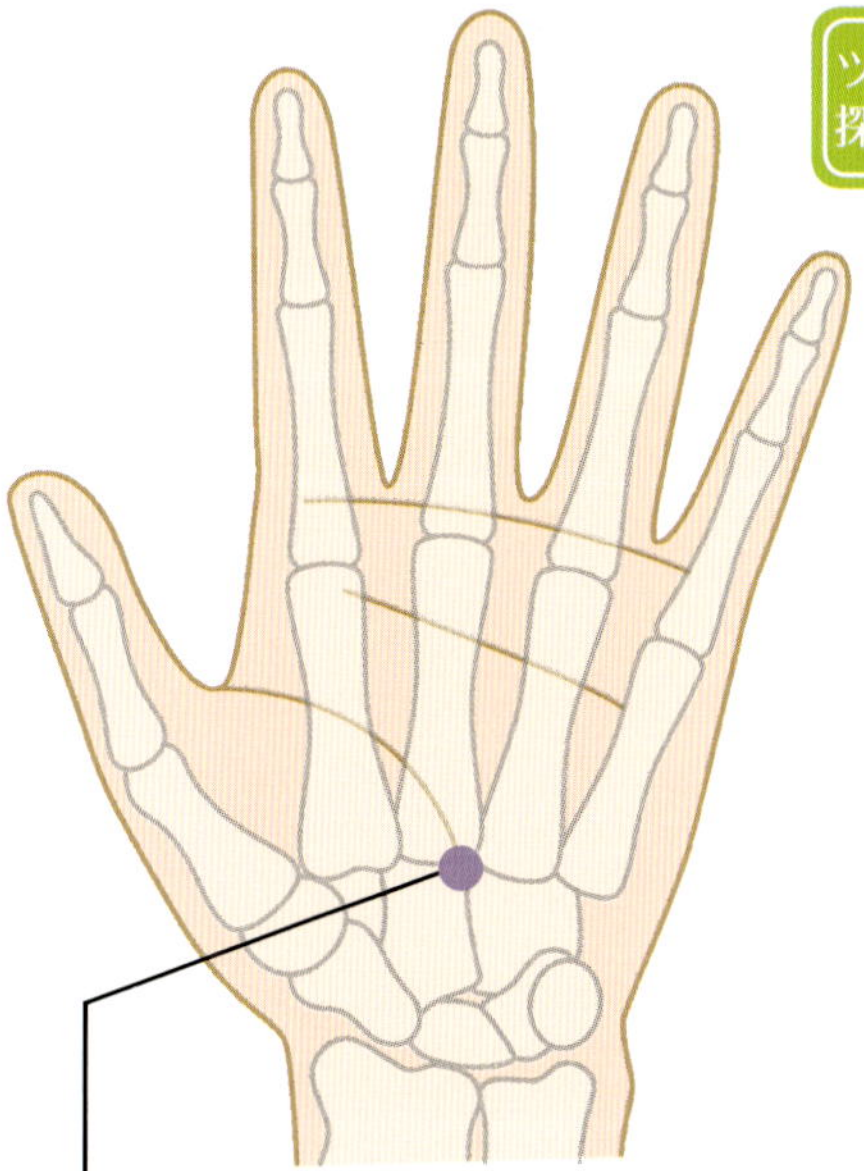

胃腸点

手のひらの中央と、手首を結んだ線の中間。

＊胃腸の働きを活性化

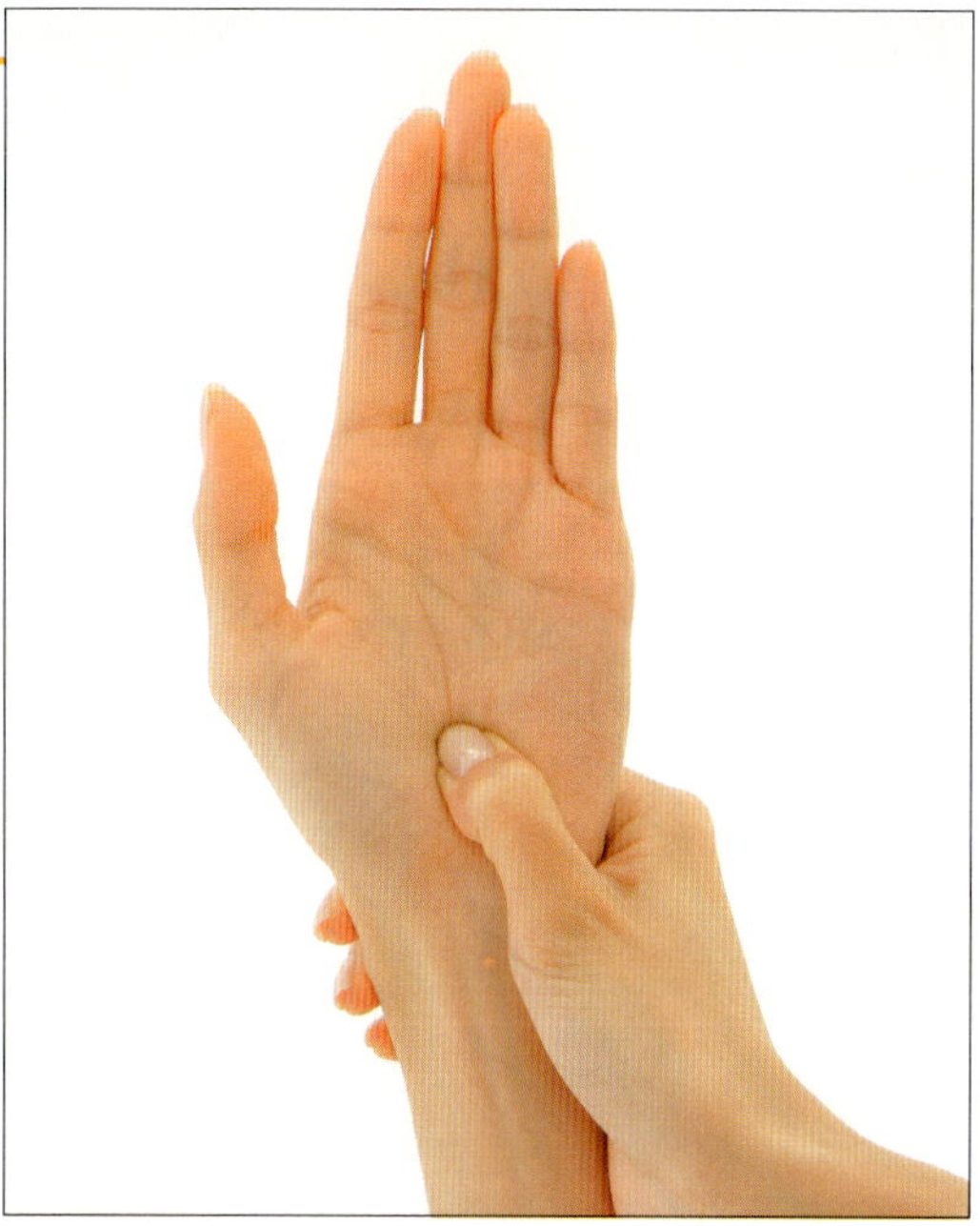

ツボの押し方

親指を「胃腸点」に当て、ほかの指で手を支えるようにして押しもむ。

ADVICE！

こんな方法も

イスに座り、足のかかとを「足の三里」のあるすねの横筋に当ててこすってもよい。ただし、常に上からこすり下ろすこと。痛いところがあれば、かかとでグリグリと強めに押しもむ。両脚ともに行う。

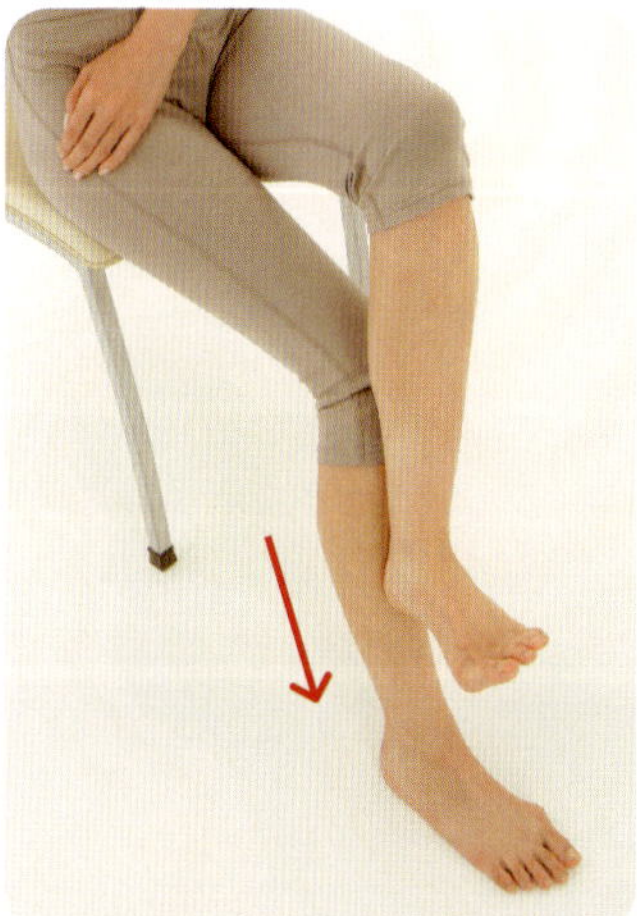

ツボの押し方

脚を軽く曲げて座り、親指をツボに当ててほかの指をふくらはぎに添え、少し強めに押しもむ。

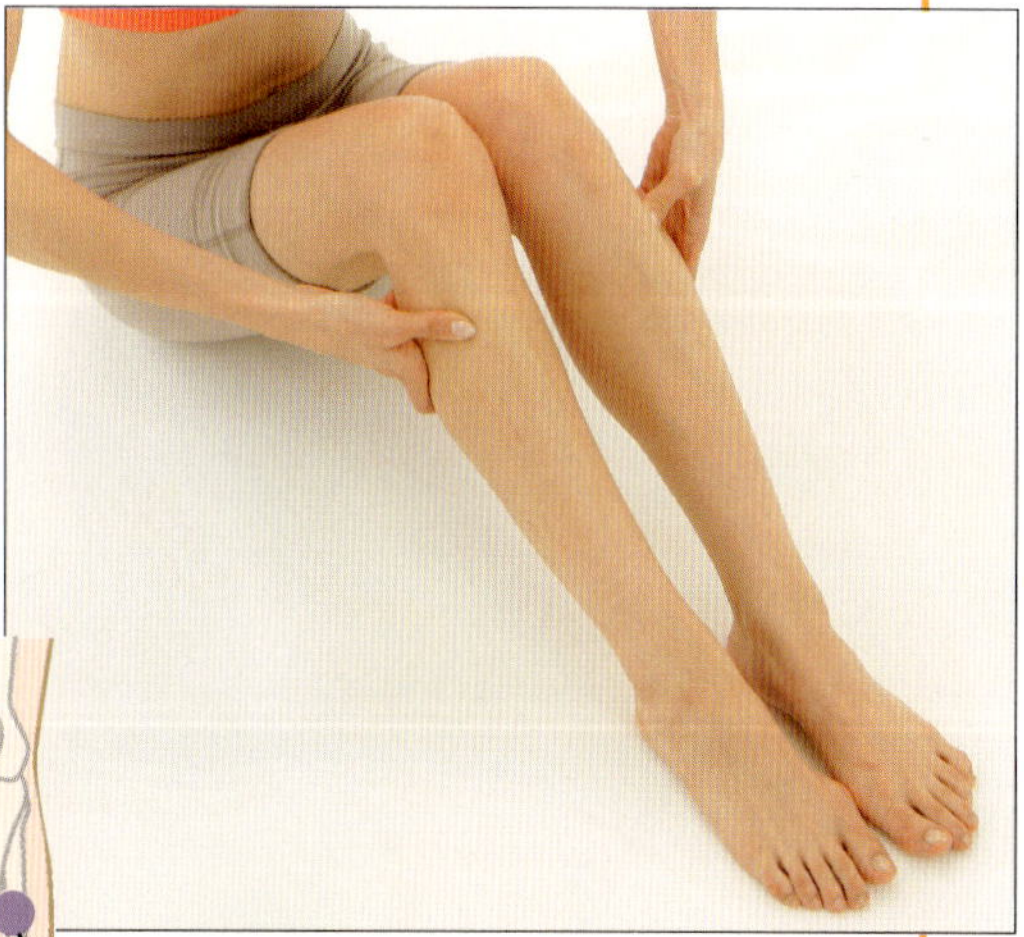

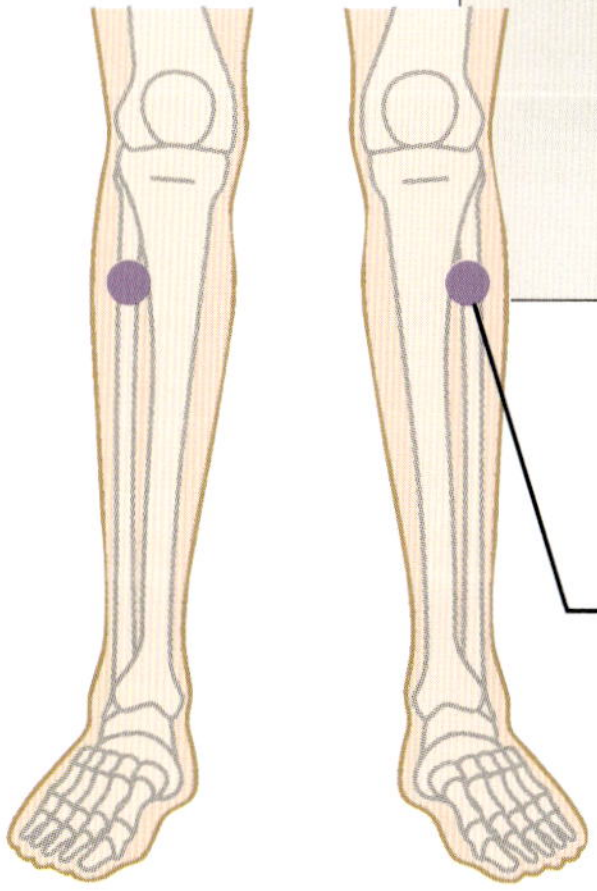

ツボの探し方

足の三里《さんり》

「外膝眼」（P64）から指4本分下がったところ。

＊胃腸の働きを正常化

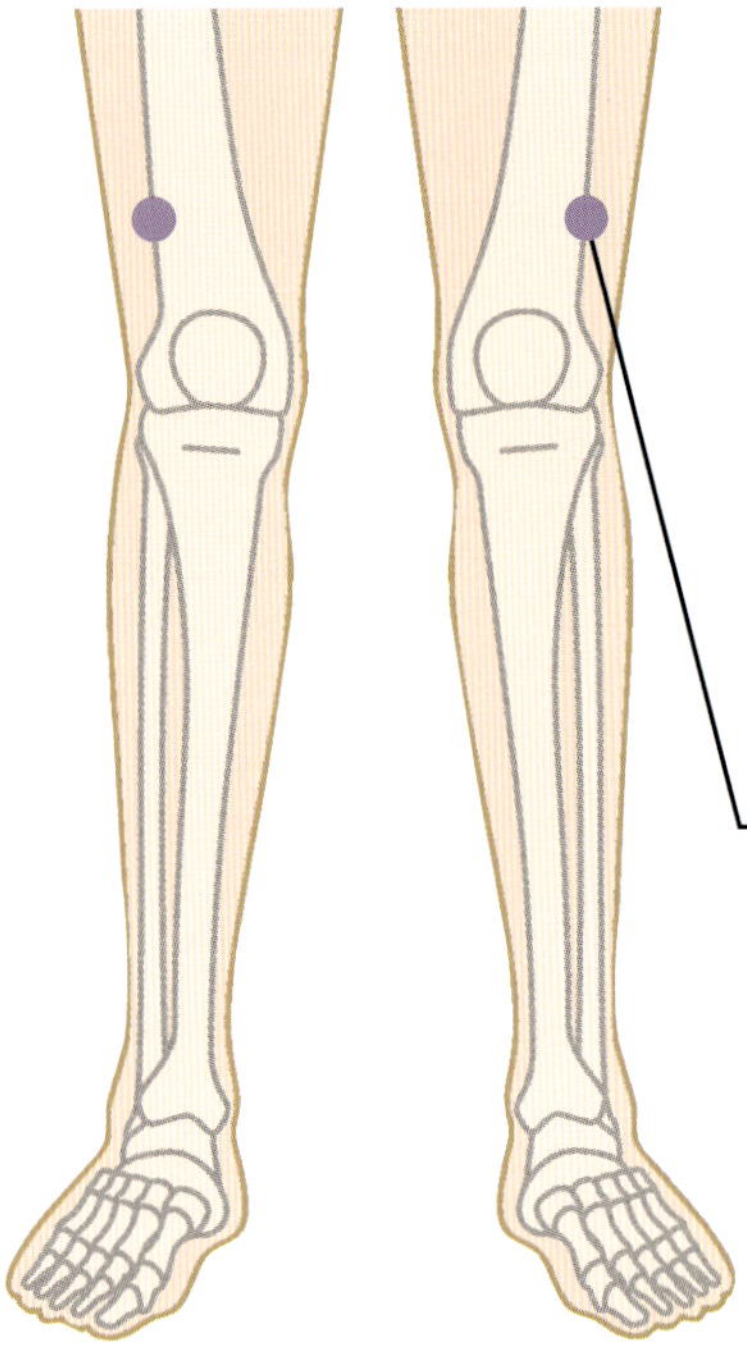

ツボの押し方

イスに座り、人さし指をツボに当てる。親指と人さし指で、骨の両側をはさむようにしながら押しもむ。

ツボの探し方

梁《りょう》丘《きゅう》

膝を軽く曲げて座り、大腿骨から膝に向かって指を動かして、骨に当たって止まったところ。膝から2.5㎝上、大腿骨のやや外側。

＊胃腸の働きを活性化

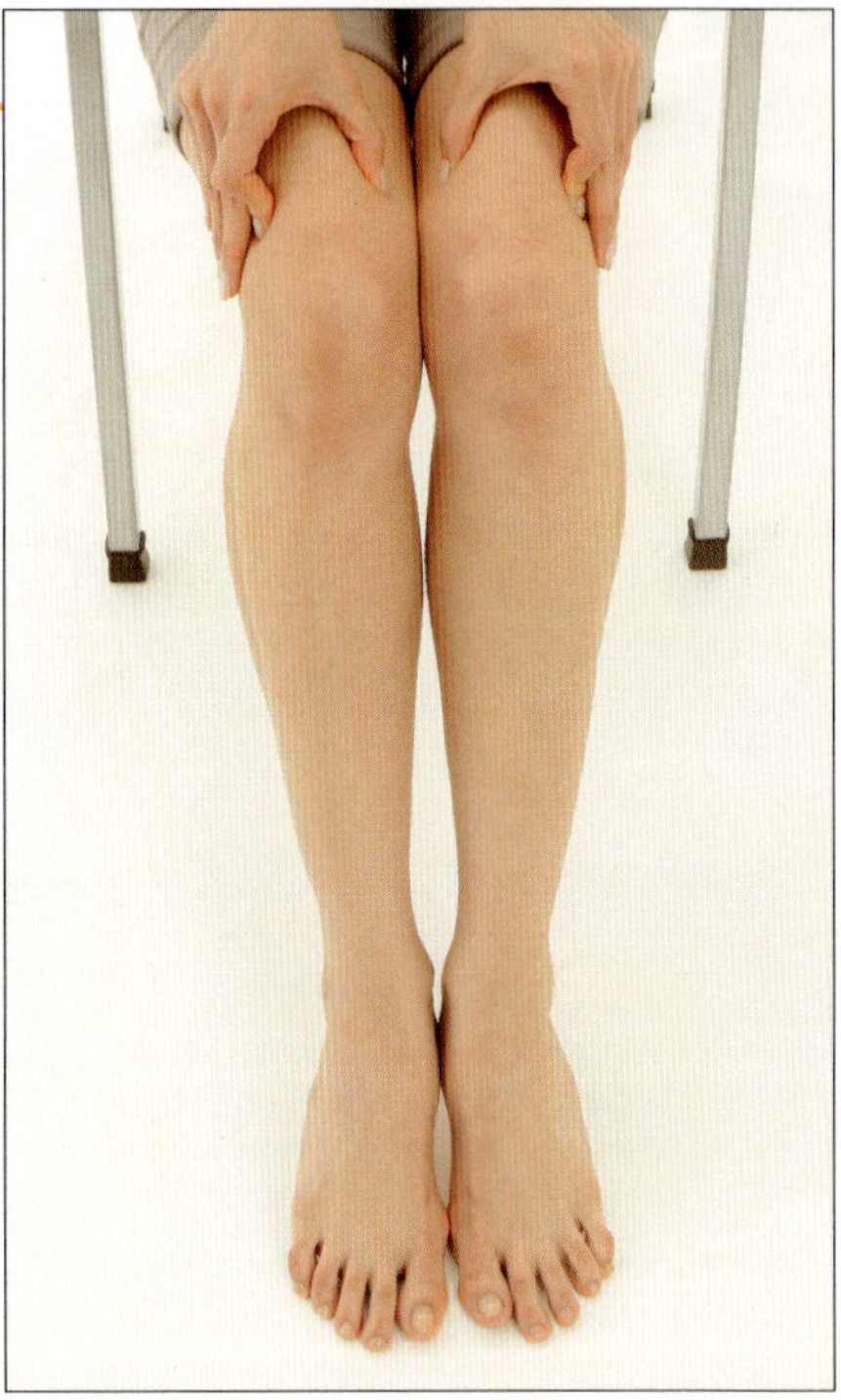

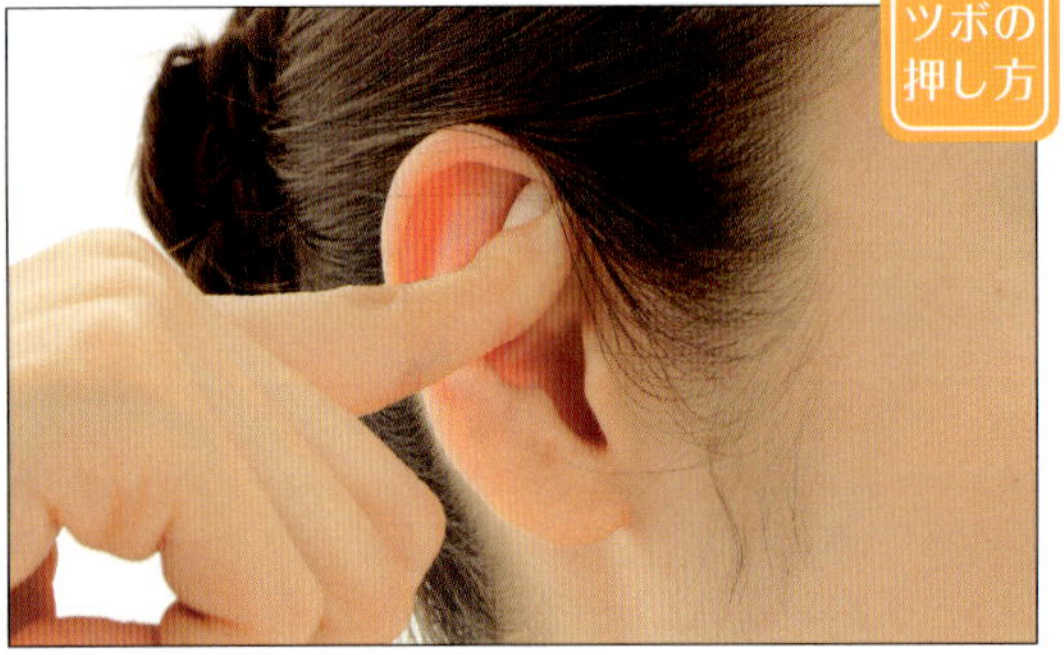

ツボの押し方

人さし指で「神門」を押しもむ。

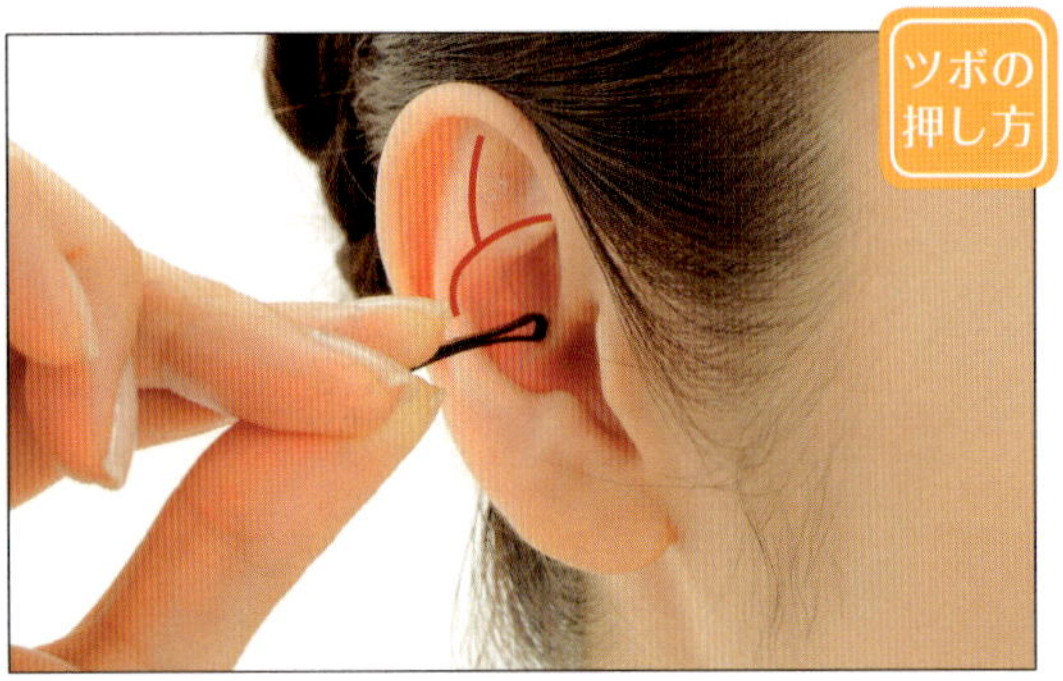

ツボの押し方

ヘアピンの丸い部分で「胃」のあたりをつついてみて、痛いところを押す。

ツボの探し方

神《しん》門《もん》

耳の上部にある、Y字型の軟骨の分かれ目から少し上。軟骨と軟骨の間。

＊イライラによる胃痛を緩和

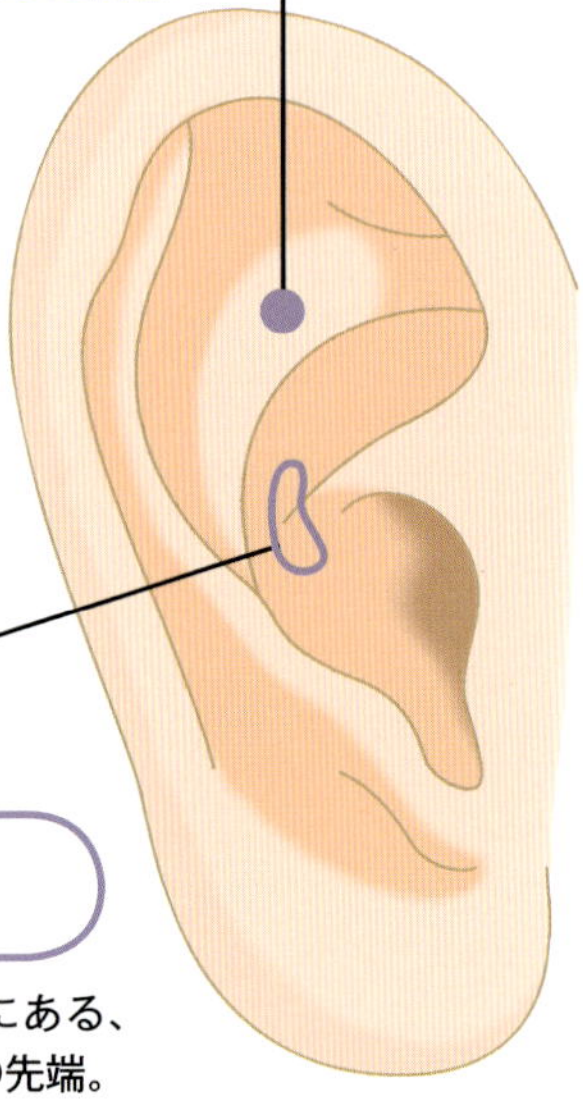

胃

耳の中央付近にある、横に走る軟骨の先端。

＊胃痛を緩和

口内炎

痛みをやわらげて治りを早める手のツボ

主な症状

- ✷口の中が荒れる
- ✷赤い炎症がある
- ✷胃腸が弱っている

❖原因

抵抗力が落ちているときに脂っぽいものやアルコールをとり過ぎると、口の中の粘膜に炎症が起こります。ものを噛むときに誤って口の中を噛んでしまったときも、そこから雑菌が入り込んで炎症を起こします。

❖効果的なツボ

口内炎そのものを治療することはできませんが、手の「**口内点**」を刺激すれば痛みや炎症をやわらげることができます。抵抗力をアップさせる「**合谷**」を押せば予防にもなります。

❖おすすめ改善法

体調が悪いときは、なるべく脂っぽいものやアルコールを控えましょう。

ツボの探し方

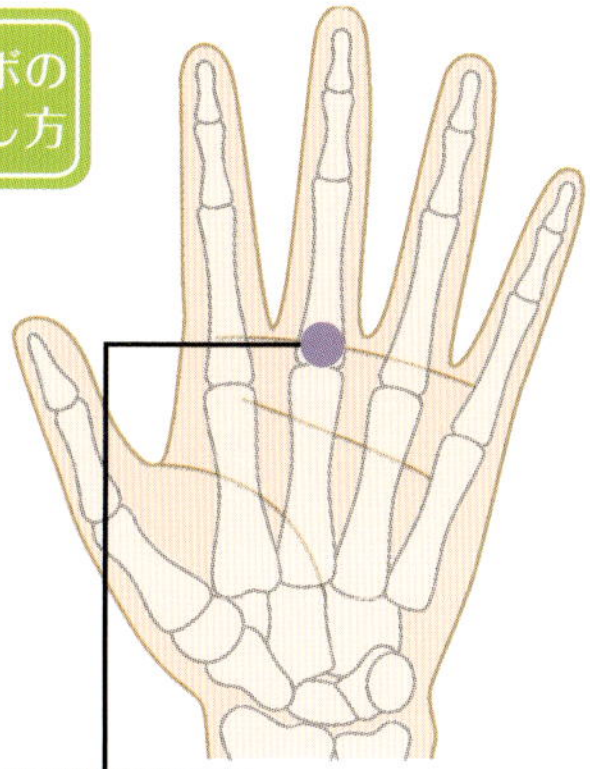

口内点《こうないてん》

手のひら側。中指の付け根。

＊痛みや炎症を緩和

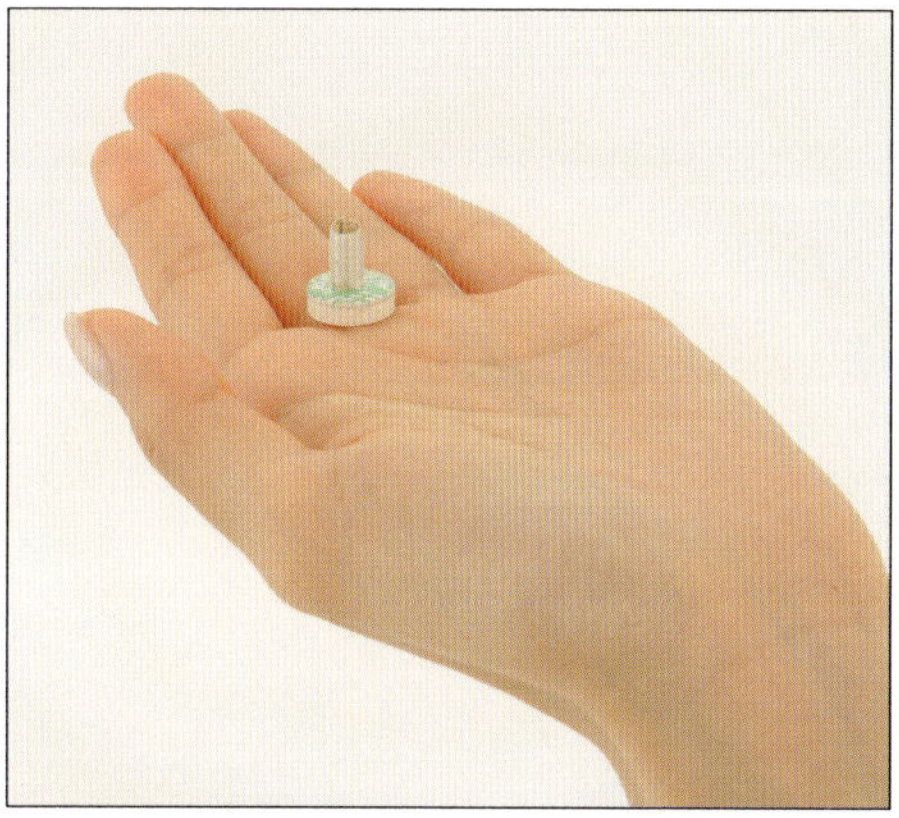

ツボの押し方

お灸をして温める。両手とも行う。親指で押しもんでもよい。

ツボの押し方

親指をツボに当て、ほかの指で手を支えるようにして、痛気持ちいい程度の強さで押しもむ。

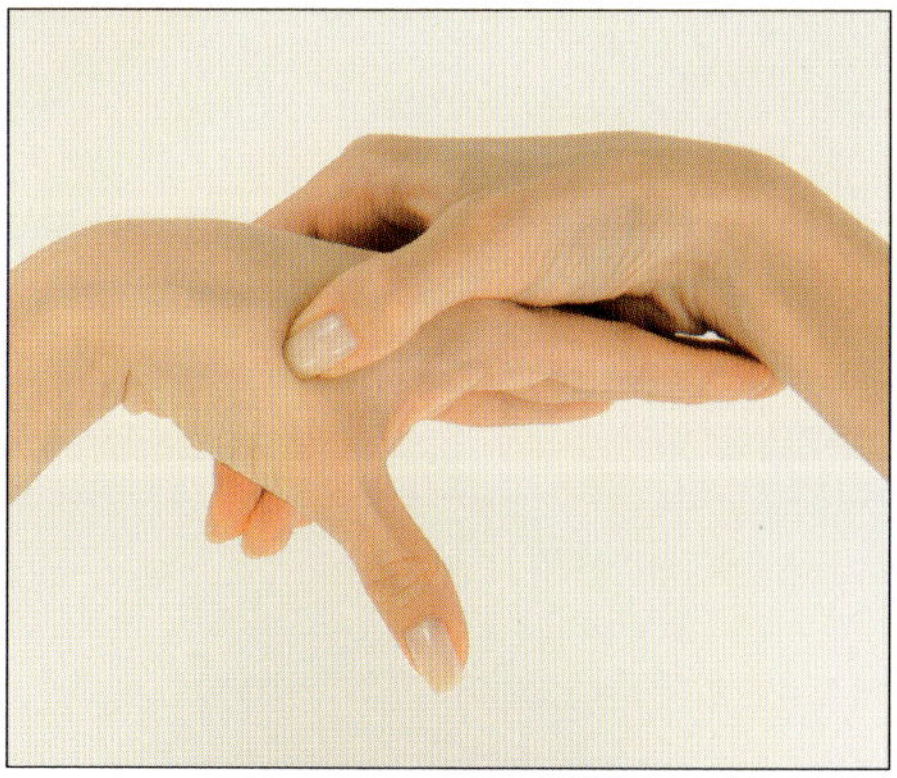

ツボの探し方

手の甲側。親指と人さし指の付け根の骨が交わる手前のくぼみ。やや人さし指寄り。

＊体の免疫を高めて、再発を予防

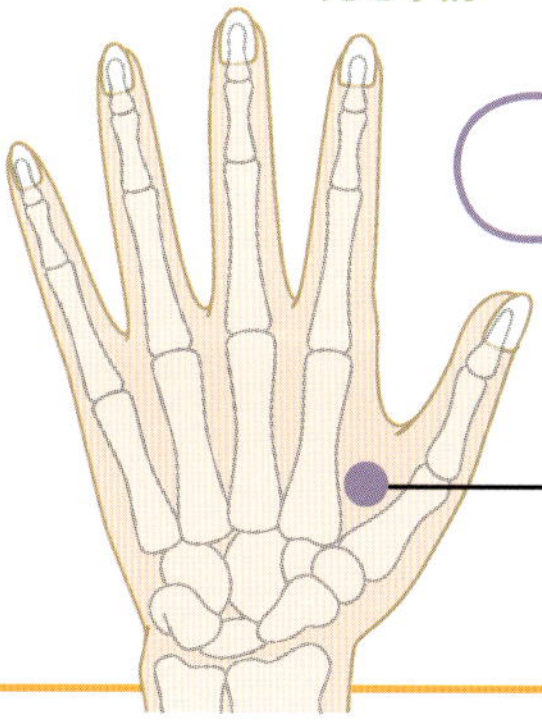

合《ごう》谷《こく》

ここがツボ！

口内点《こうないてん》

合《ごう》谷《こく》

かぜ

引き始めにツボを押して早いうちに撃退

ここがツボ！

- 咽喉《いんとう》ゾーン
- 合《ごう》谷《こく》
- 感冒点《かんぼうてん》
- 扁桃腺《へんとうせん》ゾーン
- 然《ねん》谷《こく》
- 風《ふう》池《ち》

主な症状

✷のどが痛む
✷寒気がする
✷微熱がある

原因

ウイルスによる感染症で、その種類によって症状が異なります。空気中のウイルスが鼻に入ると鼻やのどの粘膜が炎症を起こし、全身に感染すると発熱や関節痛を起こします。

効果的なツボ

抵抗力を高める「**合谷**」と、呼吸器系の働きを高める「**感冒点**」を同時に押しましょう。のどが痛い人は、手の「**咽喉ゾーン**」や足の「**扁桃腺ゾーン**」を刺激しましょう。

おすすめ改善法

かぜで抵抗力が落ちるとさまざまな合併症を起こすことがあるので、引き始めに治すことが肝心です。

ツボの押し方

親指を「合谷」、人さし指を「感冒点」に当てて、ゴリゴリとはさみもむ。「咽喉ゾーン」は親指でやさしく上下するように刺激する。そのほかのツボも親指で押しもむ。

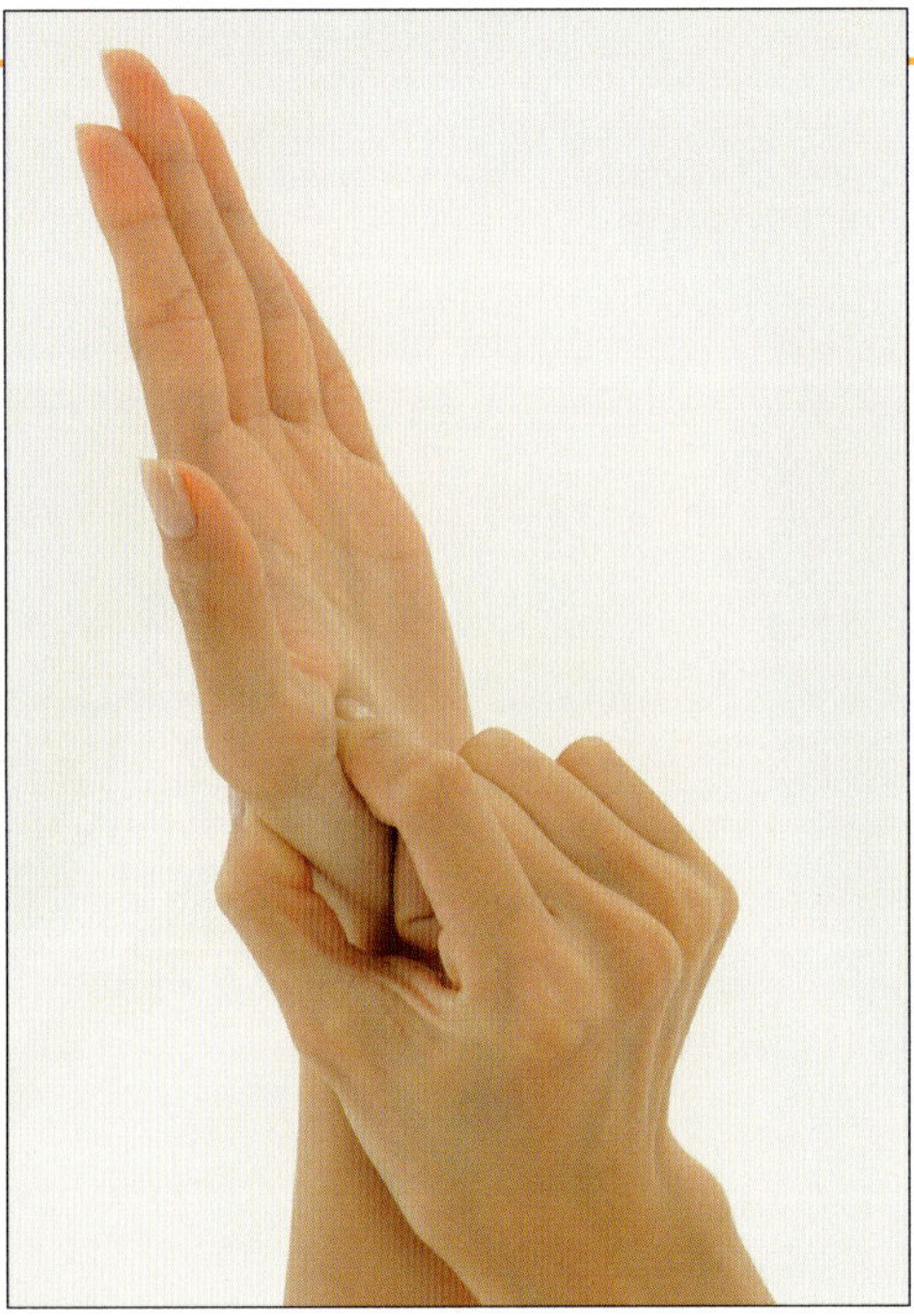

ツボの探し方

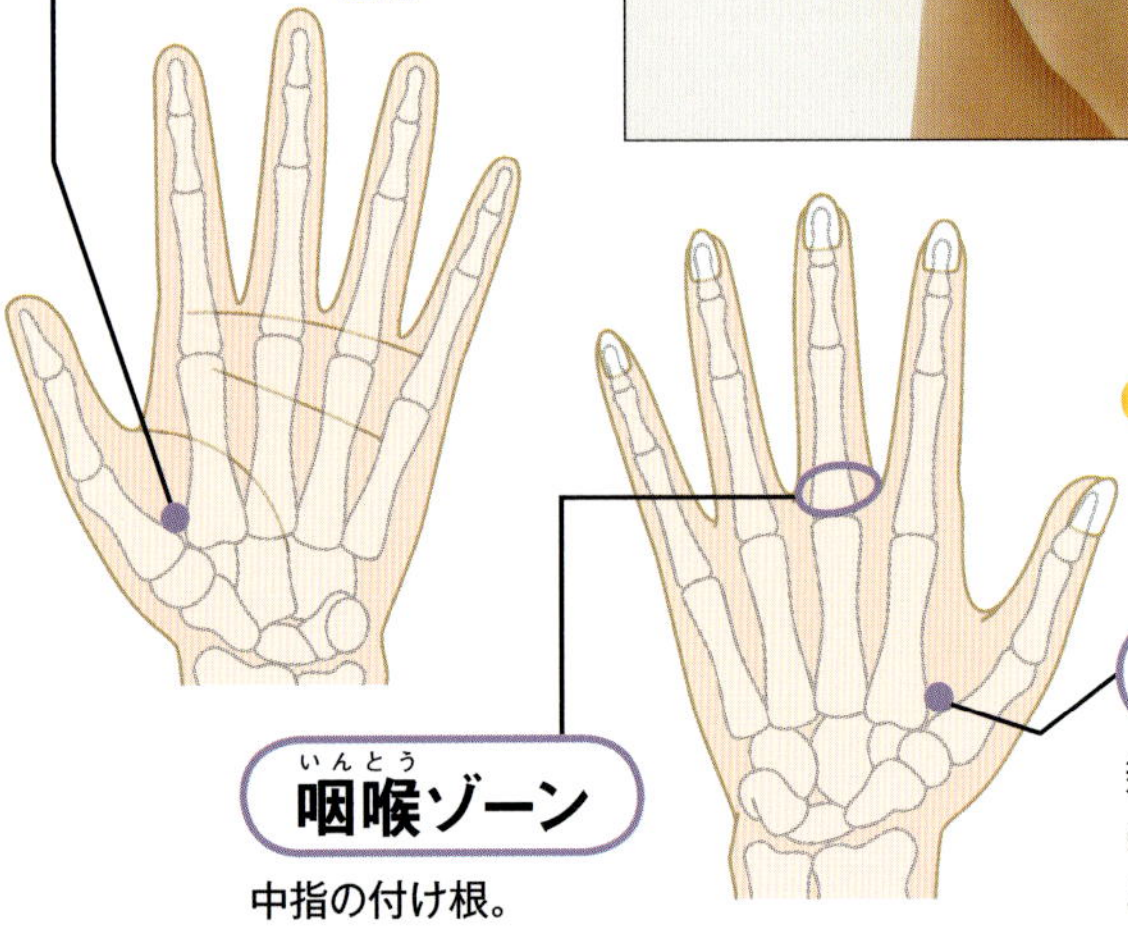

●手のひら側

感冒点《かんぼうてん》
「合谷」の真裏。
＊のどの痛みを緩和

●手の甲側

咽喉《いんとう》ゾーン
中指の付け根。
＊のどの炎症を抑制

合《ごう》谷《こく》
親指と人さし指の付け根の骨が交わる手前のくぼみ。やや人さし指寄り。
＊抵抗力をつける

ツボの探し方

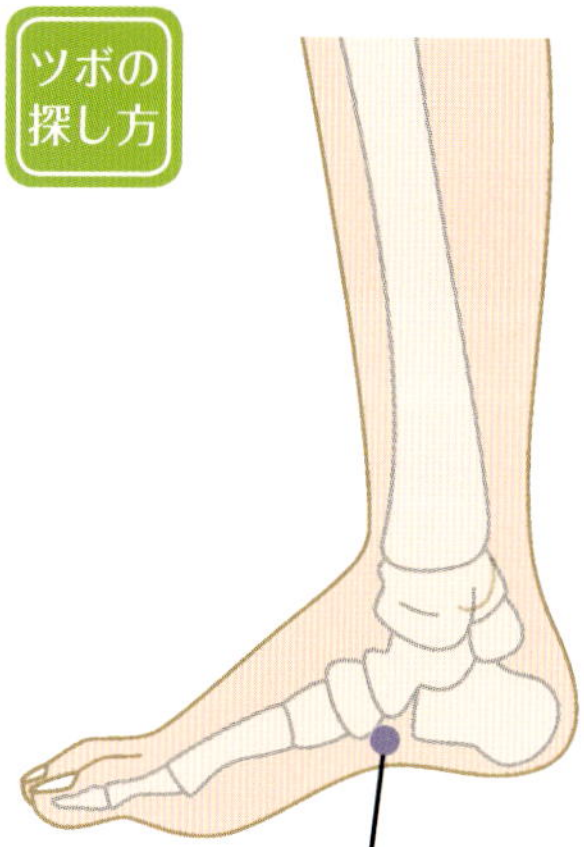

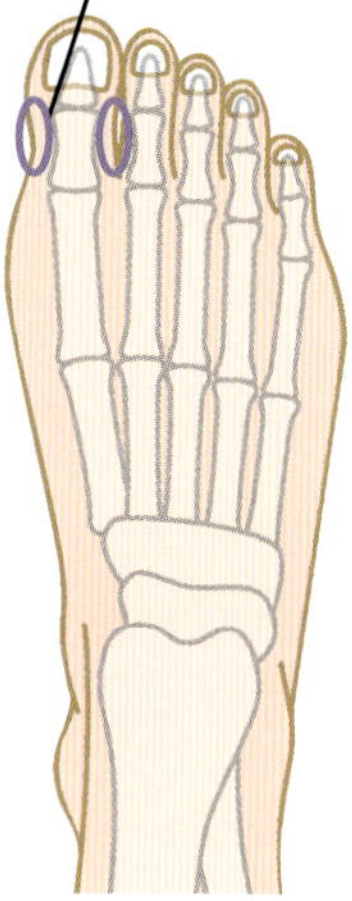

扁桃腺《へんとうせん》ゾーン

親指の付け根の両端2ヶ所。
＊のどの腫れを改善

然《ねん》谷《こく》

土踏まずのカーブのいちばん高いところ。
＊のどを強化

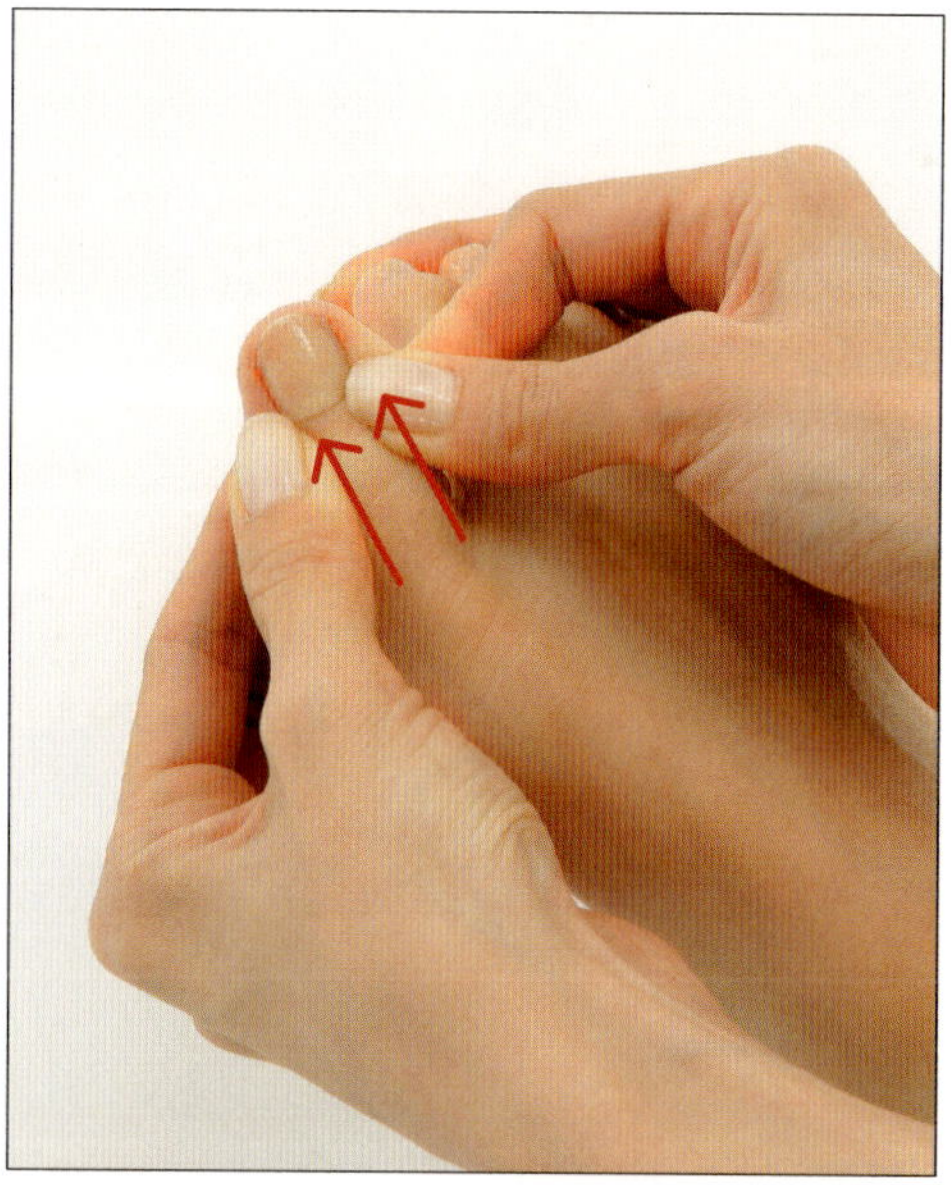

ツボの押し方

両手の親指を「扁桃腺ゾーン」に当て、指先に向かって押しもむ。「然谷」は内側に向かって親指で押しもむ。

かぜ

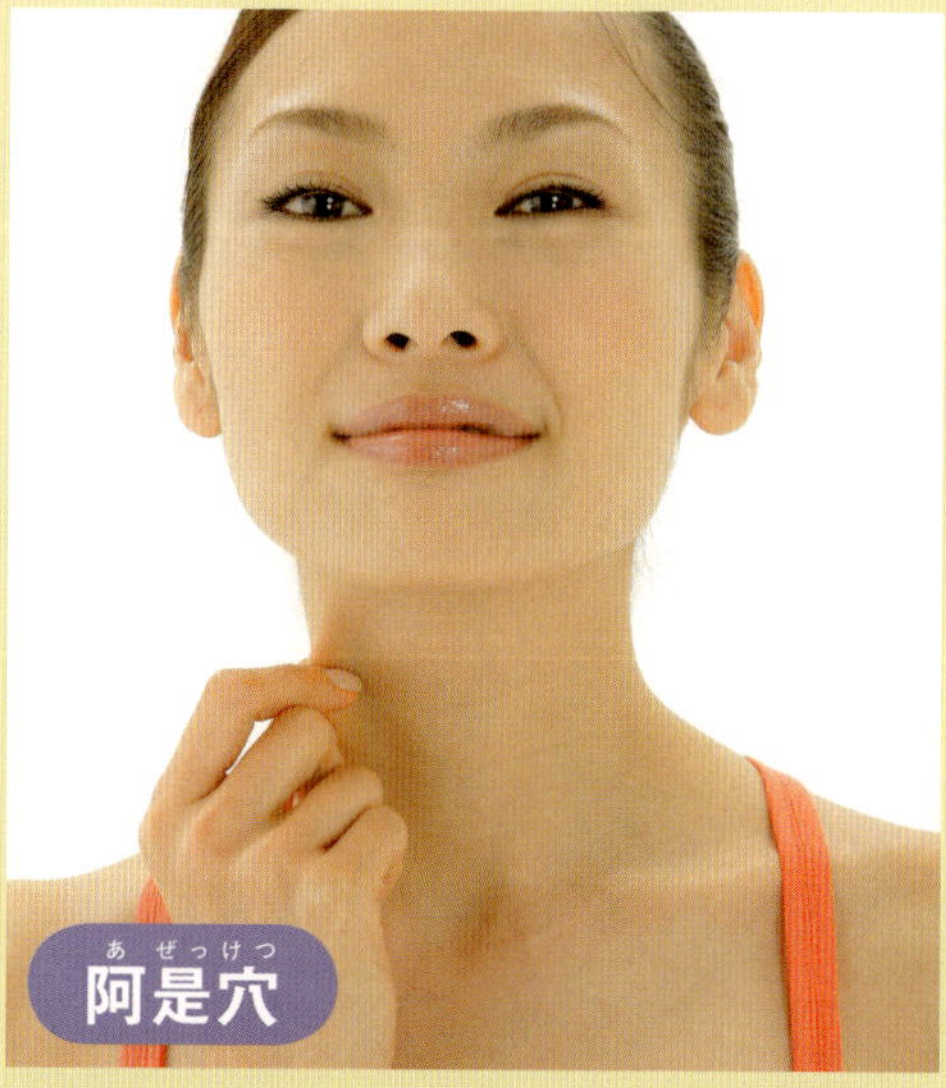

阿是穴《あぜっけつ》

「阿是穴」とは、「あ、このツボ」という意味。体中どこでも、押して痛みを感じるところがツボです。のどが痛いときは、親指と人さし指でのどのあちこちを小さくつまみ、痛いと感じるところを集中してつまんだり押したりしましょう。

風《ふう》池《ち》

抵抗力がアップする「風池」は親指で押しながら頭を前後に動かして刺激(P60)。
＊抵抗力をつける

このツボも効く！

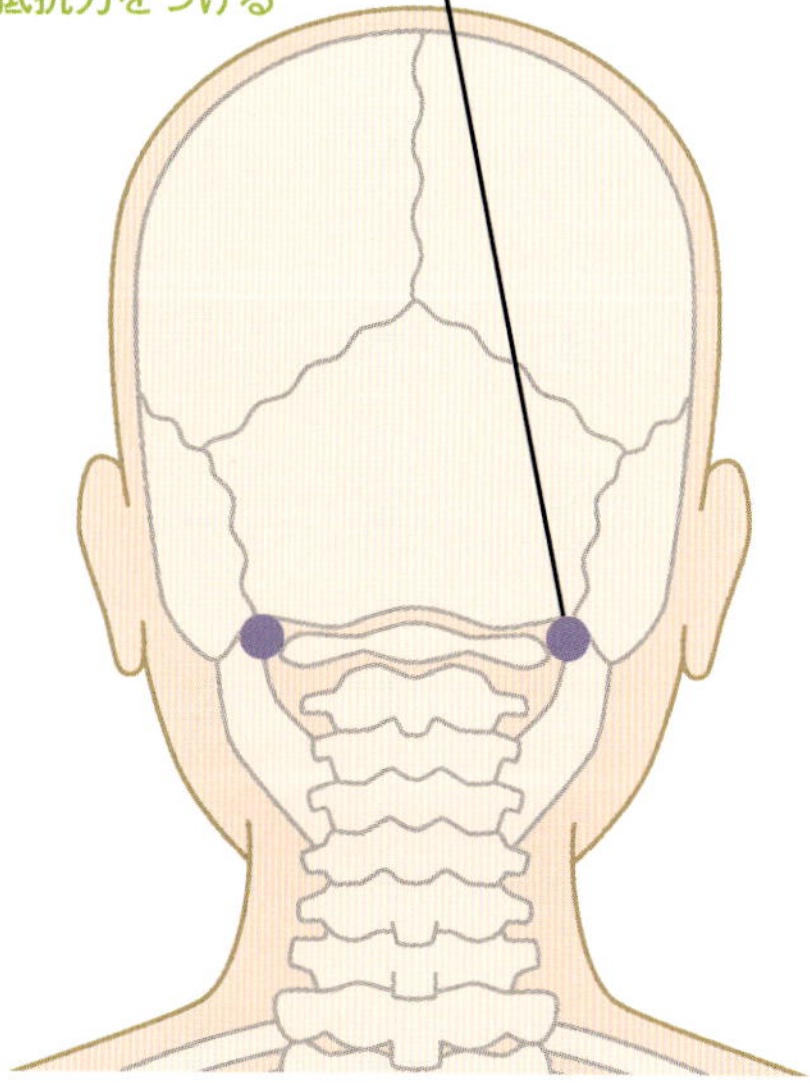

鼻づまり・花粉症

鼻の粘液の機能を高めて鼻の通りをよくする

主な症状

- ✷慢性鼻炎
- ✷鼻水、鼻づまり
- ✷くしゃみがよく出る

原因

ウイルスが鼻に入ると、鼻の粘膜が炎症を起こして鼻づまりなどの症状が起きます。また、スギなどの花粉が体内に入ると、これを追い出すために抗体が暴れ、神経や血管を刺激して、くしゃみや鼻水、目のかゆみなどのアレルギー症状を起こします。

効果的なツボ

「**晴明**」「**鼻通**」は鼻の通りをよくして鼻粘液の機能を高めます。「**晴明**」は目のかゆみにも効果があります。

おすすめ改善法

毎日ツボ押しを続けることで、慢性鼻炎や蓄膿症《ちくのうしょう》を徐々に改善することができます。

ツボの押し方

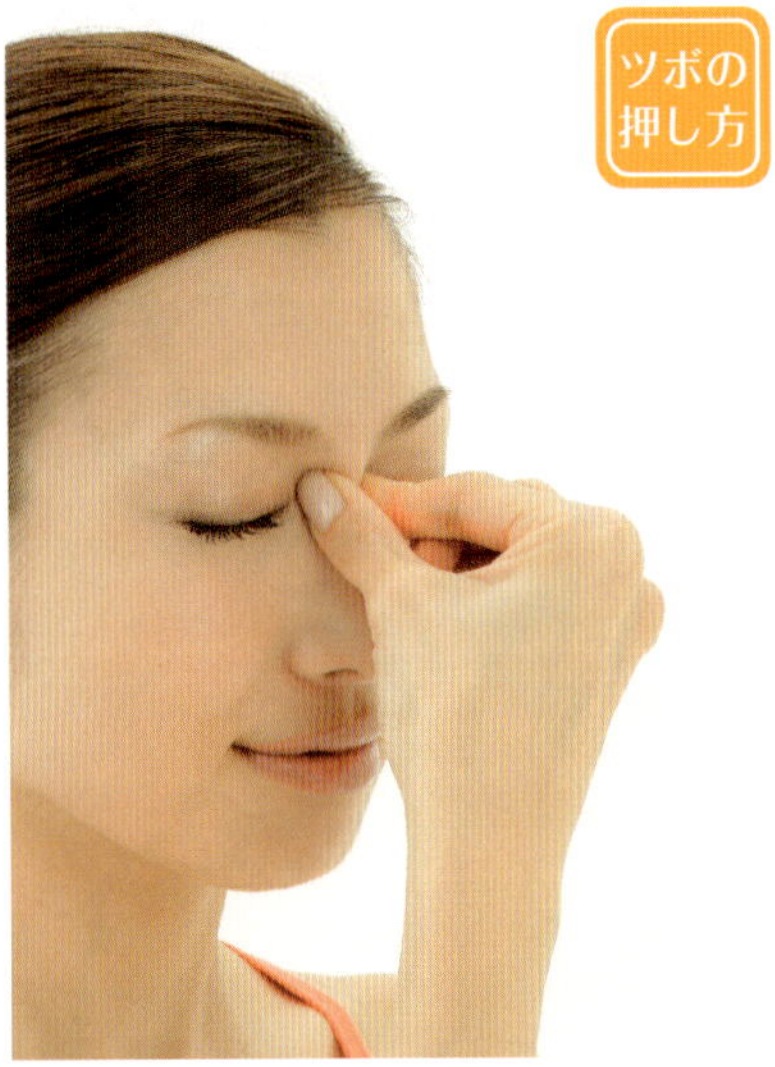

親指と人さし指で鼻をつまむようにしながら、左右の「晴明」を目がすっきりするまで押しもむ。

ツボの押し方

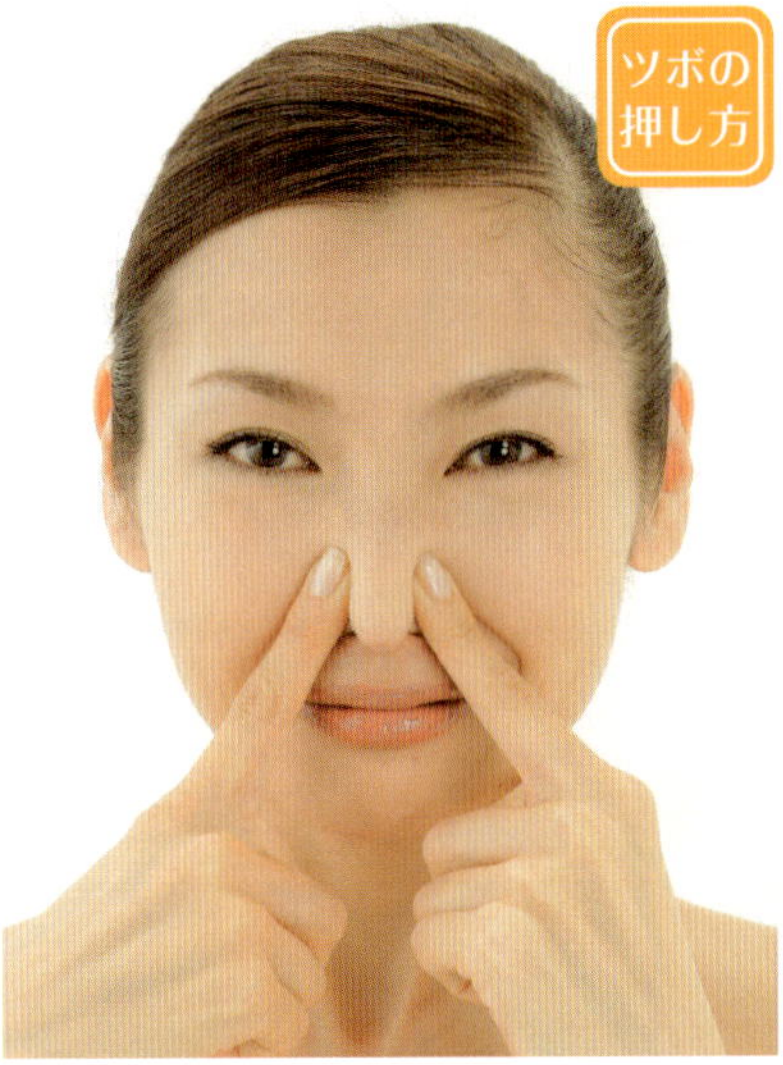

手と指先を温め、両手の人さし指の横腹を「鼻通」に当て、上に向けて強めに1～2分押しもむ。

ツボの探し方

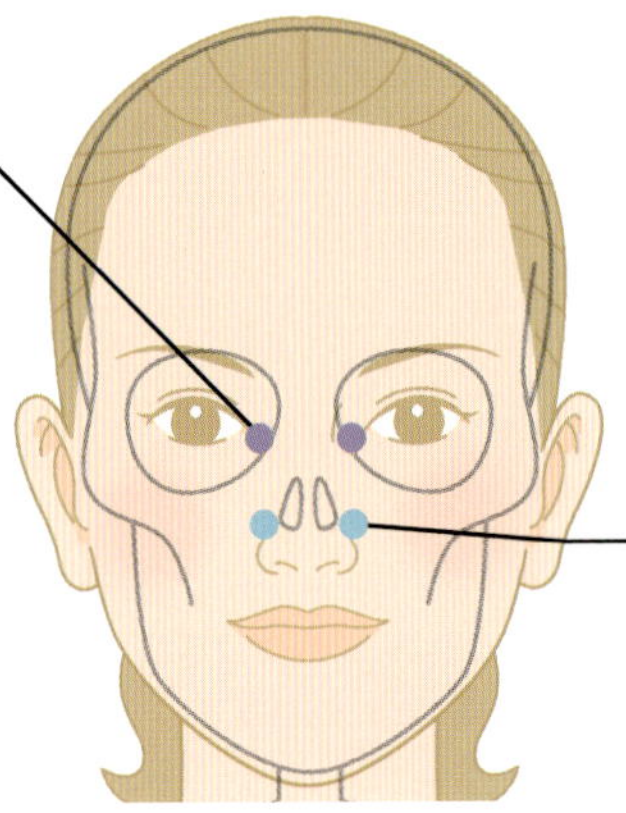

晴明《せいめい》

目頭の先端を押して、鈍い痛みを感じるところ。
＊目の疲れ、かゆみを緩和

鼻通《びつう》

小鼻の上のへこんだところ。
＊鼻孔の血行を促進

ここがツボ！

- 晴明《せいめい》
- 鼻通《びつう》
- 外鼻《がいび》
- 内鼻《ないび》
- 内分泌《ないぶんぴ》
- 鼻ゾーン

ツボの探し方

外鼻《がいび》

耳の穴の手前にあるひだの中央。

内鼻《ないび》

「外鼻」の裏側、やや下。

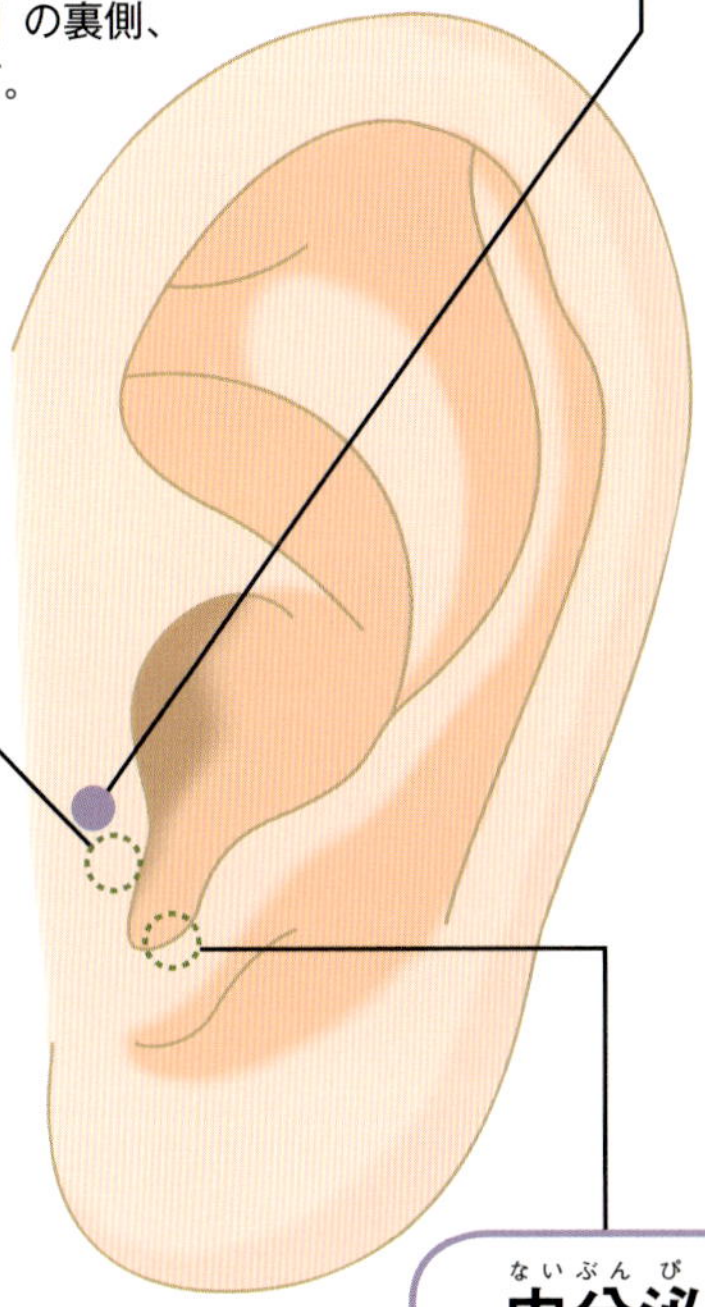

内分泌《ないぶんぴ》

耳の穴の下にある切れ込みのやや内側。

＊上記すべて、慢性鼻炎や蓄膿症を改善

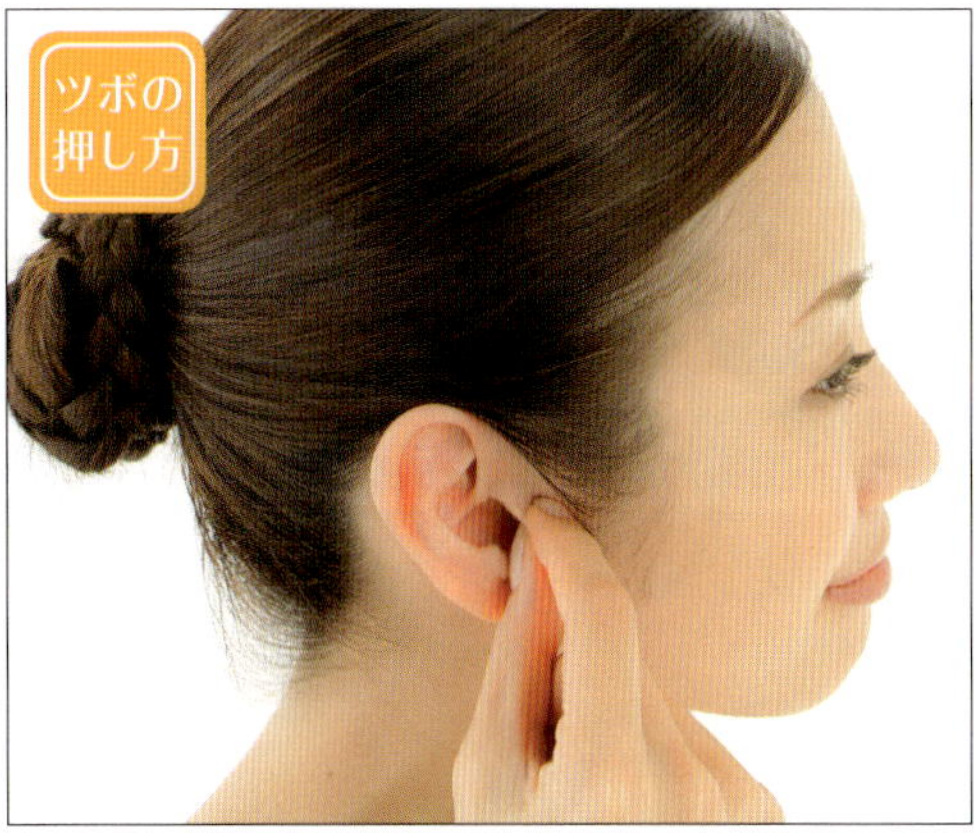

親指を「内鼻」、人さし指を「外鼻」に当て、ひだをはさむようにしながら押しもむ。

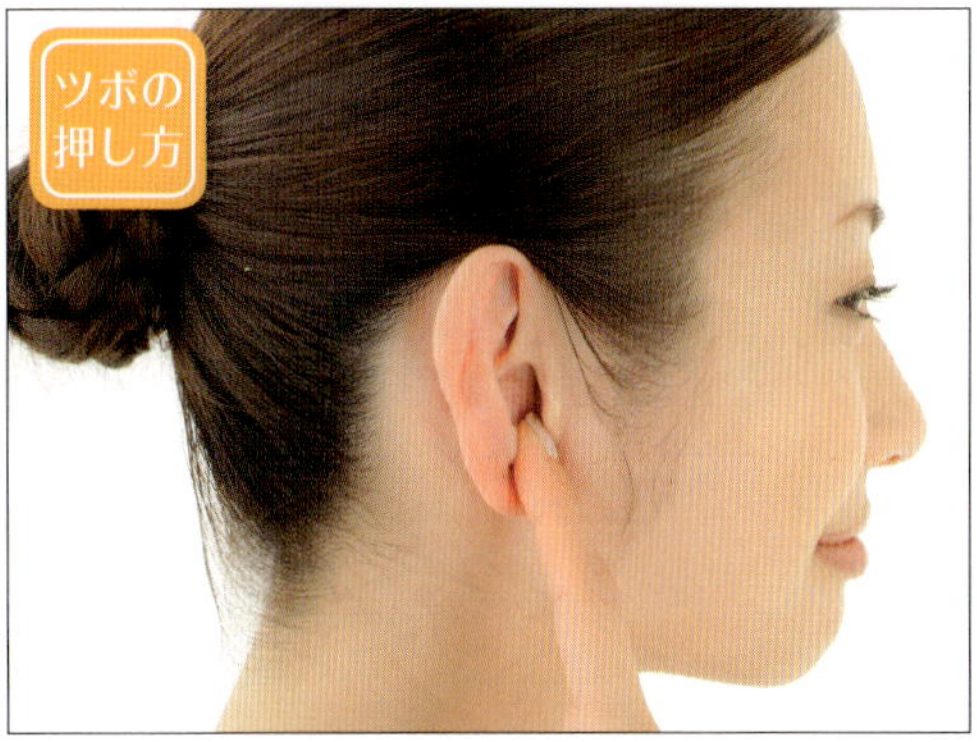

人さし指を耳の穴の下にある切れ込みにさし入れ、「内分泌」に当て、下に向かって押す。

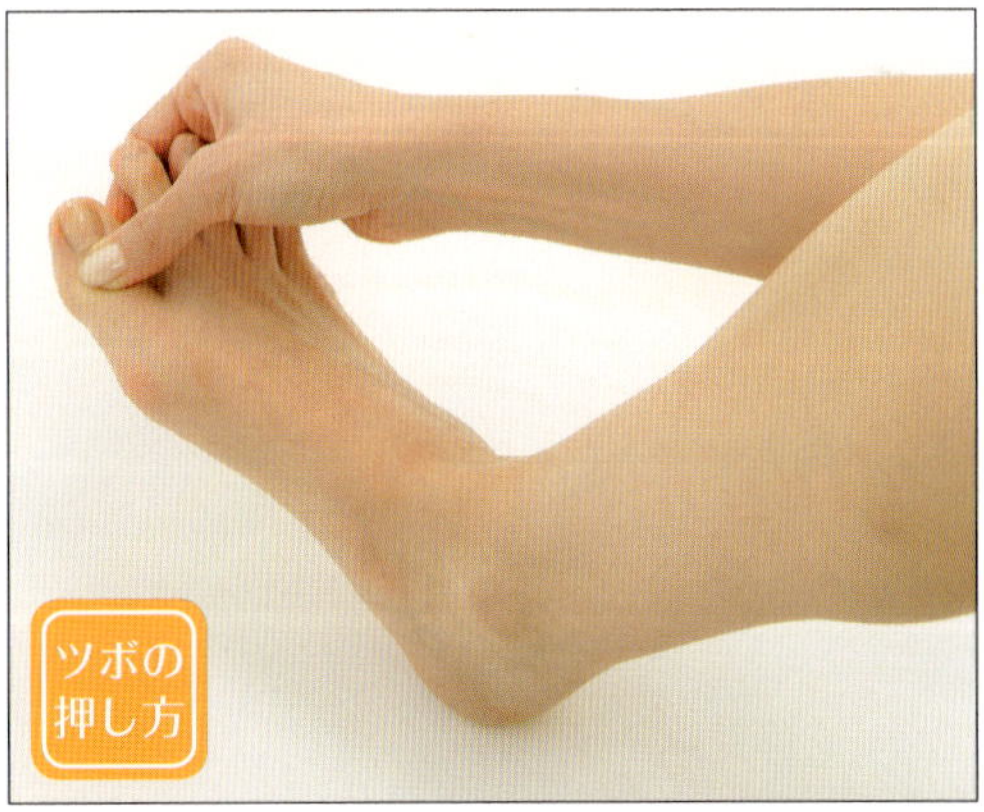

「鼻ゾーン」を爪に沿ってL字になるように、親指でこする。

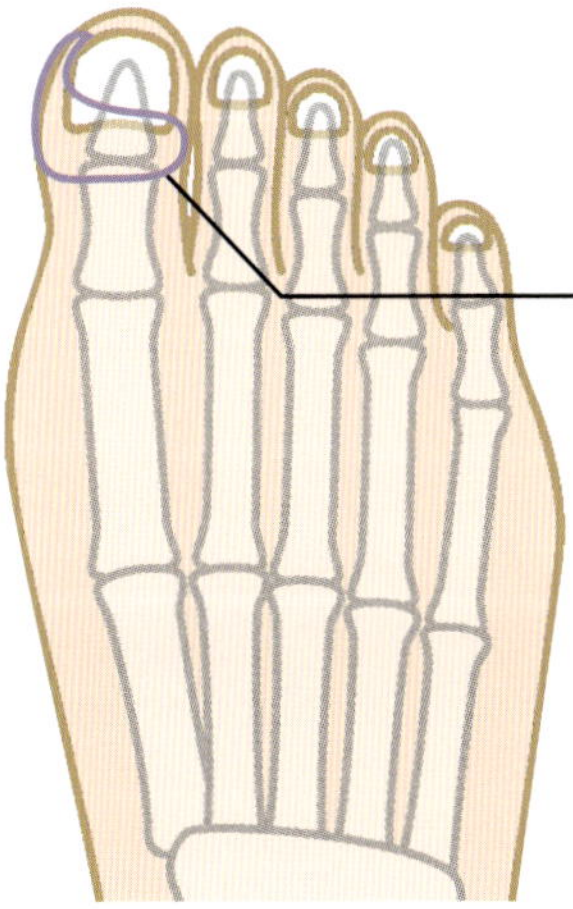

ツボの探し方

鼻《はな》ゾーン

親指の爪の際、外側と下側のL字ゾーン。

＊鼻づまり、鼻水の緩和

突然のせきにもあわてない特効ツボ

せき

主な症状

✴突発的にせき込む
✴長くせき込んでのどが痛む
✴熱はないがせきが出る

原因

気道に侵入した異物を外に出すために起こる生理的反応です。最も多い原因はかぜですが、ほこりやタバコの煙などでもせき込みます。

効果的なツボ

人前で突然せき込んだときは「**天突**」を刺激しましょう。せきを止め、のどの痛みをやわらげる「**上廉泉**」も効果的。肺のあたりに痛みを感じたら、足の「**のど・気管支ゾーン**」「**肺ゾーン**」を刺激しましょう。

おすすめ改善法

2週間以上せきが続く場合は、気管支炎やぜんそく、肺炎の可能性があるので病院に行きましょう。

ツボの探し方

上廉泉《かみれんせん》

あごの真下、中央の少しへこんだところ。

＊せきを止めてのどの痛みを緩和

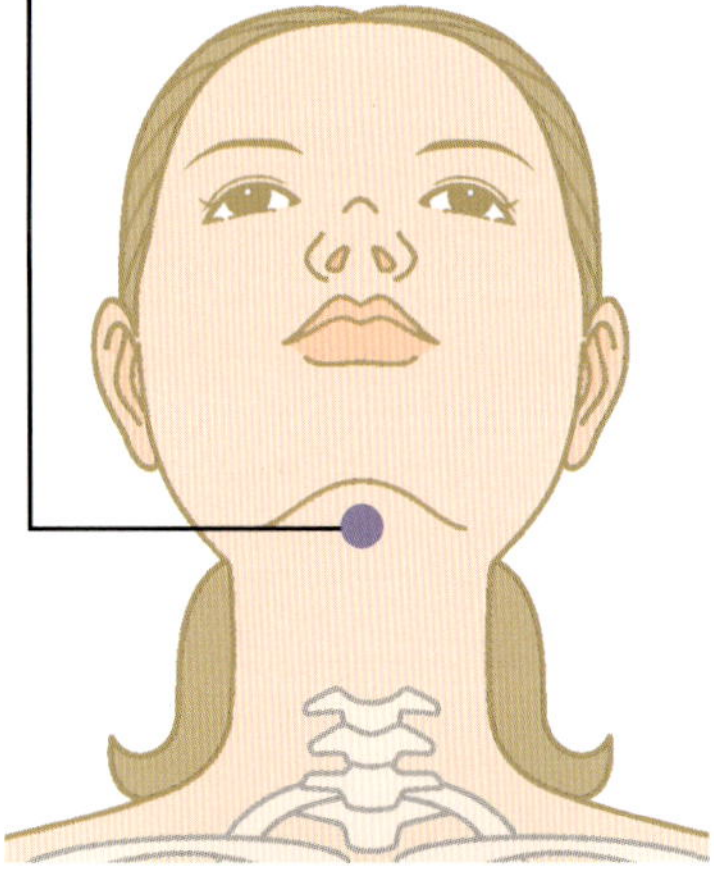

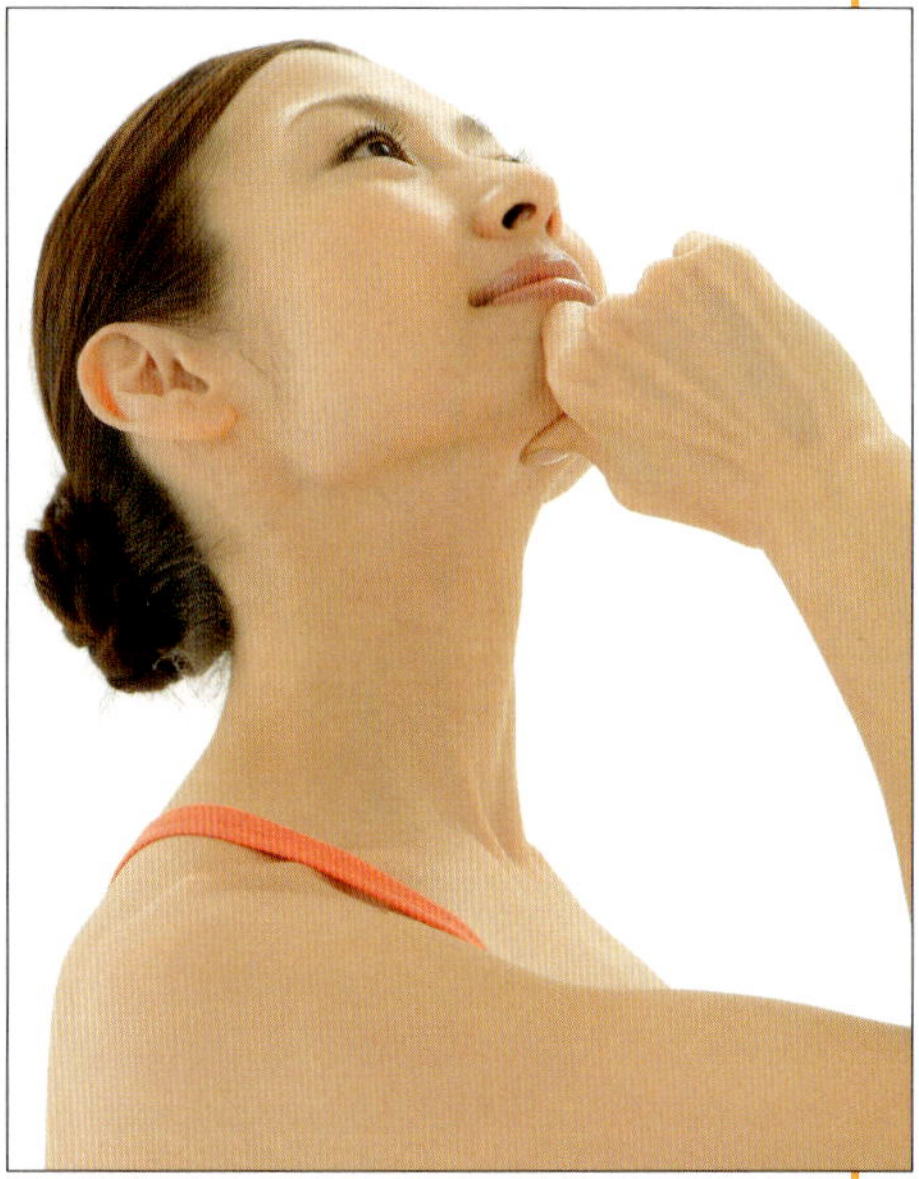

ツボの押し方

親指の先をツボに当て、ほかの手であごを支えるようにして、斜め上に向かって押す。

効果アップ⬆エクササイズ

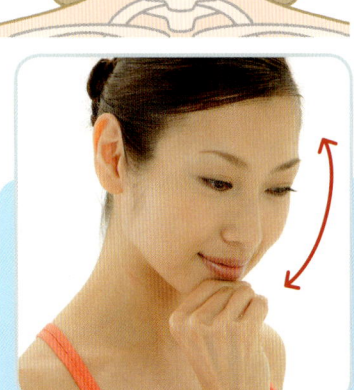

親指をツボに当てたまま、ゆっくりと首を上下に動かすと、指がツボに入って力を入れることなく刺激を与えられる。そのまま30回ほど上げ下げをくり返す。ふだんから行えば、抵抗力が増してかぜの予防にも役立つ。

ここがツボ!

上廉泉《かみれんせん》

天《てん》突《とつ》

のど・気管支ゾーン

肺ゾーン

せき

天《てん》突《とつ》

ツボの探し方

首の付け根中央のへこんだところ。

＊せきを止めて呼吸を楽にする

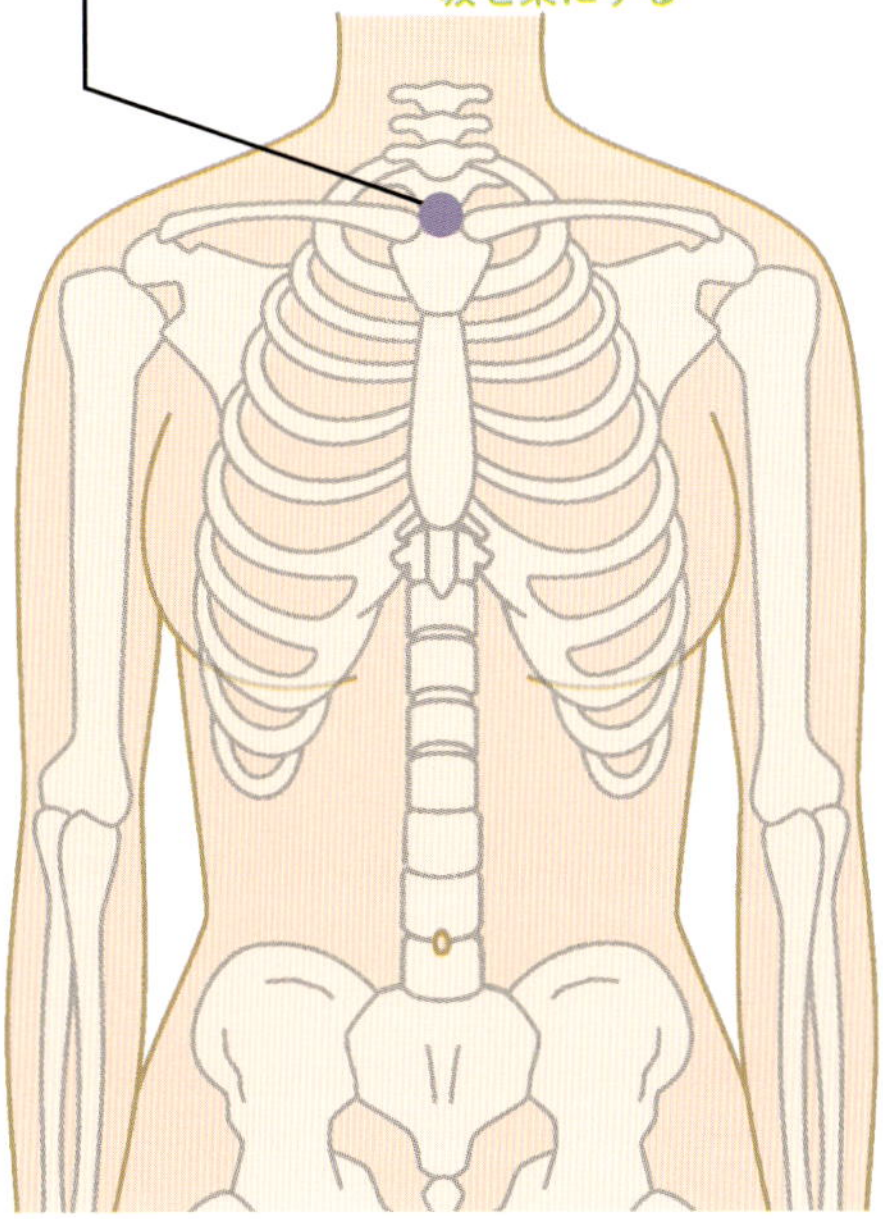

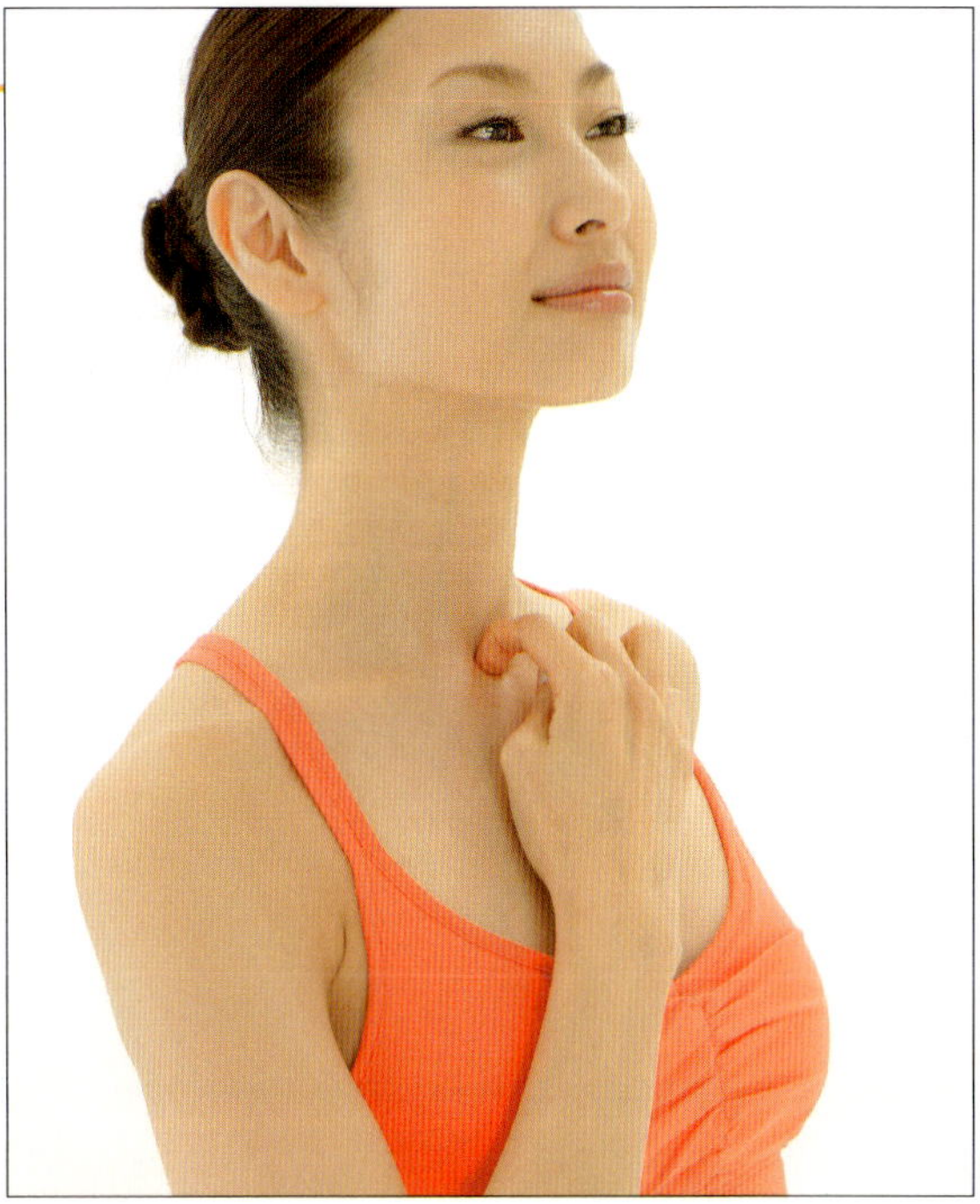

ツボの押し方

人さし指をツボに当て、下に向かって30回ほどやさしく押す。気管の方に垂直に押さないように注意する。

ツボの押し方

両手で足を支え、親指を「のど・気管支ゾーン」に当てて上から下へなで、もう一方の親指を「のど・気管支ゾーン」から「肺ゾーン」に向かってなでる。両足ともに行う。

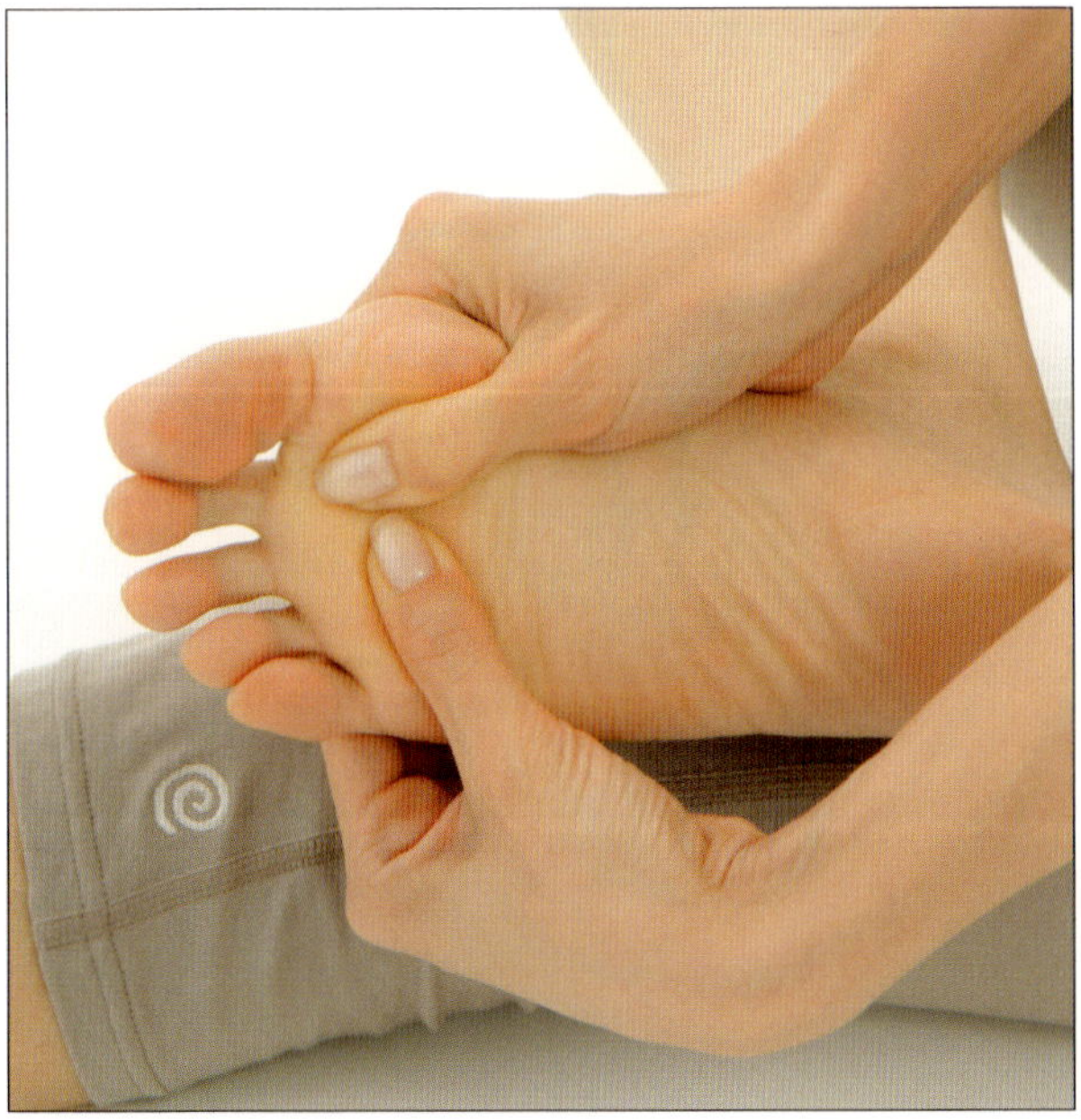

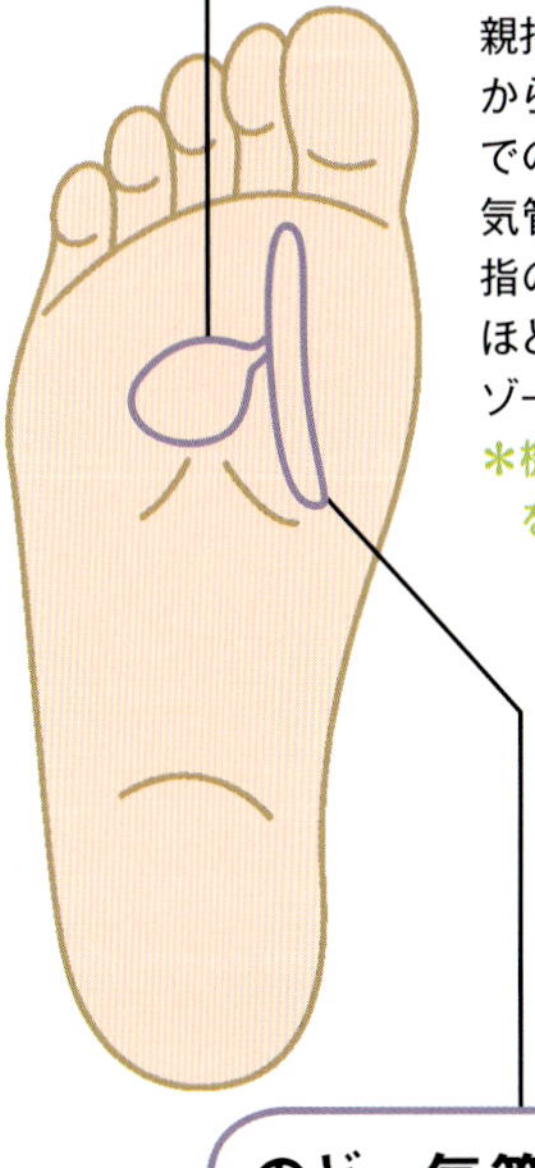

ツボの探し方

親指と人さし指の股から土踏まずの上までの部分が「のど・気管支ゾーン」。中指の付け根から1㎝ほど下の部分が「肺ゾーン」。

＊機能を高めてせきを予防

下痢

足のツボを刺激して下痢をストップ

主な症状

- 水っぽい便が出る
- キュルキュルと腸が締め付けられる

❖原因

食当たりや体の冷え、かぜから起こることもあれば、ストレスによって起こることもあります。腸管の蠕動《ぜんどう》運動（食物を送り出そうとする動き）が異常に活発化して下痢になります。

❖効果的なツボ

腸管の過剰な蠕動運動を抑えて、下痢を止める即効性がある「**裏内庭**」は、刺激するだけでなくお灸をすると効果がアップします。

❖おすすめ改善法

下痢をしやすい人は腸の働きを整える乳酸菌食品をとりましょう。下痢のときは脱水症状にならないよう、湯冷ましなどで水分補給をします。

ツボの押し方

ツボにお灸をして、熱いと感じるまで温める。急な下痢の場合は、親指で1～2分押しもんでもよい。それ以外のツボは、日ごろからもんでおくと胃や消化器系の機能が高まり、下痢を予防する。

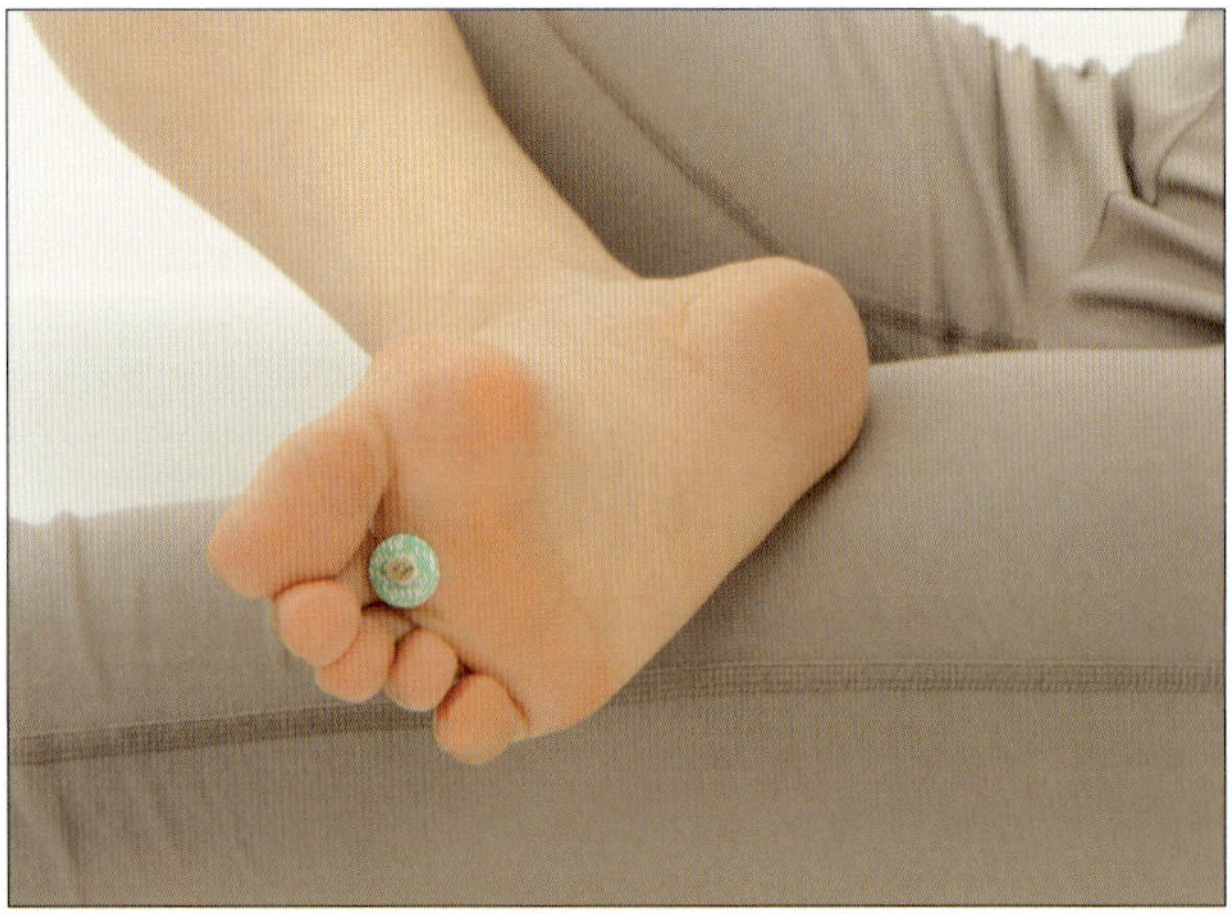

ツボの探し方

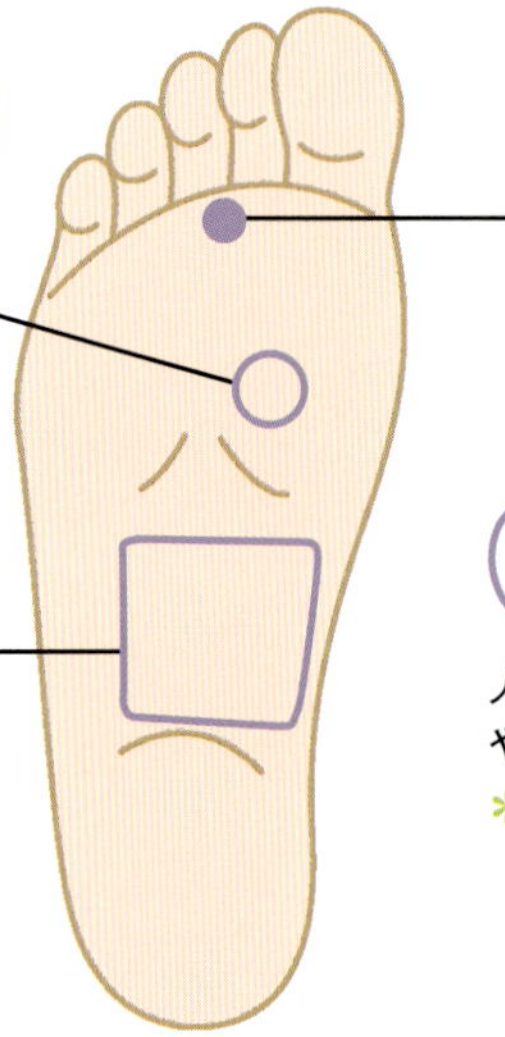

太陽《たいよう》（腹腔《ふくくう》）神経叢《しんけいそう》

親指と人さし指の股から3.5～4.5㎝ほど下。
＊内臓の機能を正常化

裏内庭《うらないてい》

人さし指の付け根のやや中指寄り。
＊即効性がある

大腸・小腸ゾーン

土踏まず全体。
＊胃腸の働きを正常化

ここがツボ！

- 裏内庭《うらないてい》
- 太陽《たいよう》（腹腔《ふくくう》）神経叢《しんけいそう》
- 大腸・小腸ゾーン
- 梁《りょう》 丘《きゅう》
- 腹瀉点《ふくしゃてん》（下痢点）

ツボの探し方

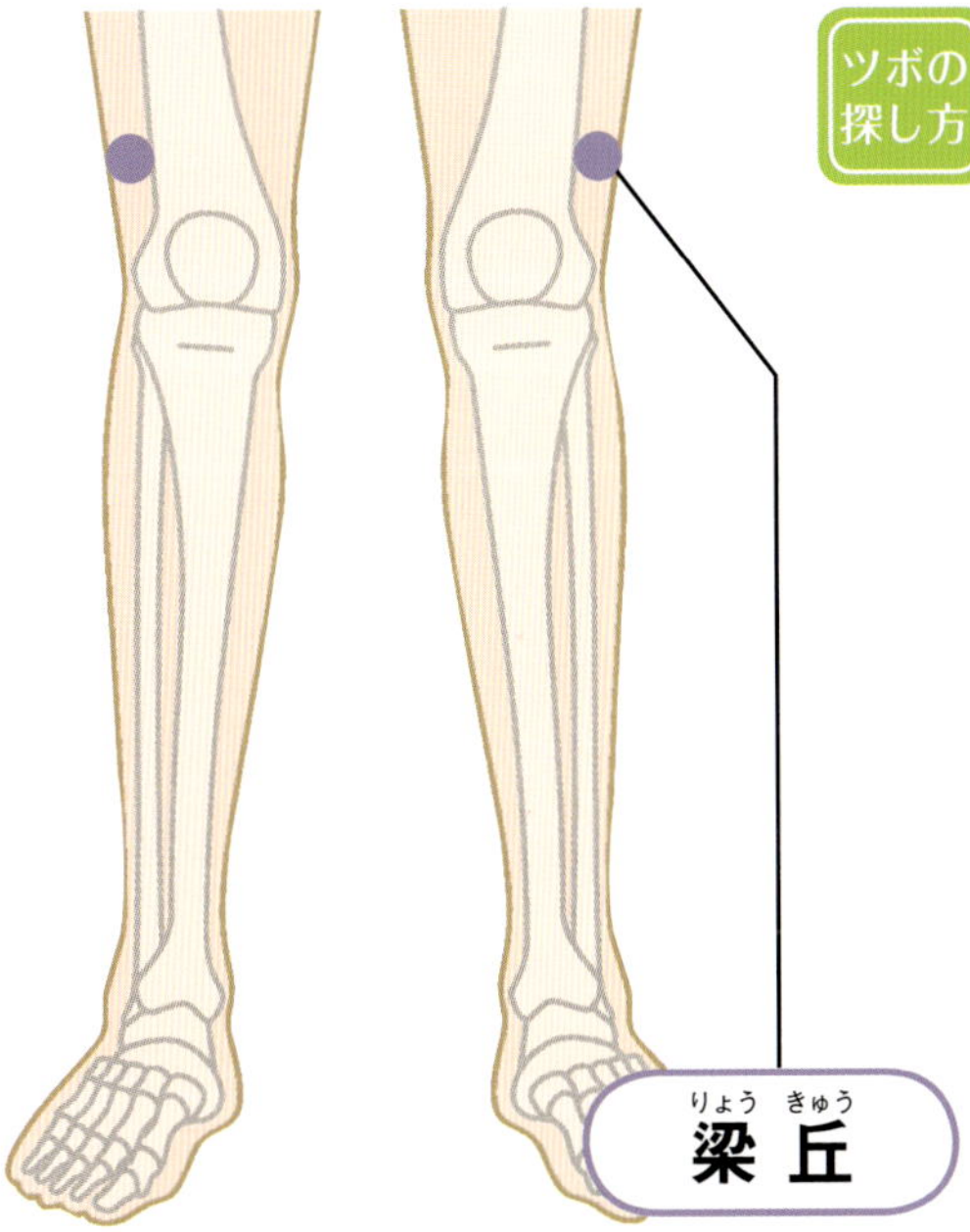

膝を軽く曲げて座り、大腿骨から膝に向かって指を滑り下ろして、骨に当たって止まった手前のところ。膝から2.5㎝上、大腿骨のやや外側。

＊腸管の働きを正常化

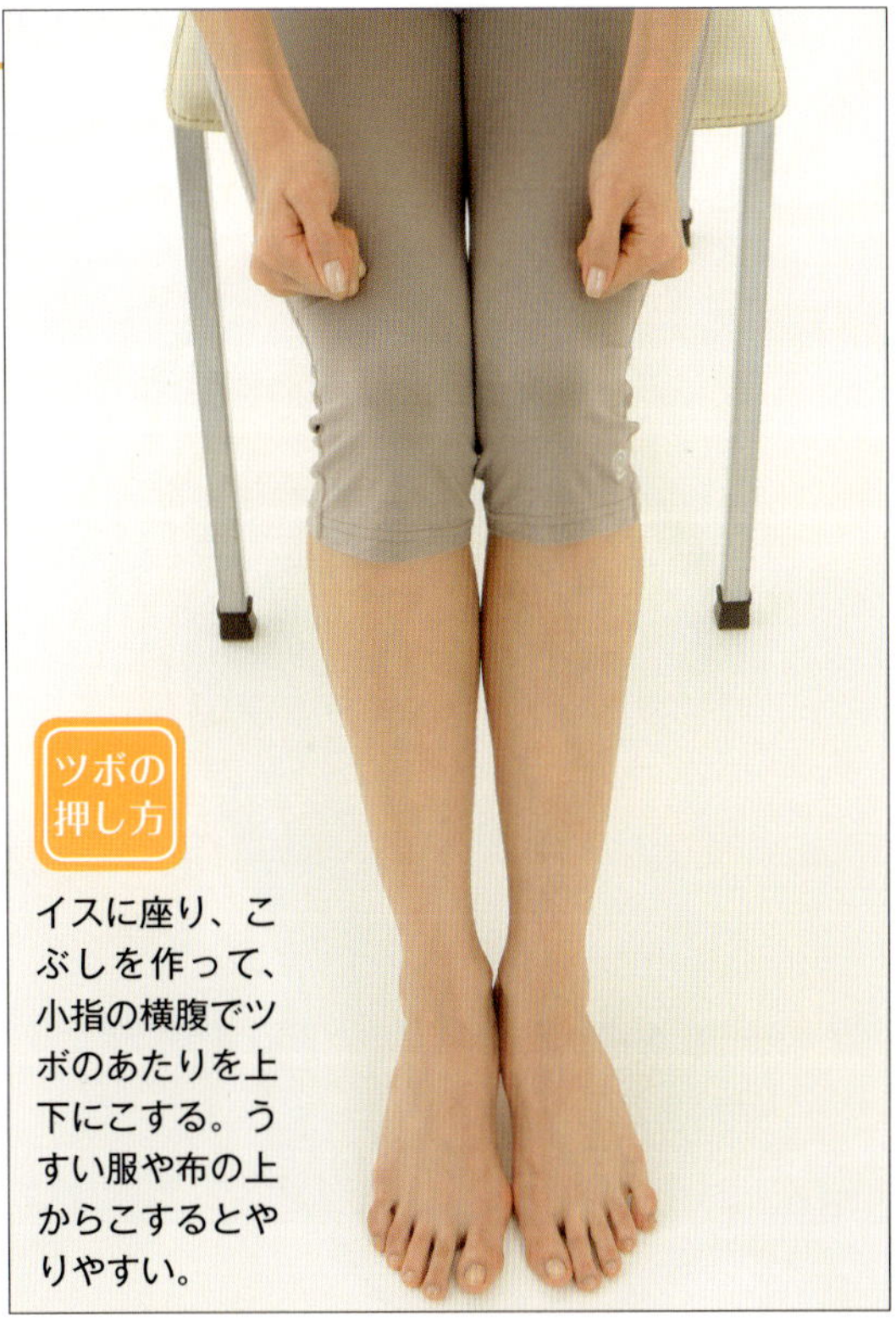

ツボの押し方

イスに座り、こぶしを作って、小指の横腹でツボのあたりを上下にこする。うすい服や布の上からこするとやりやすい。

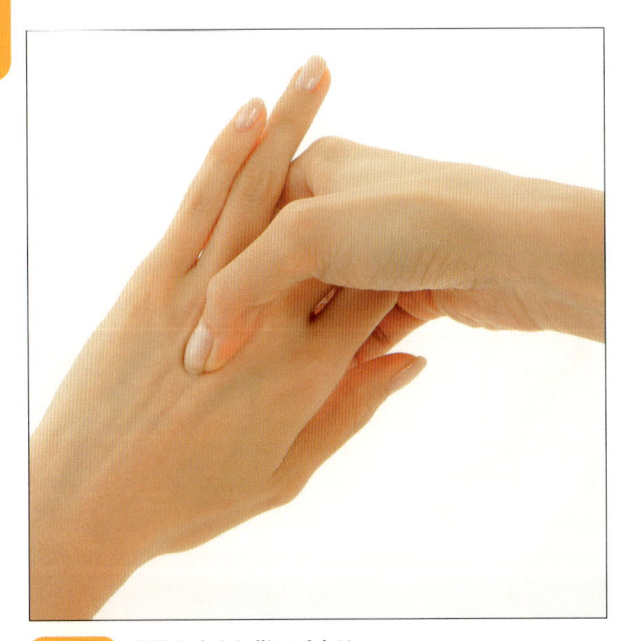

ツボの押し方

親指と人さし指で手をはさむように持ち、親指をツボに当てて押しもむ。

ツボの探し方

手の甲側。中指と薬指の股から手首に向かって下がり、骨が交わる付け根のくぼみのやや上。

＊下痢を緩和

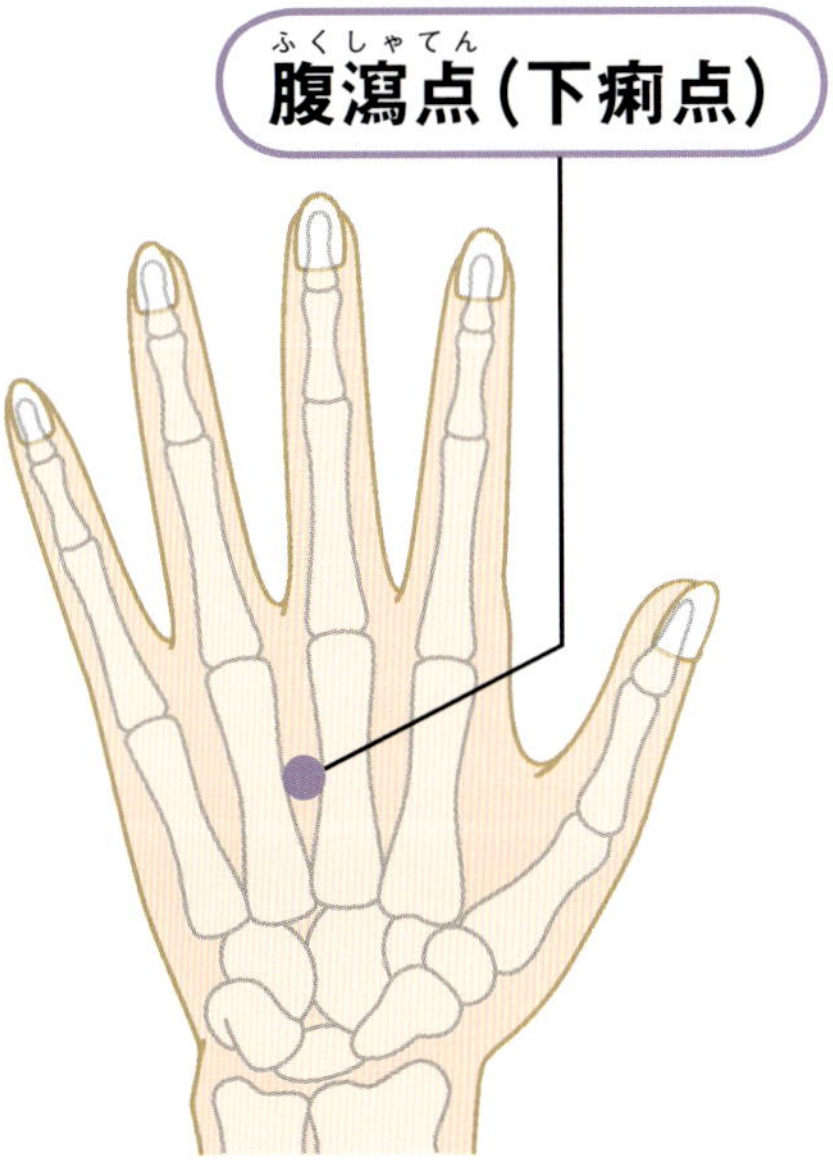

ツボを刺激して血圧を落ち着かせる

高血圧

主な症状

- 最高血圧が140以上、最低血圧が90以上の状態が長期間続く
- めまい、のぼせが多い

原因

老化や更年期障害のほか、疲労やストレスによっても血圧が上がることがあります。遺伝的要素や、塩分のとり過ぎなどの生活習慣が大きく関わっているといわれます。

効果的なツボ

血圧を落ち着かせる「**血圧点**」を刺激しましょう。足の裏の「**心臓ゾーン**」や「**湧泉**」を刺激して、交感神経の働きを沈め、血行を促進するのもよいでしょう。

おすすめ改善法

高血圧の人は塩分と脂肪を控えた食事を心がけ、ストレスをためない生活を送りましょう。

ツボの押し方

人さし指をツボに当て、内側に向かってもむ。束ねたつまようじで刺激してもよい。左右ともに行う。

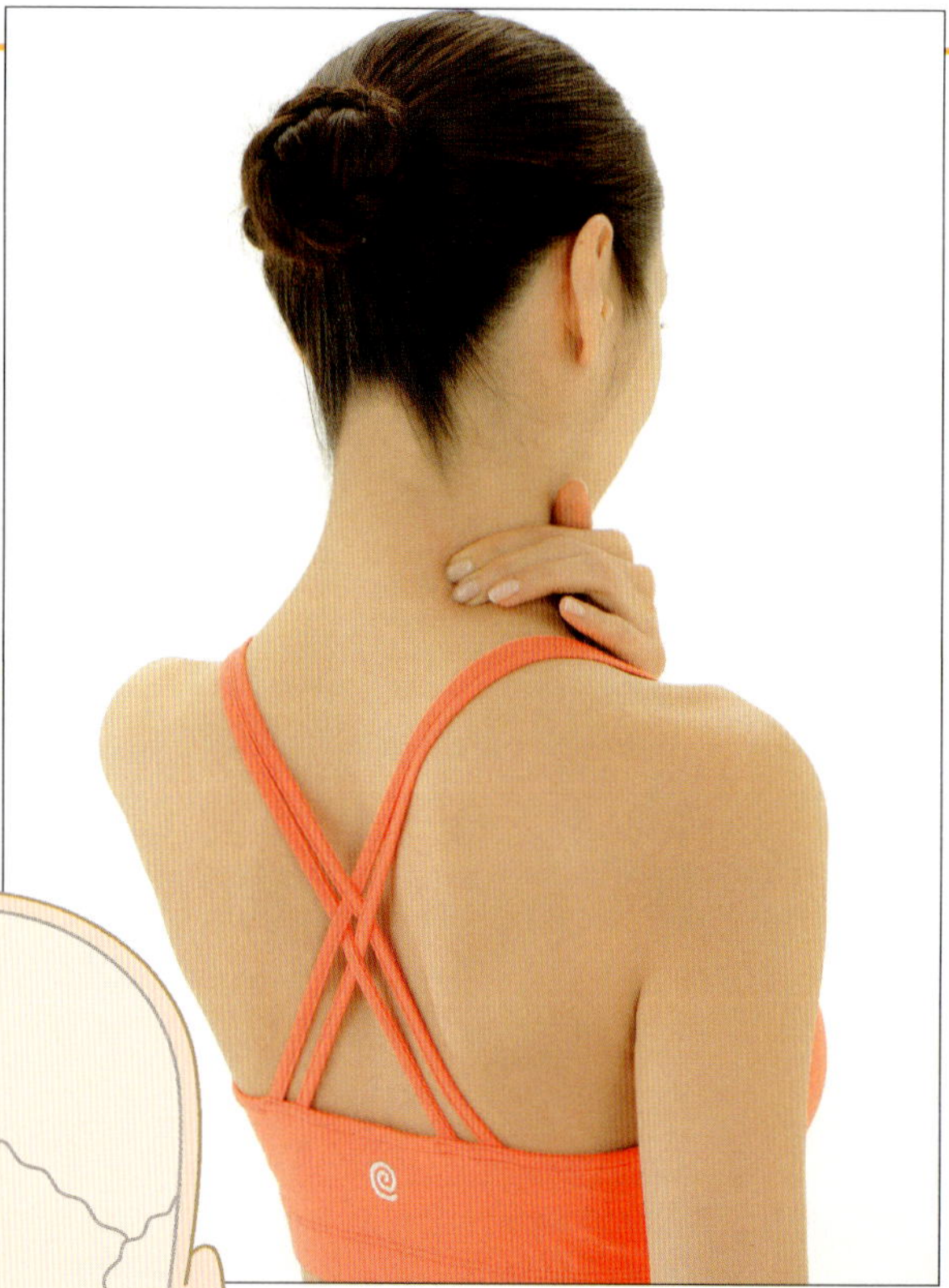

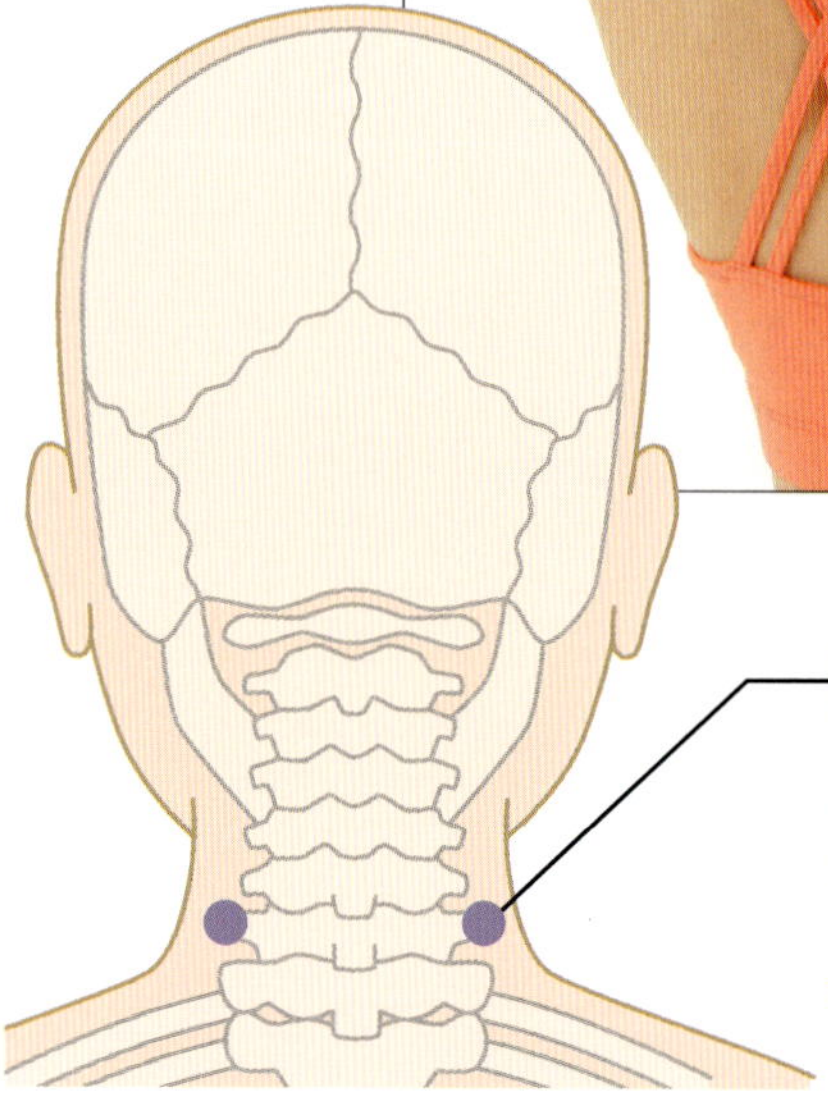

ツボの探し方

頭を前に倒したとき首筋に浮き出る骨の、上1㎝から左右2㎝のところ。

＊血圧を落ち着かせる

ここがツボ！

- 血圧点《けつあつてん》
- 心臓ゾーン
- 湧泉《ゆうせん》
- 神門《しんもん》
- 降圧溝《こうあつこう》
- 高血圧点

ツボの探し方

心臓ゾーン

左の足裏のみにある。中指と薬指の3～4㎝ほど下。
＊心臓の働きを活発化

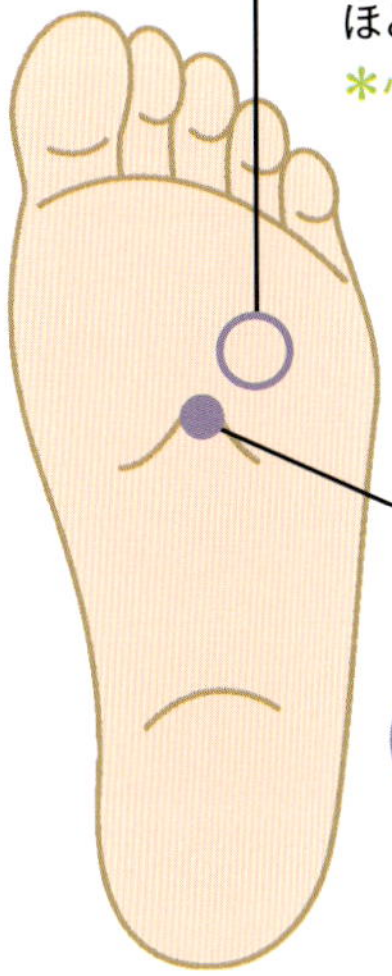

湧《ゆう》泉《せん》

両足の裏側。土踏まずの上、足の指を曲げたときに、へこむところ。
＊交感神経の働きを沈める

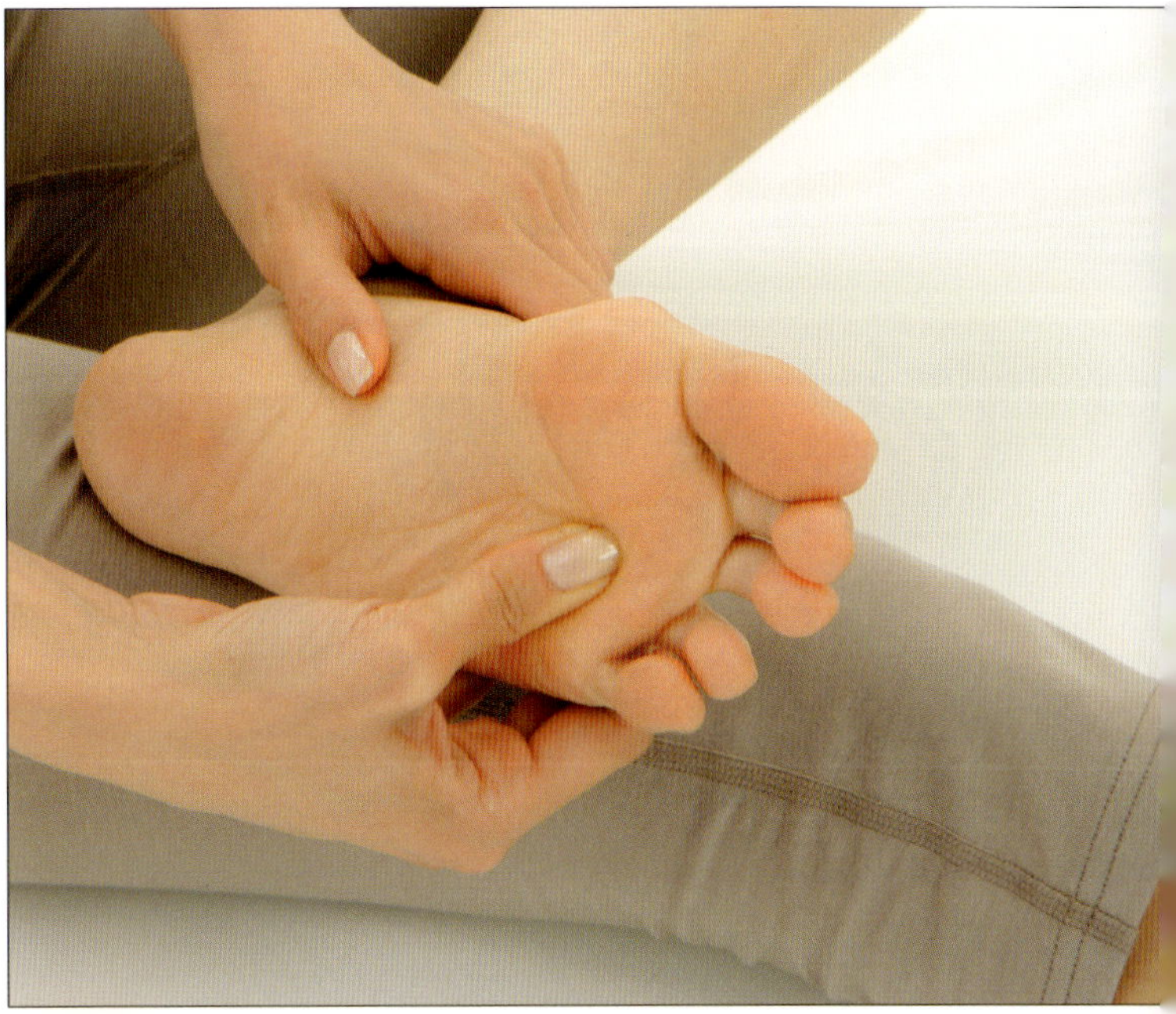

ツボの押し方

足首を固定して、「心臓ゾーン」を親指で押しもむ。「湧泉」は両手で足を支え、親指を重ねて（女性は右手が下）押しもむ。

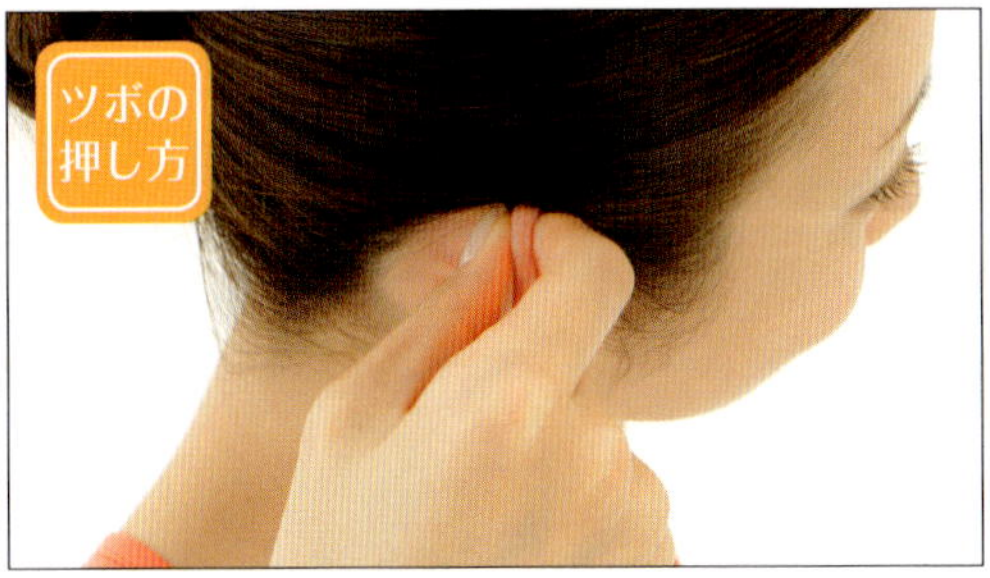

ツボの押し方

人さし指を「神門」、親指を「降圧溝」のあたりに当て、グリグリとはさみもむ。

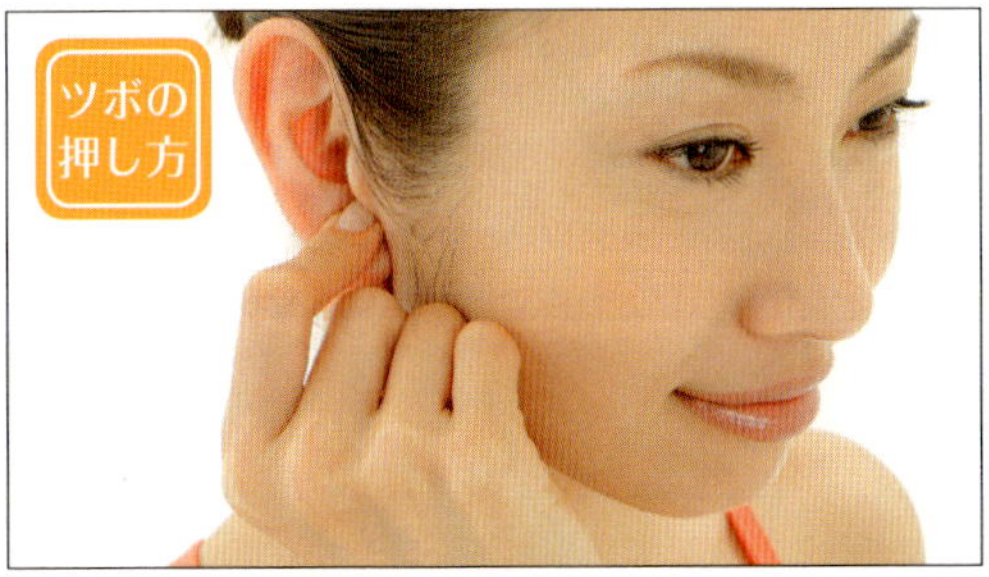

ツボの押し方

「高血圧点」に人さし指を当てて押しもむ。

ツボの探し方

降圧溝《こうあつこう》

耳の裏の上部の溝。
＊血の巡りをよくする

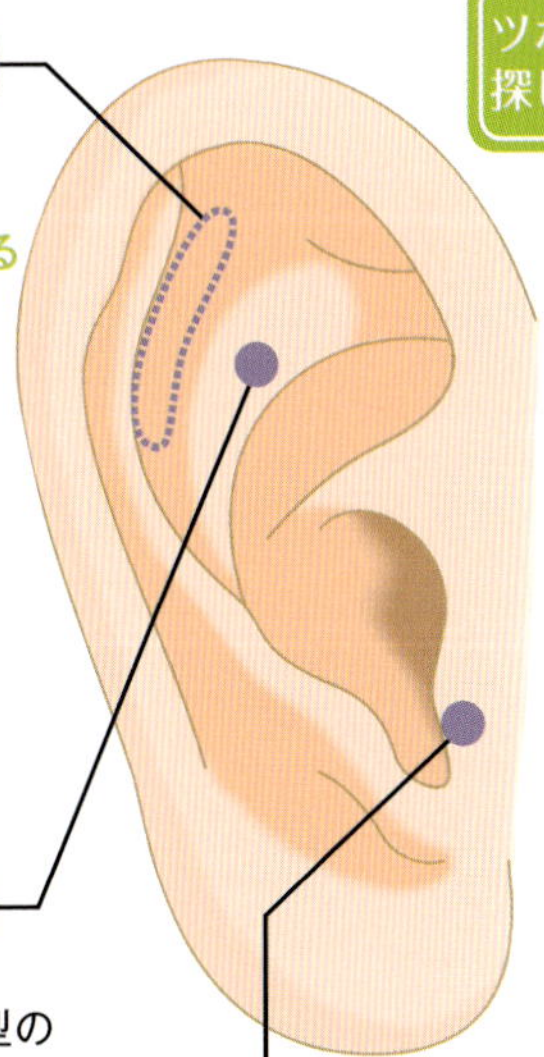

神《しん》門《もん》

耳の上部にあるY字型の軟骨の分かれ目から少し上。軟骨と軟骨の間。
＊神経を安定させる

高血圧点

耳の穴の下側の切れ込みの前あたり。「内分泌」（P85）の少し上。
＊血圧を下げる

低血圧

朝起きられない悩みもツボ押しで解決

主な症状

- 最高血圧が100〜110以下、最低血圧が60以下の状態が続く
- 寝起きが悪い

原因

とくに原因があるわけではなく、体質や遺伝的要素が多いといわれています。やせ型の女性に多く、血の巡りが悪いため、めまいや立ちくらみ、手足の冷えなどの症状があります。

効果的なツボ

経絡《けいらく》（P10）の流れを整えて全身を元気にする「**百会**」や、心臓の働きを補って血圧の調整に役立つ「**膻中**」が有効です。朝起きるのがつらいときは、「**風池**」を刺激しましょう。「**血海**」は血の巡りをよくします。

おすすめ改善法

血液の循環をよくするため、手足を冷やさないように注意しましょう。

ツボの押し方　両手の人さし指と中指をツボに当て（女性は右手が下）、やや強めに2〜3分押しもむ。

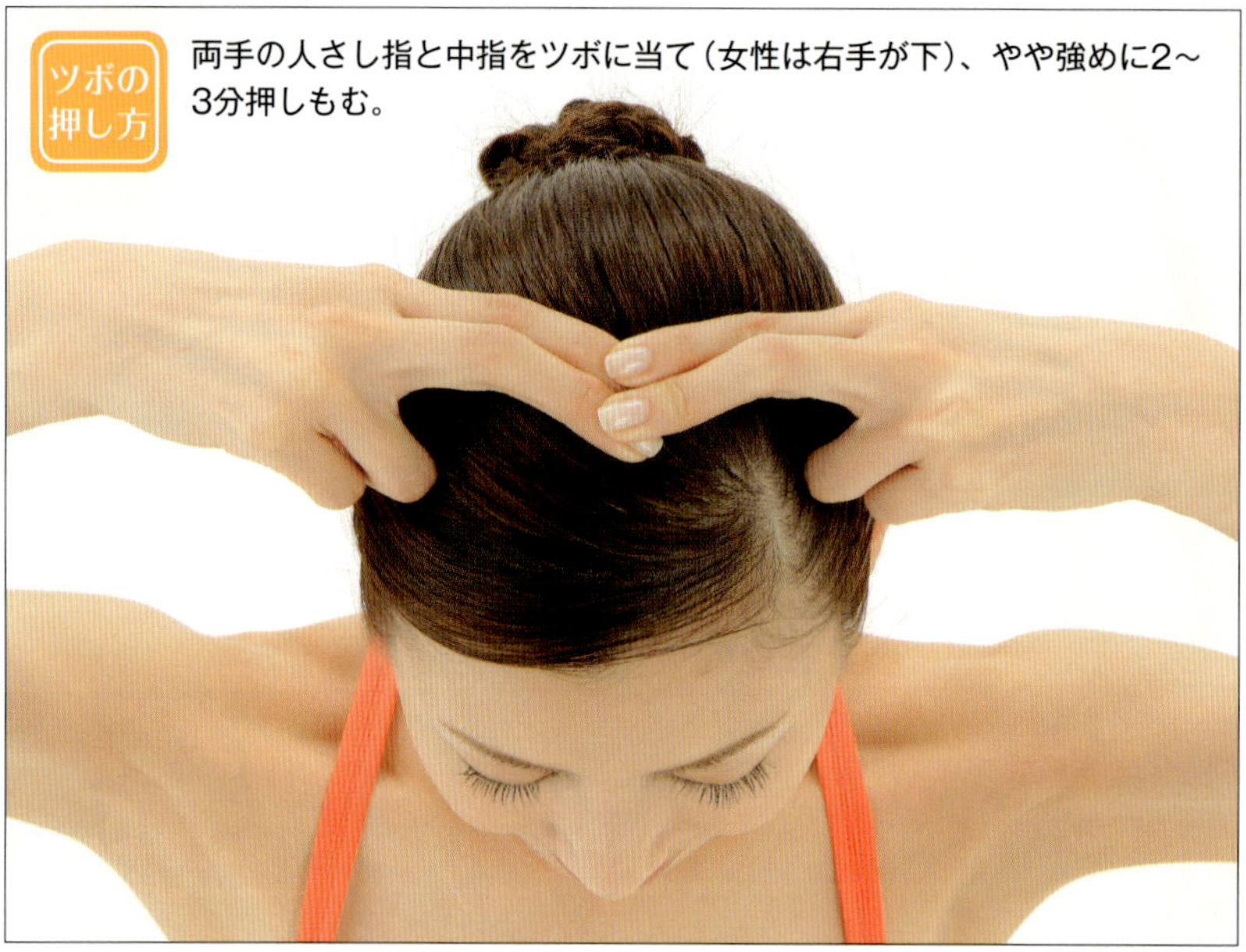

ツボの探し方

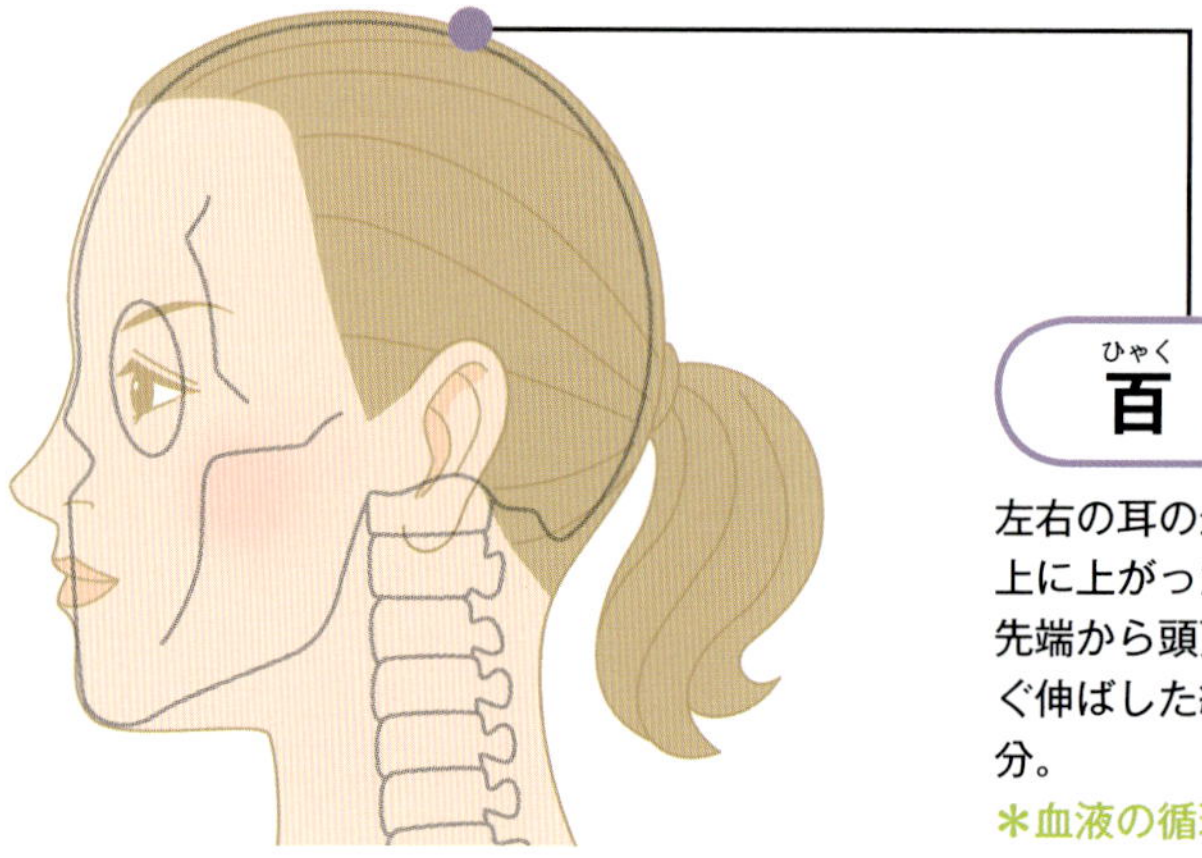

百《ひゃく》会《え》

左右の耳の最上端から真上に上がった線と、鼻の先端から頭頂部に真っすぐ伸ばした線が交わる部分。

＊血液の循環をよくする

ここがツボ！

- 百《ひゃく》会《え》
- 膻《だん》中《ちゅう》
- 風《ふう》池《ち》
- 血《けっ》海《かい》

膻《だん》中《ちゅう》

胸骨の中央のくぼんだところ。
＊心臓の働きを補う

ツボの探し方

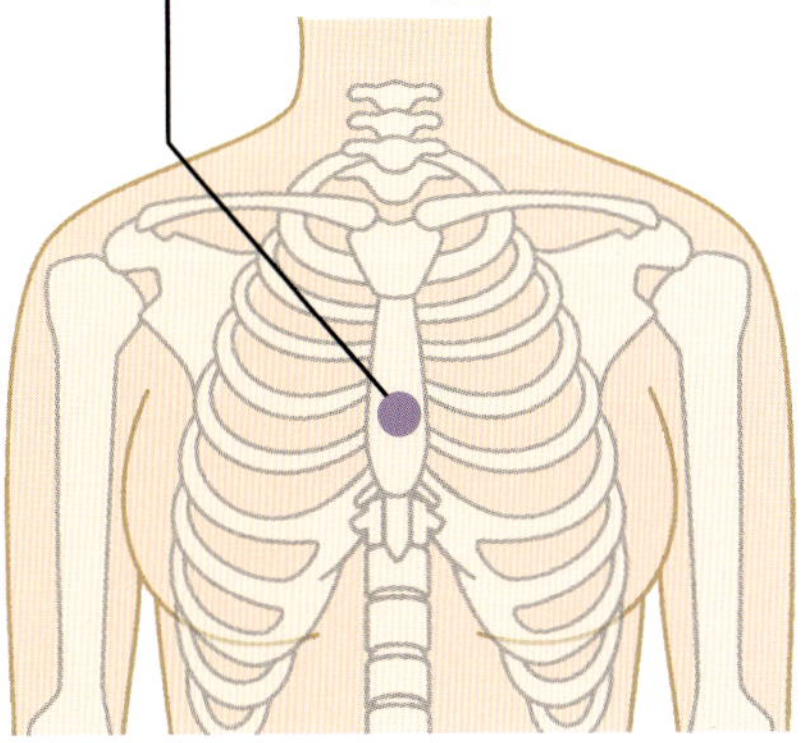

ツボの押し方

両手の人さし指と中指を重ね、（女性は右手が下）軽く押しもむ。温めた両手の中心を重ねて（女性は右手が下）、ツボのあたりを「の」の字を書くようになでてもよい。

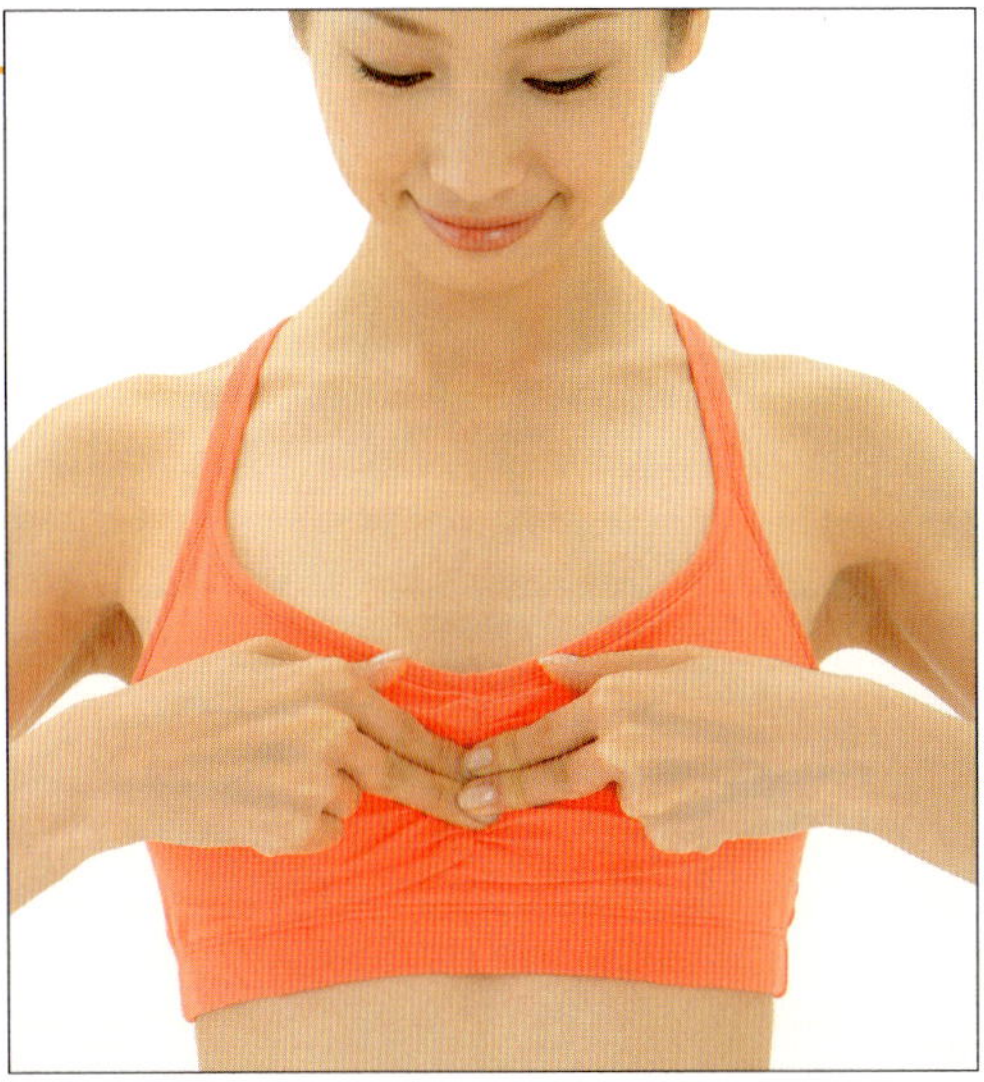

ツボの押し方

親指をツボに当て、ほかの指で頭を抱えるようにしながら、痛気持ちいい程度に上に向かって押しもむ。

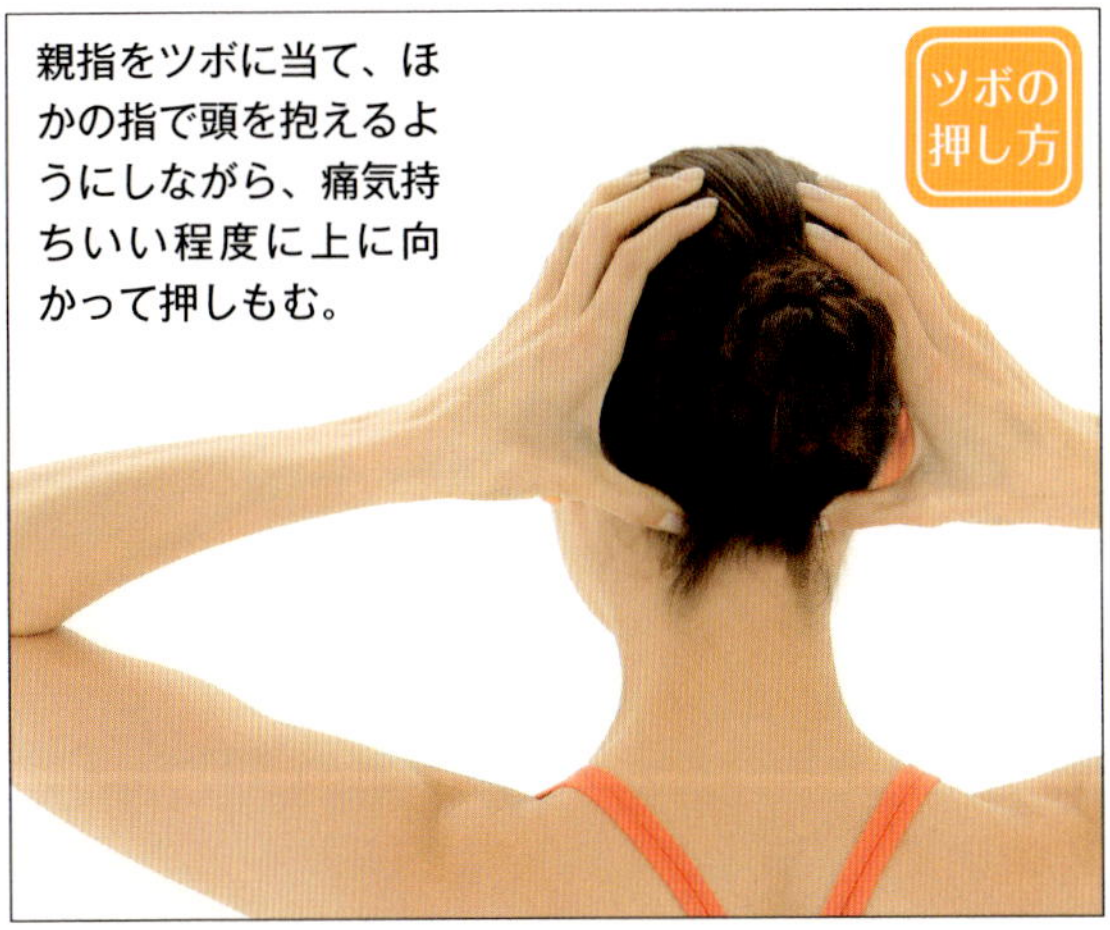

ツボの探し方

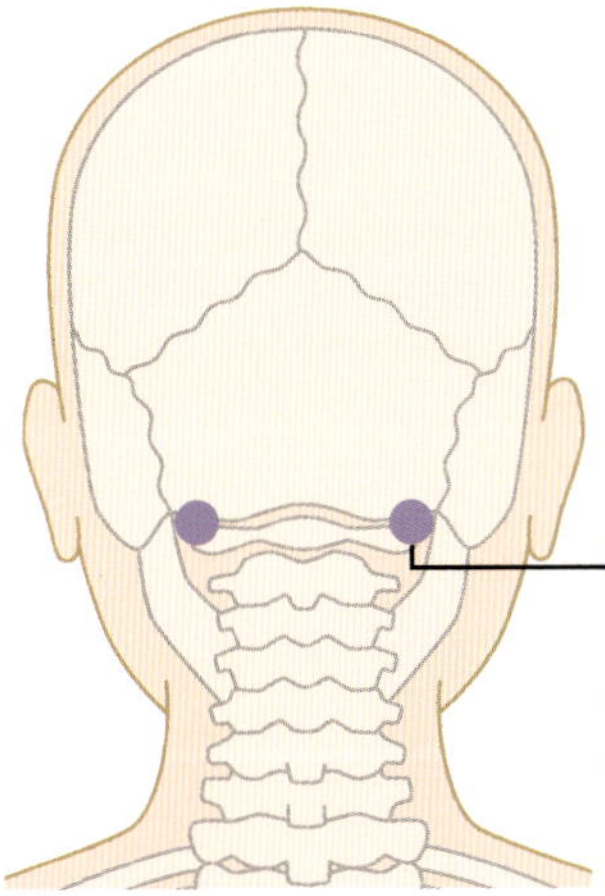

風《ふう》池《ち》

首の後ろ。髪の生え際で、首筋の外側にあるくぼみ。
＊脳の血行を促進

ツボの探し方

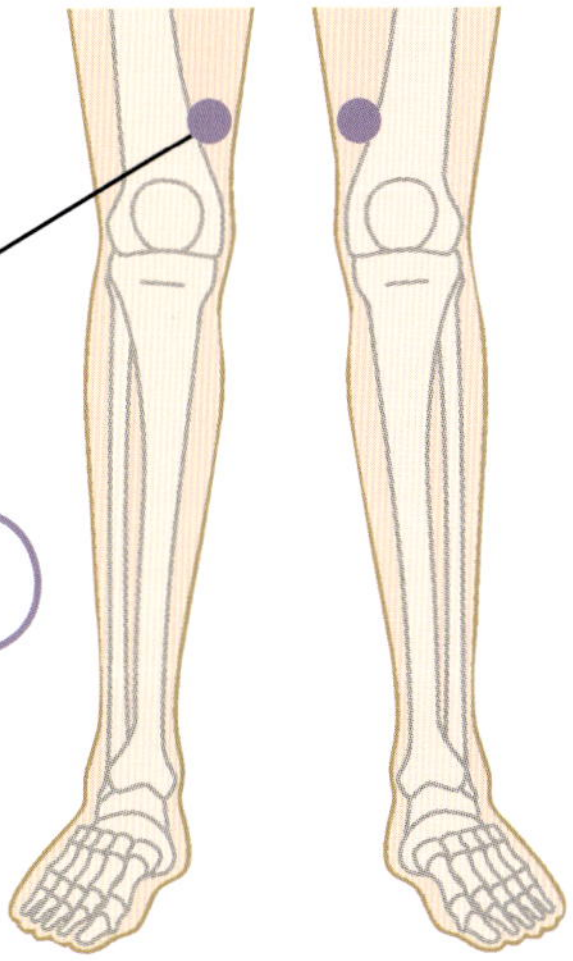

血《けっ》海《かい》

膝から2.5㎝上、やや内側のへこんだところ。
＊血の巡りをよくする

ツボの押し方

親指をツボに当て、脚を持ち上げてブランコのように前後に脚をふる。

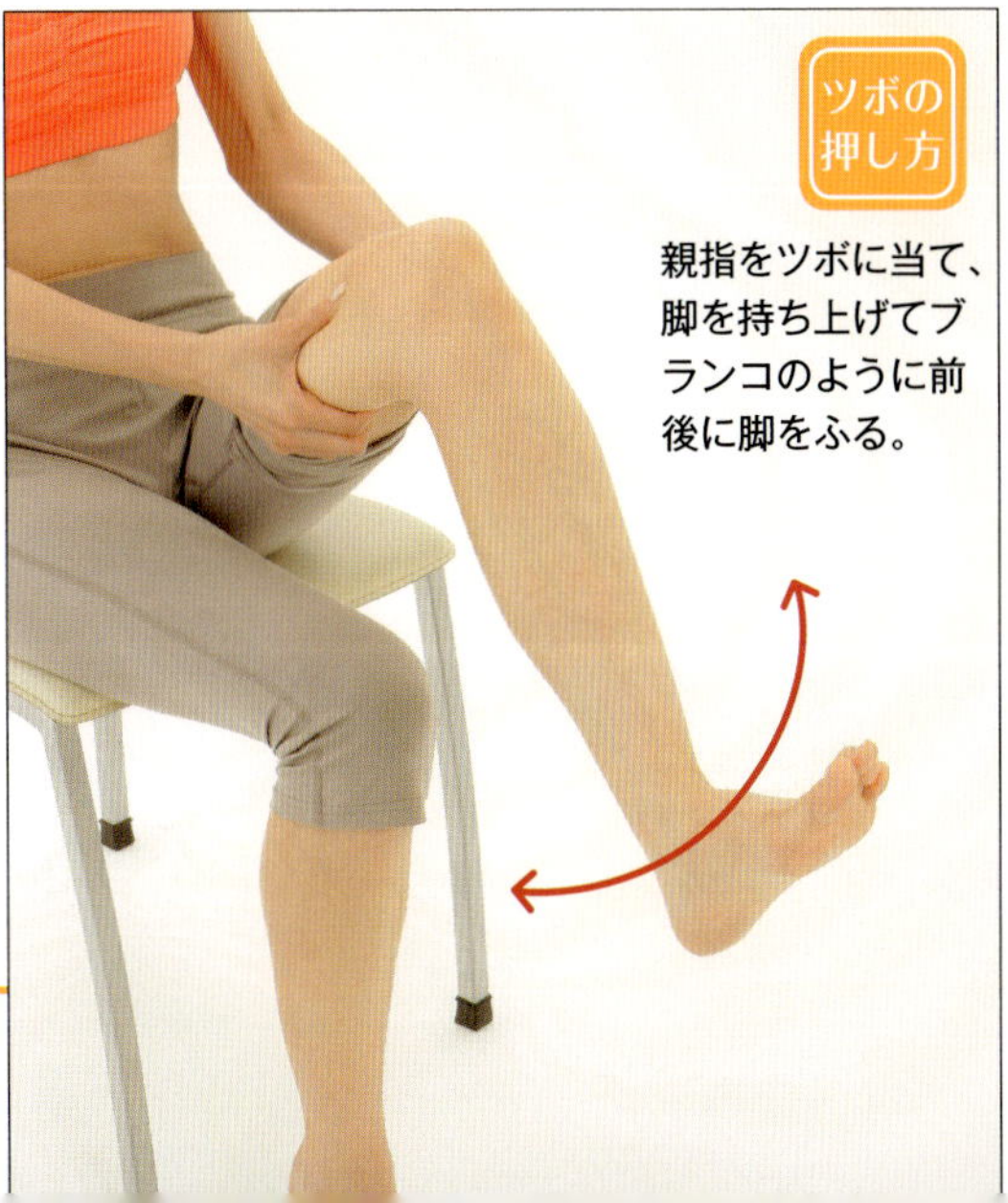

低血圧

乗車前の刺激で、気分すっきり

乗りもの酔い

ここがツボ!

- 内関《ないかん》
- 手心《しゅしん》
- 平衡器官ゾーン
- 厲兌《れいだ》

主な症状

- ✷車、飛行機、船などに乗ると吐く
- ✷気持ち悪くなる

原因

乗りものの揺れによって内耳《ないじ》の三半《さんはん》規管《きかん》が刺激を受け、平衡感覚に異常が生じます。さらに脳にある嘔吐《おうと》の中枢を刺激するので吐き気を催し、血圧が下がるため顔色が悪くなります。

効果的なツボ

乗車前や乗車中に、手首近くの「**内関**」をよく刺激しましょう。足の「**平衡器官ゾーン**」を日ごろから押しもんでおくと予防になります。

おすすめ改善法

乗りもの酔いをしやすい人は前の日にたっぷり睡眠をとっておきましょう。

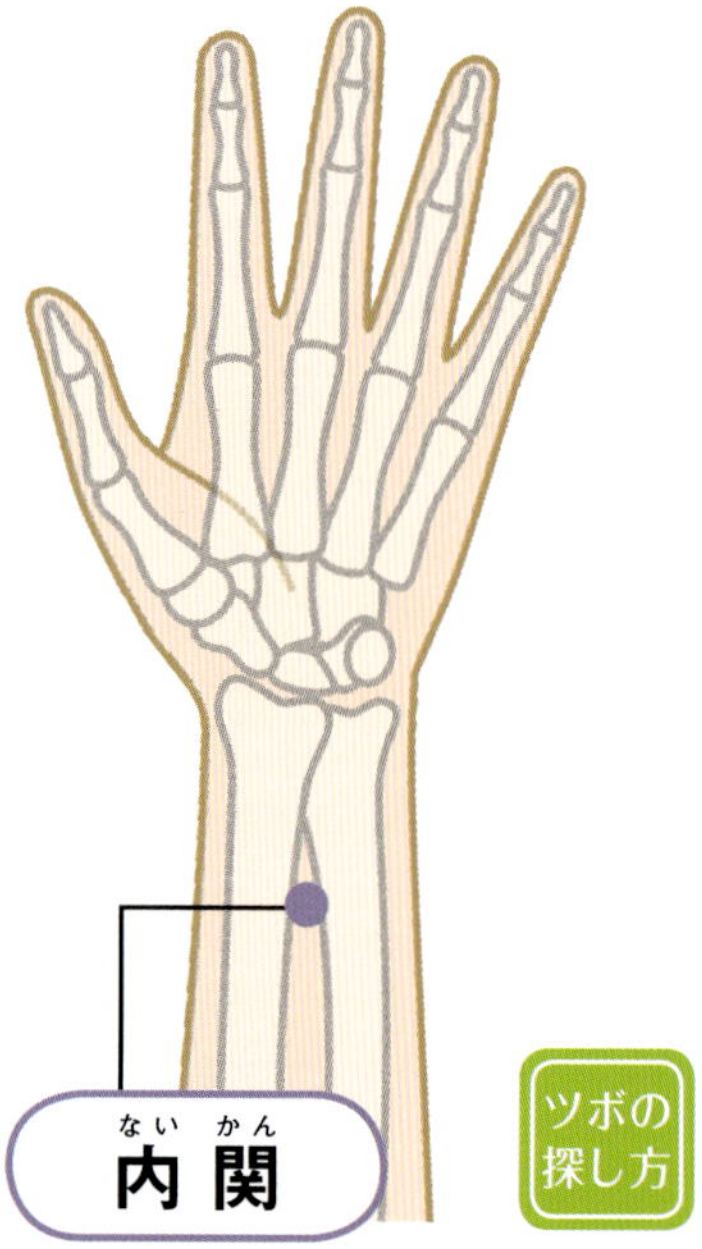

ツボの探し方

手のひら側。手首の付け根から指3本分下がった、ややへこんでいる部分。

＊乗りもの酔いを予防

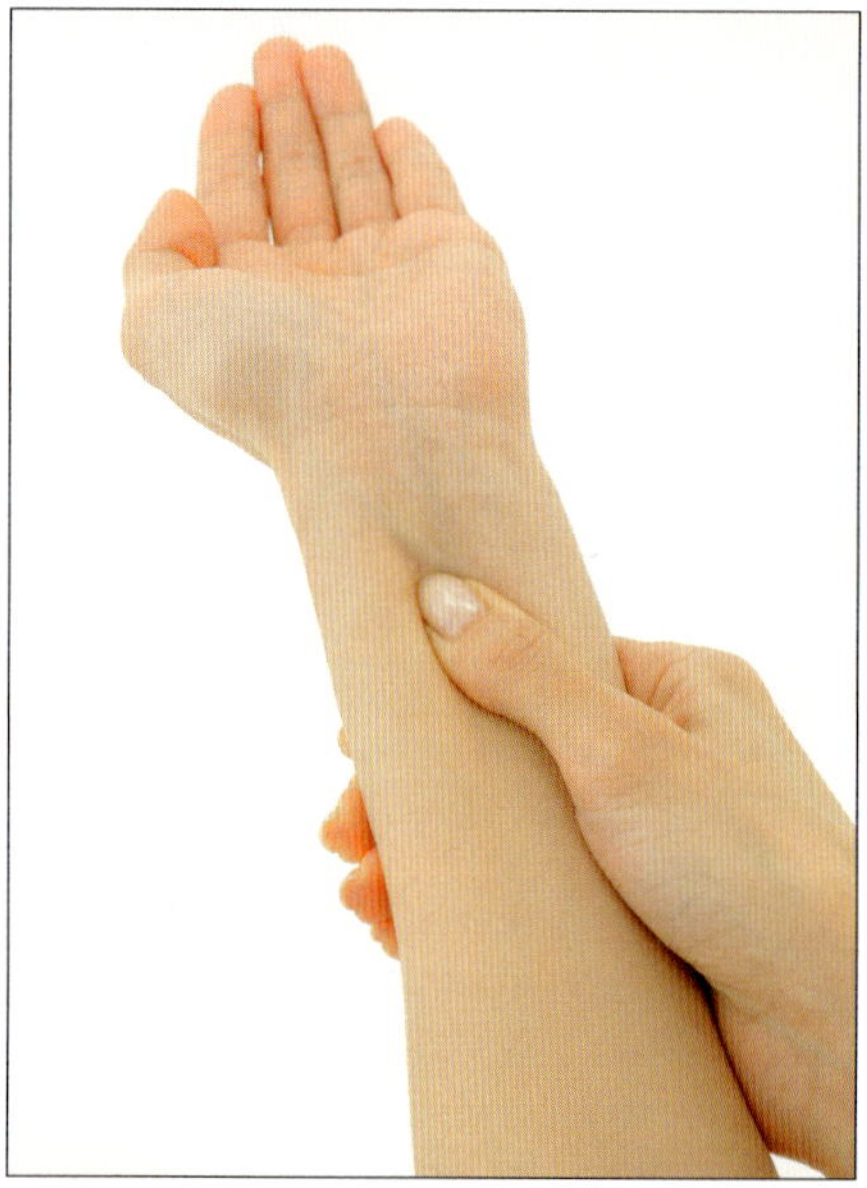

ツボの押し方

手首を支えるようにして、親指でツボを押しもむ。乗りものに乗る10～15分くらい前からもんでおくと効果的。

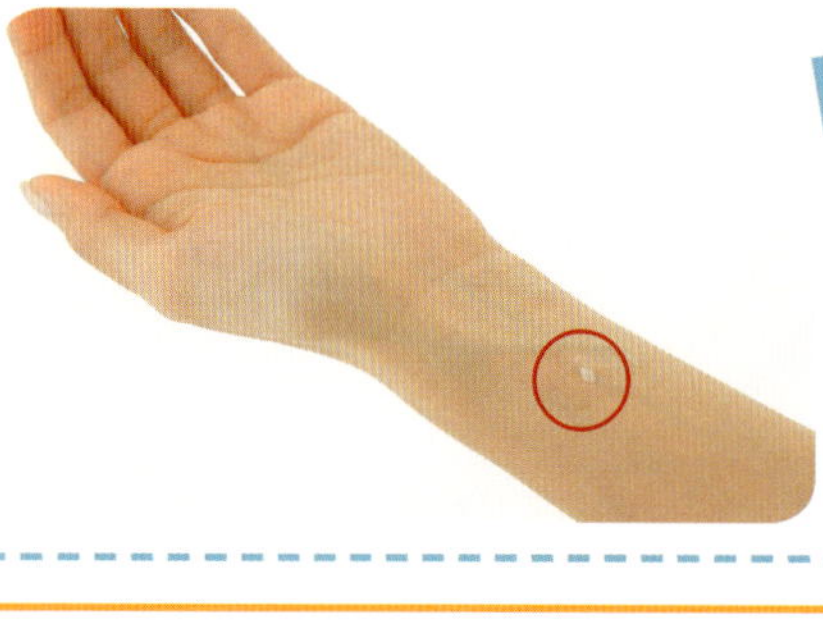

ADVICE! こんな方法も

ずっと押し続けるのが大変なときは、米粒かビーズをテープでツボに貼り、乗りものに乗っている最中にときどき上から押しもむ。ムカムカしたり、吐き気がこみ上げてきたりしたら、すかさず刺激する。

乗りもの酔い

ツボの探し方

手《しゅ》心《しん》

手のひらの中心のくぼみ。
＊自律神経の興奮を抑制

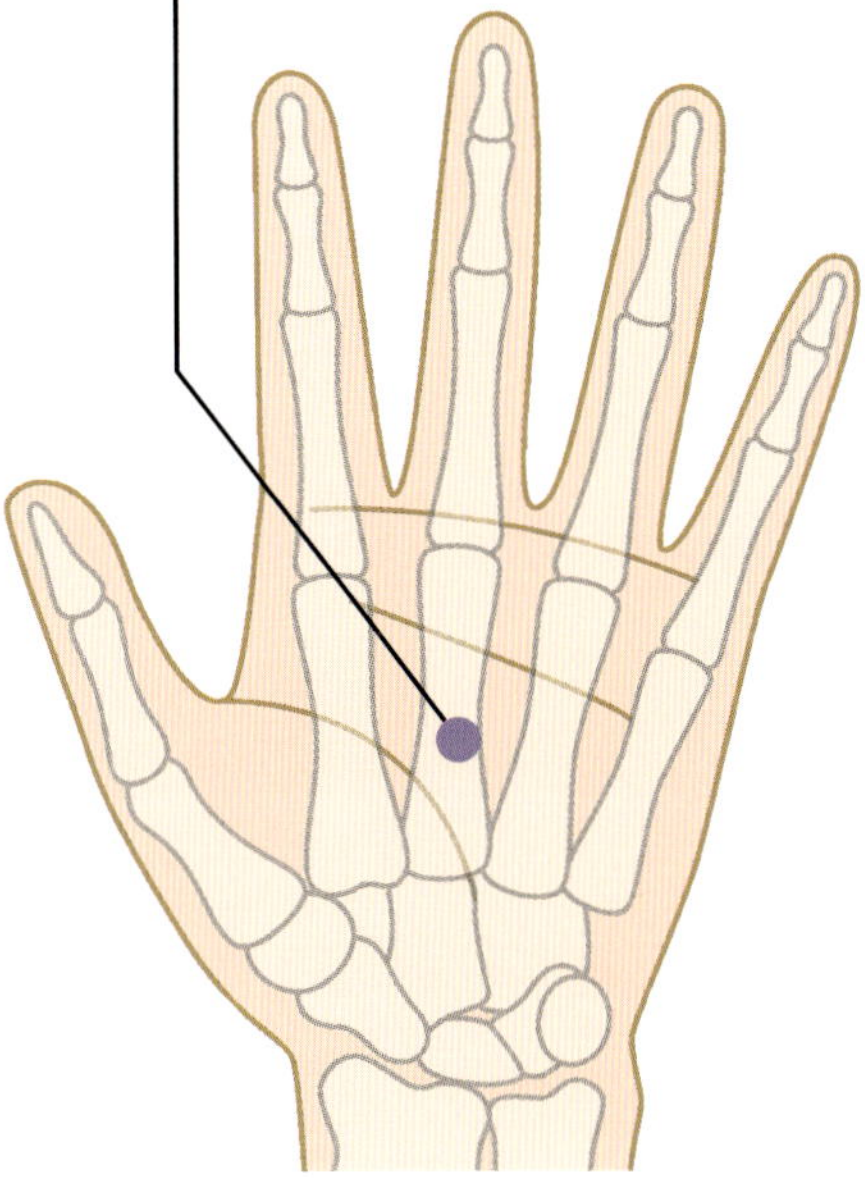

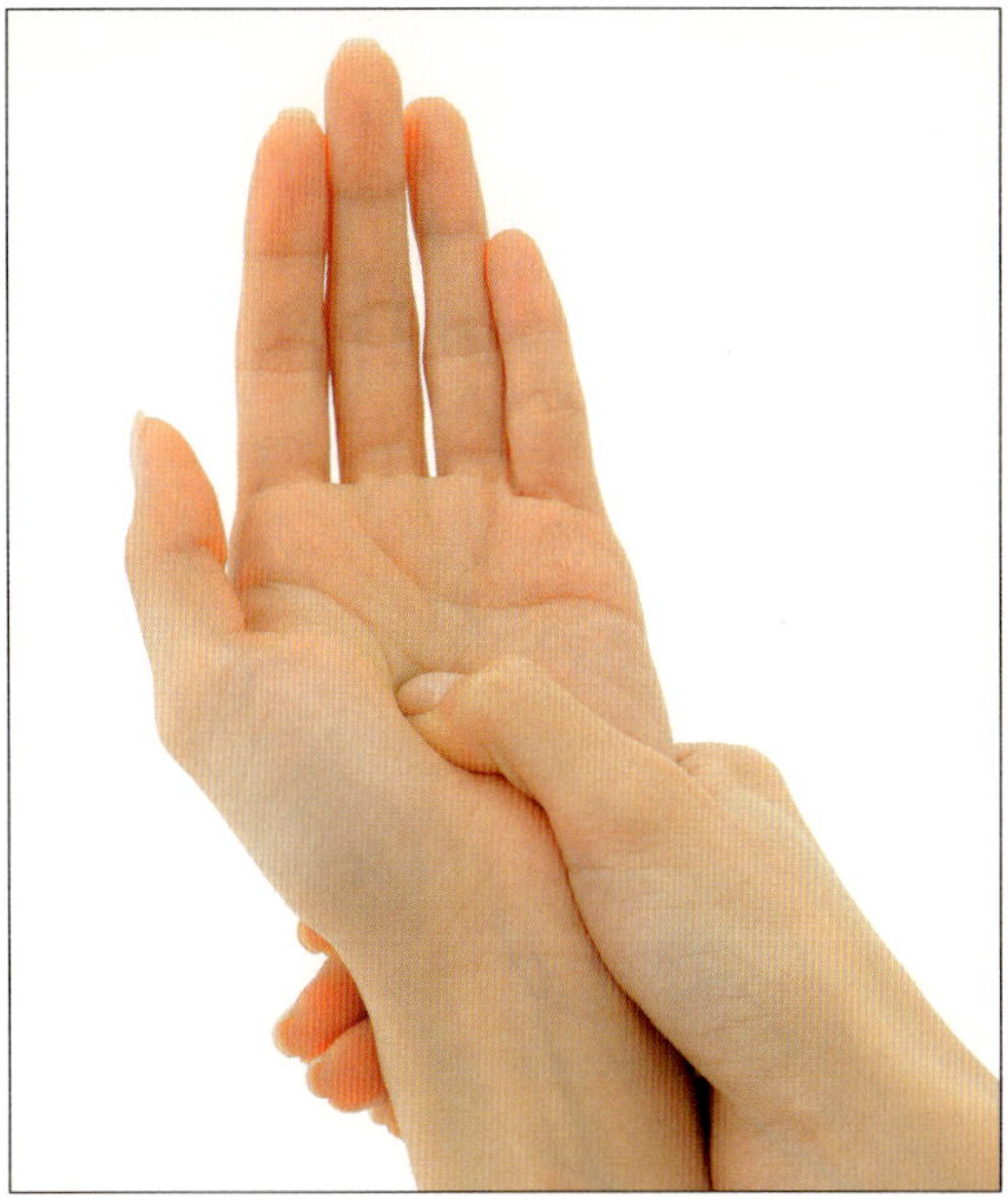

ツボの押し方

手首を支えるように持ち、親指でツボを押しもむ。

ツボの押し方

足のかかとで「平衡器官ゾーン」をグリグリと踏んで押しもむ（写真）。「厲兌」は手の親指で押しもむ。

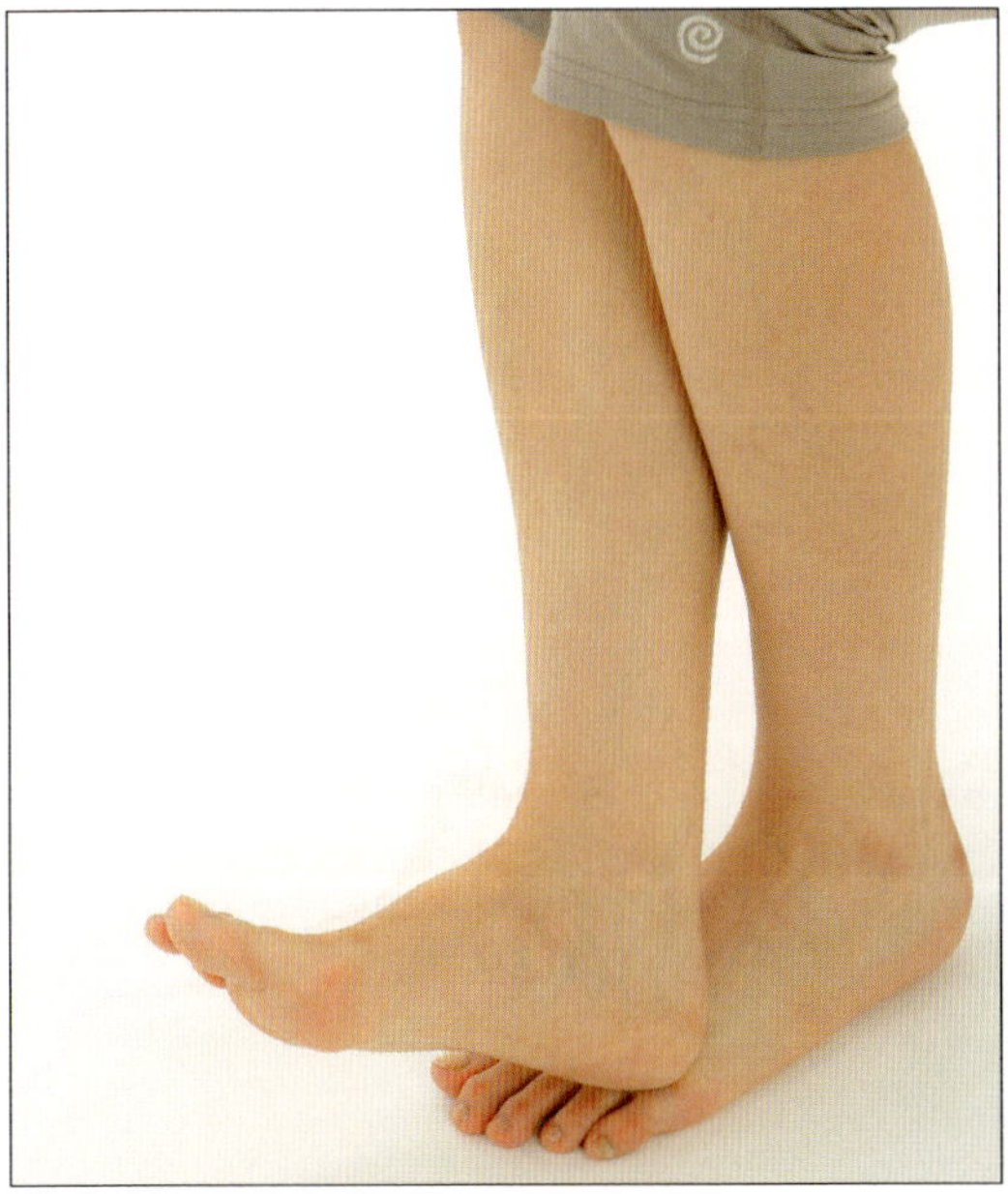

ツボの探し方

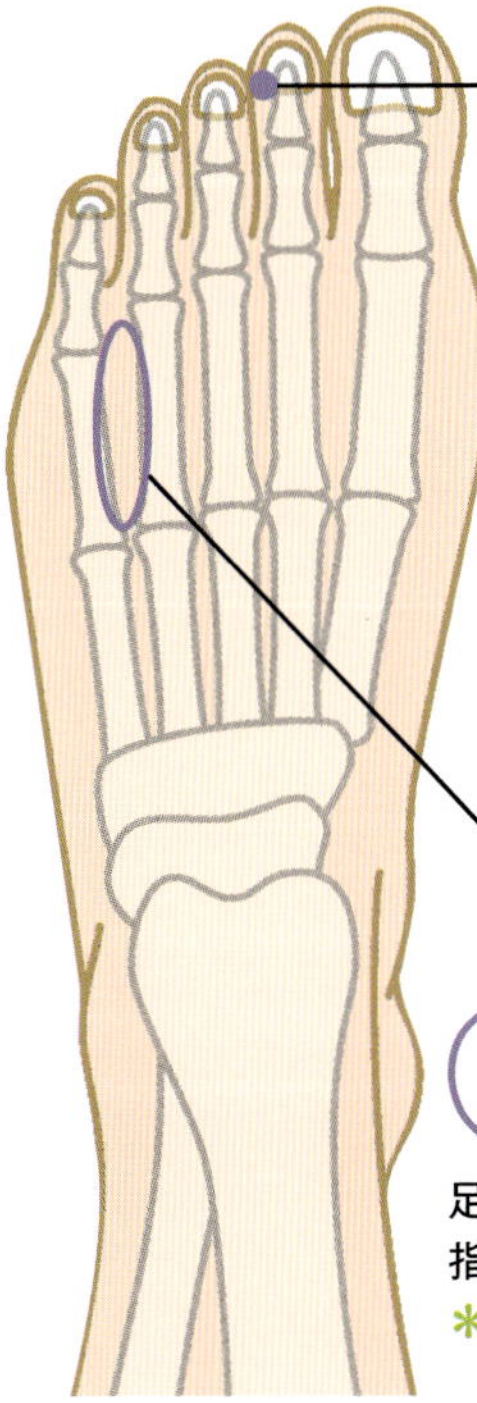

厲《れい》兌《だ》

人さし指の爪の外側。
＊吐き気を緩和

平衡器官ゾーン

足の甲側、薬指と小指の股から指の骨が交わるまでの一帯。
＊三半規管の働きを高める

二日酔い

肝機能を高めるツボで頭痛や吐き気をラクにする

主な症状

✴お酒の飲み過ぎによる頭痛
✴吐き気

原因

アルコールを分解する肝臓の処理能力を超える量のお酒を飲むと、有害物質のアセトアルデヒドが体内に残り、頭痛や吐き気といった二日酔いの症状を引き起こします。

効果的なツボ

二日酔いをすばやく解消するのは、**「期門」「日月」「章門」**のツボ。お酒を飲む前に押せば二日酔い予防にもなります。外出先で手軽に押せる**「健理三針区」**もおすすめです。

おすすめ改善法

年末年始など、お酒を飲む機会が増えるときは、日ごろからツボを刺激して肝機能を高めておきましょう。

ツボの探し方

期《き》門《もん》

肋骨の下。9番目の肋骨の先端。

日《じつ》月《げつ》

「期門」の斜め下。

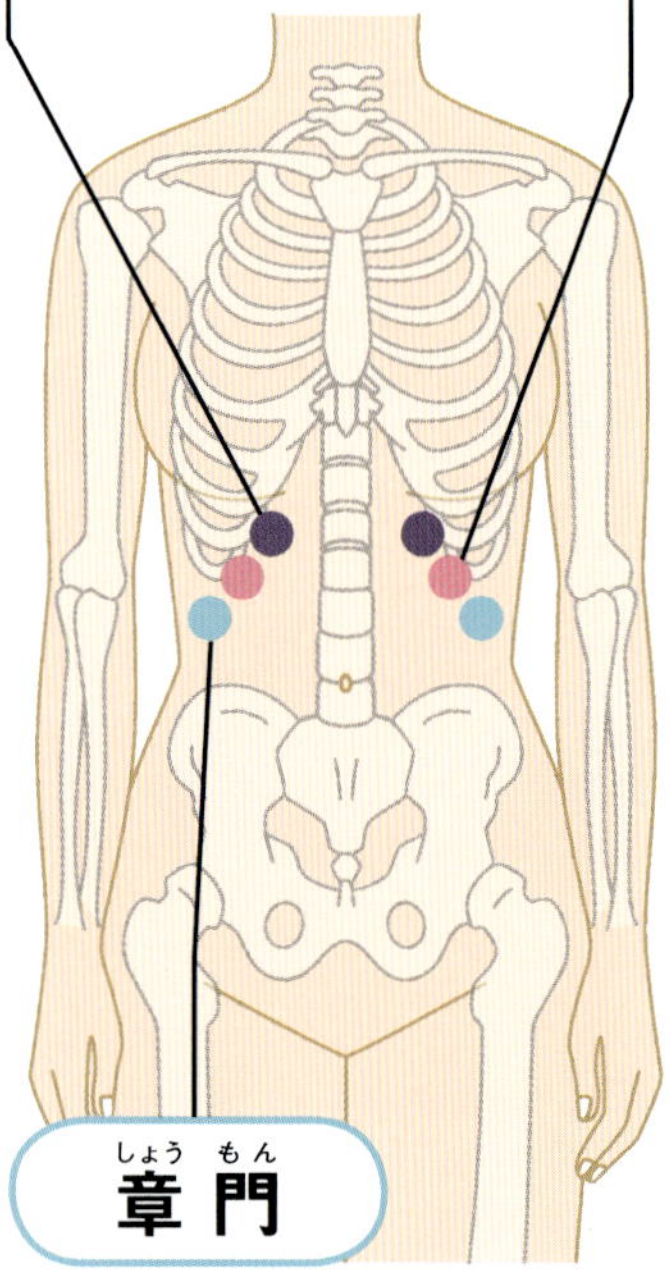

章《しょう》門《もん》

「日月」の斜め下。

＊上記すべて、二日酔いを予防、改善

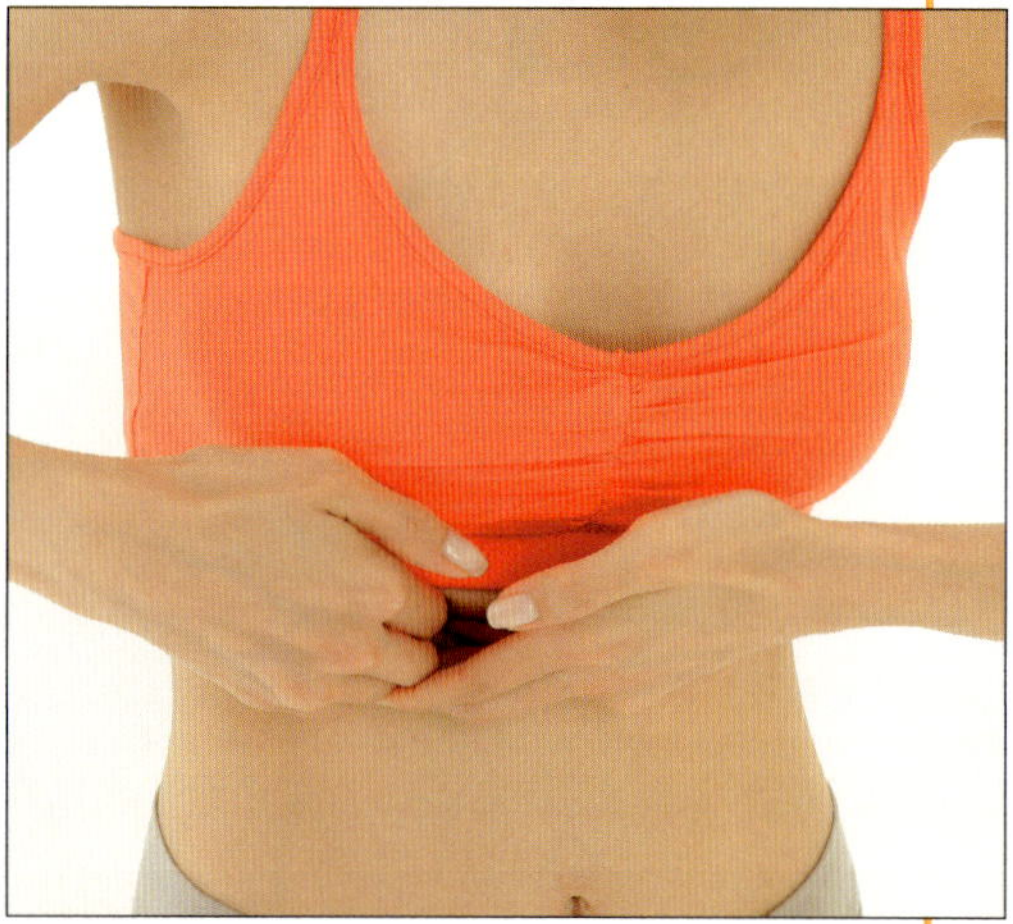

ツボの押し方

ツボに親指以外の両手の指を重ねて当て、やや前かがみになって、「トントントン」とリズミカルに押す。右側のツボだけに行う。

ADVICE!

ドライヤーで温めるのも効果的。その場合は、左右両方のツボを温める。やけどをしないように、ドライヤーをツボから少し離して、グルグルと回しながら当てる。お灸で温めてもよい。

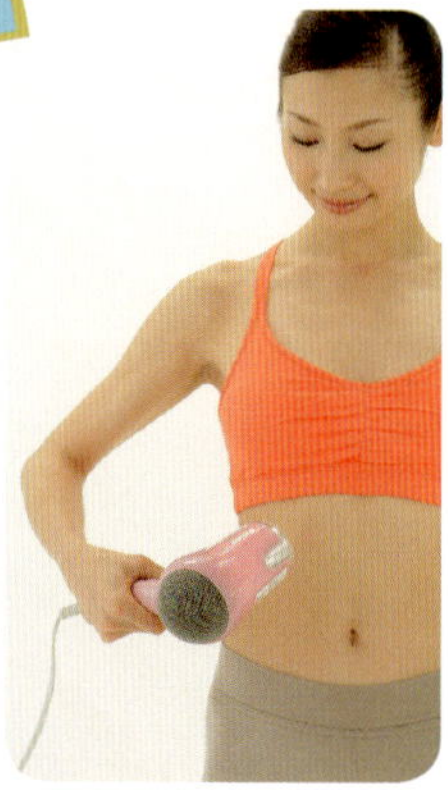

ここがツボ!

期《き》門《もん》
日《じつ》月《げつ》
章《しょう》門《もん》
健理三針区《けんりさんしんく》
足の親指
肝臓ゾーン

ツボの探し方

健理三針区《けんりさんしんく》

手のひらの中央、やや
手首寄り。
＊胃腸の働きを高める

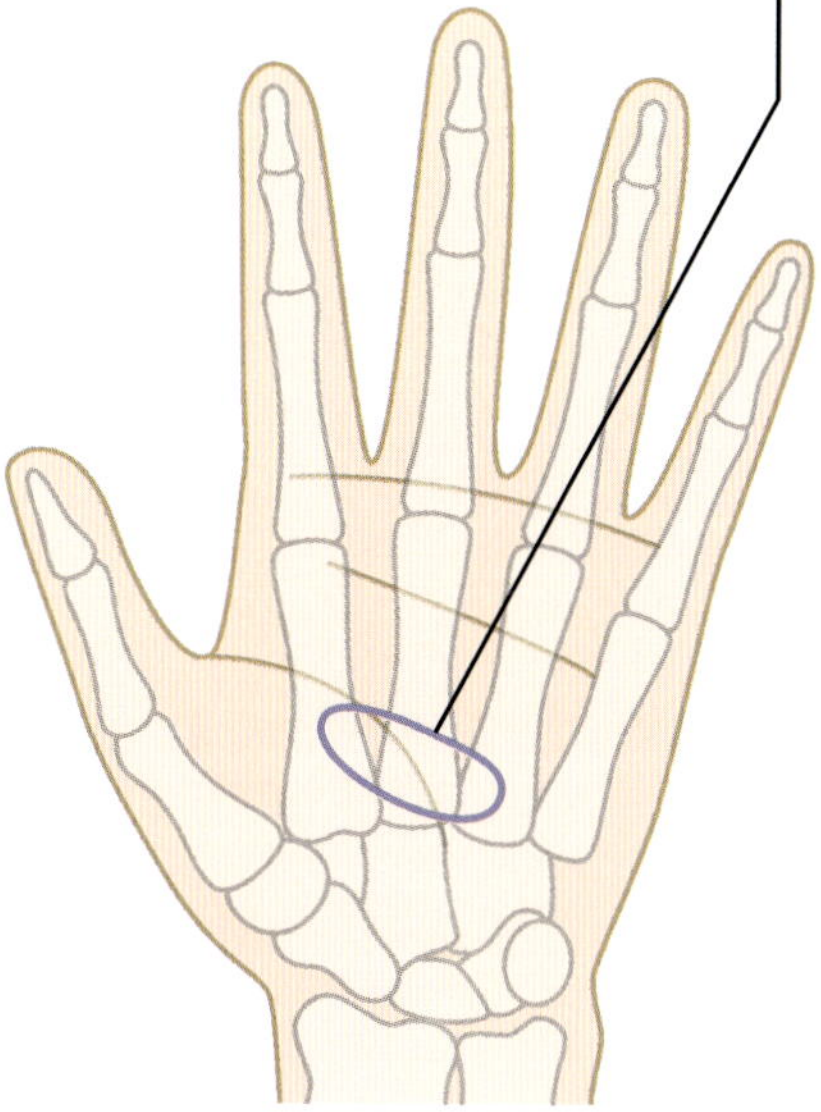

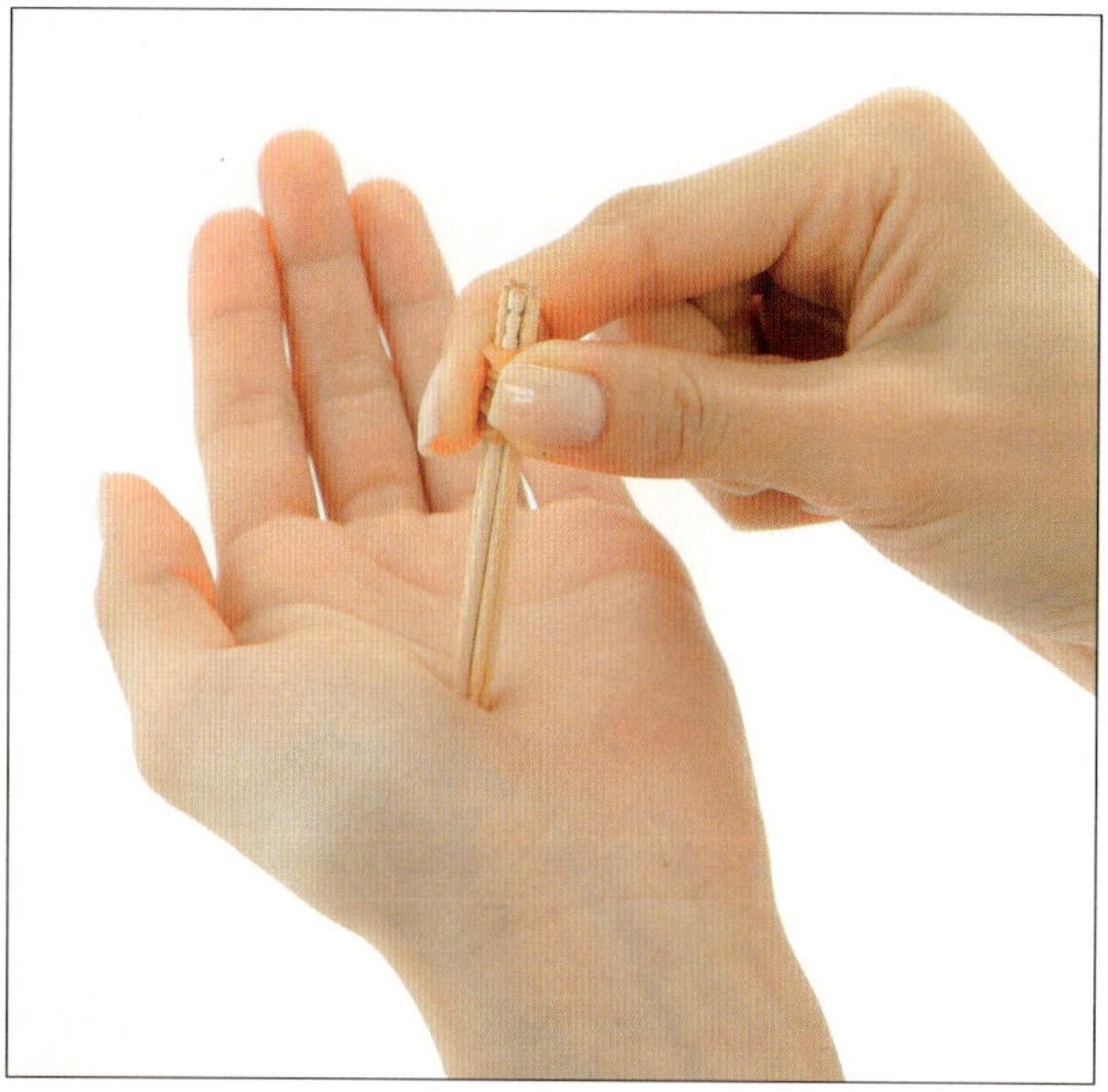

ツボの押し方

束ねたつまようじを垂直に当てて、ほんのり赤くなるまで軽くつつく。両手ともに行う。親指で強く押しもんでもよい。

このツボも効く!

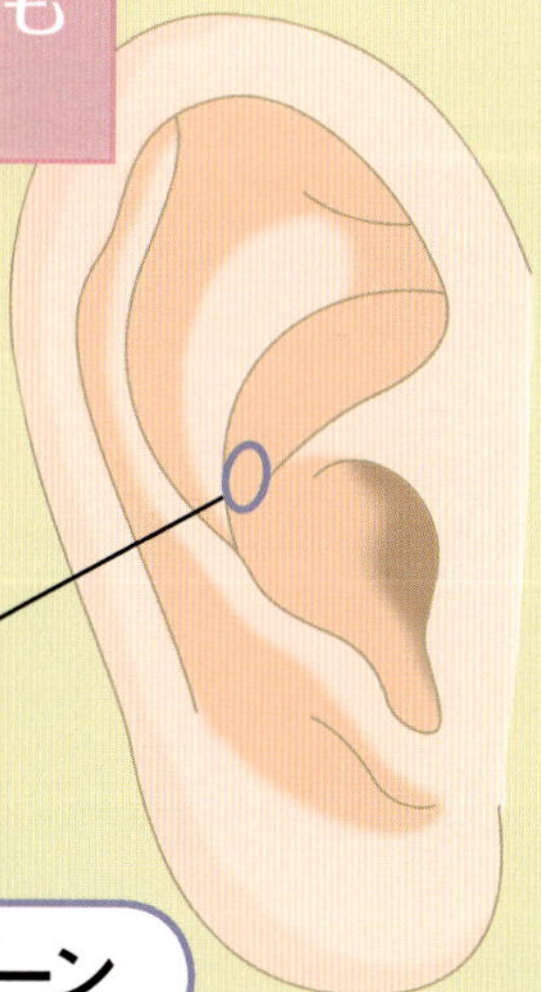

肝臓ゾーン

耳の「肝臓ゾーン」もおすすめです。指で押したり、つまようじやヘアピンの頭でつついたりして、刺激しておきましょう。
＊肝臓機能を活性化

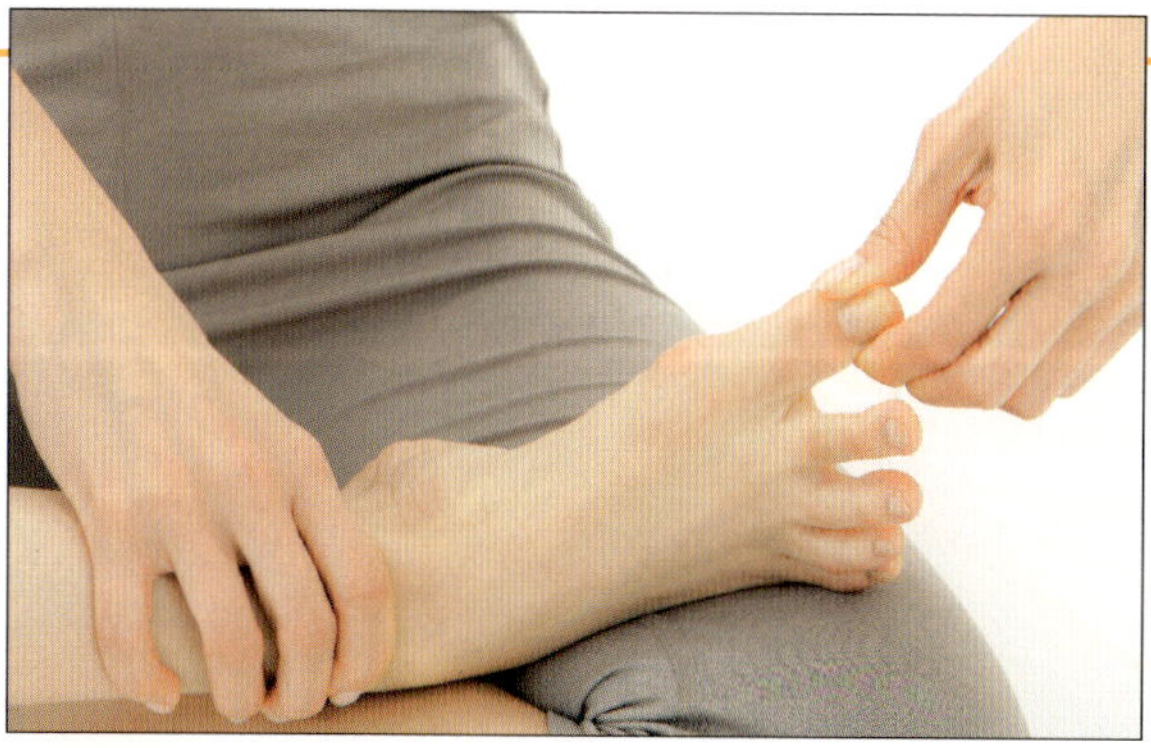

ツボの押し方

足の親指を両側からはさみ、付け根のほうに向けてやや強めに押しもむ。左右の足をそれぞれ1～2分ずつ行う。

ツボの探し方

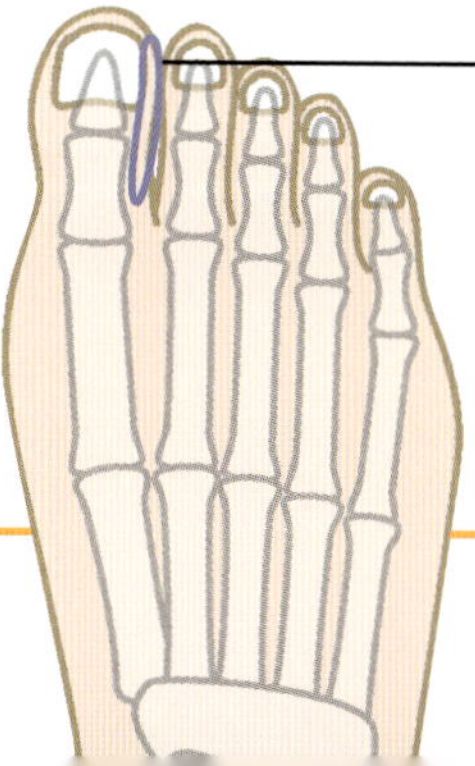

足の親指

足の甲側。親指の側面
（人さし指側）。
＊肝臓の働きを正常化

自覚がないけれど気になる症状に

いびき

主な症状

＊寝ているときのいびきがうるさい

原因

睡眠中は重力の影響で軟口蓋《なんこうがい》（上あごの奥の方）が沈み、気道を圧迫します。空気の通り道がせまくなるため、呼吸のたびに大きな音が出るのです。深酒をしたときや疲れているときは、いびきが大きくなります。

効果的なツボ

毎晩寝る前に「**上星**」を刺激しましょう。足の「**甲状腺ゾーン**」「**副甲状腺ゾーン**」を押せば、空気の通りがよくなります。

おすすめ改善法

仰向けに寝ると重力の影響を受けていびきが出やすくなるため、横向きに寝るようにしましょう。

ツボの押し方

両手の人さし指と中指を重ね、（女性は右手が下）押しもむ。

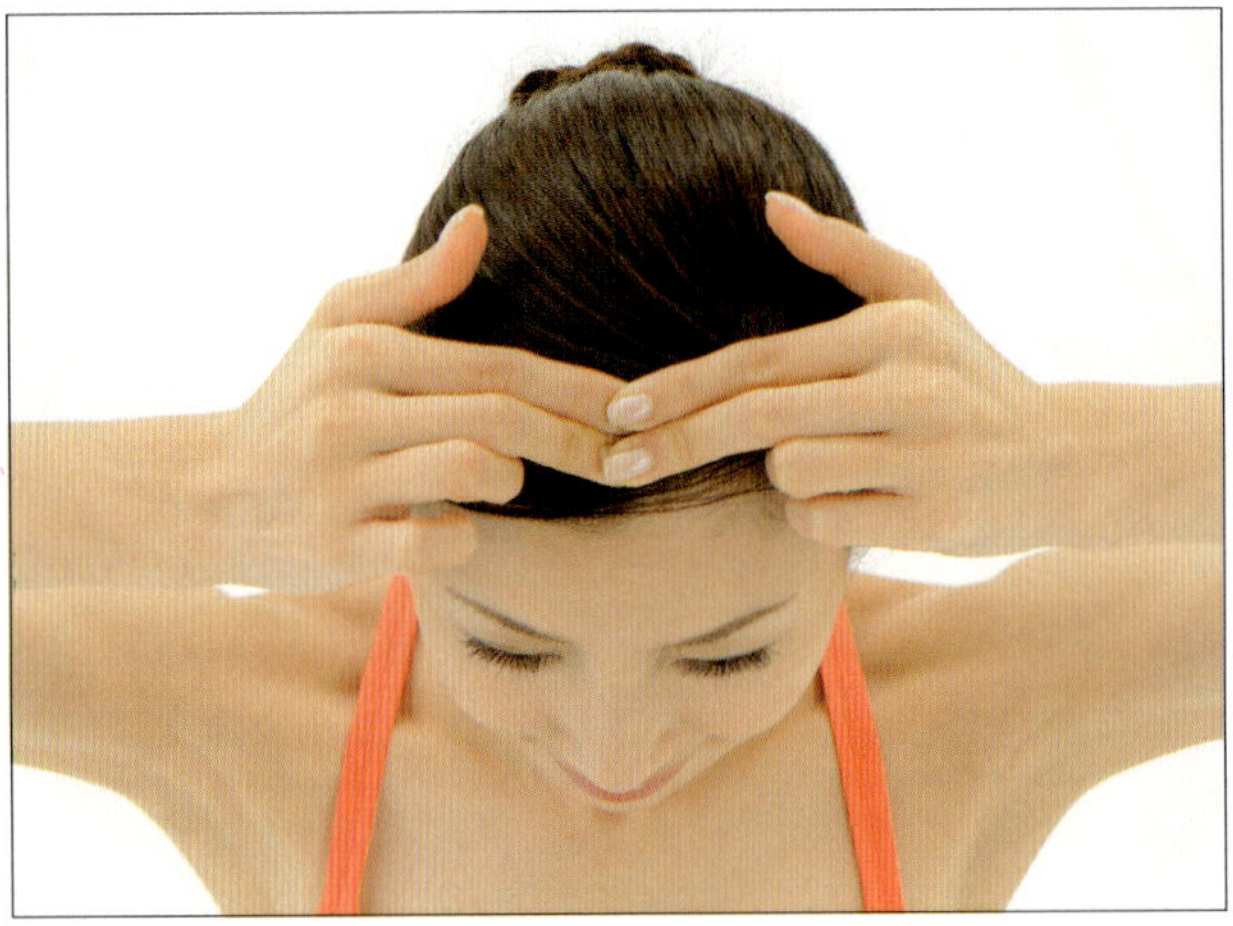

このツボも効く！

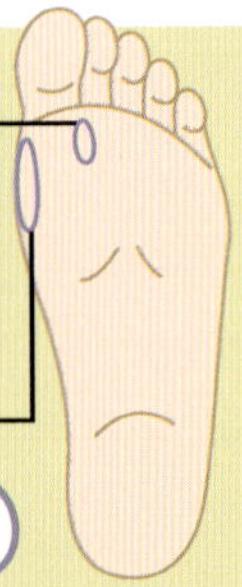

足の裏側。親指と人さし指の股から1㎝ほど下にある「甲状腺ゾーン」はやや強めに押しもむ。親指の付け根の内側にある「副甲状腺ゾーン」は、つま先に向けて押しもむ。どちらものどの中の空気を通りやすくするツボ。

＊空気の通りをスムーズにする

上星《じょうせい》

鼻の先端から頭頂部に真っすぐ伸ばした線上で、髪の生え際から1㎝ほど上。

＊いびきを予防

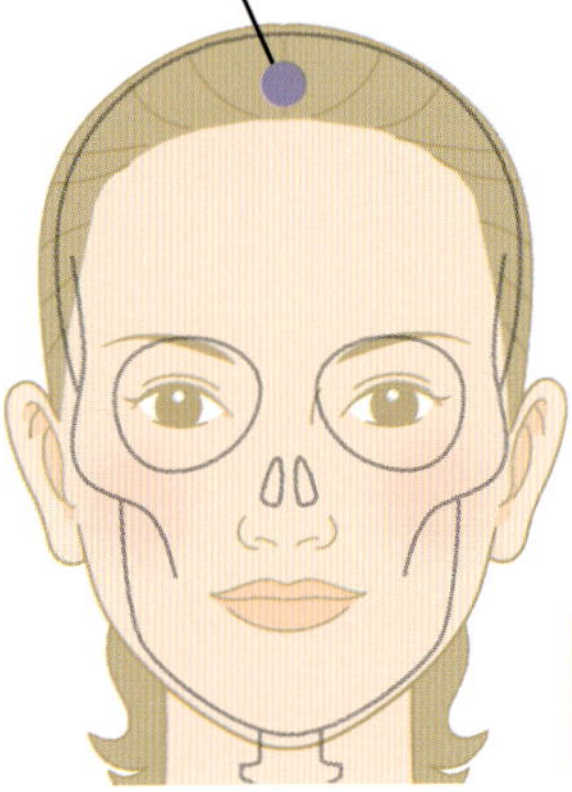

ツボの探し方

ここがツボ！

上星《じょうせい》

甲状腺ゾーン

副甲状腺ゾーン

痔

軽い症状のうちに、百会を刺激して改善

主な症状

- 肛門の近くに腫れものができる
- 炎症ができて膿む
- 肛門が切れる

原因

排泄時にいきみ過ぎると肛門周辺がうっ血し、肛門部の血管がコブのようにふくらんで「いぼ痔」になります。一度痔になると、いきむたびに症状が進み、治りにくくなります。

効果的なツボ

軽い症状なら、「**百会**」を束ねたつまようじで刺激したり、お灸をすることで症状をやわらげることができます。

おすすめ改善法

固いところや冷たいところに腰をかけると、肛門を刺激するので避けましょう。香辛料やアルコールなどの刺激物を控えるのも大切です。

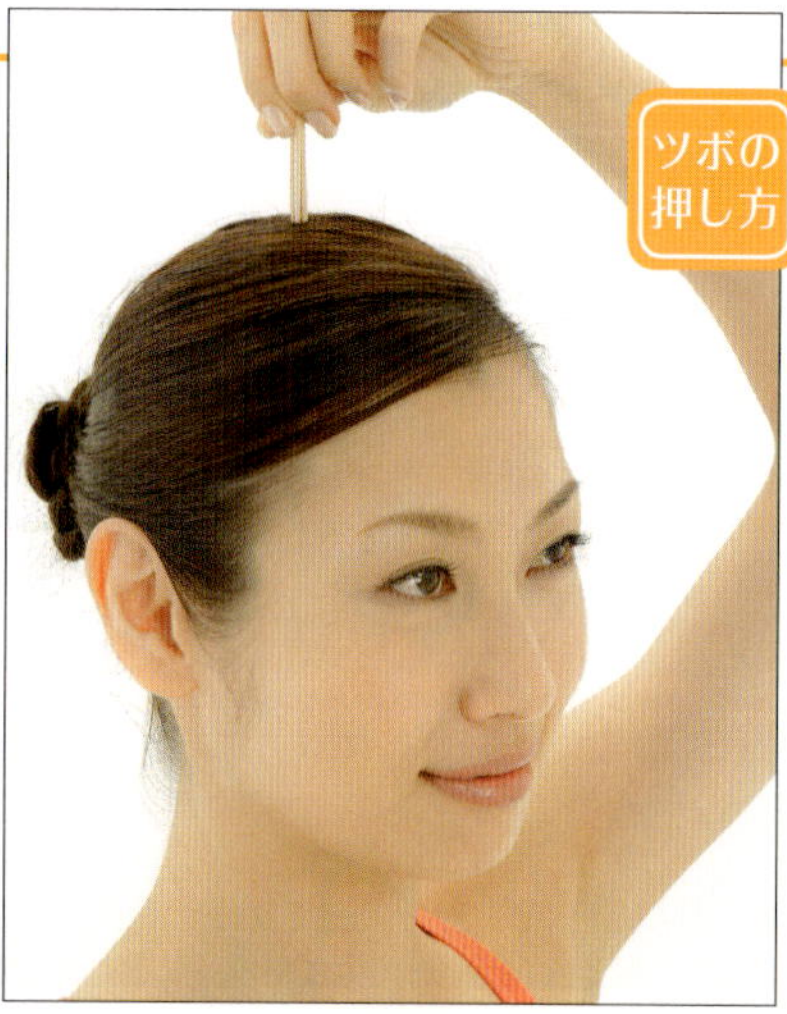

束ねたつまようじを垂直に当て、トントンとつつく。

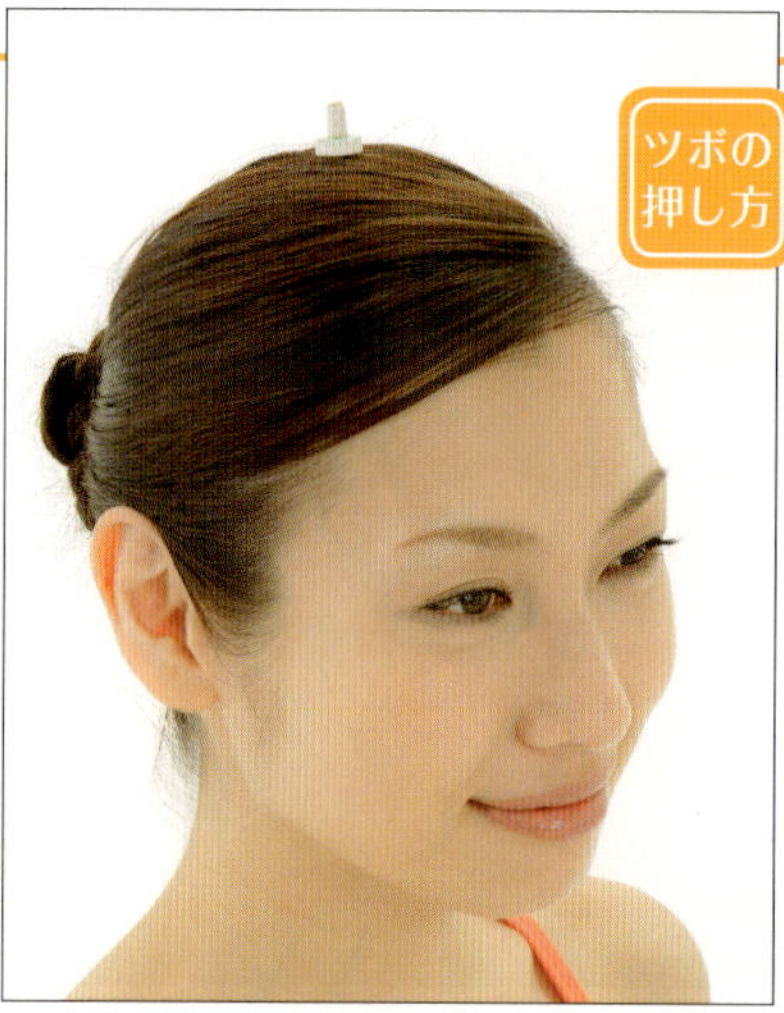

ツボにお灸をして温めてもよい。お灸を近づけたり遠ざけたりを10～15回くり返す。

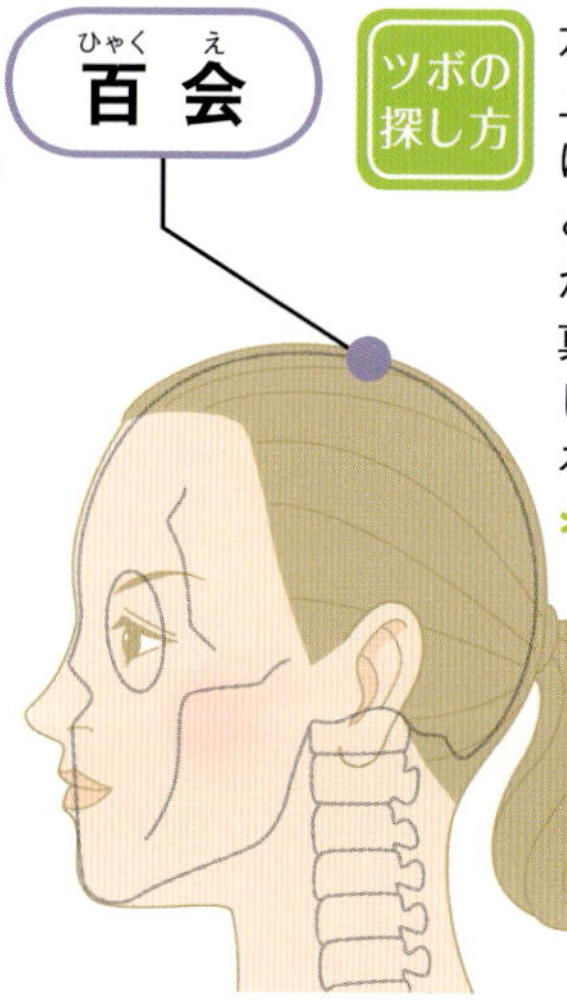

ツボの探し方

左右の耳の最上端から真上に上がった線と、鼻の先端から頭頂部に真っすぐ伸ばした線が交わる部分。

＊痔を改善

このツボも効く！

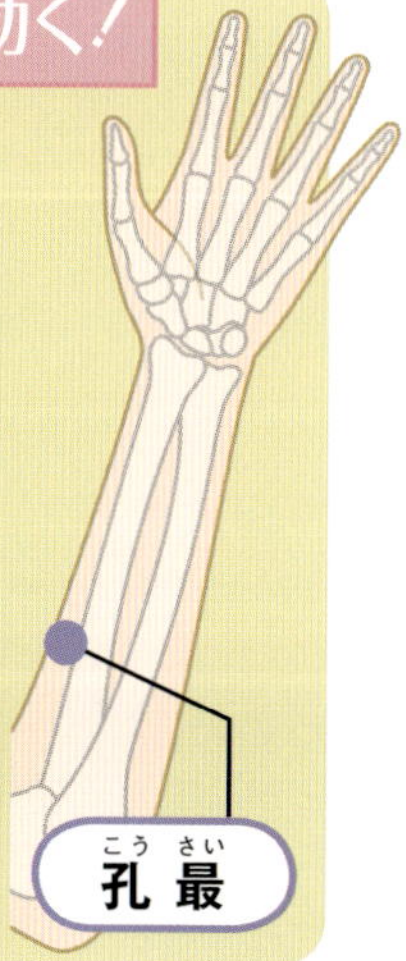

軽い痛みなら、腕にある「孔最」にお灸をすると痛みを緩和できる。手のひらを上に向けて、手首からひじまでを3等分したときの上⅔のあたり、親指側。1回につき2～3個、両腕とも行う。

＊痔による痛みを緩和

ここがツボ！

百《ひゃく》会《え》

孔《こう》最《さい》

脳を活性化して老化を防止する

ツボ押しで脳の働きを活発にする

年をとると血液に粘りが出て脳の血管がつまり、脳細胞が死んで記憶障害などが起こります。とくに老化が著しいのが、手の指を動かす司令塔でもある前頭葉《ぜんとうよう》。指の動きがスムーズでなくなったら、脳が老化したサインともいえます。

脳の老化を防止するには、手の指の付け根や、手首、足首の関節を柔軟に保つことが大切。手指のエクササイズや、中国で古くから行われている健康法のひとつ「仙人歩」を毎日行いましょう。

手指のエクササイズ

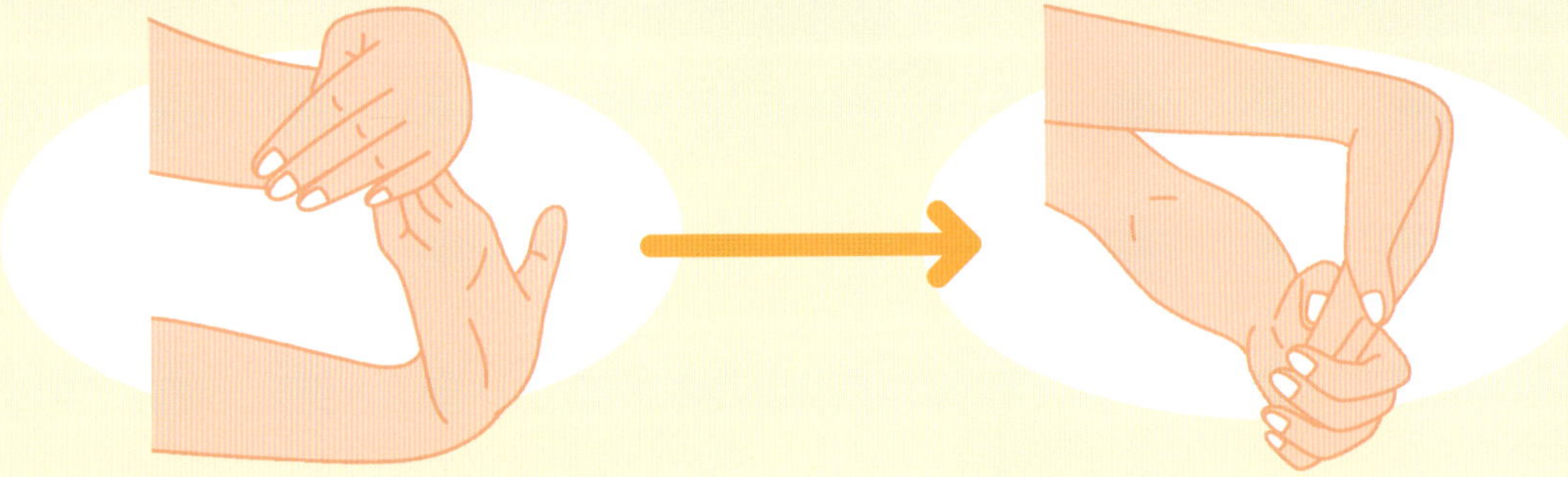

1．右手の指先を上にして、左手で右手の4本の指先を押さえ、手前にグイッと反らせる。

2．右手の指先を下にして、同じように手前に反らせる。反対側の手も同様に行う。

仙人歩

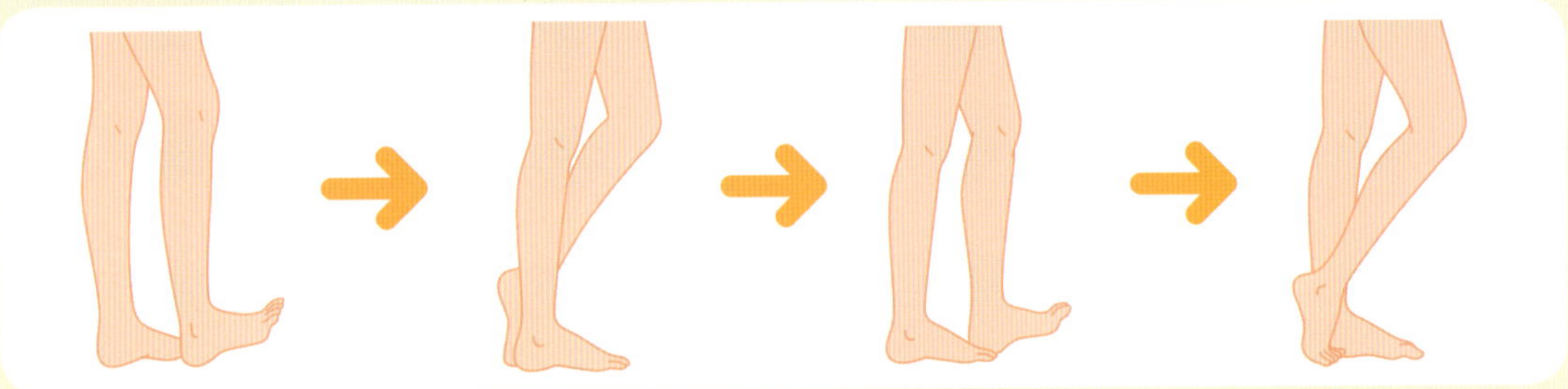

1．軽く膝を曲げ、右足のつま先を上げ、かかとが左足のつま先のあたりにくるように前にずらす。床から足を離さないこと。

2．足の裏で床を押し付けるように、ゆっくりと右足のつま先を下げながら、左足のかかとを上げる。

3．次に左足のつま先を上げながら、かかとが右足のつま先のあたりにくるように前にずらす。床から足を離さないこと。

4．足の裏で床を押し付けるように、ゆっくりと左足のつま先を下げながら、右足のかかとを上げる。これを30～50回くり返す。

第5章

心の元気に効く!

忙しい日々に追われて、ついイライラしたり、落ち込んだりしていませんか？　心の健康は、体の健康につながるといわれています。自律神経を整えるツボを刺激することで、心を安らかに保ち、本来の自分を取り戻しましょう。

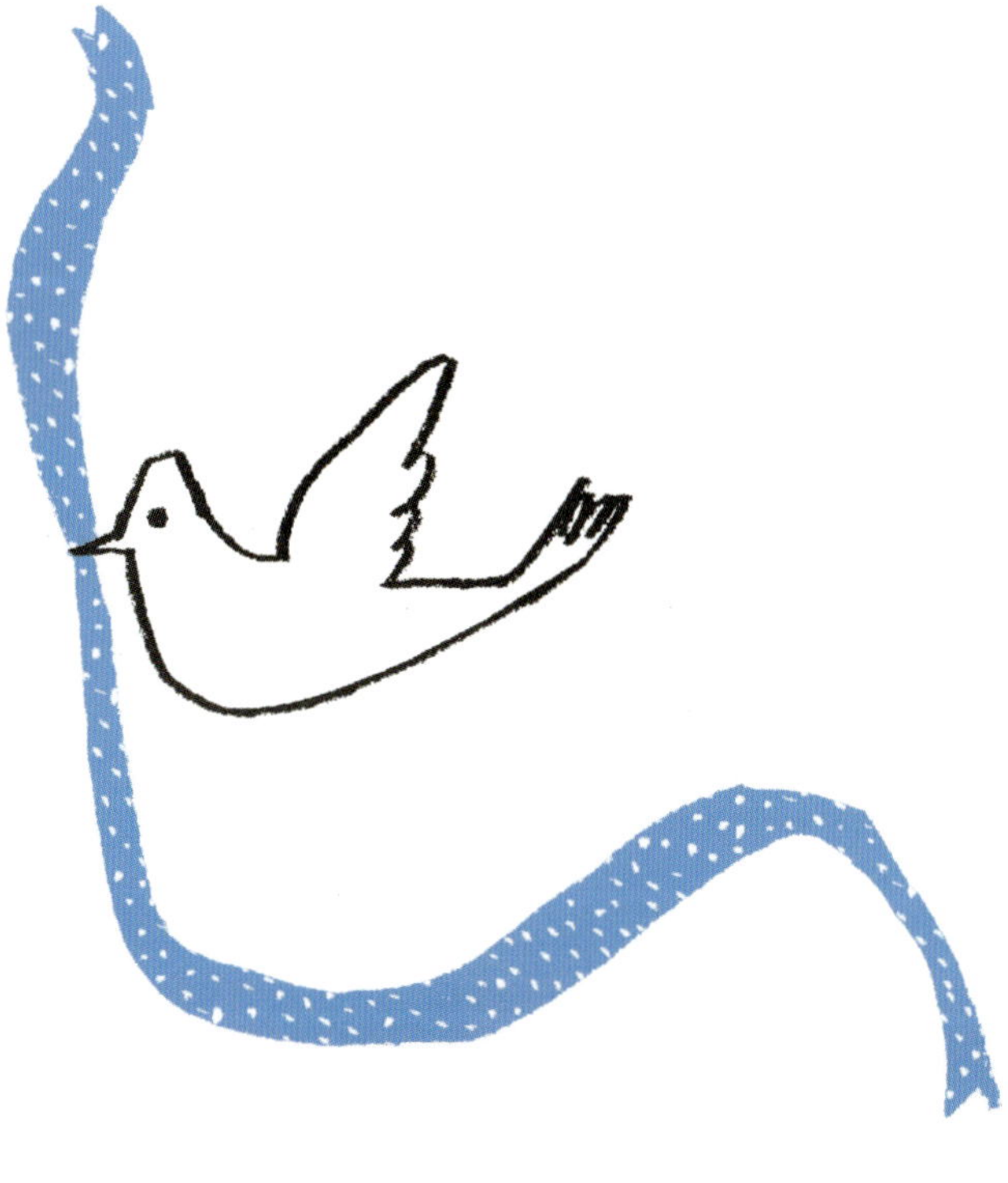

ストレス

乱れた自律神経を整えて、深刻な症状を未然に防ぐ

主な症状

✱仕事に集中できない
✱人間関係がわずらわしい

❖原因

現代社会では多くの人がストレスを感じているといわれています。ストレスが蓄積されると自律神経のバランスをくずし、胃潰瘍、高血圧、動脈硬化などの原因になります。

❖効果的なツボ

「**神門**」や「**攅竹**」には乱れた自律神経の働きを整える効果があります。神経を落ち着かせ、エネルギーが出る「**心包区**」と「**湧泉**」も有効です。

❖おすすめ改善法

ストレスをまったくなくすことはできません。趣味やスポーツで気分転換をして、ストレスを上手にコントロールしましょう。

ツボの探し方

神《しん》門《もん》

手首の横ジワの小指側の端、少しくぼんだところ。

＊自律神経の働きを整える

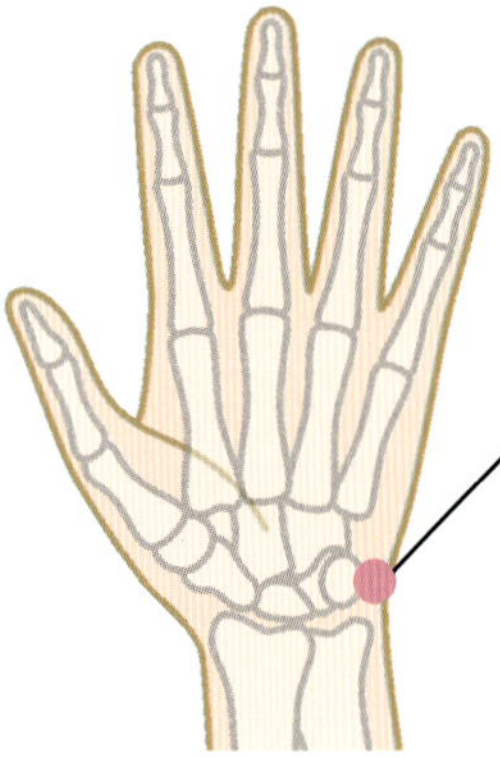

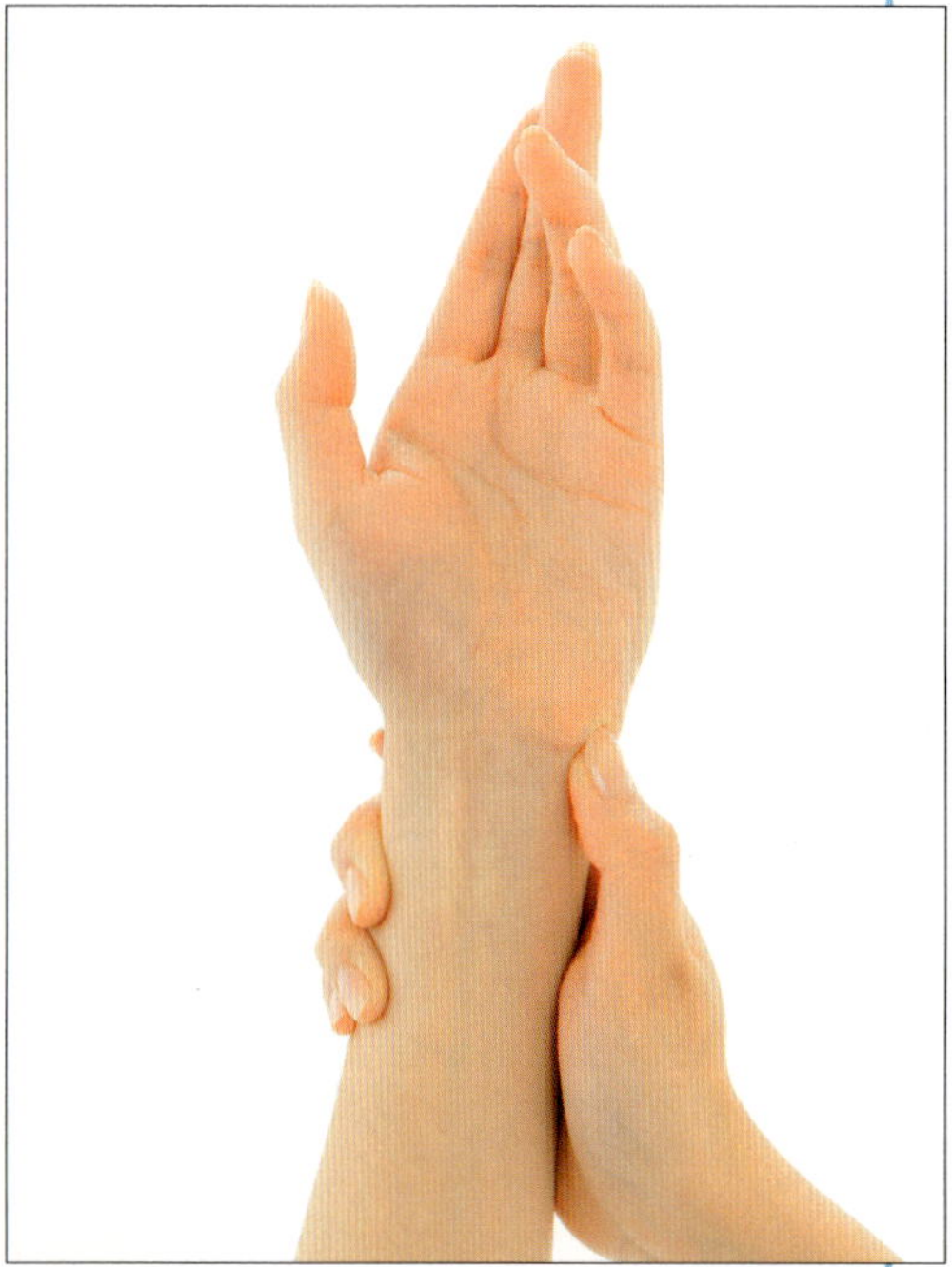

ツボの押し方

手首を支えるように持ち、親指で押しもむ。まず左手首を刺激して、その後、右手首を刺激する。

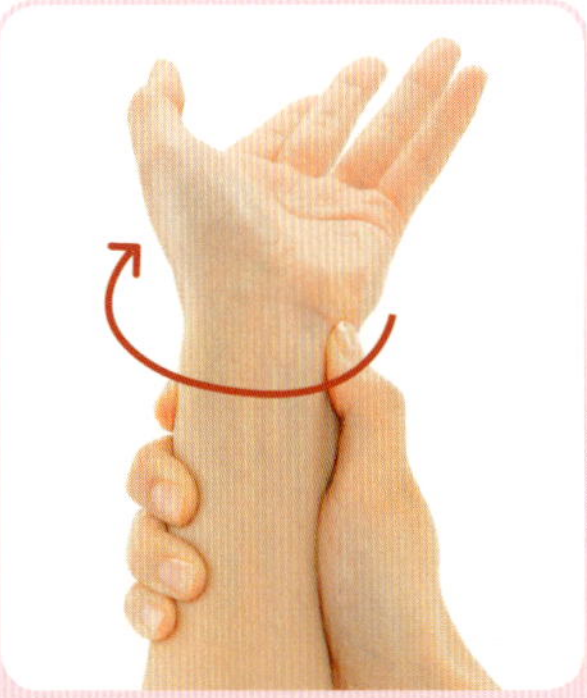

効果アップ⬆エクササイズ

ツボを押しながら手首を上下に動かすと効果がアップ。気持ちいいと感じるまでくり返す。エクササイズをするときは、左手首、右手首の順に刺激する。手首をグルグルと回してもよい。

ここがツボ!

神《しん》門《もん》

攅《さん》竹《ちく》

湧《ゆう》泉《せん》

心包区《しんぽうく》

ツボの探し方

攢《さん》竹《ちく》

眉頭のやや下のくぼみ。

＊自律神経のバランスを整える

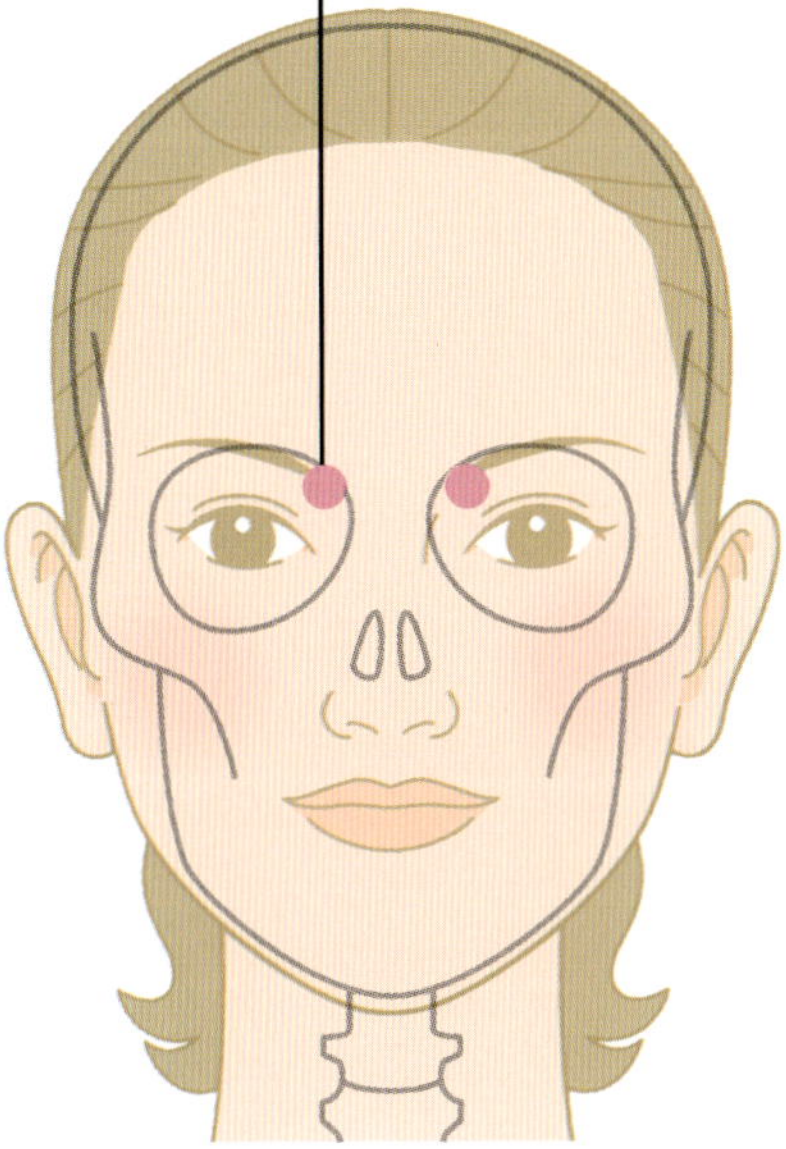

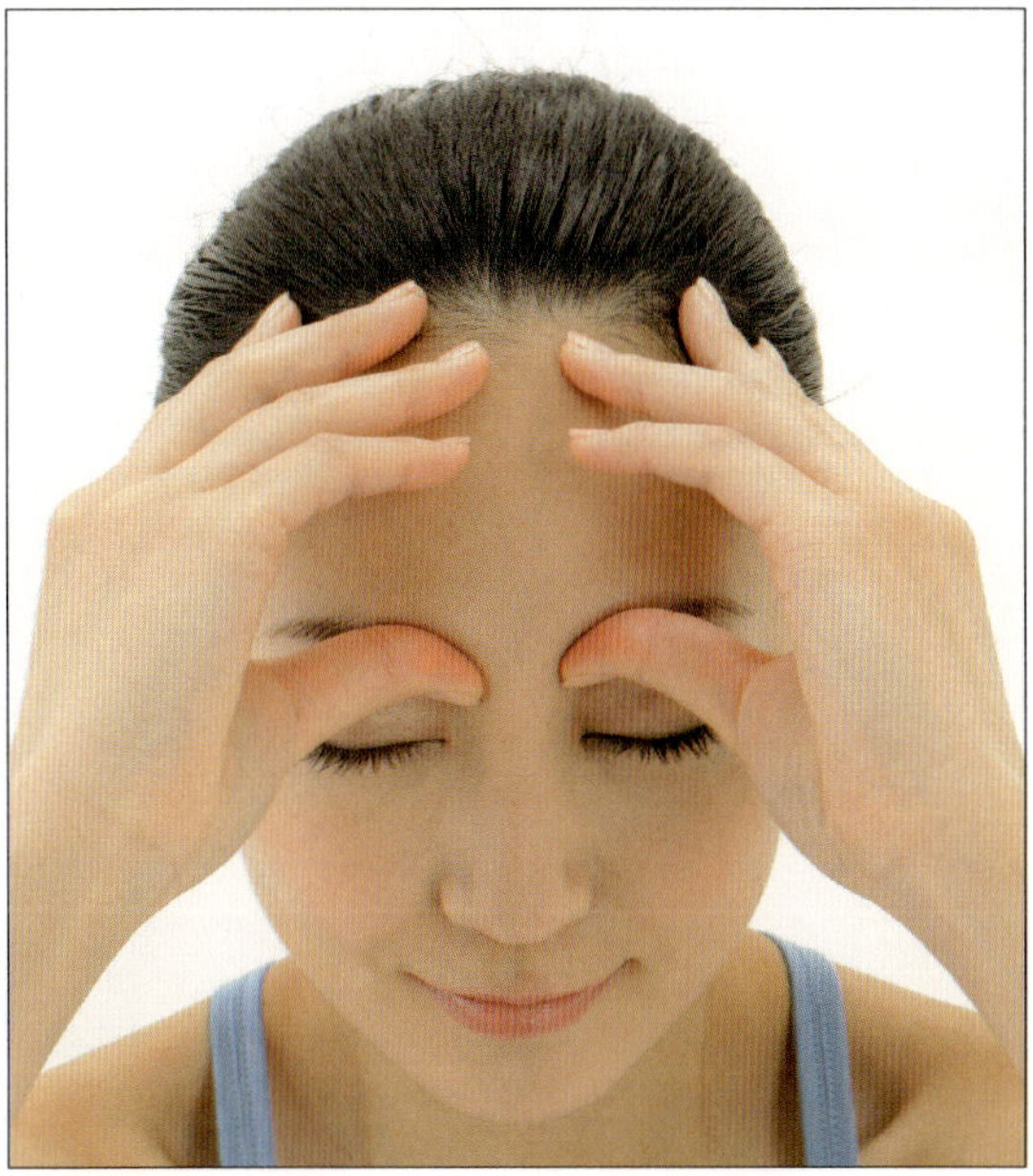

ツボの押し方

目を閉じて、両手の親指をツボに当て、上に向かって軽く押しもむ。ほかの指は額に添えて頭を支えるようにするとやりやすい。

ツボの押し方

両手の親指を「心包区」に重ねて（女性は右手が下）、「湧泉」に向かってすり上げる。何度かくり返す。

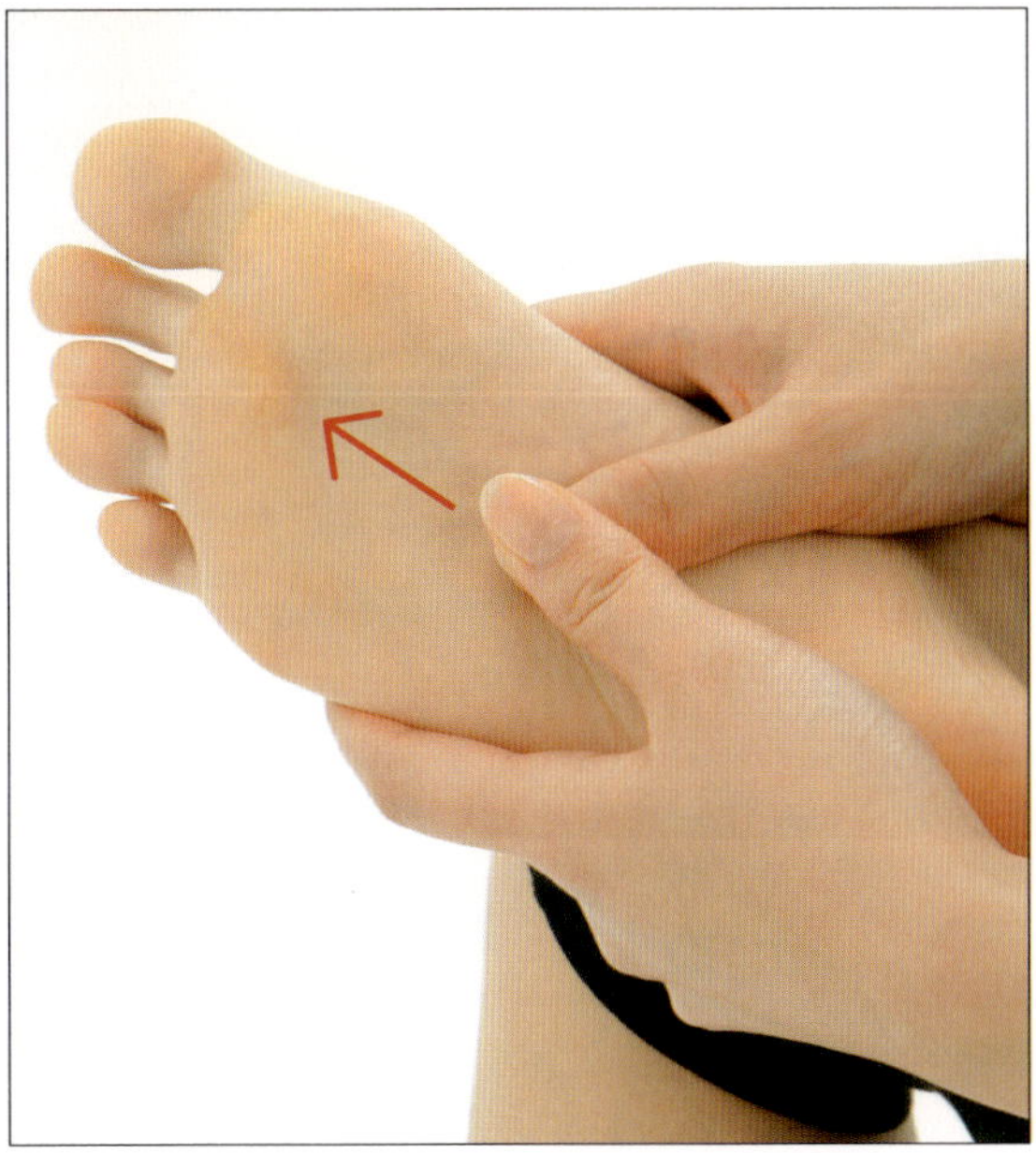

湧《ゆう》泉《せん》

ツボの探し方

土踏まずの上、足の指を曲げたときに、へこむところ。

＊体力や気力を高める

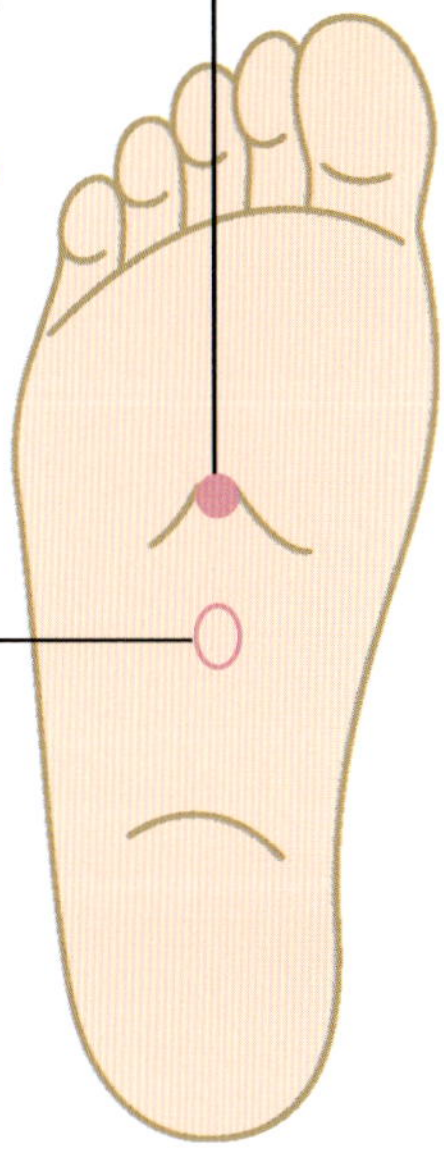

心《しん》包《ぽう》区《く》

土踏まずのほぼ中央。

＊神経を落ち着かせる

ストレス

ここいちばん！のときはツボ押しで脳を刺激

やる気が出ない

主な症状

- やらなければいけないことがあるのに体が動かない
- 集中力が出ない

原因

疲労や精神的なストレスが原因。病気というほどではないけれど、体がだるくて何もかもが面倒になる「無気力症」は、放っておくと病気になることもあります。

効果的なツボ

「**脳幹**」は脳の働きを活性化し、頭の中をクリアにします。「**心**」は心理的な動きをコントロールします。

おすすめ改善法

腹式呼吸も効果があります。目を閉じておなかに空気を送るようにゆっくりと息を吸い、同じくゆっくりと吐き出します。

ツボの探し方

心《しん》

耳の穴の少し顔寄り。耳甲介腔の中央。
＊心理的な動きをコントロール

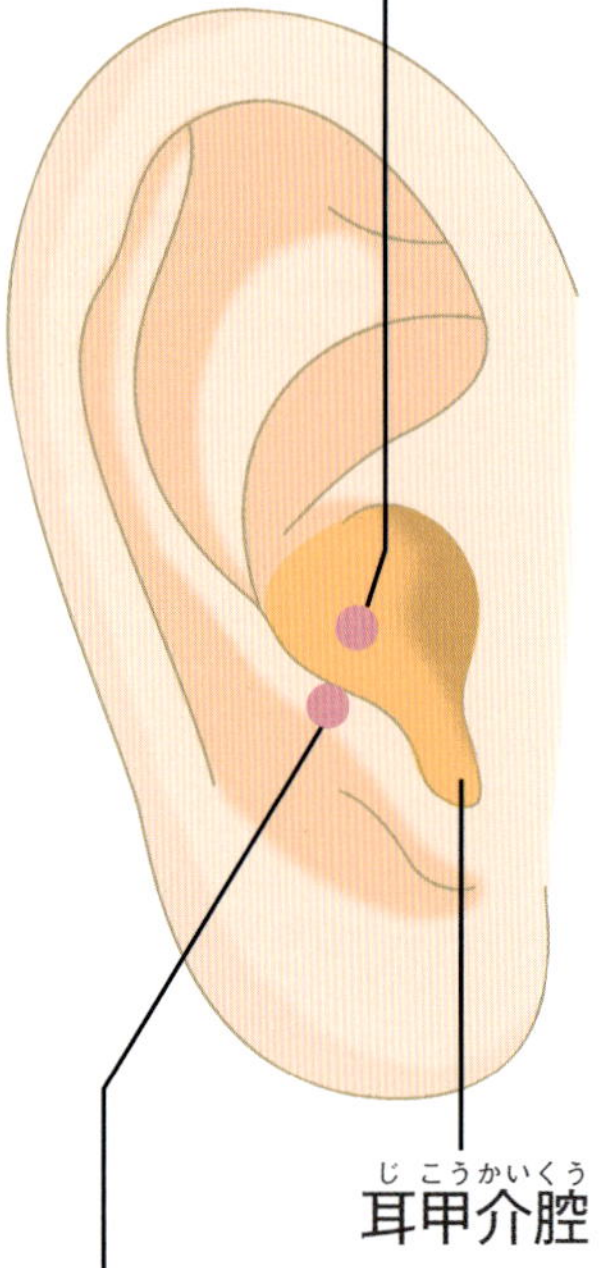

脳《のう》幹《かん》

耳たぶの上の小さなふくらみ、上寄り。
＊脳の働きを活性化

ツボの押し方

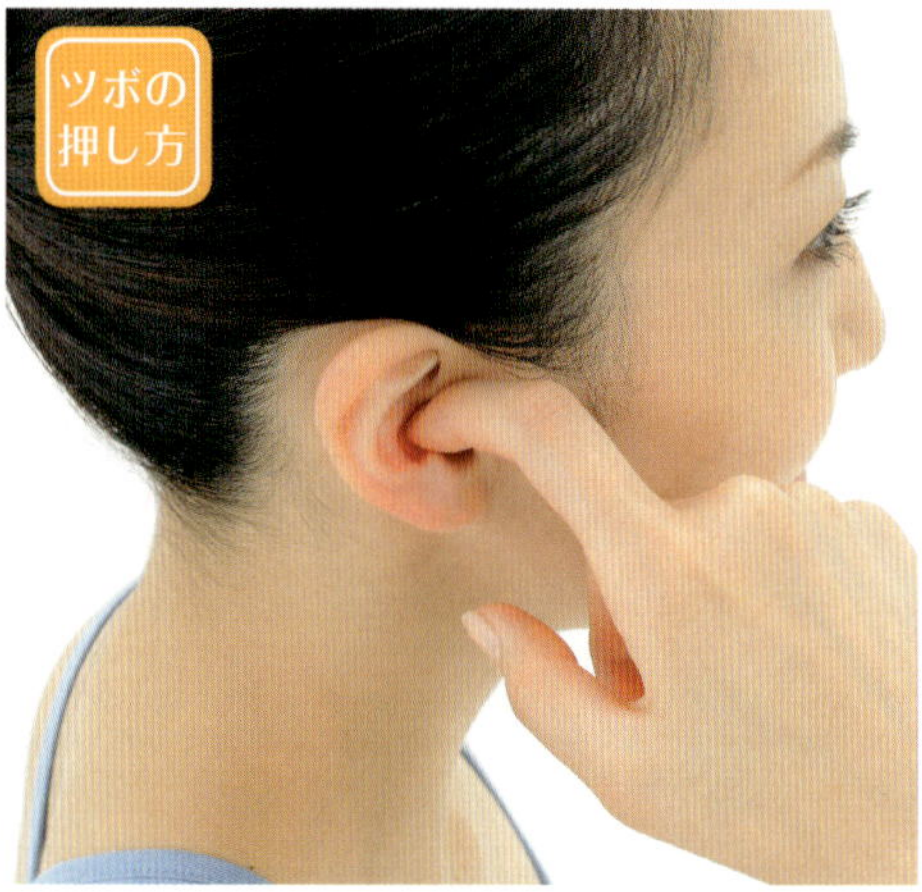

人さし指を「心」に当て、斜め上から円を描くようにグルグルと押しもむ。

ツボの押し方

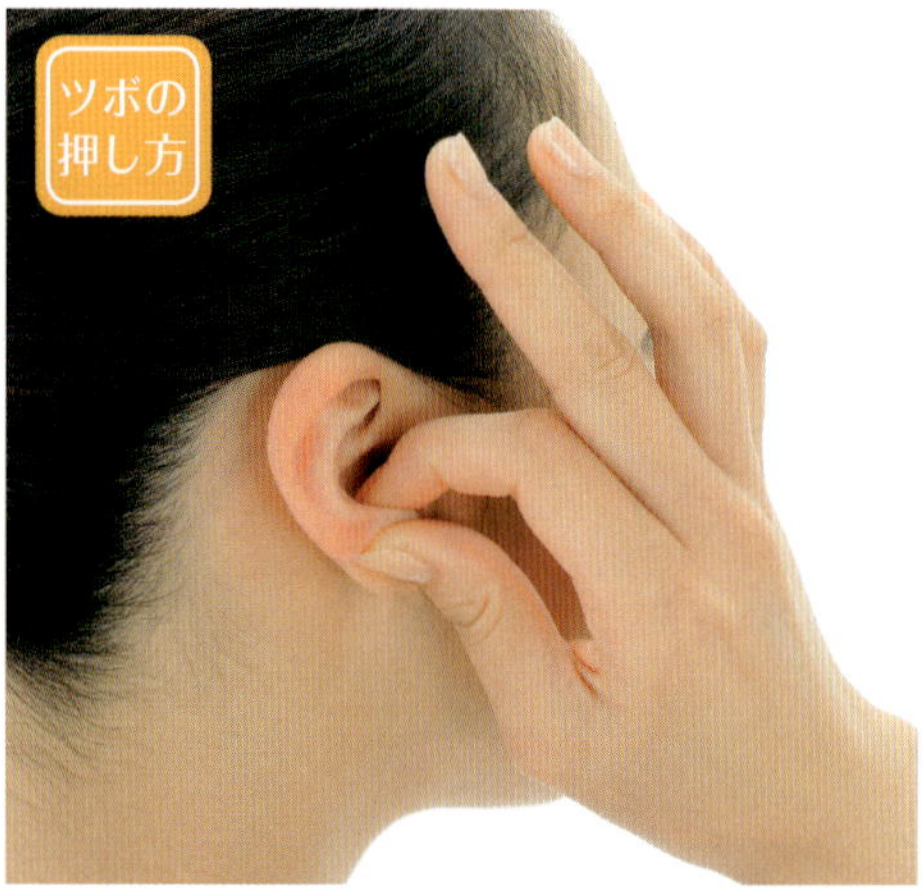

親指を「脳幹」に当て、耳の穴に人さし指を入れるようにして支えながら、はさみもむ。

ここがツボ！

- 心《しん》
- 脳《のう》幹《かん》
- 百《ひゃく》会《え》

ツボの探し方

百《ひゃく》会《え》

左右の耳の最上端から真上に上がった線と、鼻の先端から頭頂部に真っすぐ伸ばした線が交わる部分。

＊緊張をほぐす

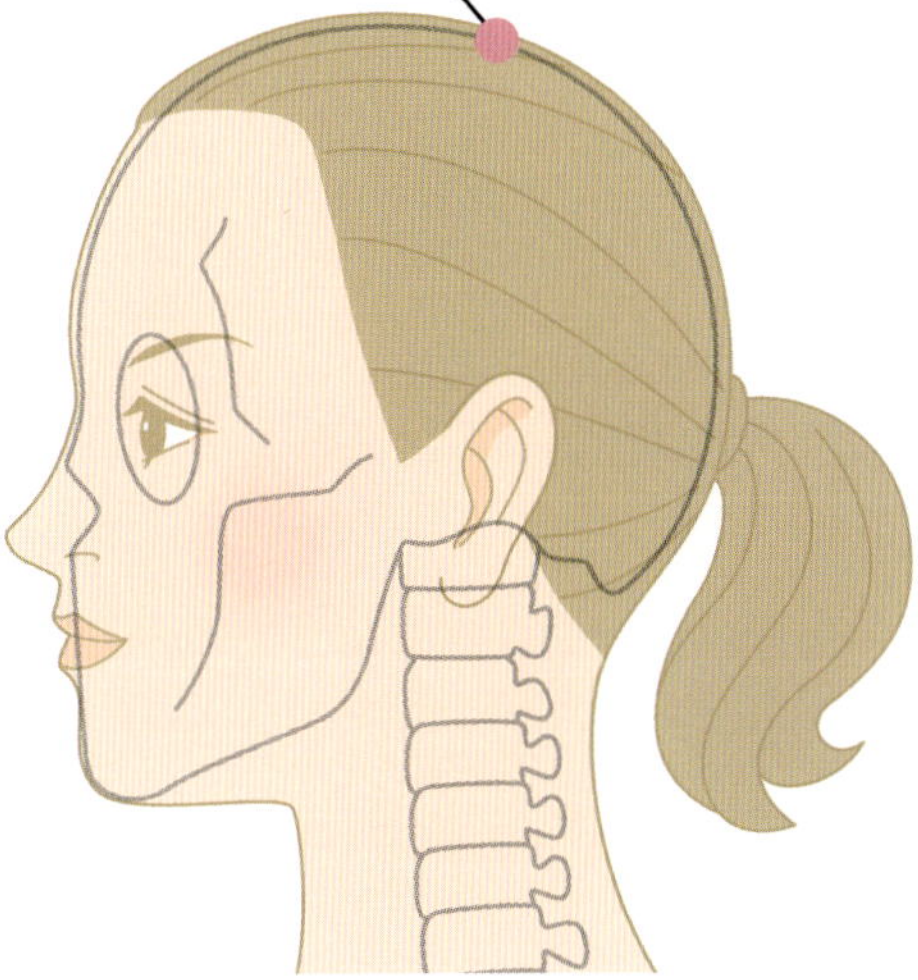

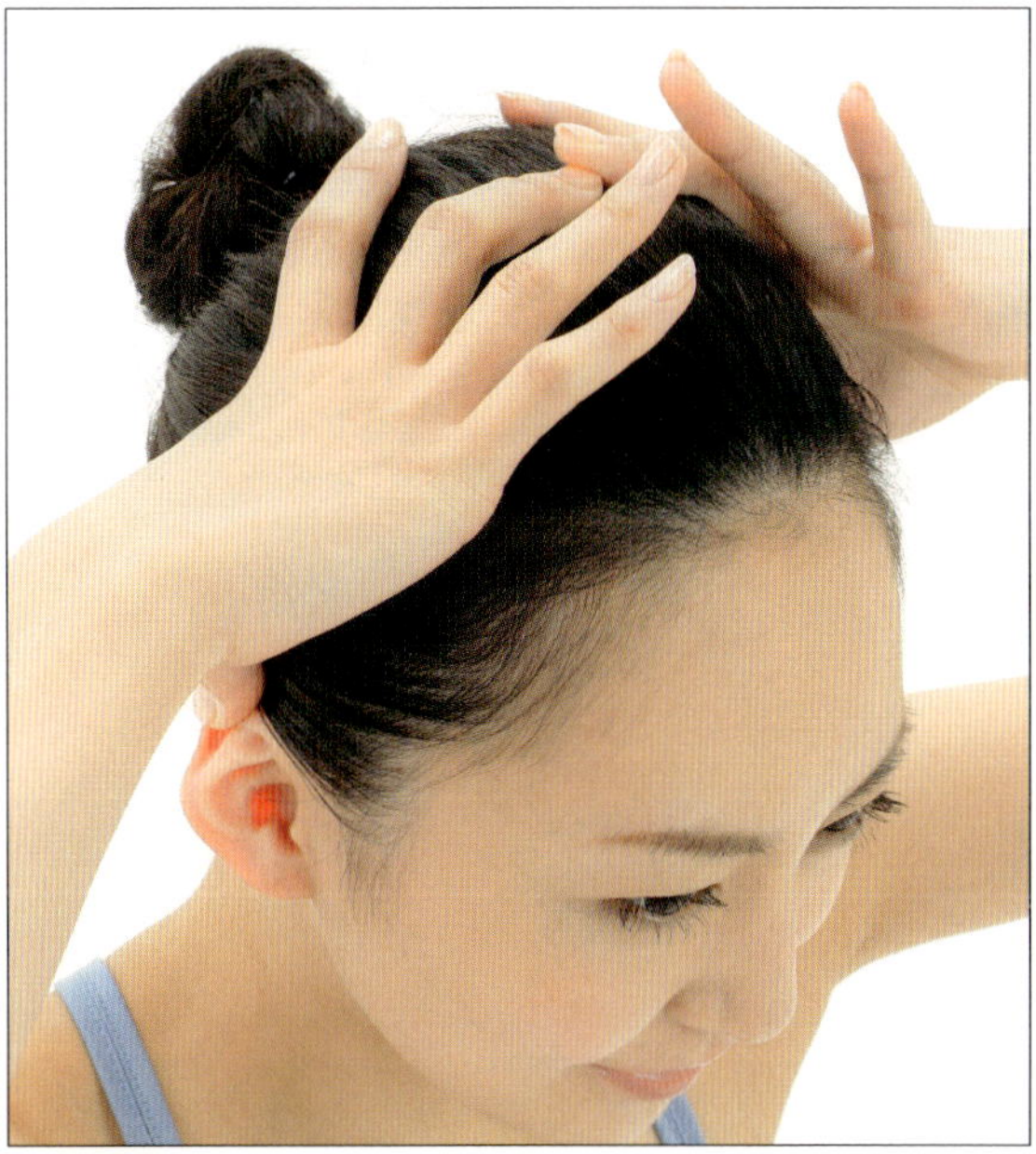

ツボの押し方

両手の中指をツボに当て（女性は右手が下）、やや強めに2～3分押しもむ。

ADVICE！

脳の疲れをいやすマッサージ

拇《ぼ》指《し》丘《きゅう》

親指の付け根にある、少し盛り上がった筋肉。

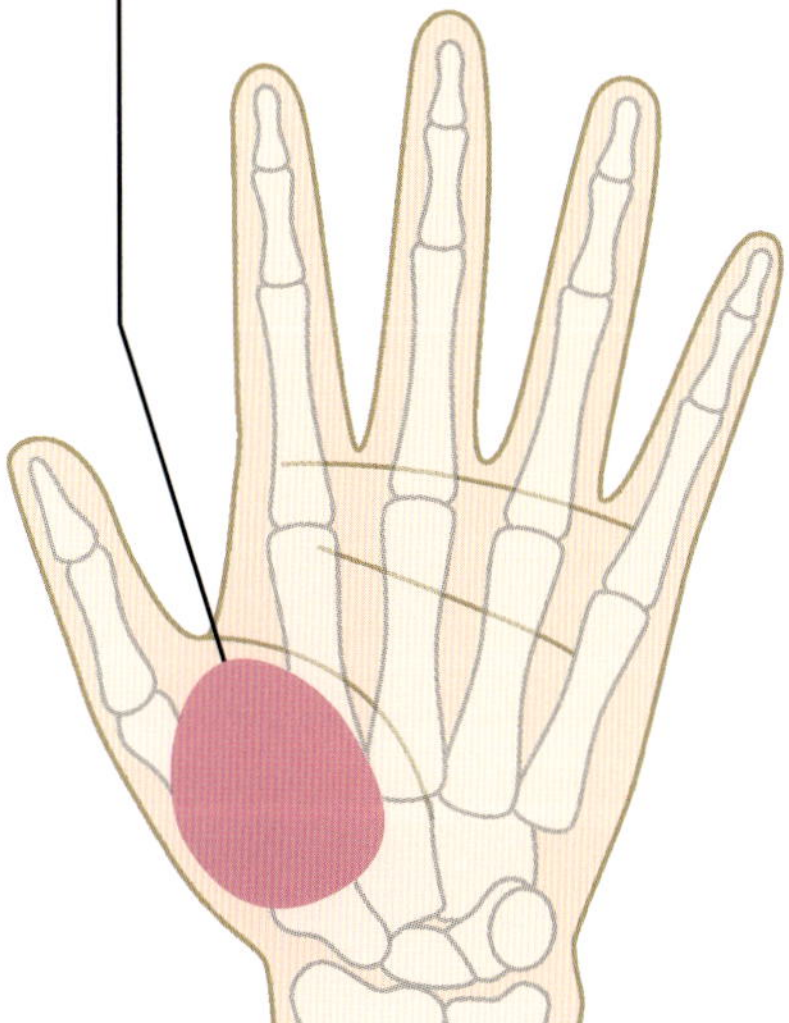

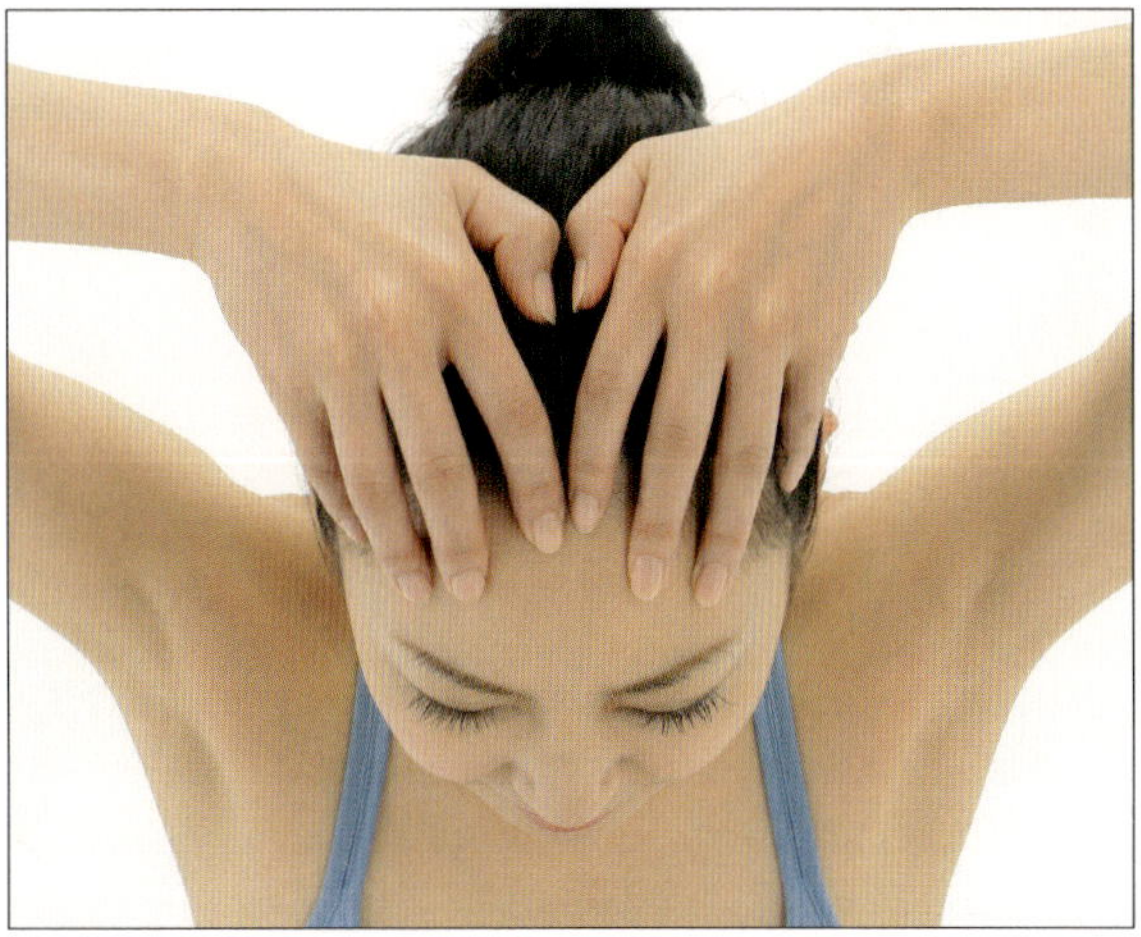

両手の「拇指丘」を使って、おでこの髪の生え際から頭頂部、うなじの順に後ろへなでさする。頭の血行がよくなり、疲労感がとれて、気分がリフレッシュする。ストレス解消や肩コリ予防にも効果あり。

イライラする

キレそうになったらツボを押して深呼吸

主な症状

- なにかといら立つ
- 人に当たりたくなる
- 不安で神経が高ぶる

原因

感情をコントロールできなくなり、人やものに当たる「キレやすい」人が増えています。その多くは過剰なストレスが原因。自律神経が乱れて、イライラが起こります。

効果的なツボ

小さなイライラのうちに「**虎口**」や「**指間穴**」を刺激して消し去っておきます。イライラしやすい人は日ごろから刺激しておくとよいでしょう。

おすすめ改善法

「キレそう！」というときには大きく深呼吸をしましょう。気持ちが静まり、理性が戻ります。

ツボの押し方

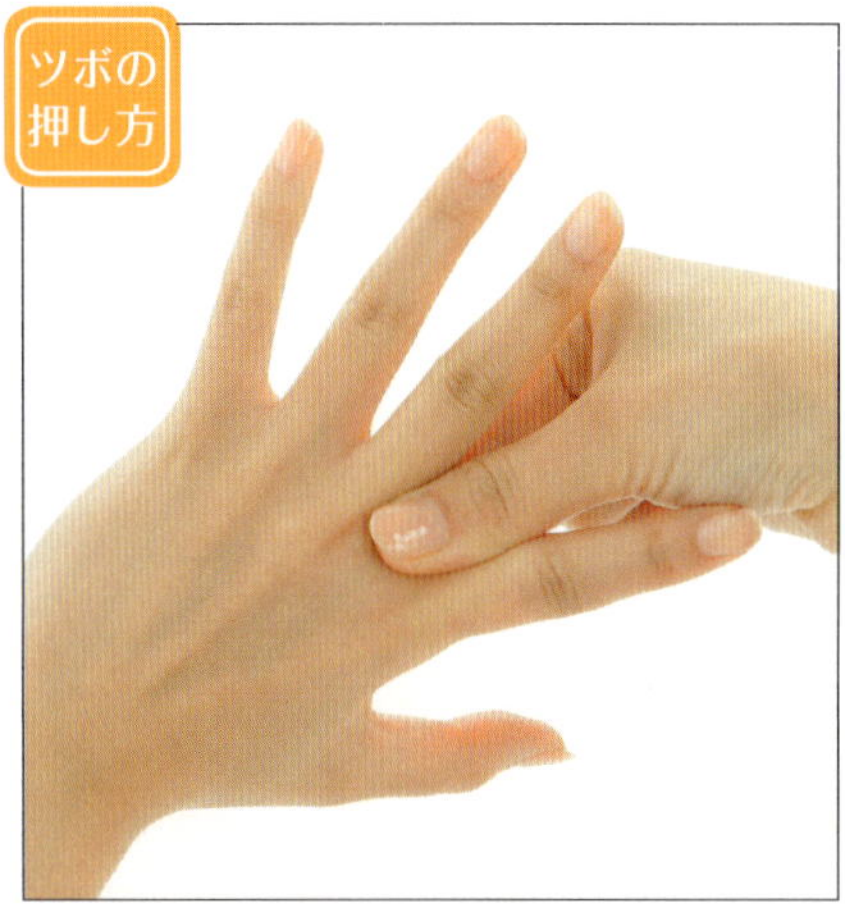

1．親指を「指間穴」に当て、人さし指ではさんで強めに押しもむ。

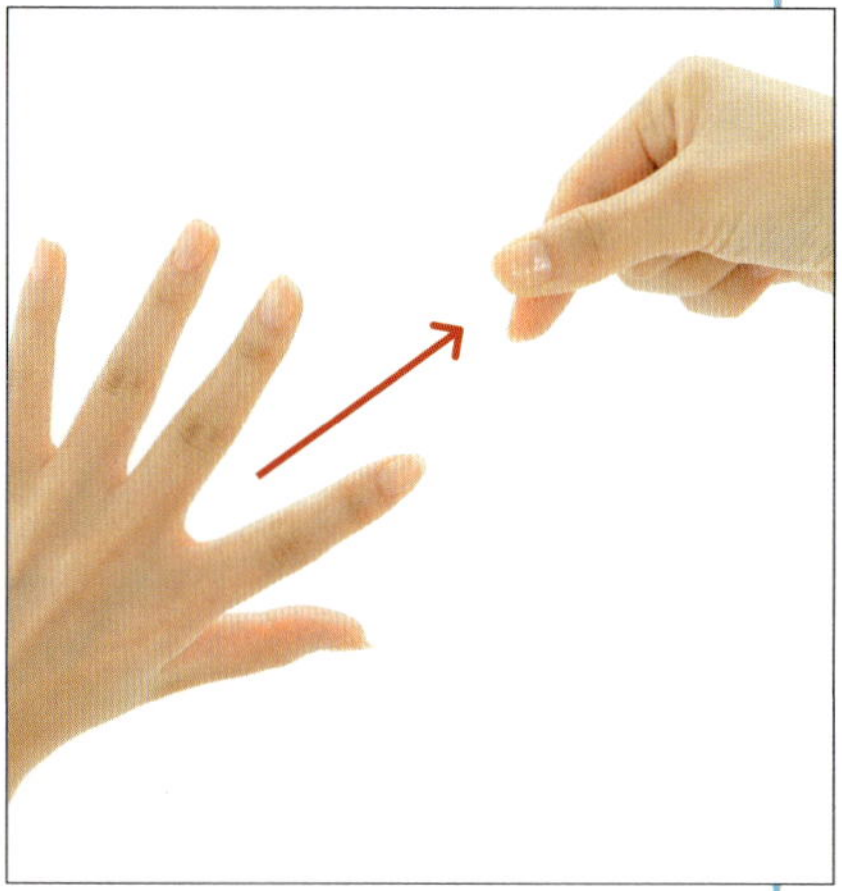

2．ツボをはさんでいる指をパッと離す刺激を、指先が温かくなるまで行う。「虎口」の場合も同様。

ツボの探し方

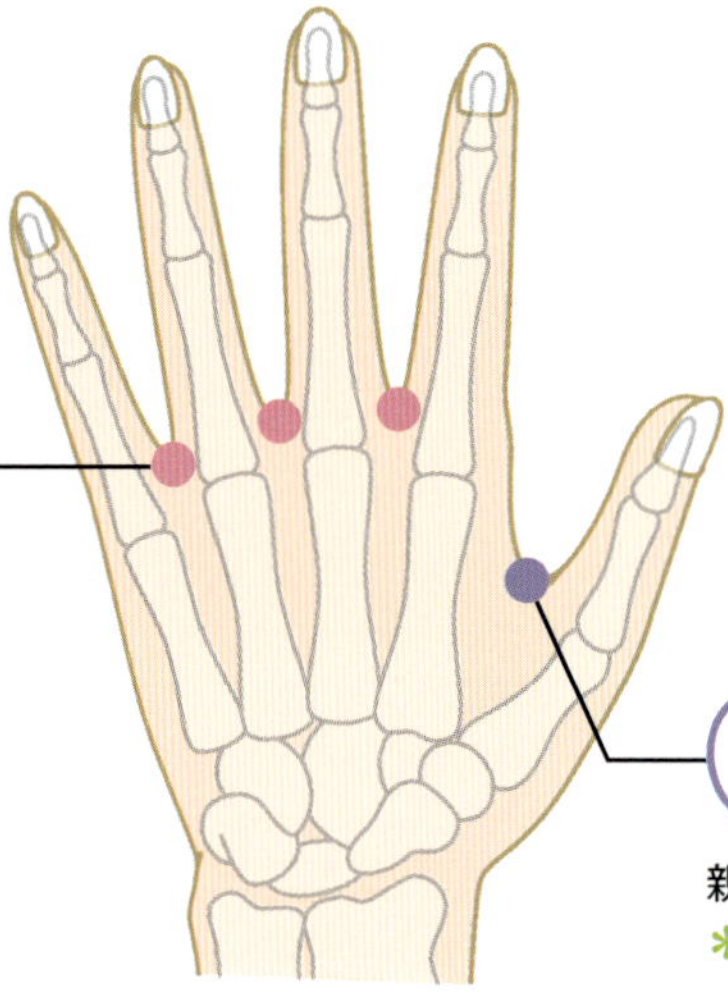

指《し》間《かん》穴《けつ》

人さし指から小指までの指の股。

＊自律神経の働きを整える

虎《こ》口《こう》

親指と人さし指の股。

＊自律神経の乱れを改善

ここがツボ！

- 虎《こ》口《こう》
- 指《し》間《かん》穴《けつ》
- 労《ろう》宮《きゅう》
- 神《しん》門《もん》

ツボの探し方

労《ろう》宮《きゅう》

手のひら中央のくぼみ。やや親指寄り。

＊緊張をほぐす

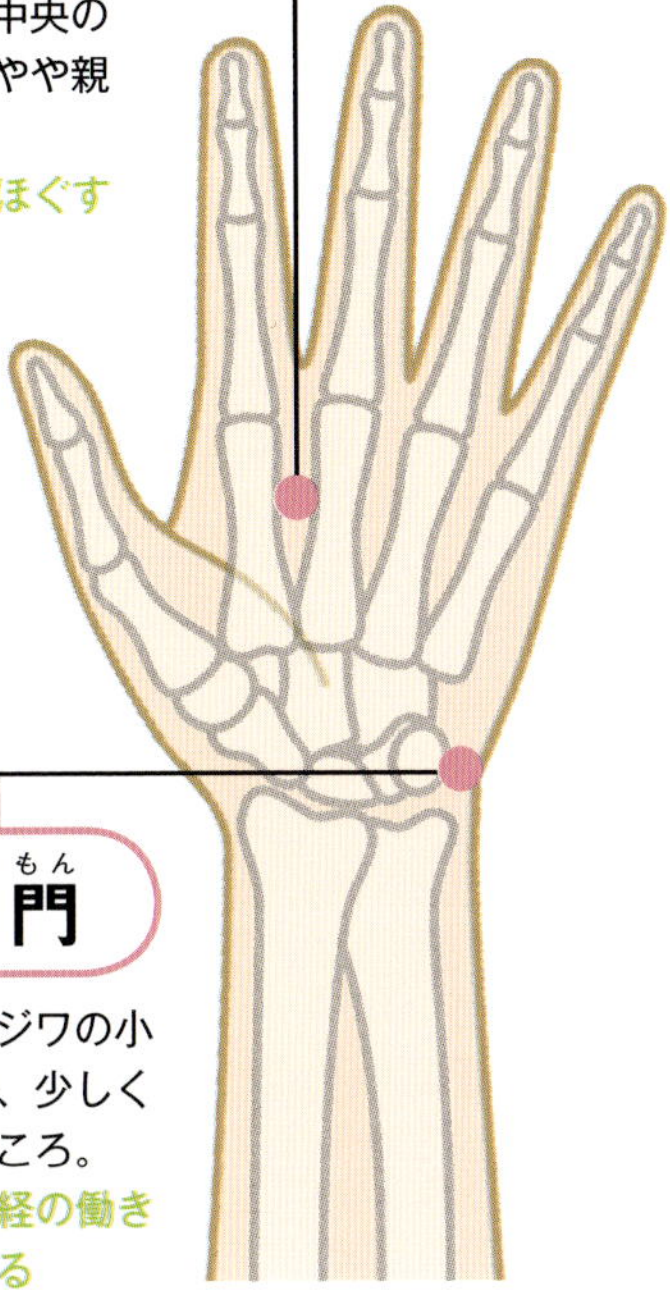

神《しん》門《もん》

手首の横ジワの小指側の端、少しくぼんだところ。

＊自律神経の働きを整える

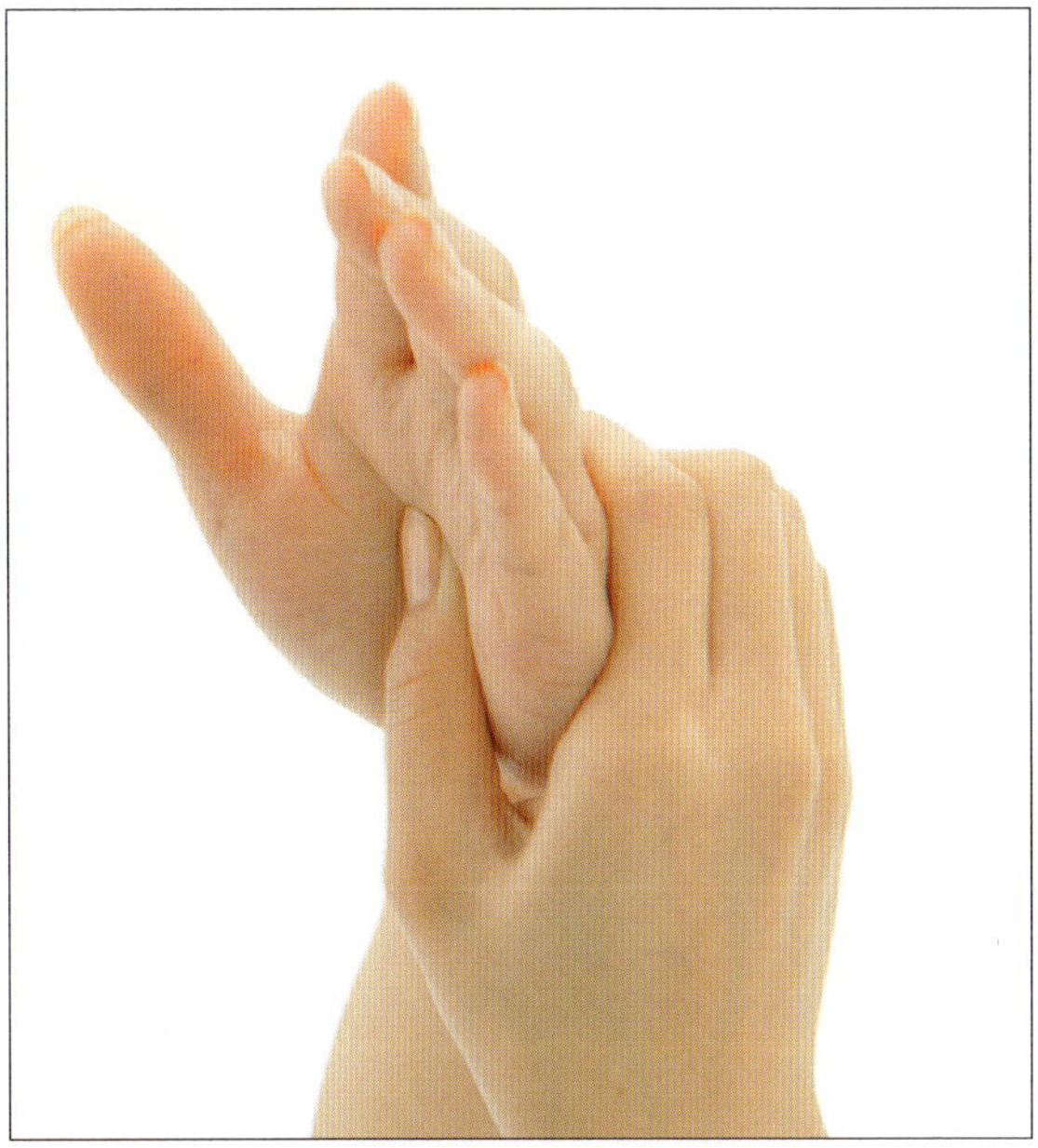

ツボの押し方

親指を「労宮」に当て、ほかの指で手を支えるようにしながら押しもむ。「神門」は手首を支えるように持ち、親指で押しもむ（P102参照）。

ADVICE！

心が安らぐツボ刺激法

鳴《めい》天《てん》鼓《こ》

手のひらで耳を前に倒して耳の穴をふさぎ、指で後頭部を軽く叩く。人さし指を中指に重ね、指をはじきながらポンポンと叩くと、心臓の鼓動のような音が頭に響く。気持ちが安らいでストレス解消にもなる刺激法。

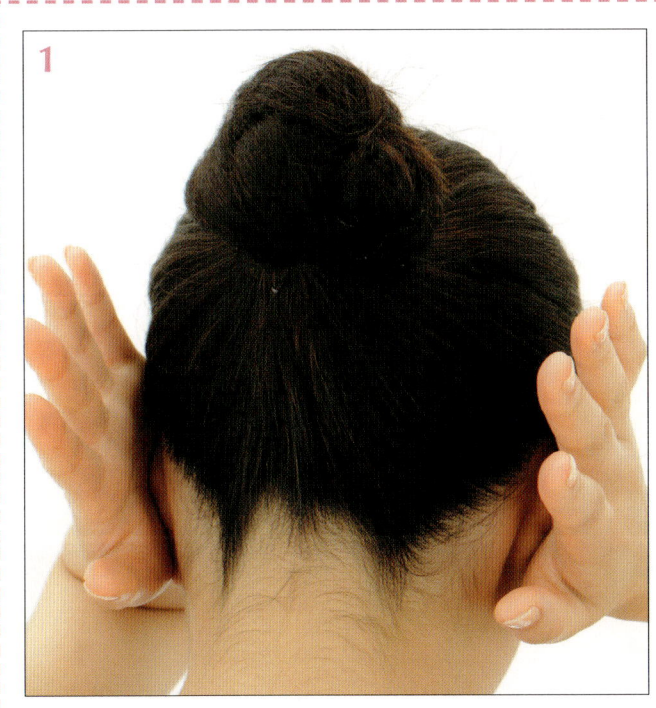

1

2

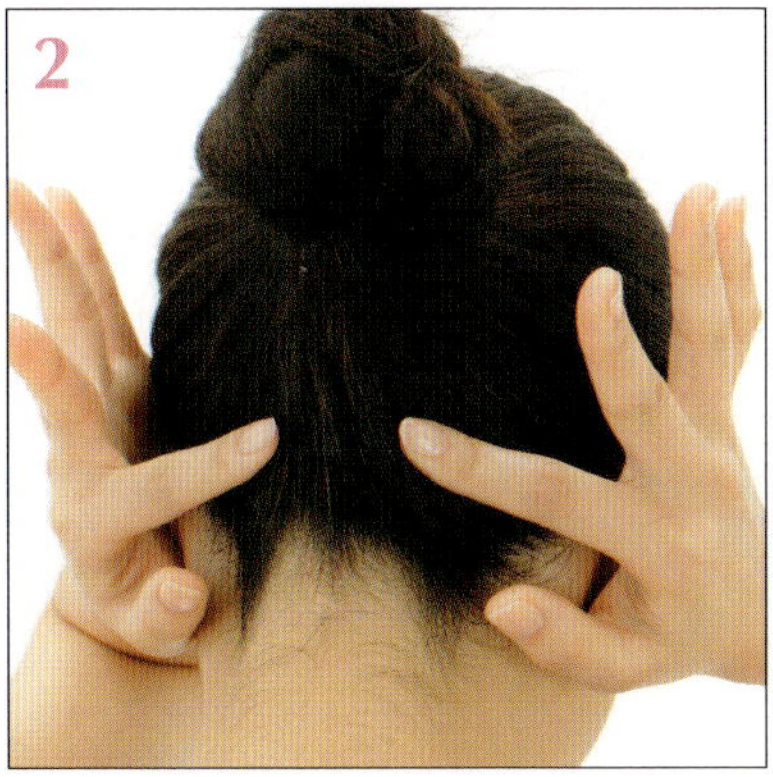

気分が沈みがち

なんとなく気分が落ち込むときも、ツボで元気に

主な症状
- 元気が出ない
- 不安・憂うつ
- 自信がなくなる

❖原因
体全体の〝気〟が滞ると、悶々として不安になったり憂うつになったりすると考えられます。この状態が長く続くと、うつ病などの病気を招くことがあります。

❖効果的なツボ
脱力感や倦怠感を取り除く「**足の三里**」や「**解谿**」を刺激すれば活力が湧きます。〝気〟の流れをスムーズにする「**気海**」も刺激しましょう。

❖おすすめ改善法
不安はカルシウム不足から起こることもあります。ホットミルクを飲んでカルシウムを補給し、心をリラックスさせましょう。

ツボの探し方

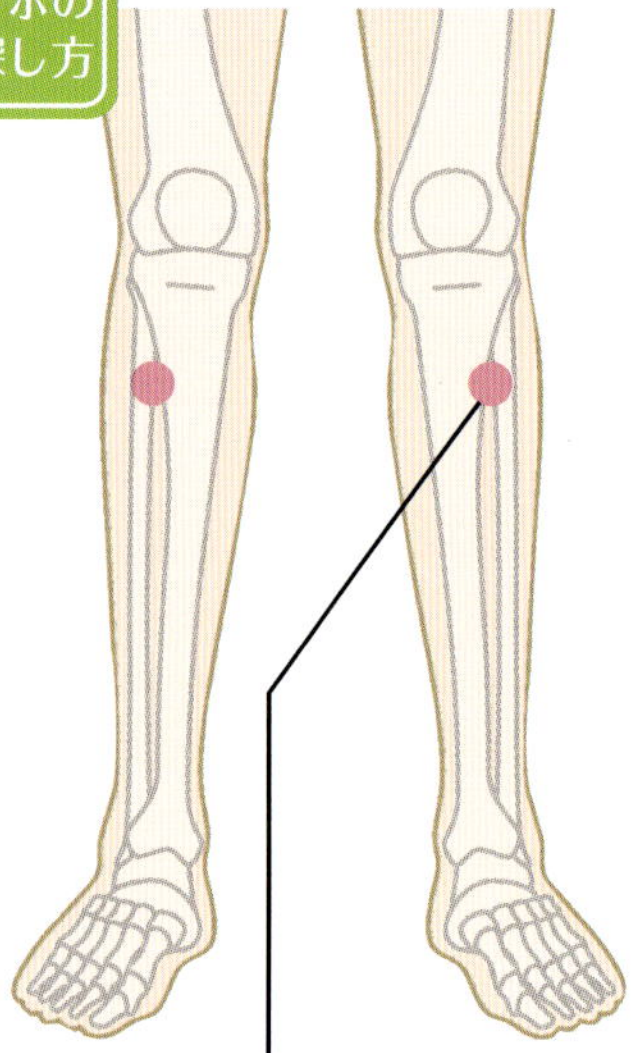

足の三里《さんり》

「外膝眼」(P64) から指4本分下がったところ。
＊脱力感、倦怠感を取り除く

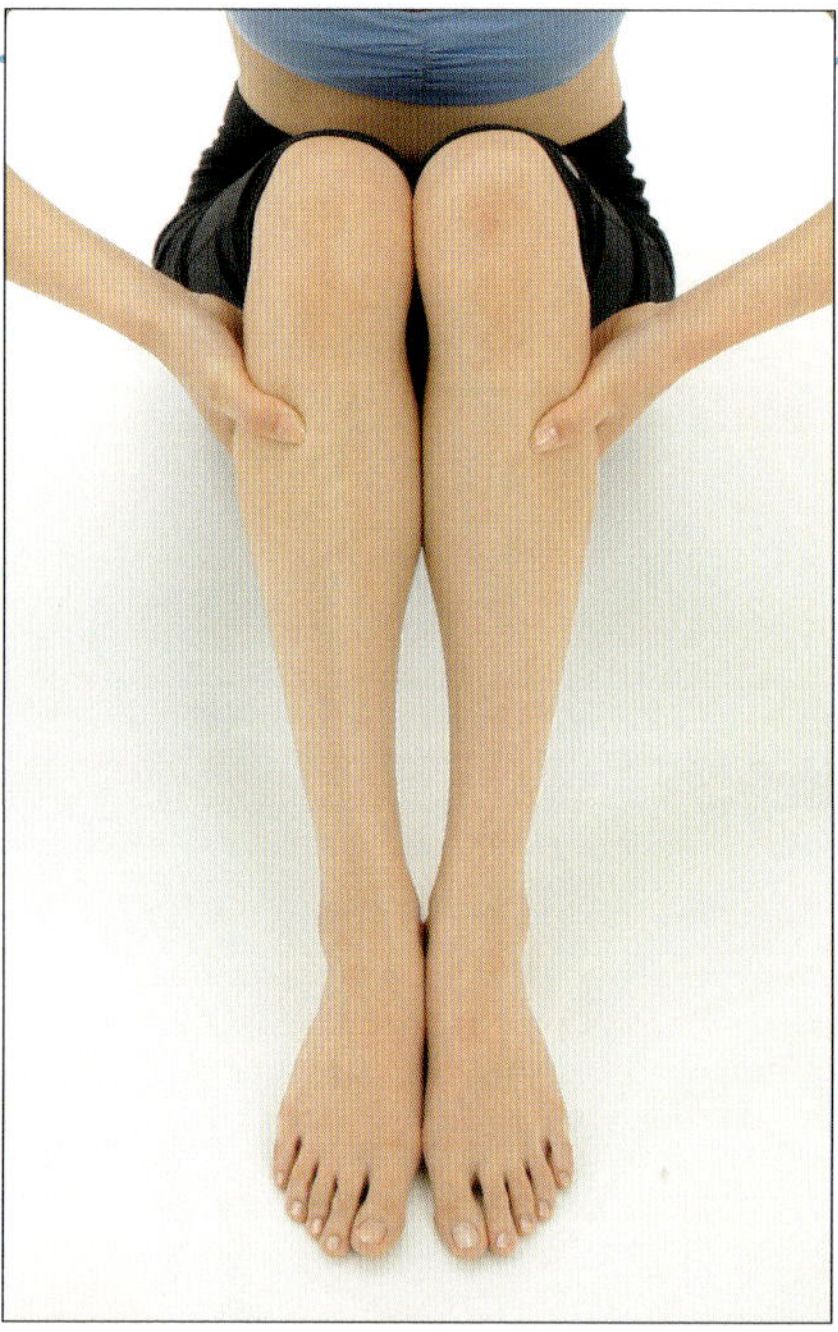

ツボの押し方
膝を軽く曲げて座り、親指をツボに当ててほかの指をふくらはぎに添え、やや強めに押しもむ。

ADVICE!
こんな方法も
イスに座って、足のかかとを「足の三里」のあるすねの外側に沿ってこすり下ろす。常に上からこすり下ろすこと。痛いところがあれば、かかとでグリグリと強めに押しもむ。両脚ともに行う。

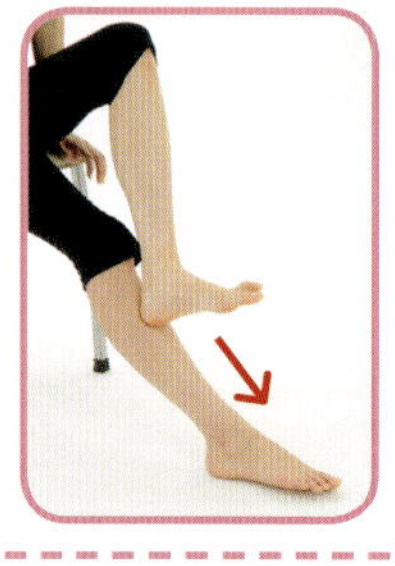

ここがツボ!
- 足の三里《さんり》
- 解《かい》谿《けい》
- 気《き》海《かい》

ツボの探し方

解《かい》谿《けい》

足首の関節の前面中央、腱と腱の間。

＊憂うつな気分を回復

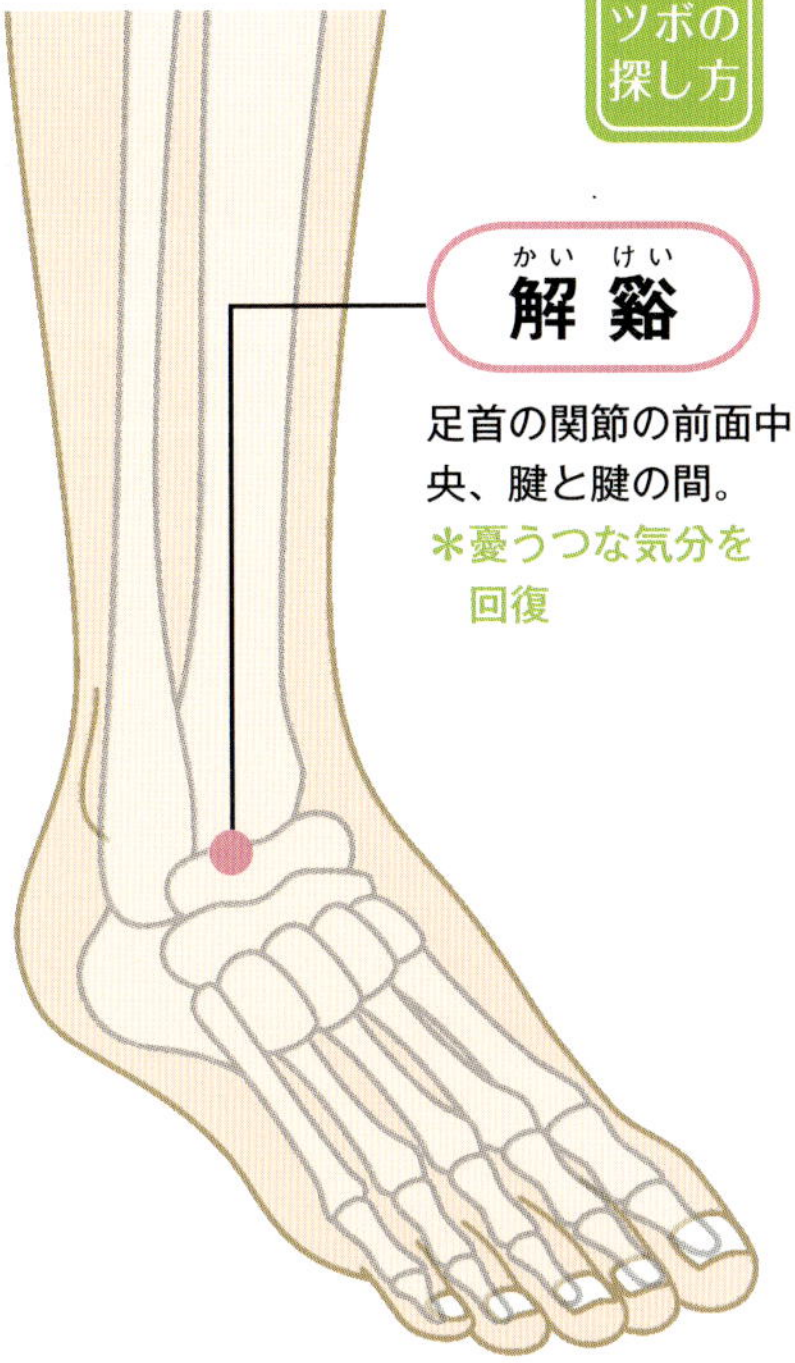

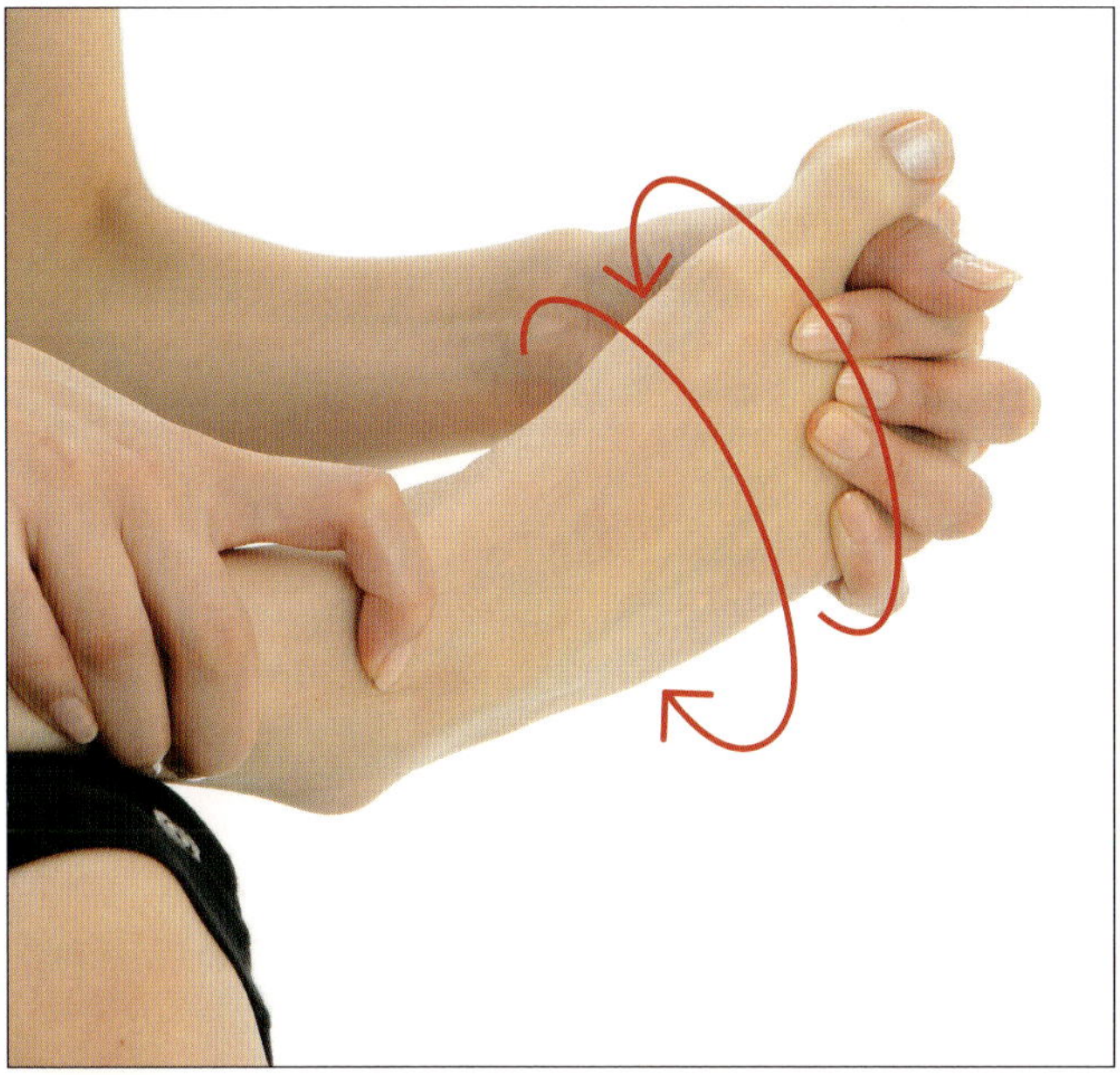

ツボの押し方

人さし指でツボを押しながら足首を固定する。もう一方の手の指で足の指を組み込むように持ち、グルグルと回す。左回り、右回りともに5～10回ずつ、両足ともに行う。

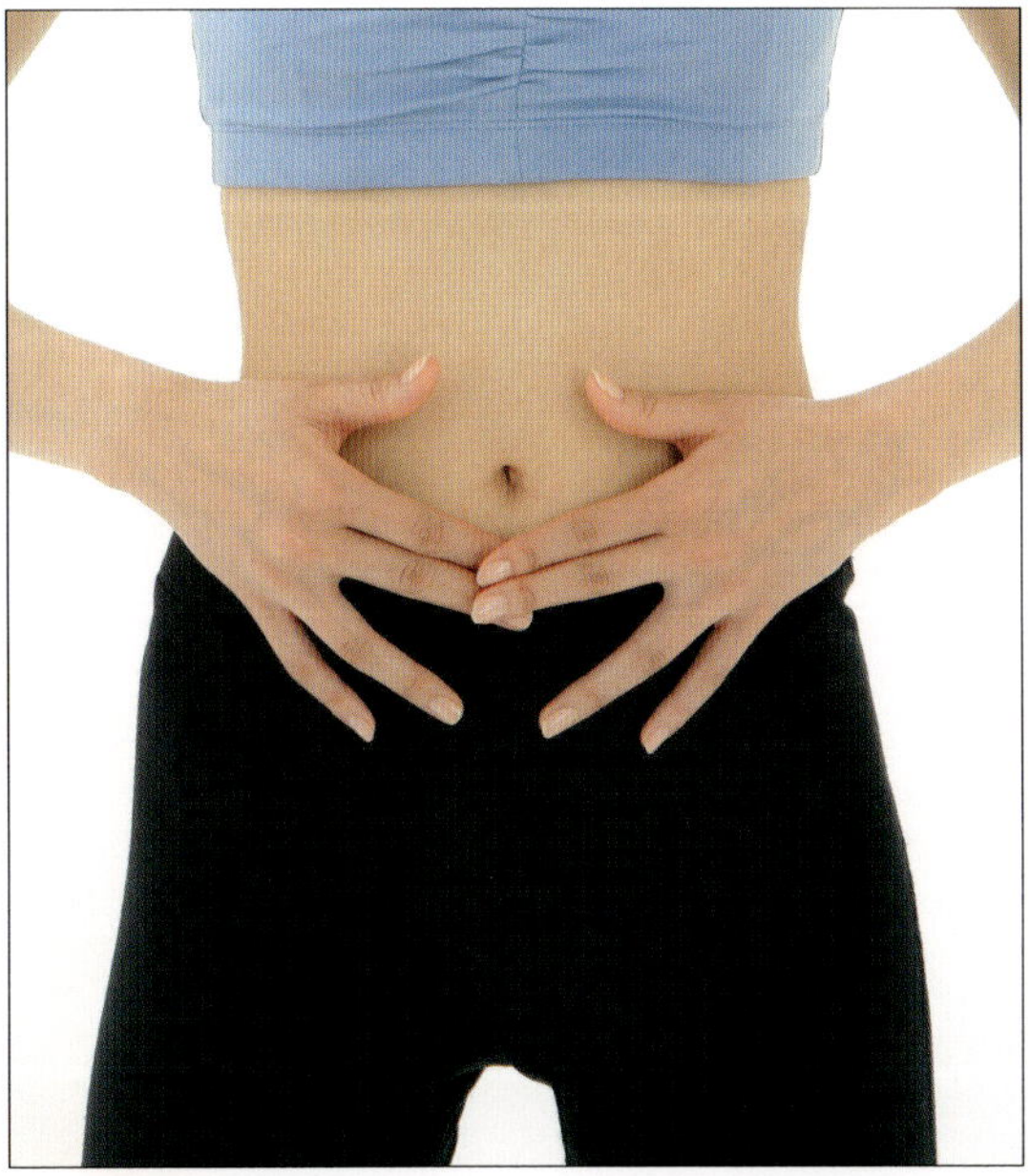

ツボの押し方

両手の人さし指と中指をツボに重ねて（女性は右手が下）、心地よいと感じる強さでゆっくりと押しもんだり、回したりしてマッサージする。

気《き》海《かい》

ツボの探し方

へそから2㎝下。

＊気の流れをスムーズにする

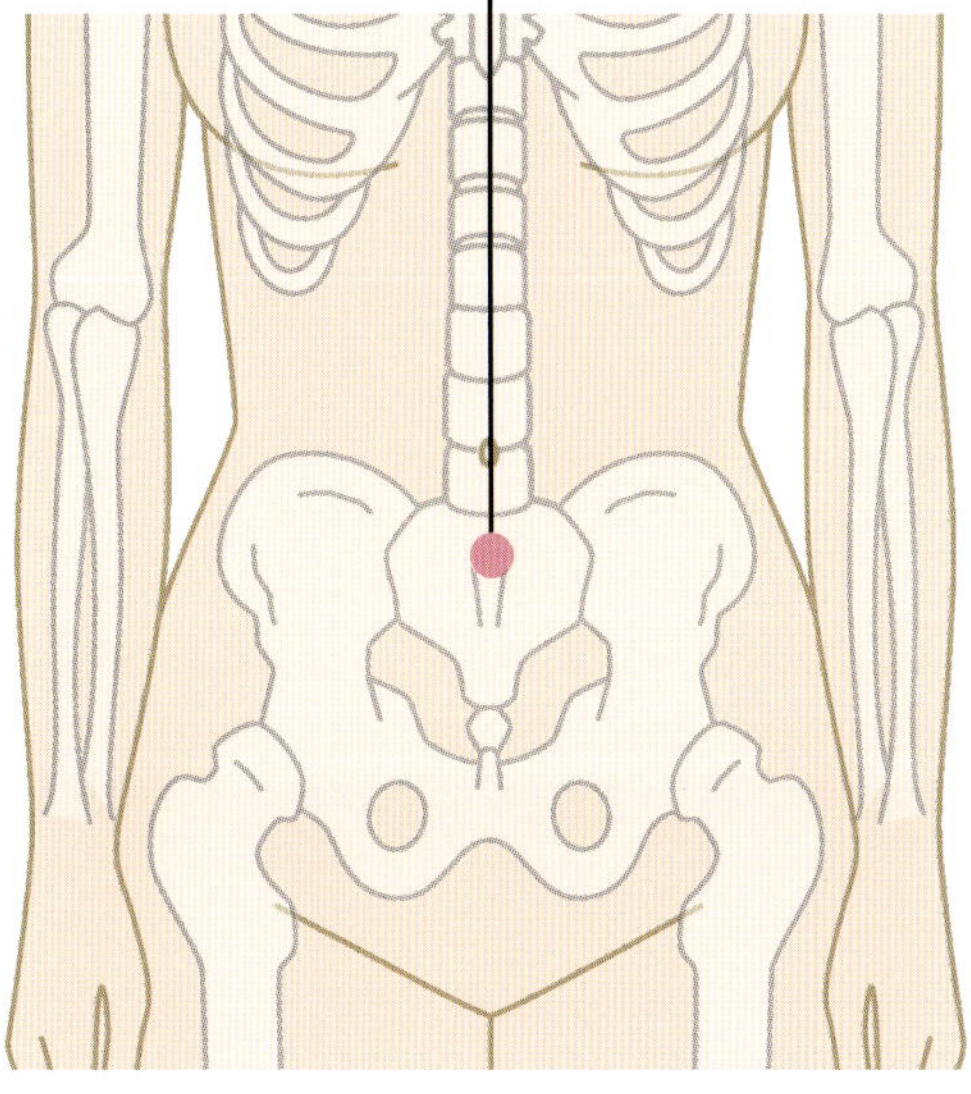

気分が沈みがち

眠気がとれない

会議中にウトウトしたときは指先を刺激

主な症状

- ✱眠い
- ✱頭がボーッとする
- ✱体がシャキッとしない

❖原因

夜更かしなどで寝不足になると、朝起きられなかったり、昼間眠くなったりします。

❖効果的なツボ

指先には6本の経絡《けいらく》（P10）が通っています。「**十宣**」と「**井穴**」を刺激して頭と体を目覚めさせましょう。「足の合谷《ごうこく》」とも呼ばれる「**太衝**」も効きます。「**風池**」を刺激すれば、頭部の血の巡りがよくなります。

❖おすすめ改善法

ウトウトしたときは、指先のツボを強めに刺激しましょう。寝不足気味の人は、夜寝る前に「**失眠穴**《しつみんけつ》」（P112）のツボを刺激しましょう。

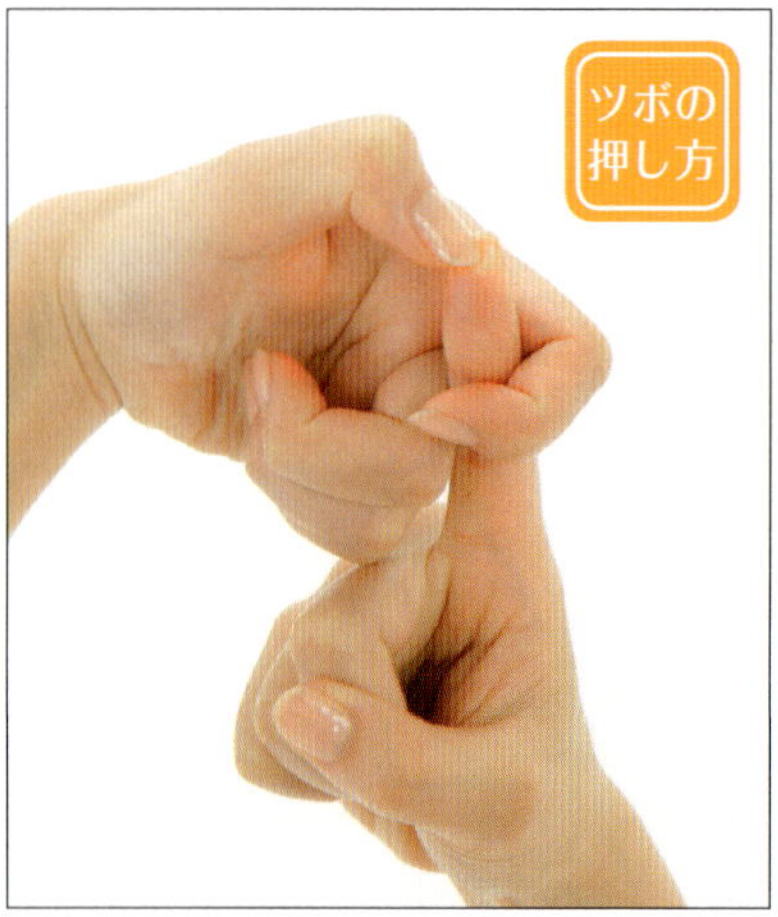

人さし指と中指でツボのある指をはさんで固定し、親指の爪で「十宣」を上から刺激する。痛いと感じるくらいの強さで、両指とも5～10回ずつ行う。

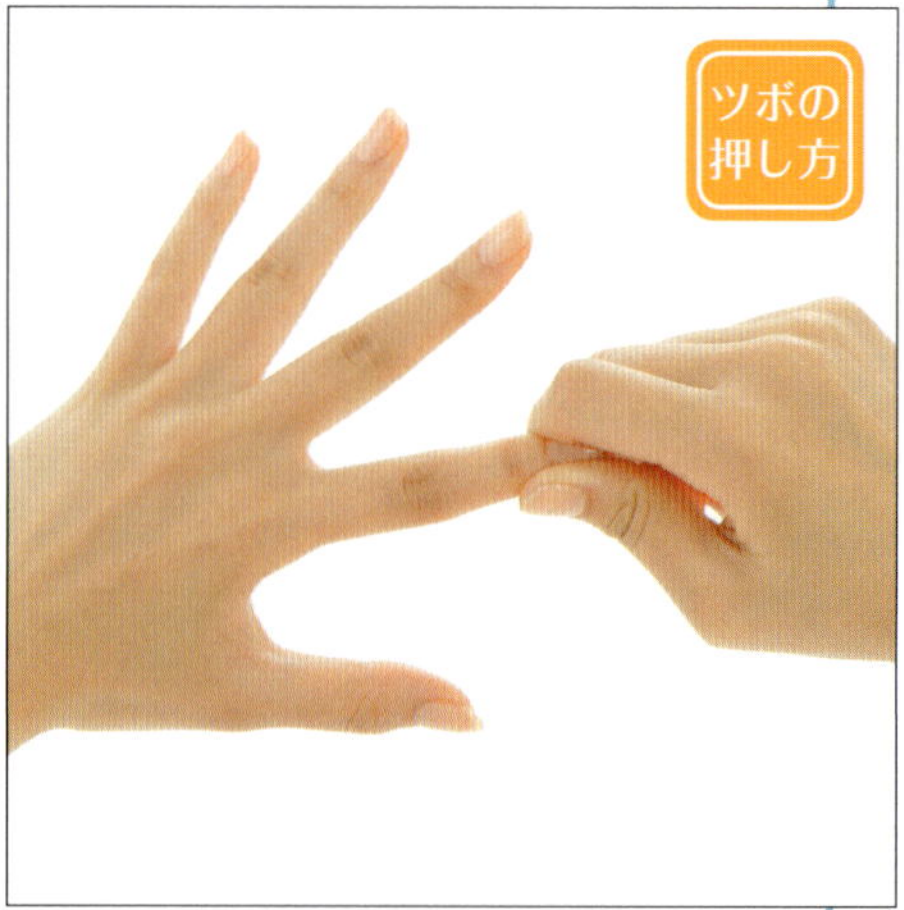

親指と人さし指で爪の両脇をはさんで、「井穴」を少し強めに押しもむ。手をグーにして、人さし指の横腹（関節）を使うと力が入りやすい。

ツボの探し方

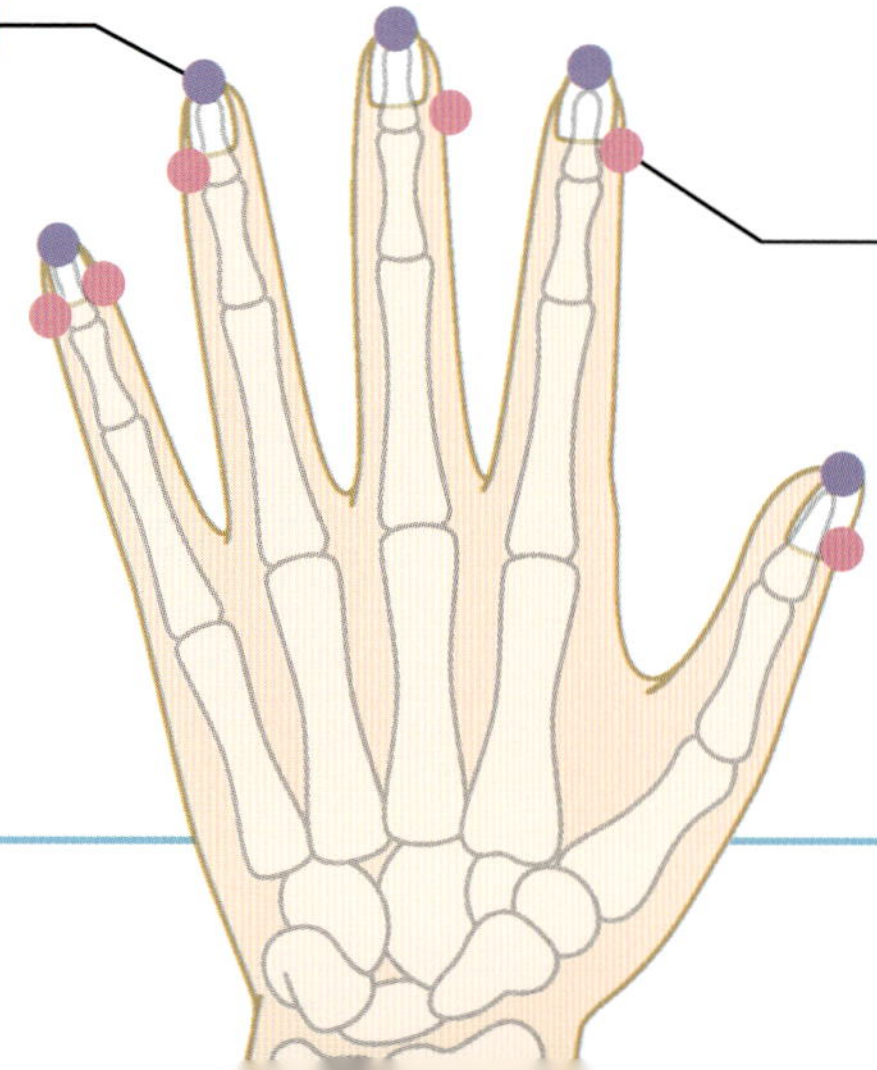

十宣《じゅっせん》

手の指の先端。

＊全身の血行を促進

井穴《せいけつ》

手の爪の付け根の脇。

＊全身の血行を促進

ここがツボ！

- 十宣《じゅっせん》
- 井穴《せいけつ》
- 太衝《たいしょう》
- 風池《ふうち》

ツボの探し方

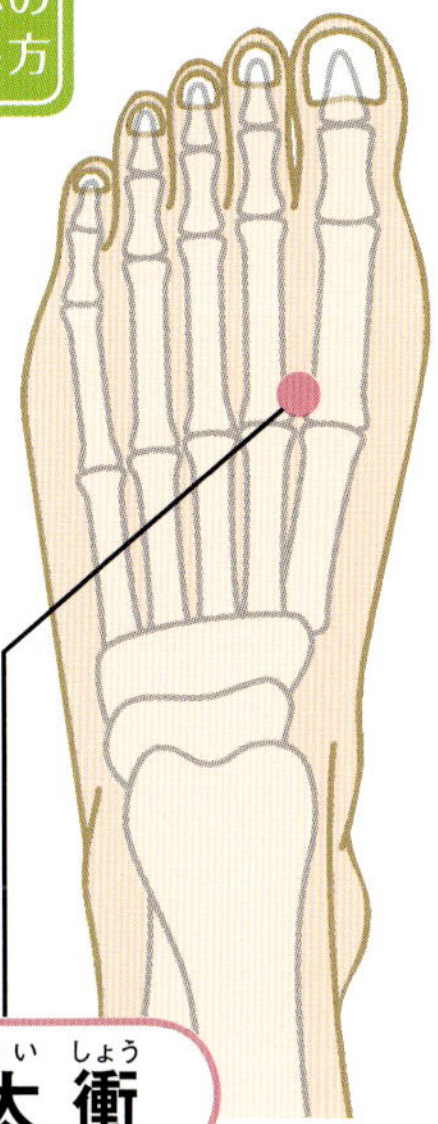

太《たい》衝《しょう》

足の甲側。親指と人さし指の骨の間をたどり、2本の骨が交わったところ。少し足首寄り。

＊肝臓の血液循環をよくする

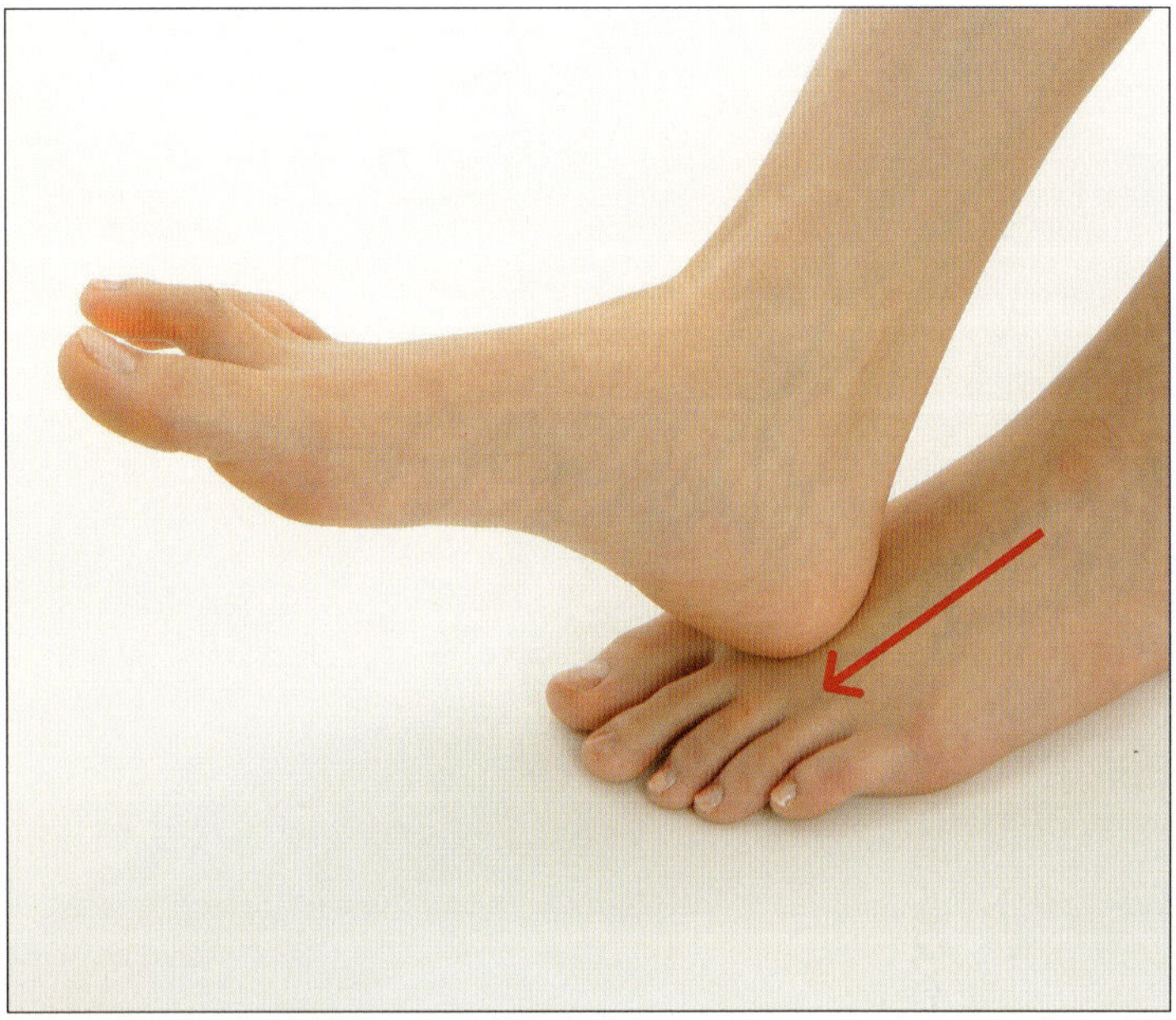

ツボの押し方

足の甲の高い部分から親指と人さし指の股までを、かかとで強めにこすり下ろす。両足とも30回ほど行う。

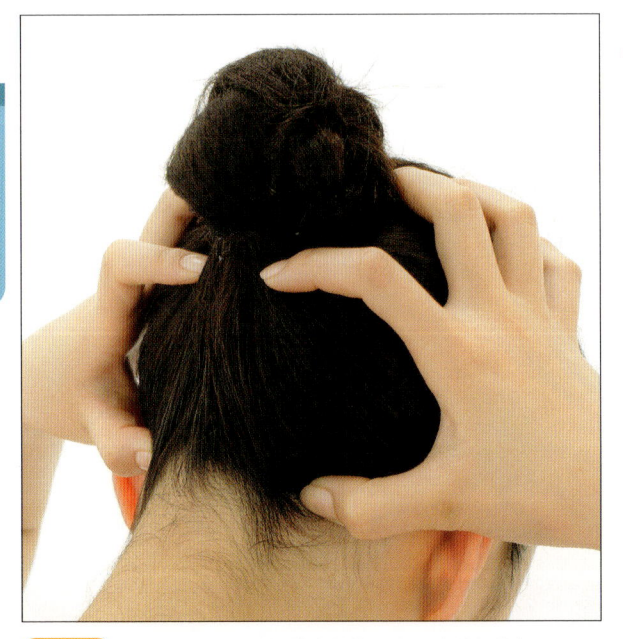

風《ふう》池《ち》

ツボの探し方

首の後ろ。髪の生え際で、首筋の外側にあるくぼみ。

＊脳の血行を促進

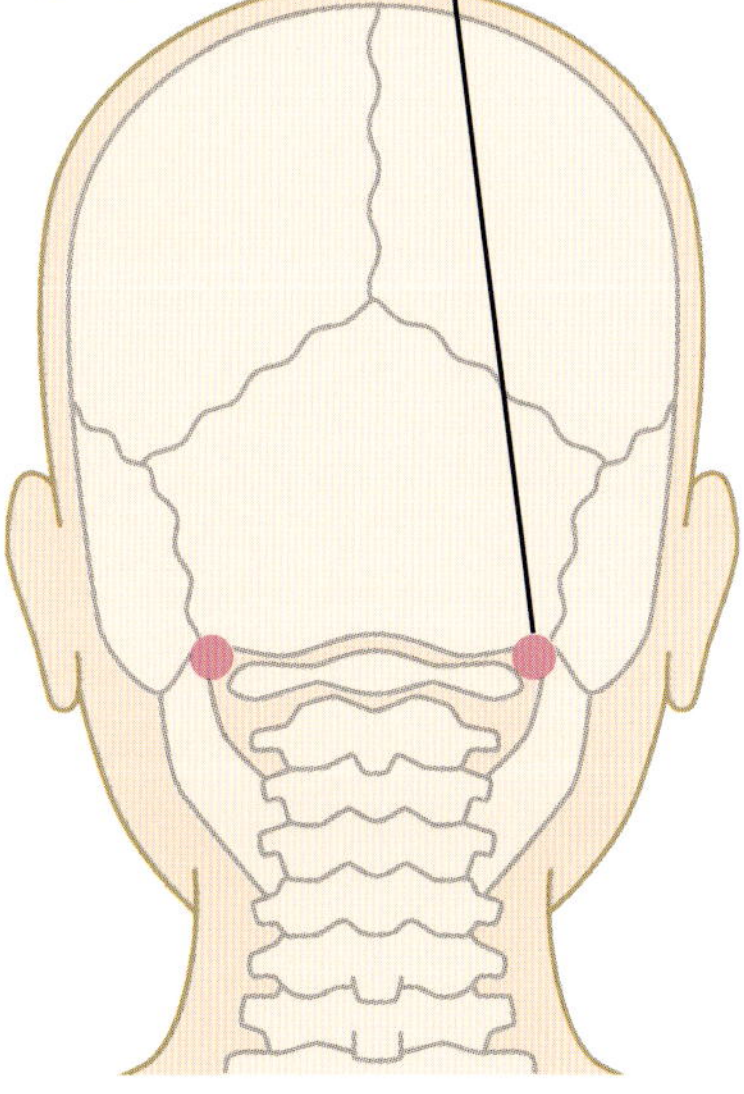

ツボの押し方

ツボを押しながら首を前後にゆっくりと動かす。息を吐きながら首を前に倒し、吸いながら元に戻す。後ろに倒すときも同様に行う。

眠れない

寝る前のツボ刺激で寝付きをよくする

主な症状

- 寝付きが悪い
- 眠りが浅くて疲れる
- 夜中に目が覚める

◆原因

寝る前に神経が高ぶると、寝付きが悪くなります。心配ごとやストレスが多いと眠りが浅くなります。

◆効果的なツボ

神経を穏やかにする「**失眠穴**」が効きます。寝る前は「**丹田**」に〝気〟を集めてリラックスしましょう。

◆おすすめ改善法

寝る前に、40度くらいのぬるめのお湯に20分以上、ゆっくりとつかりましょう。入浴後はゲームやテレビなどの刺激を避けて、なるべく早く就寝してください。背中を軽く丸めて、両手を太ももの間にはさんで横向きに寝ると、寝付きがよくなります。

ツボの探し方

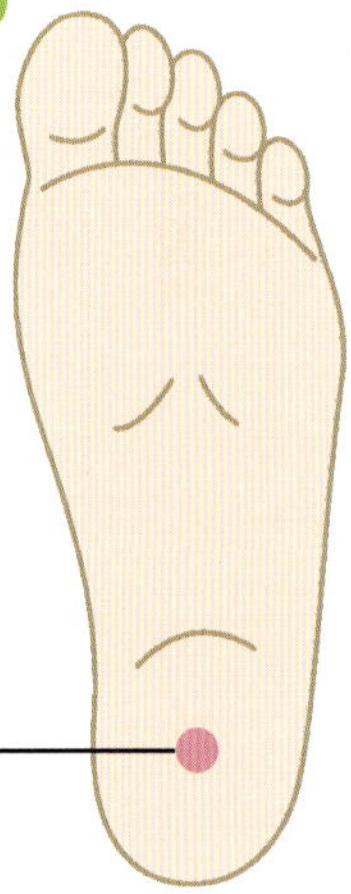

失眠穴《しつみんけつ》

足の裏側。かかとの中央。

＊神経を穏やかにする

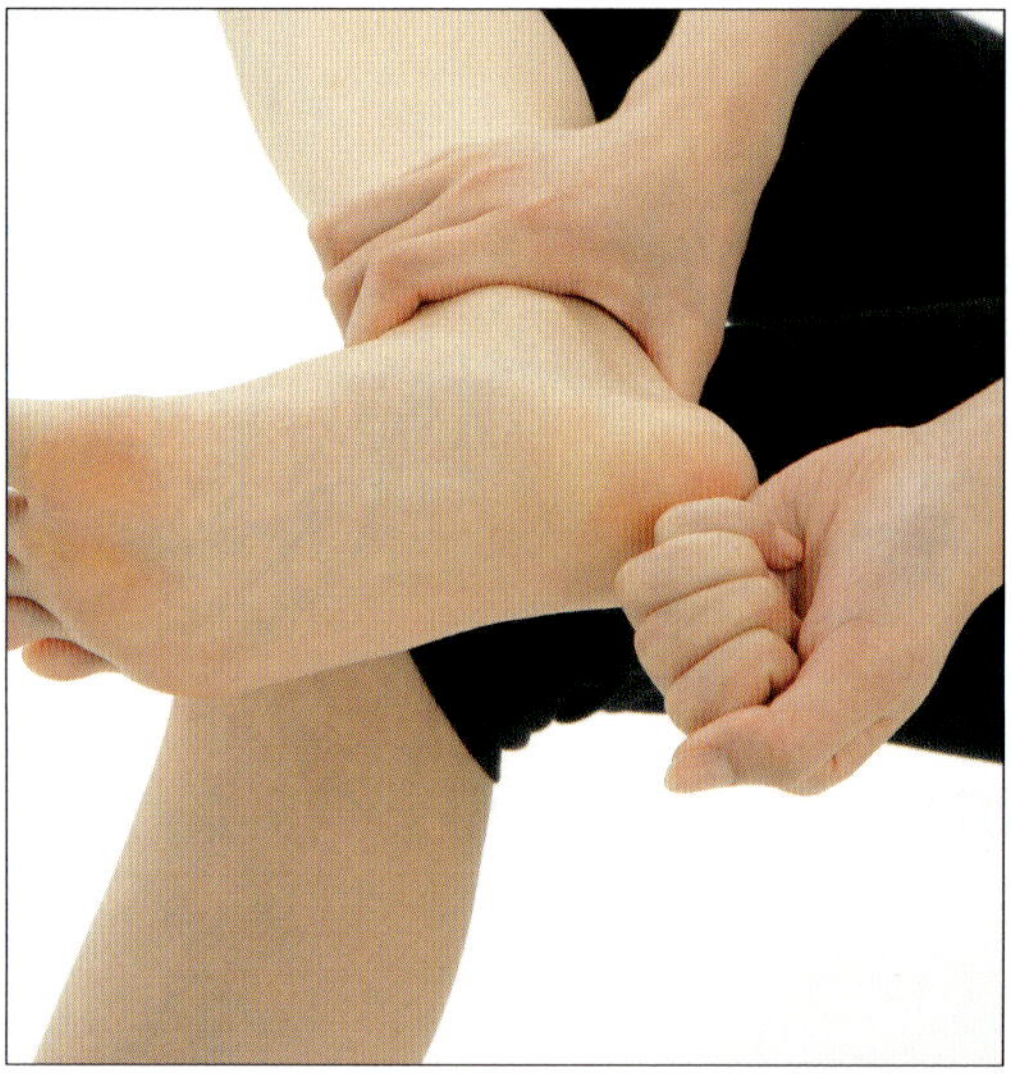

ツボの押し方

イスに座り、片方の手で足首を固定して、もう一方の手でツボをゆっくりと軽く叩く。叩くときはこぶしの小指側で。両足ともに30回ほど行う。

ADVICE！ こんな方法も

床に座り、かかとを床につけて前後にこするのも効果的。両手を後ろについて体を支え、両足を交互に動かす。ツボはかかとの中央にあるので、床から離れないように注意。固い布団の上で行ってもよい。

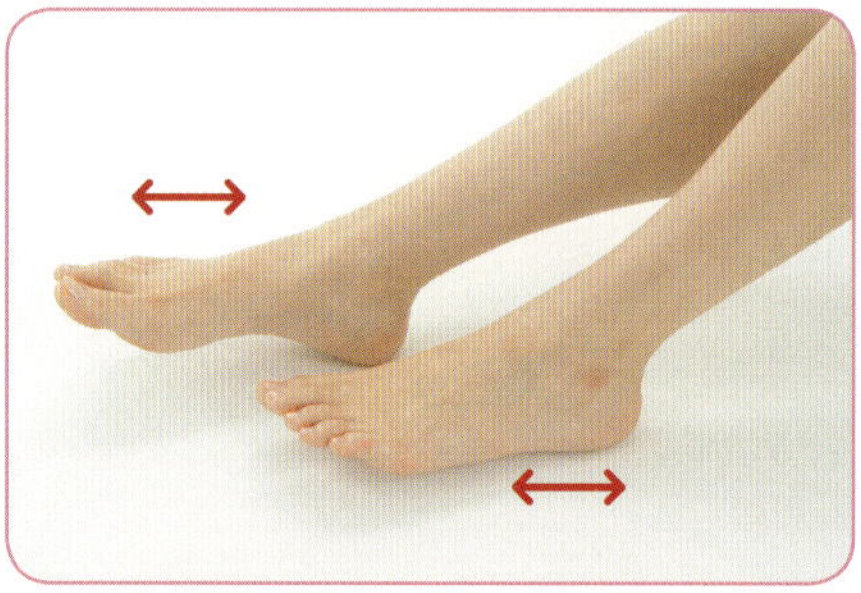

ここがツボ！

失眠穴《しつみんけつ》

丹《たん》田《でん》

神《しん》門《もん》

心《しん》

眠れない

ツボの探し方

丹田《たんでん》

へそから3～5㎝下のあたり。

＊交感神経の働きを抑制

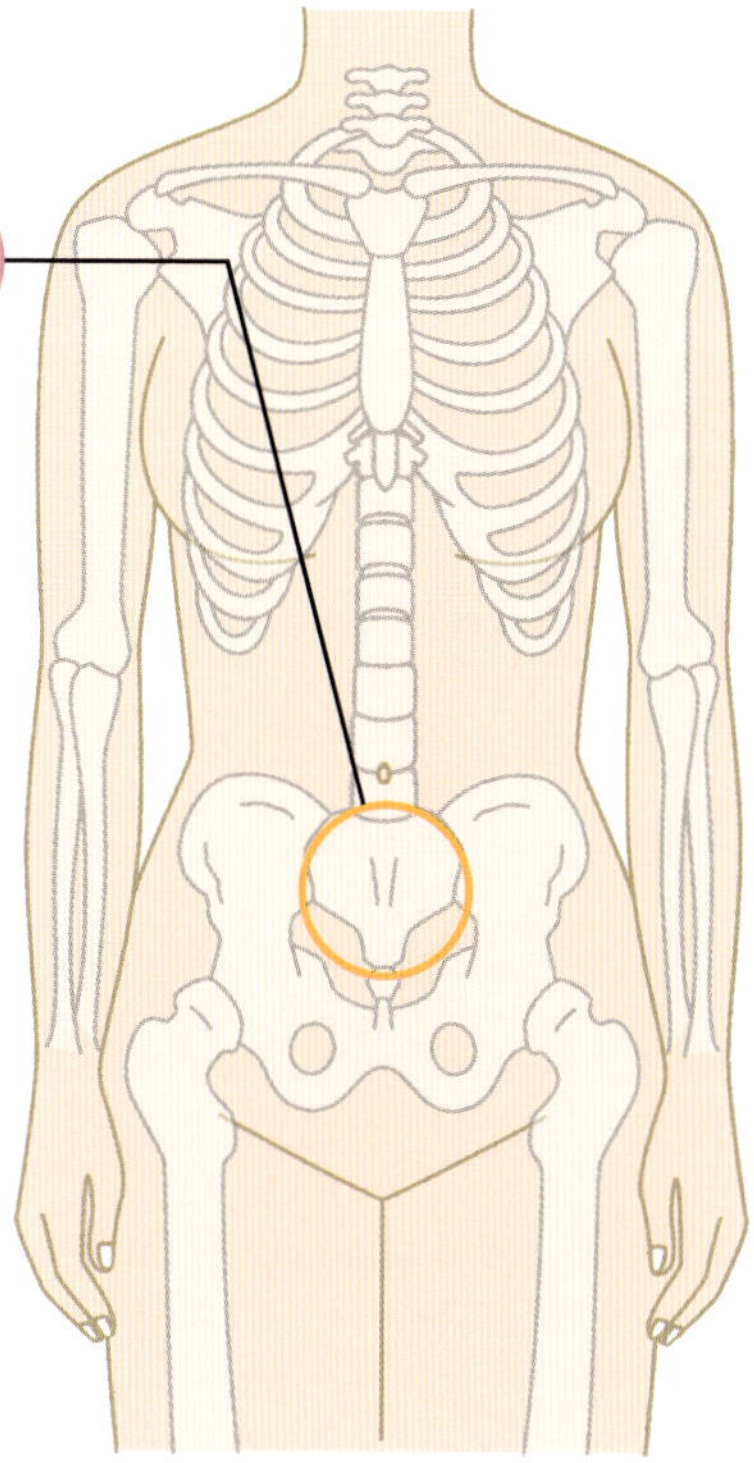

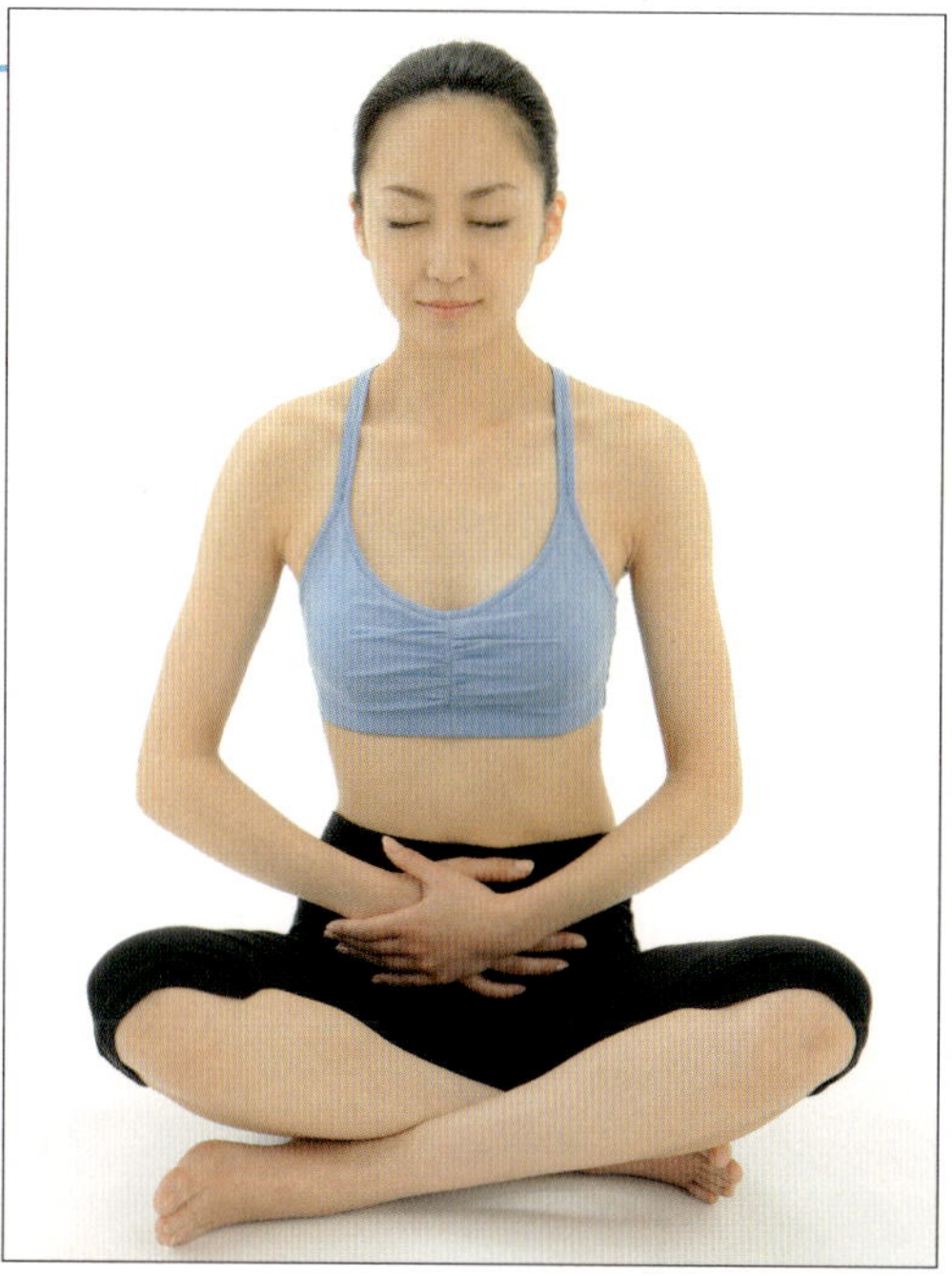

ツボの押し方

あぐらをかき、目を閉じて心を落ち着ける。両手の中心が重なるように手のひらをツボに重ねて（女性は右手が下）、何も考えずに静かに呼吸する。

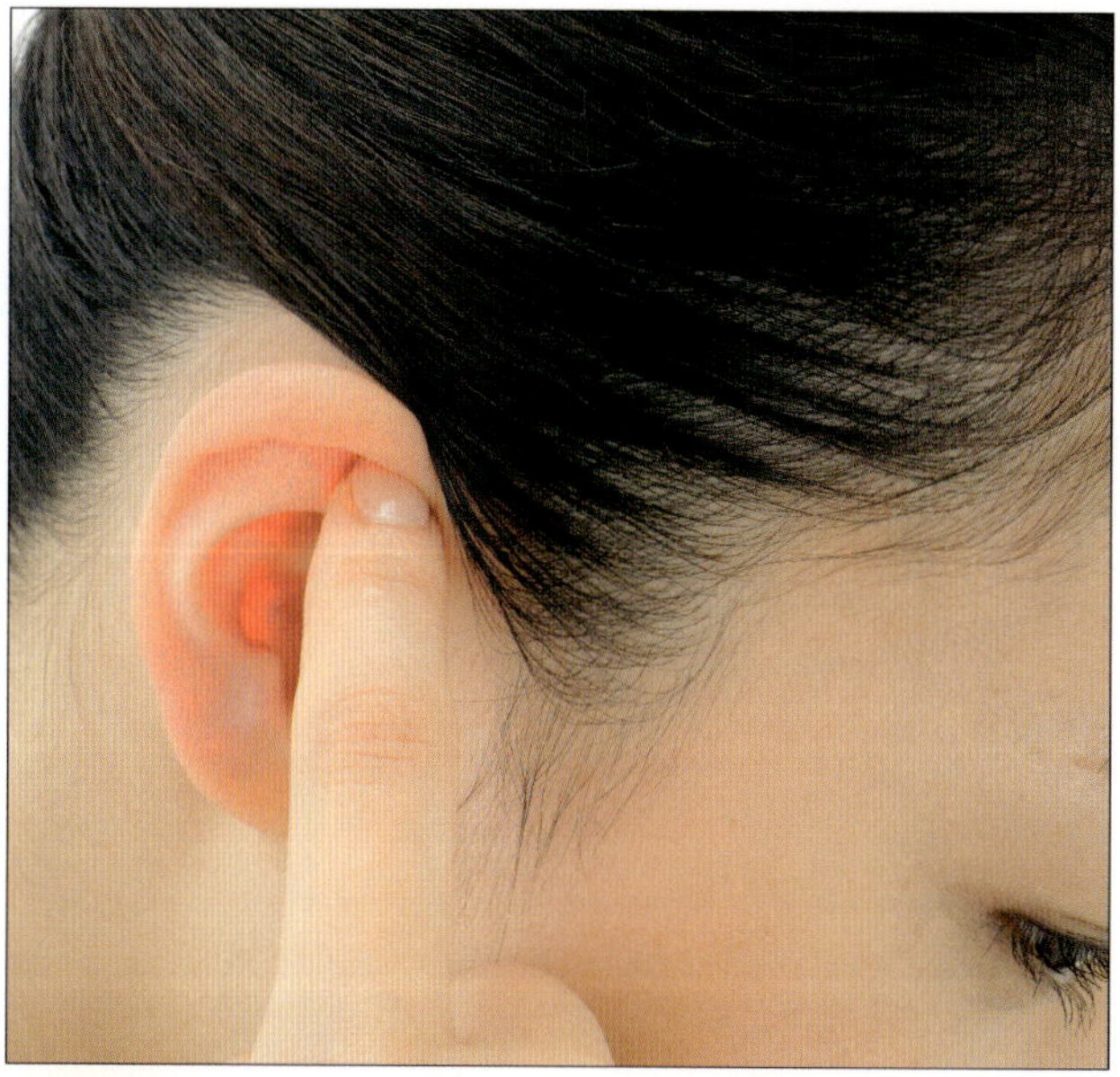

ツボの押し方

人さし指を「神門」に当て、気持ちいいと感じる強さで押しもむ。「心」も同じようにして、両耳同時に行う。

ツボの探し方

神門《しんもん》

耳の上部にあるY字型の軟骨の分かれ目から少し上、軟骨と軟骨の間。

＊精神的な緊張をとり除く

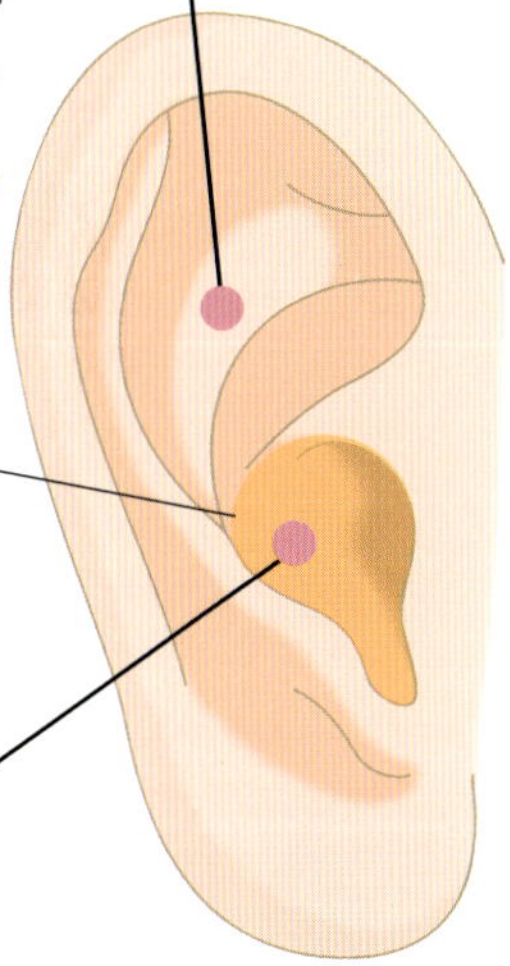

心《しん》

耳の穴の少し顔寄り。耳甲介腔の中央。

＊心の不安をとり除く

緊張する

大事な場面でもあわてずツボを刺激して

主な症状

- 人前に出るとうまく話せない
- 手足が震える
- 手に汗をかく

原因

人は大事な場面になればなるほど、神経が高ぶって緊張します。心に不安がある人や神経症の人は、とくにこの傾向が強いようです。

効果的なツボ

手のひらに「人」の字を書くおまじないがありますが、手のひらの「**手心**」はまさに緊張を解く特効ツボ。こすり合わせると精神が安定します。耳を引っ張るマッサージも興奮を抑える効果があります。

おすすめ改善法

時間に余裕をもって行動すれば心にゆとりが生まれ、神経の高ぶりを抑えることができます。

手心《しゅしん》

手のひらの中央、少しへこんだところ。

＊興奮を抑制

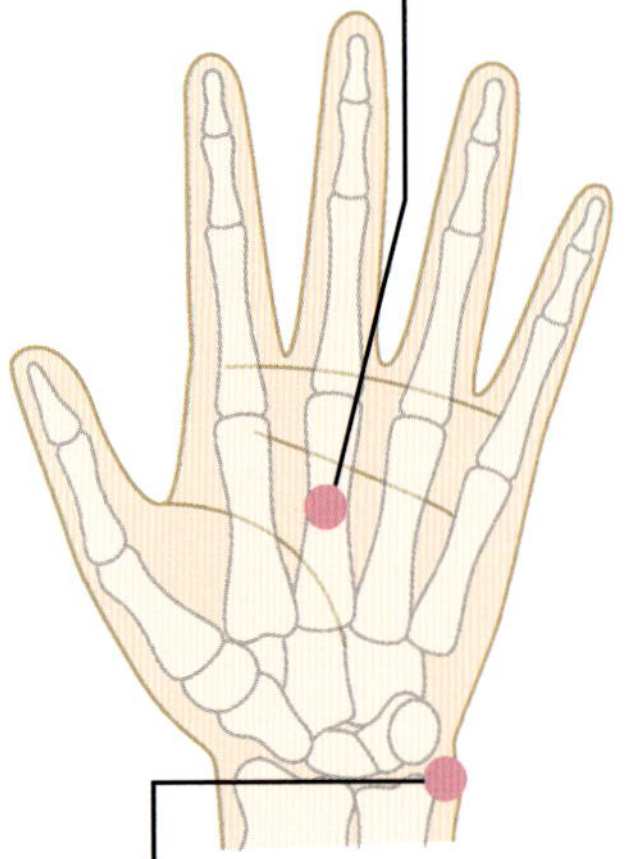

神門《しんもん》

手首の横ジワの小指側の端、少しくぼんだところ。

＊緊張を緩和

ツボの探し方

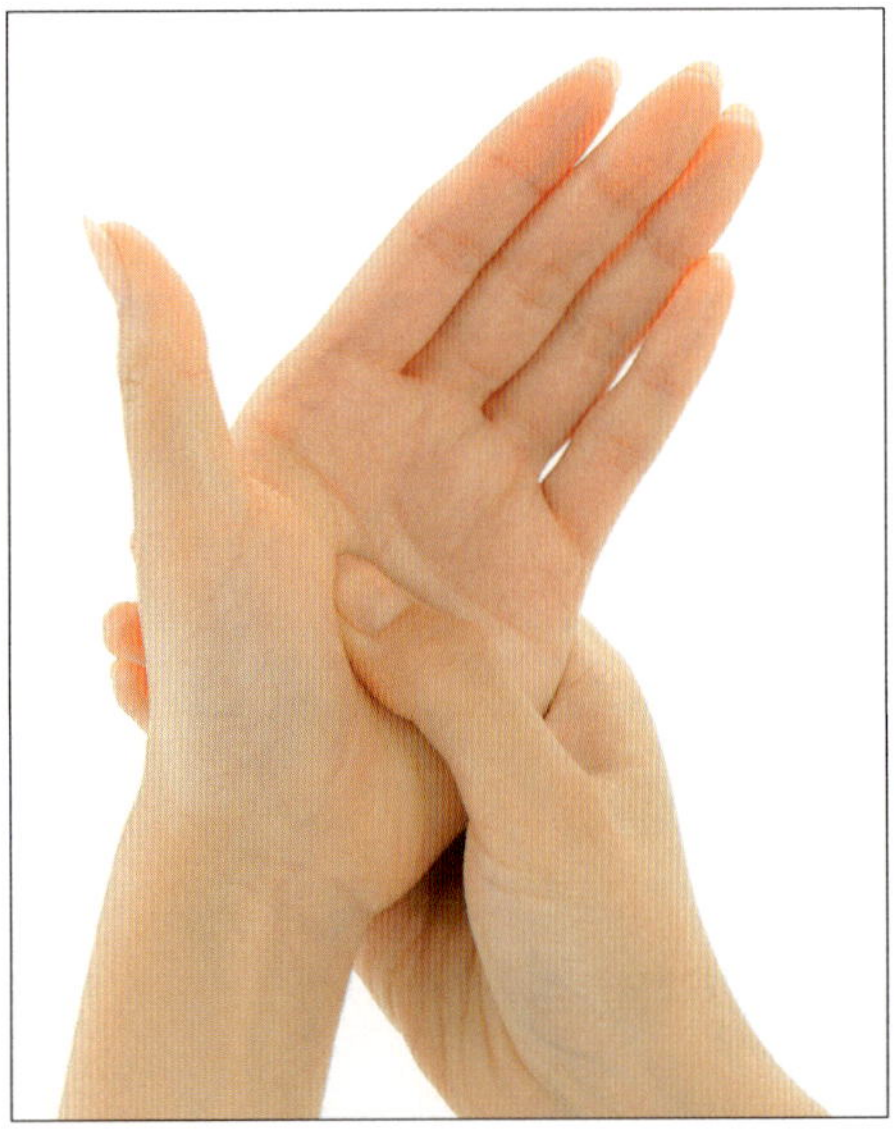

ツボの押し方

手を支えるように持ち、親指で「手心」のあたりを軽く押しもむ。「神門」の押し方はP49参照。

ADVICE!

こんな方法も

両手をゆっくりとこすり合わせてもよい。肩の力を抜き、リラックスして行うこと。20～30回くり返すと、手が温まって、興奮が抑まってくる。

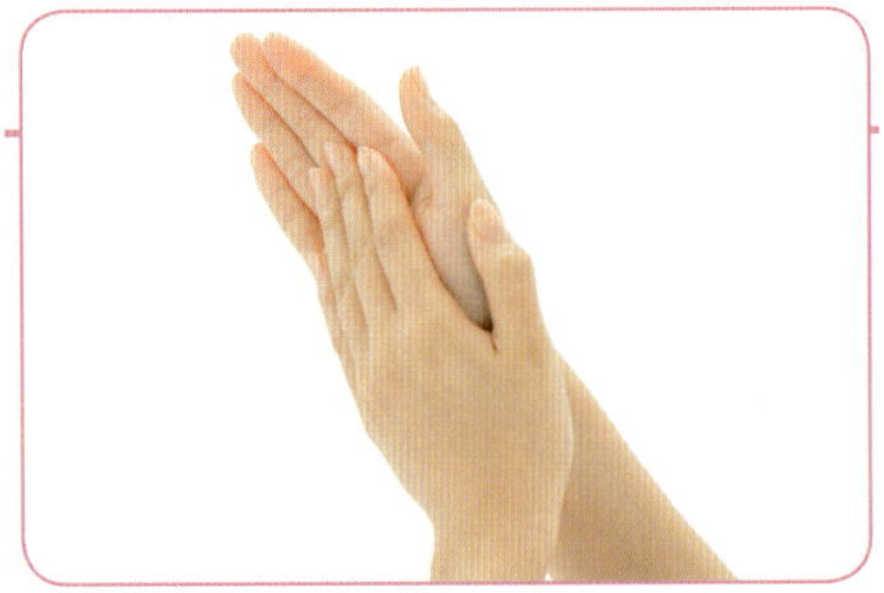

ここがツボ！

- 手心《しゅしん》
- 神門《しんもん》
- 攅竹《さんちく》

ツボの探し方

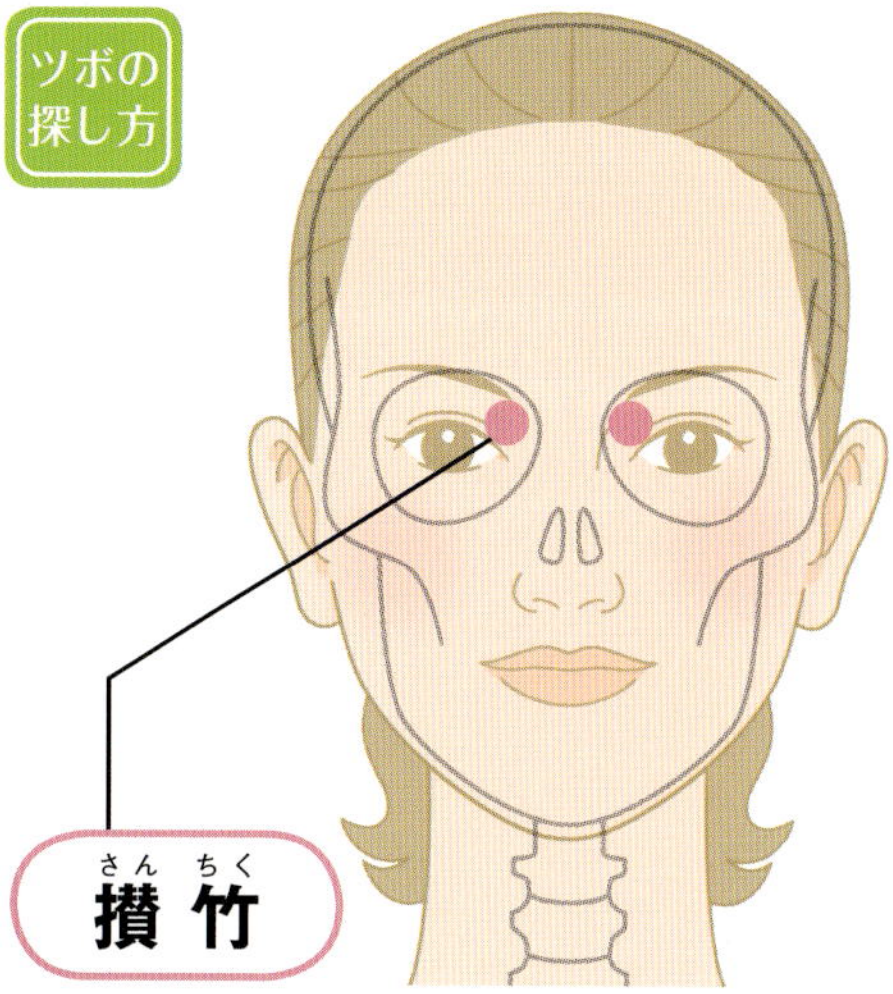

眉頭のやや下のくぼみ。
＊自律神経のバランスを整える

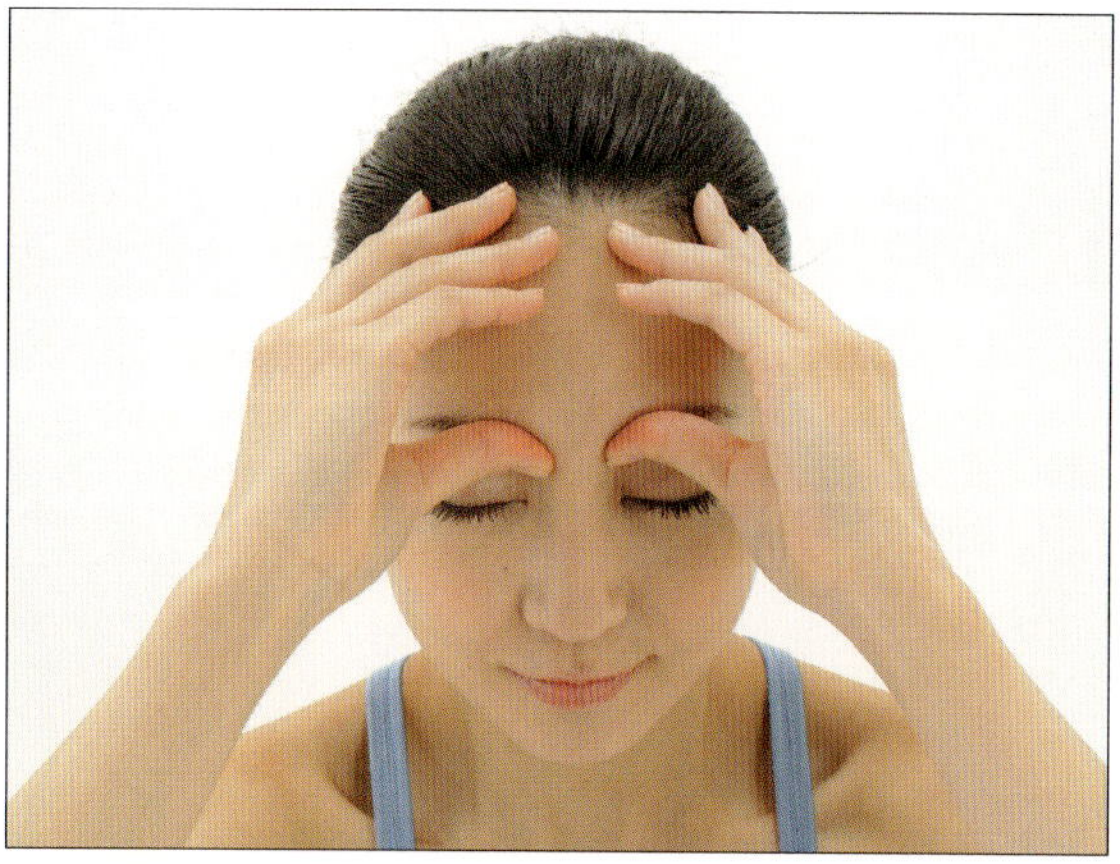

ツボの押し方

目を閉じて、両手の親指をツボに当て、上に向かって軽く押しもむ。ほかの指は額に添えて頭を支えるようにするとやりやすい。

ADVICE！

高ぶった神経を鎮める耳のマッサージ

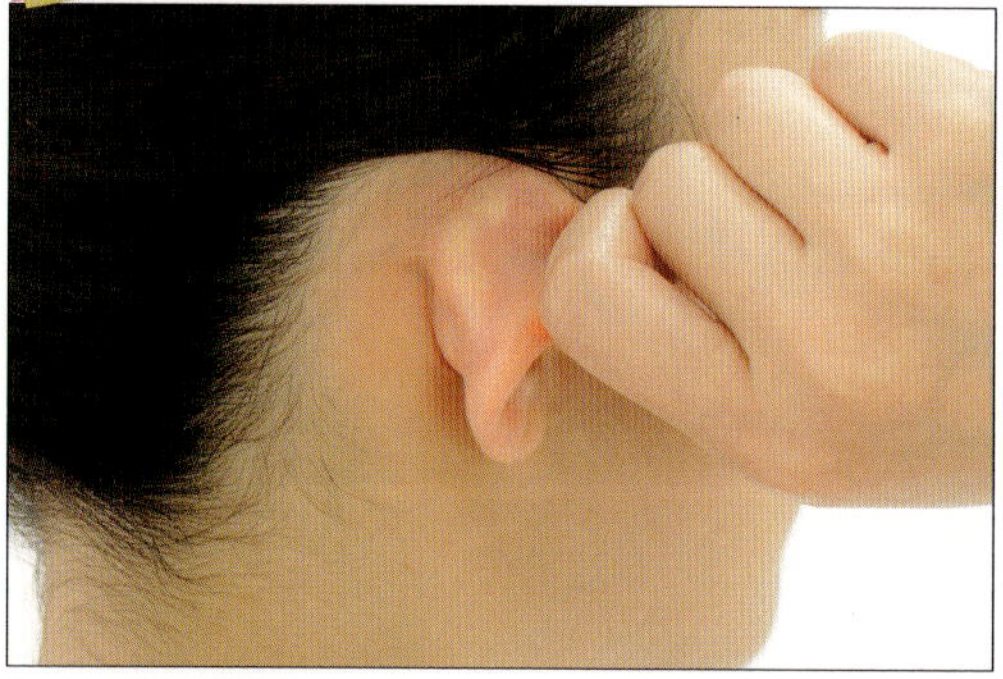

1．耳の上部を引っ張った後、前に倒す。下へ折り曲げてから離す。

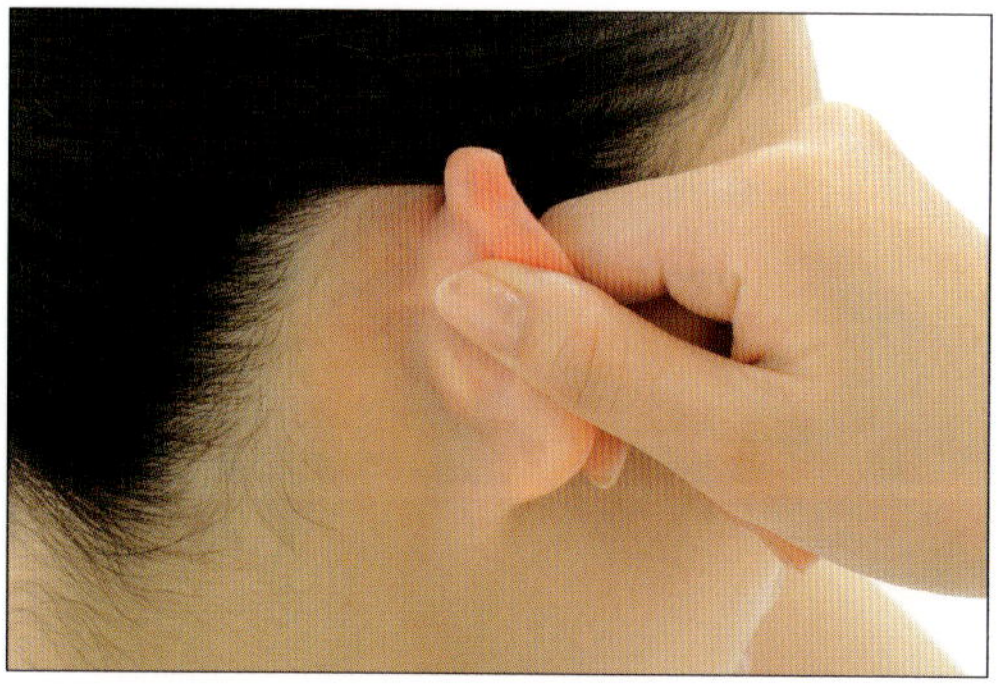

2．耳の横を引っ張った後、前に折り曲げてから離す。

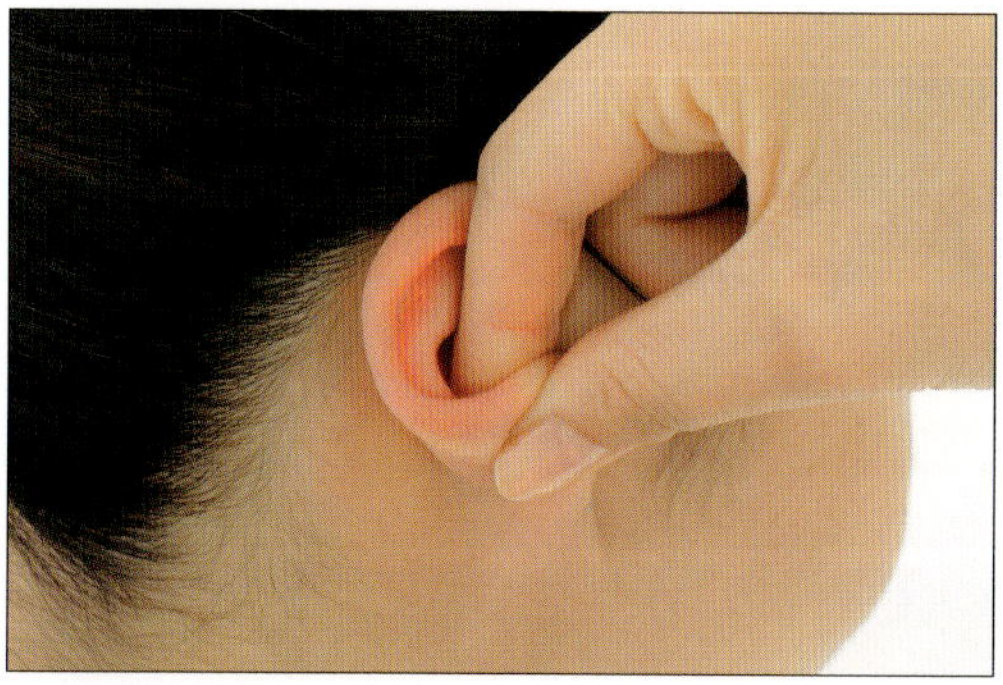

3．耳たぶを引っ張った後、上へ折り曲げてから離す。
1～3をそれぞれ3～5回ずつ行う。

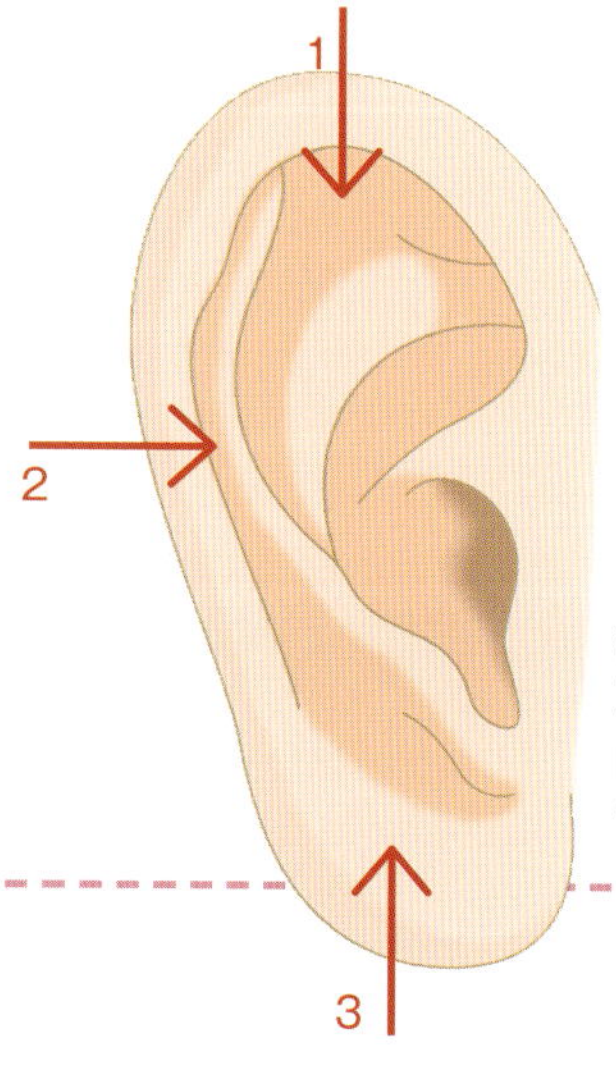

親指と人さし指で耳をはさみ、両耳同時にマッサージする。

緊張する

胃腸の働きを整えて食欲を増進

食欲がない

主な症状

- 食べ物を見ても欲しくならない
- 食べてもおいしくない
- 少食になった

原因

ふだんは食欲がある人が突然食欲不振になったときは、胃腸が弱っていることが考えられます。また、ストレスによって消化器官がうまく働かないこともあります。

効果的なツボ

「**副甲状腺ゾーン**」や「**胃・十二指腸ゾーン**」を刺激して、消化器系の機能を正常に戻しましょう。手の「**胃・脾・大腸区**」をやさしくなでれば、食欲が戻ってきます。

おすすめ改善法

ストレスが原因の場合はＰ102を参考にして解消しましょう。食欲がなくても、水分をとることは忘れずに。

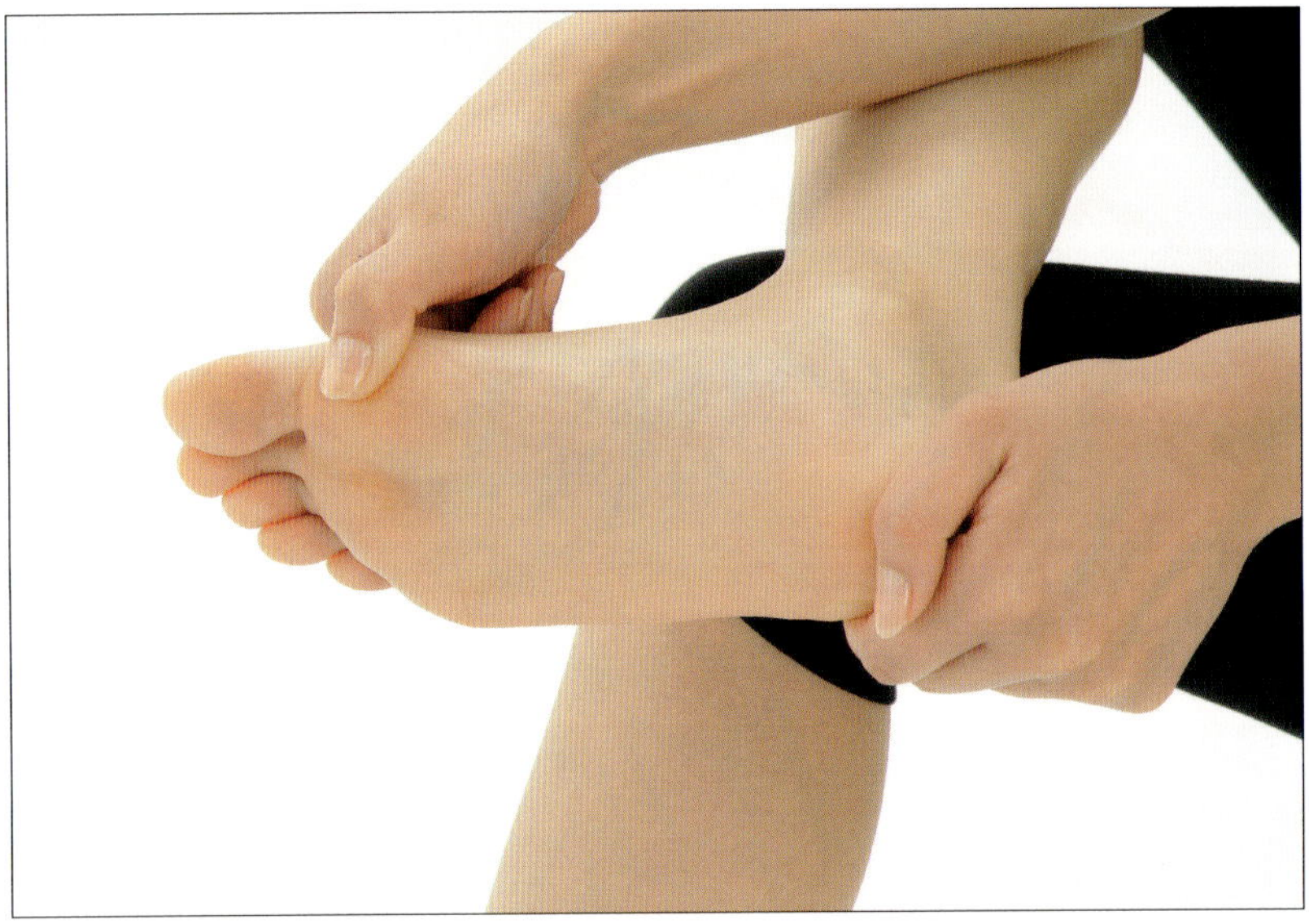

ツボの押し方

「副甲状腺ゾーン」に親指を当て、少し押しもむ。その後、「胃」「十二指腸」の順に、少し力を入れてなでる。

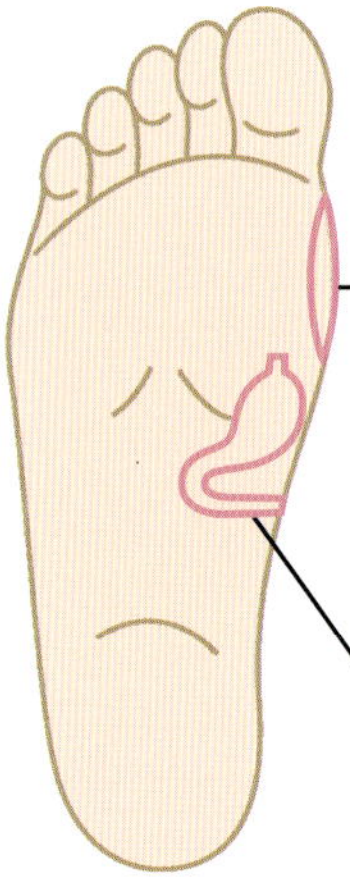

ツボの探し方

副甲状腺《ふくこうじょうせん》ゾーン

足の内側。親指の付け根の下あたり。

＊消化器系の機能不全を緩和

胃・十二指腸ゾーン

親指の下、土踏まずの上が「胃」。そこから十二指腸が伸びている。

＊胃腸の働きを回復

ここがツボ!

- 副甲状腺《ふくこうじょうせん》ゾーン
- 胃・十二指腸ゾーン
- 胃・脾《ひ》・大腸区
- 手《しゅ》心《しん》
- 衝《しょう》陽《よう》

ツボの押し方

生命線に沿って「胃・脾・大腸区」をやさしくなでる(写真)。力を入れると逆に食欲を減退させてしまうので注意。「手心」は親指で軽く押しもむ。

手《しゅ》心《しん》

手のひらの中央、少しへこんだところ。
＊精神的ストレスによる食欲不振に効果的

ツボの探し方

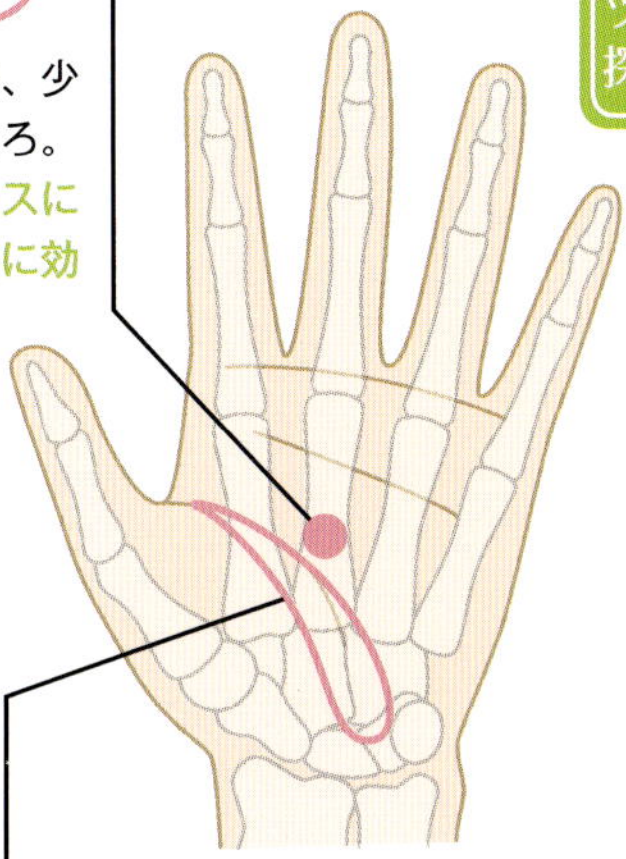

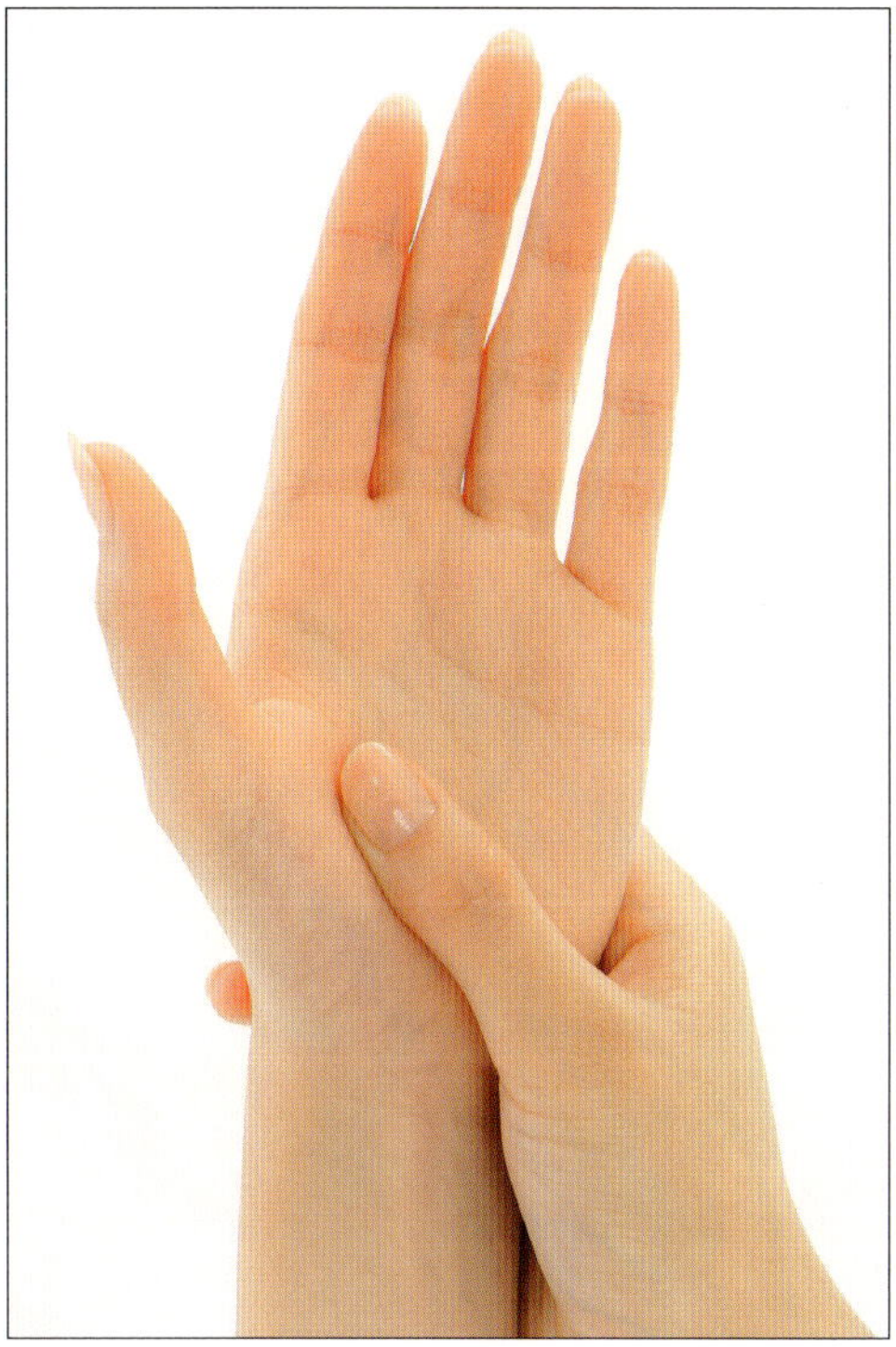

胃・脾《ひ》・大腸区

人さし指の下から手首までを走っている生命線の親指側。
＊消化器系の機能不全を緩和

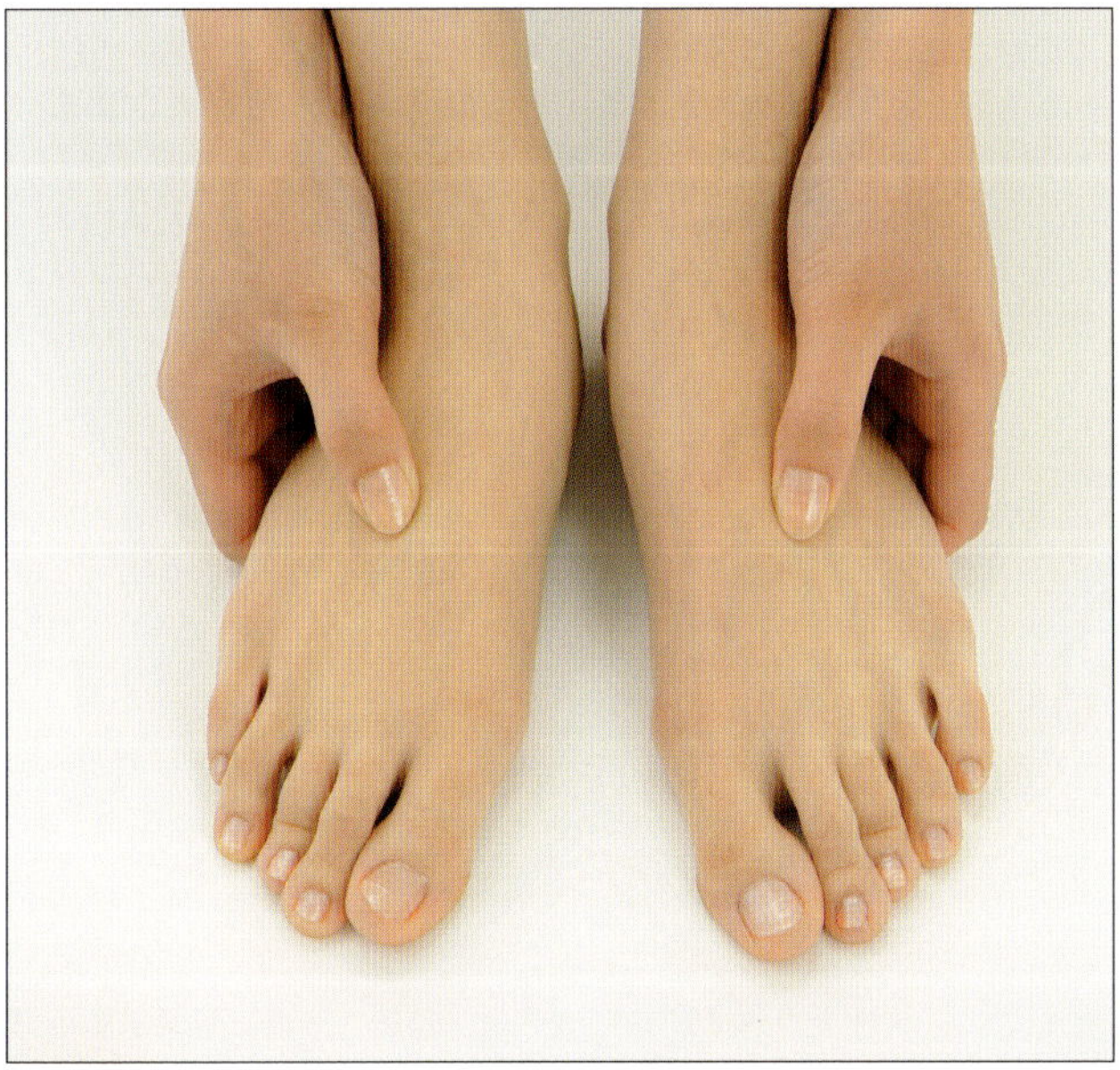

ツボの押し方

床に座り、両手の親指でツボを両足同時にやさしくもむ。

ツボの探し方

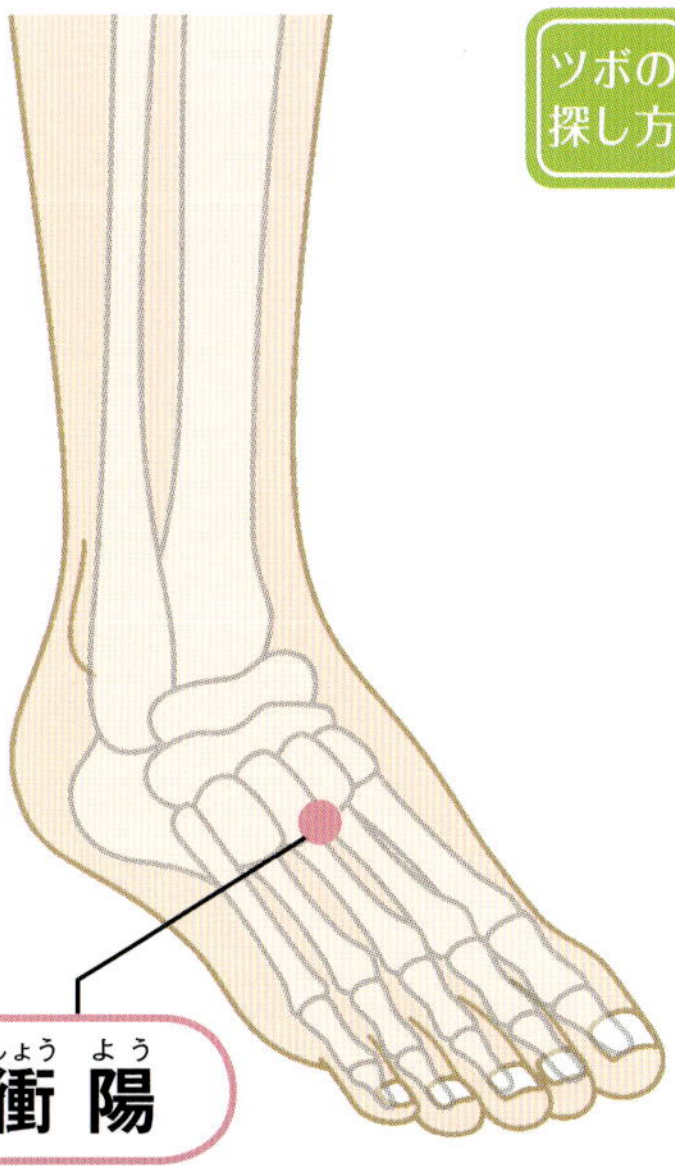

衝《しょう》陽《よう》

足の甲側。人さし指と中指の股から足首に向かってなぞったとき、足背のもっとも高いところ。
＊消化器系の機能を活発化

感情の変化と体への影響

感情は五臓と密接に関係している

東洋医学では、感情と臓器は影響し合っていると考えます。急激に感情が変化したり、特定の感情が続いたりすると、対応する臓器に異常が起こります。怒りは肝、喜びは心、悲しみは肺、思い煩いは脾、恐れ驚きは腎に関連するといわれます。

生活するうえでストレスは避けられないもの。上手に付き合うにはスポーツや趣味で解消する以外に、ツボ刺激も役立ちます。感情が高ぶったときは、それに関連するツボを押してやわらげましょう。

怒り
肝

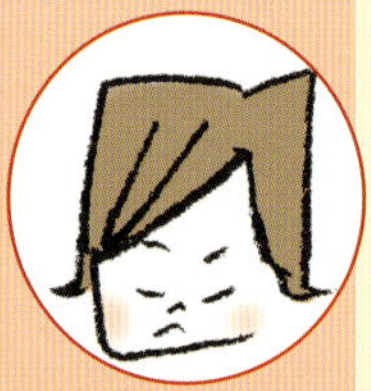

怒り過ぎると自律神経失調症になる恐れがあります。怒ると肝の臓器に影響が出てイライラがつのります。そんなときは足の親指にある「脳全体ゾーン」（P61）を押しもみましょう。とくに人さし指側には肝経の経絡が通っているため、よく効きます。

喜び
心

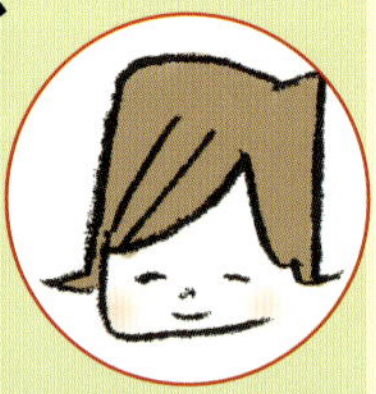

うれしさのあまり、はしゃぐと心臓がドキドキします。これが続くと眠れなくなり、狭心症や高血圧になることがあります。左足の裏にある「心臓ゾーン」（P91）を押しもめば、心臓の働きが活発になり、血の巡りがよくなって血圧が安定します。

悲しみ
肺

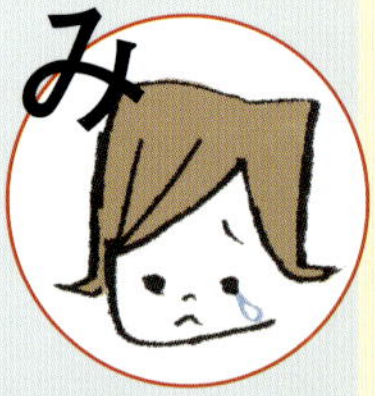

くよくよしたり、愚痴をいったりして悩み悲しむことが多いと、気力がなくなり、肺や気管などを患う恐れがあります。ストレスが増えて疲れたな、と感じたら、胸骨の中央にある「膻中」（P93）を押しもみましょう。ストレスが緩和されます。

思い煩い
脾

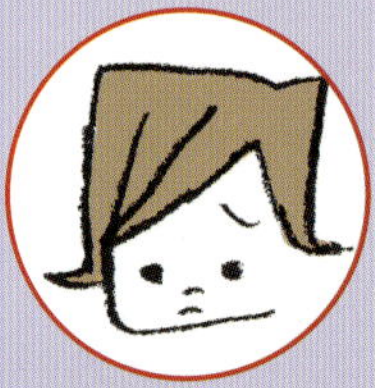

脾経は消化器全般と関係があります。心配ごとが増えると猛烈に食欲が湧いたり、逆に食欲がなくなったりします。消化機能が改善されると心のもやもやも回復するでしょう。胃の経絡にある「足の三里」（P67）を刺激して、心身に活力をとり戻しましょう。

恐れ驚き
腎

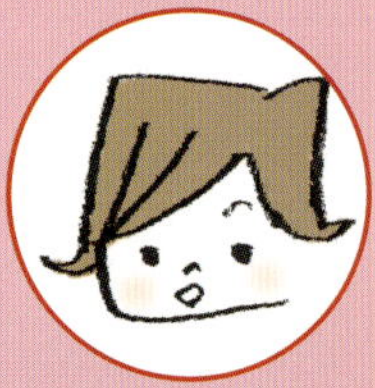

大きな恐れや驚きに遭うと、泌尿生殖器に影響することがあります。腎経の流れが悪くなると足が冷えて頭がのぼせ、強迫観念が強くなり、対人恐怖になることも。「丹田」（P113）を両手で温めて気を整えれば、腎臓機能がよくなり、心が穏やかになります。

第６章

女性のキレイに効く！

いつまでも若々しく、美しくあることは、すべての女性のあこがれ。ここでは、美肌やダイエットなどの美容に効果のあるツボや、女性特有の悩みに効果のあるツボを紹介しています。毎日の手軽なツボ刺激で、健康美を目指しましょう！

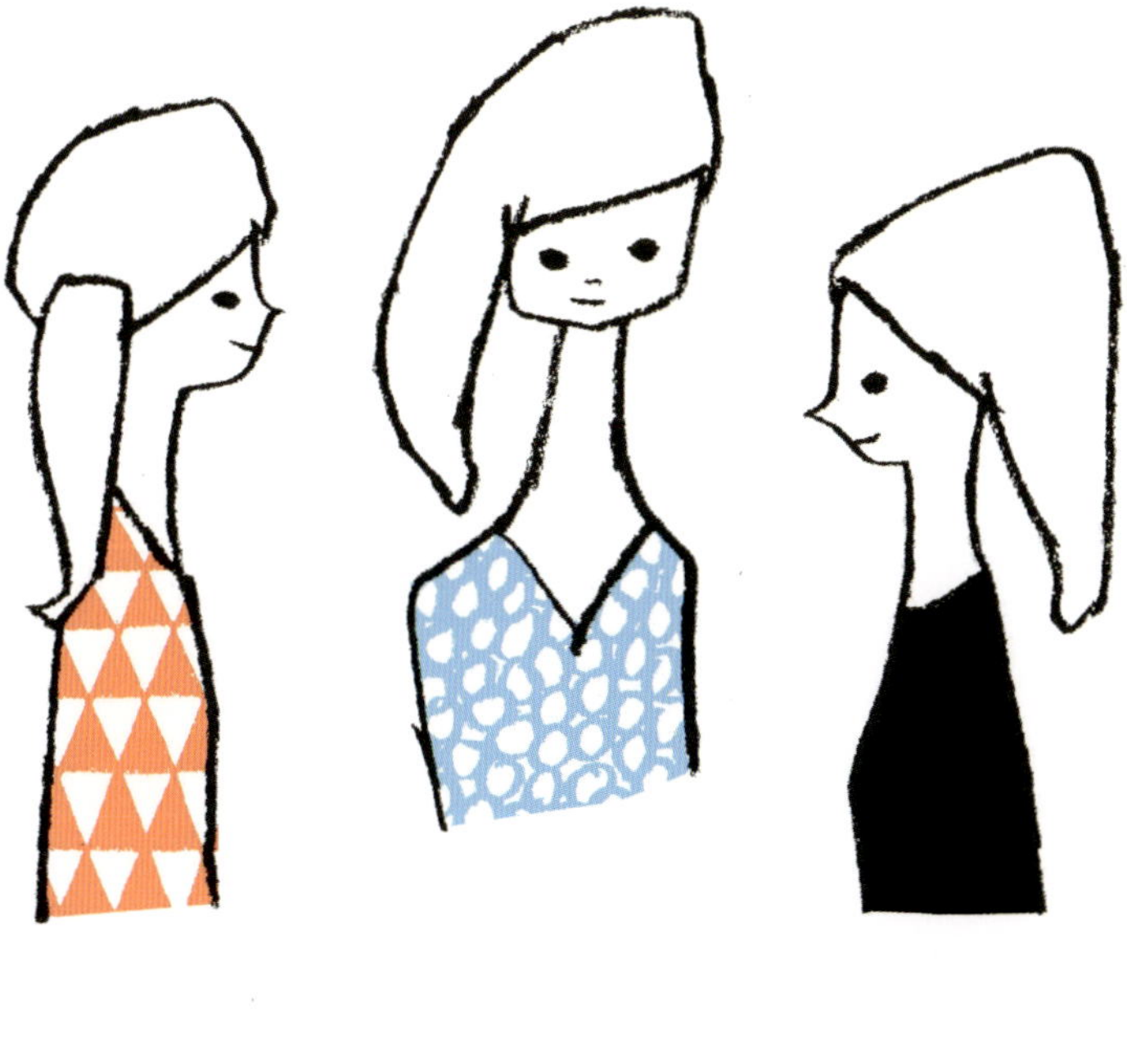

美肌

肌荒れやシミ・そばかすを改善して美肌に

主な症状

- ニキビ・吹き出もの
- 肌荒れ
- シミ・そばかす

原因

ニキビや吹き出ものができる肌の原因は、胃腸が弱っている場合がほとんどです。また、紫外線を浴びるとシミやそばかすの原因になります。

効果的なツボ

「**養老**」と「**合谷**」は新陳代謝を活発にして、肌を回復させる効果があります。消化器系の働きをよくする「**曲池**」と合わせて刺激しましょう。耳のツボでシミを改善します。

おすすめ改善法

便秘がちな人も肌が荒れる傾向にあります。食物繊維とビタミンを摂取して、睡眠をたくさんとりましょう。外出時はしっかり日焼け止めを。

ツボの押し方

親指を「合谷」に当て、ほかの指で手を支えるようにして、痛気持ちいい程度の強さで押しもむ。

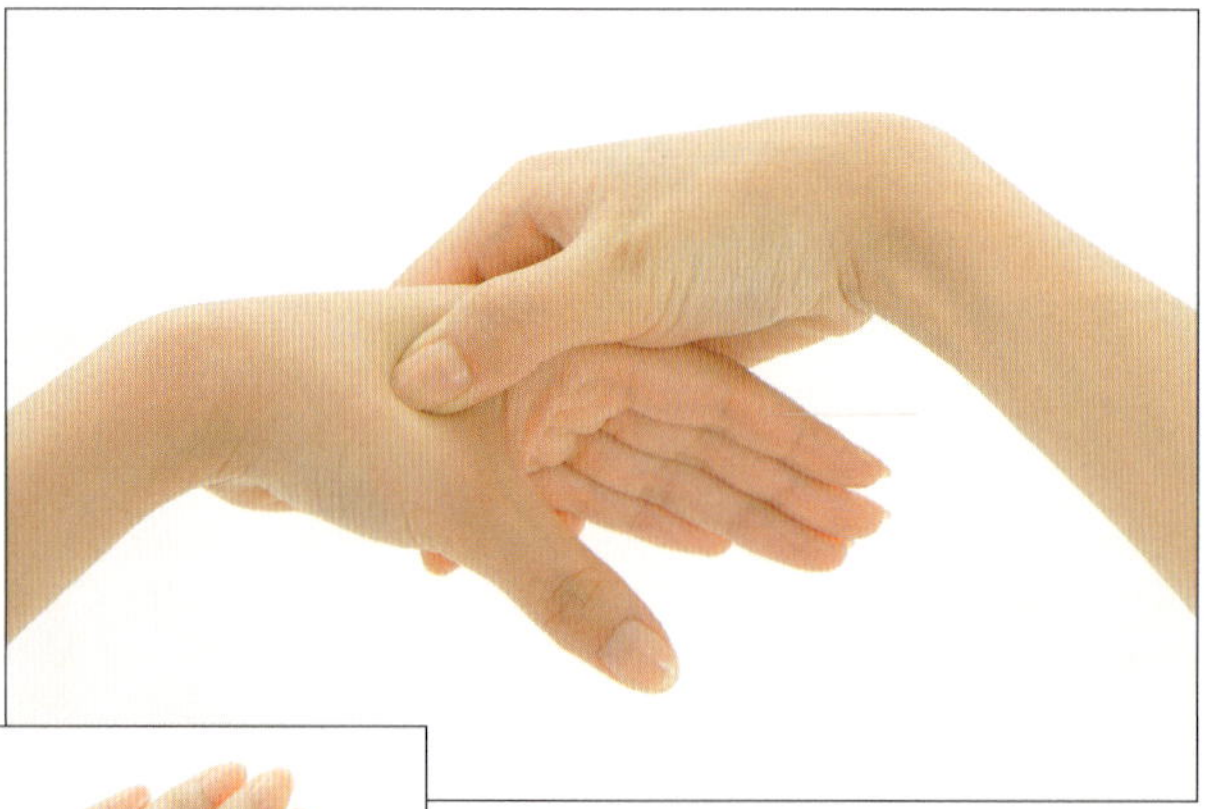

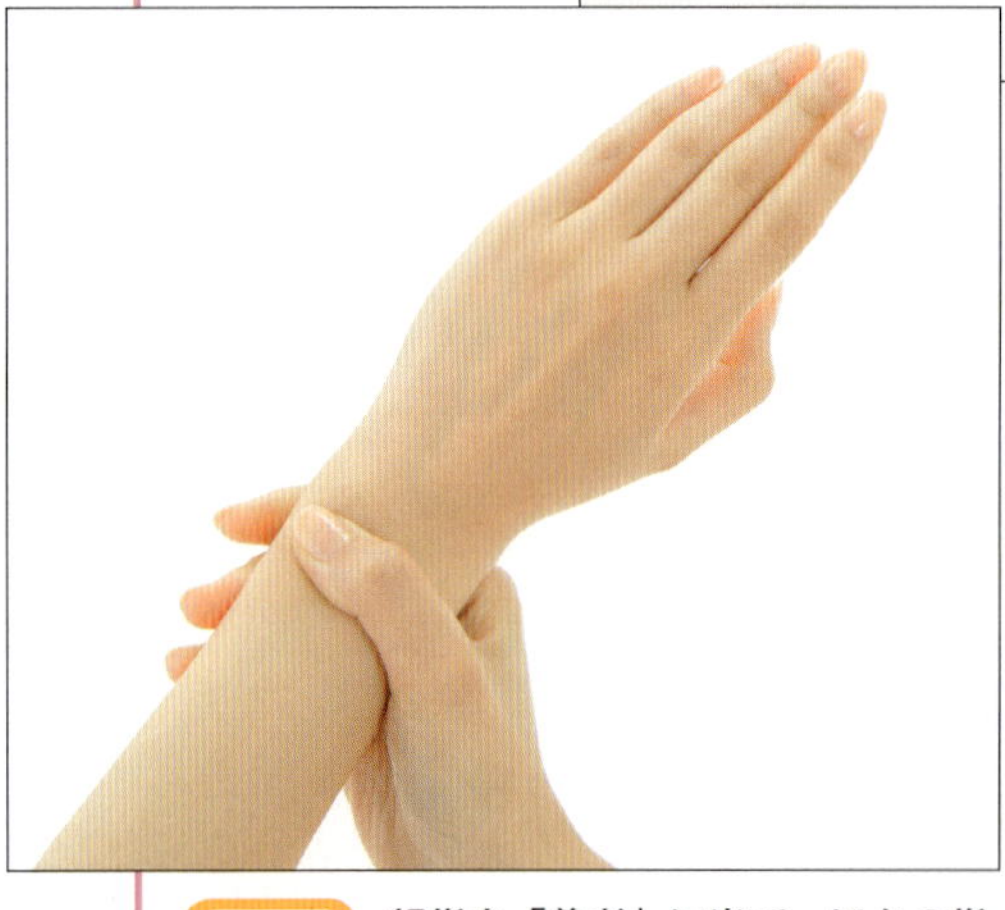

ツボの押し方

親指を「養老」に当て、ほかの指で手首をつかんで、力を入れて押しもむ。

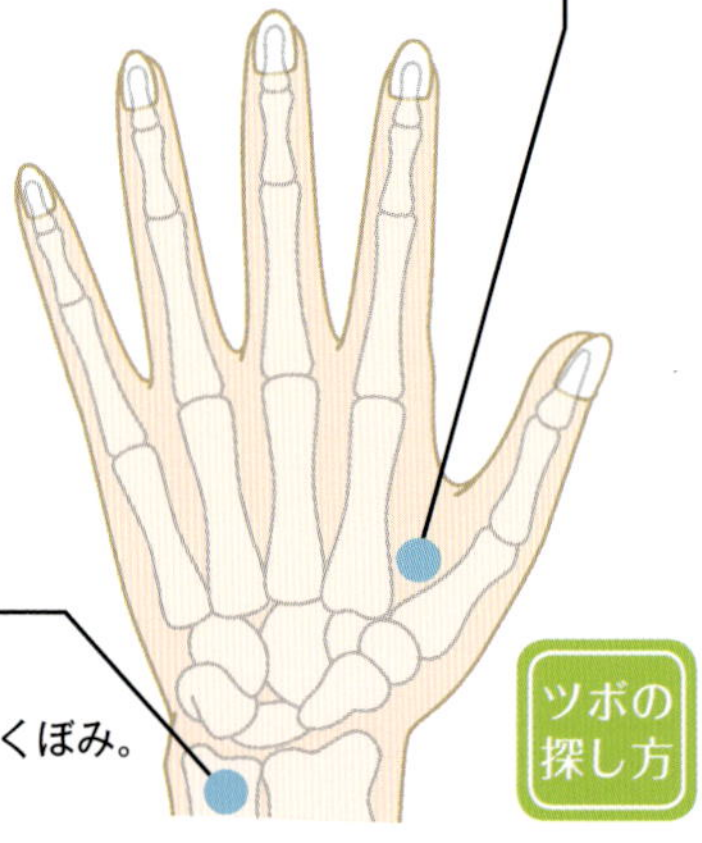

合《ごう》谷《こく》

親指と人さし指の付け根の骨が交わる手前のくぼみ。やや人さし指寄り。

＊新陳代謝を活発化

養《よう》老《ろう》

手首の小指側の突き出た骨の下のくぼみ。

＊新陳代謝を活発化

ツボの探し方

ここがツボ！

- 合《ごう》谷《こく》
- 養《よう》老《ろう》
- 曲《きょく》池《ち》
- 肺（上）
- 肺（下）
- 内分泌《ないぶんぴ》
- 百《ひゃく》会《え》

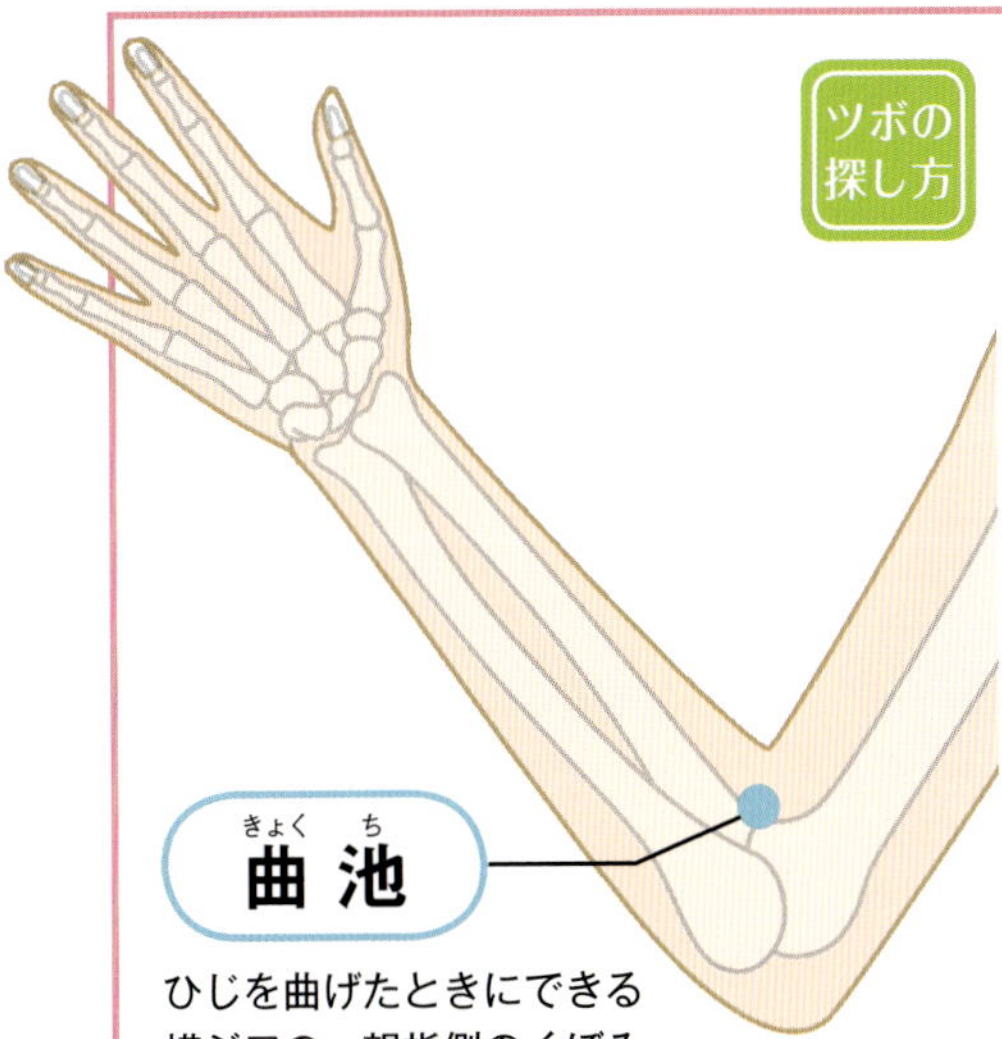

曲《きょく》池《ち》

ひじを曲げたときにできる
横ジワの、親指側のくぼみ。
＊消化器系の働きを正常化

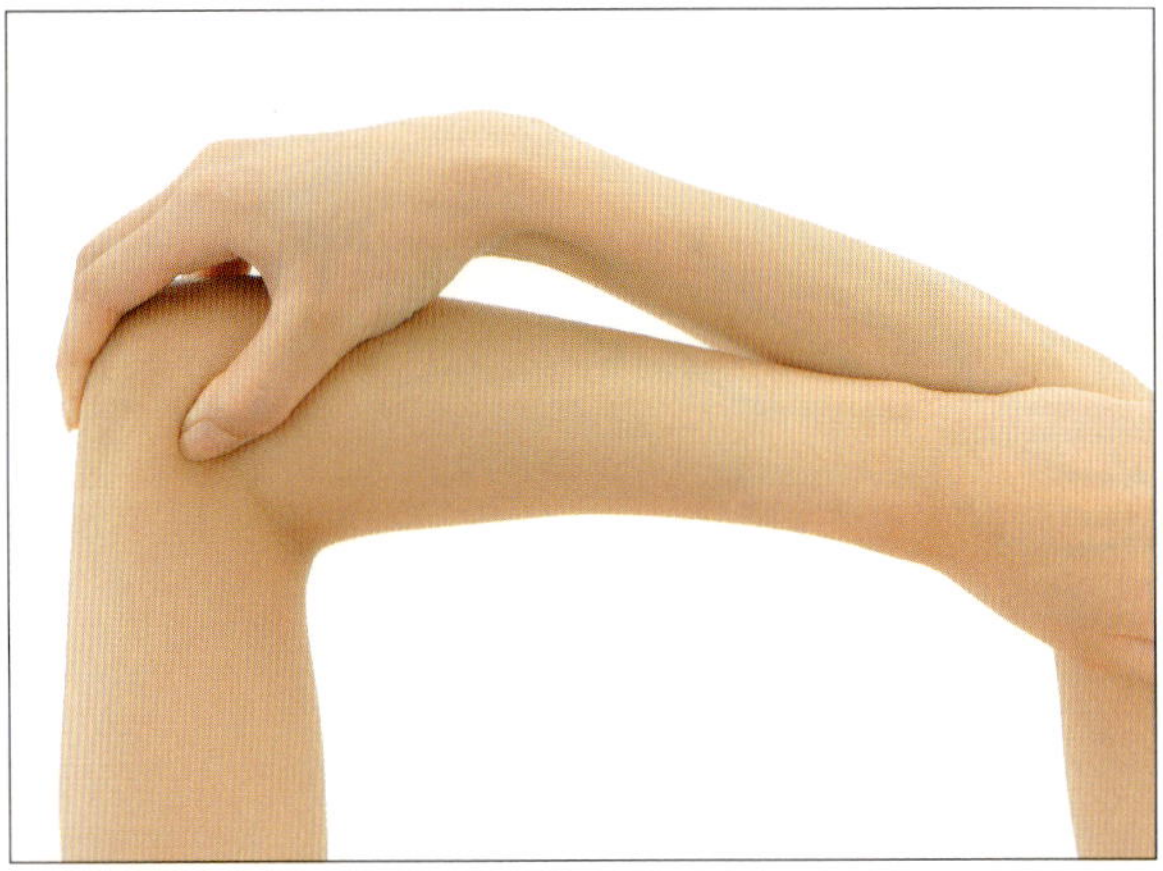

ツボの押し方

軽く曲げたひじを、もう一方の手で支えるように持ち、親指をツボに当てて骨に向かって押しもむ。両腕とも行う。

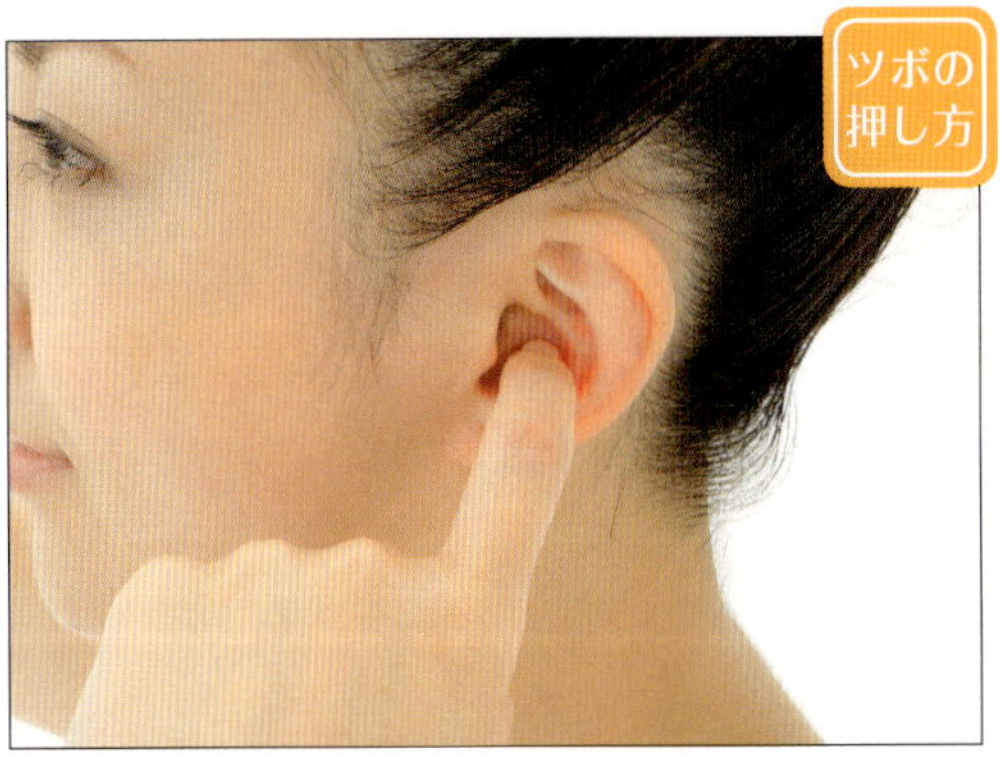

人さし指を「肺」に当て、上下させたり、「の」の字を書いたりして刺激する。両耳同時に行う。

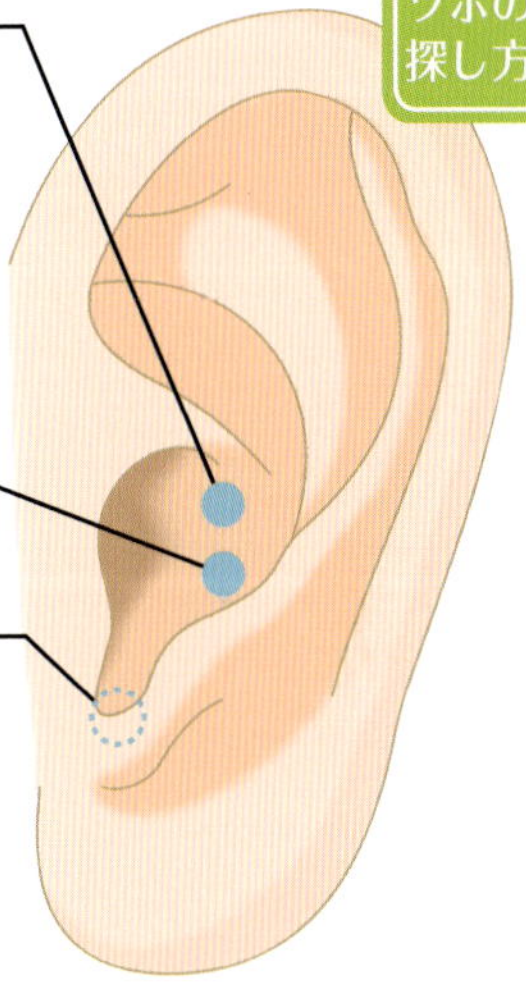

肺（上）

耳の穴の手前、
「心」（P104）
の上下にある。

肺（下）

内《ない》分《ぶん》泌《ぴ》

耳の穴の下にある切
れ込みのやや内側。

＊上記すべて、シミ・
そばかすに効く

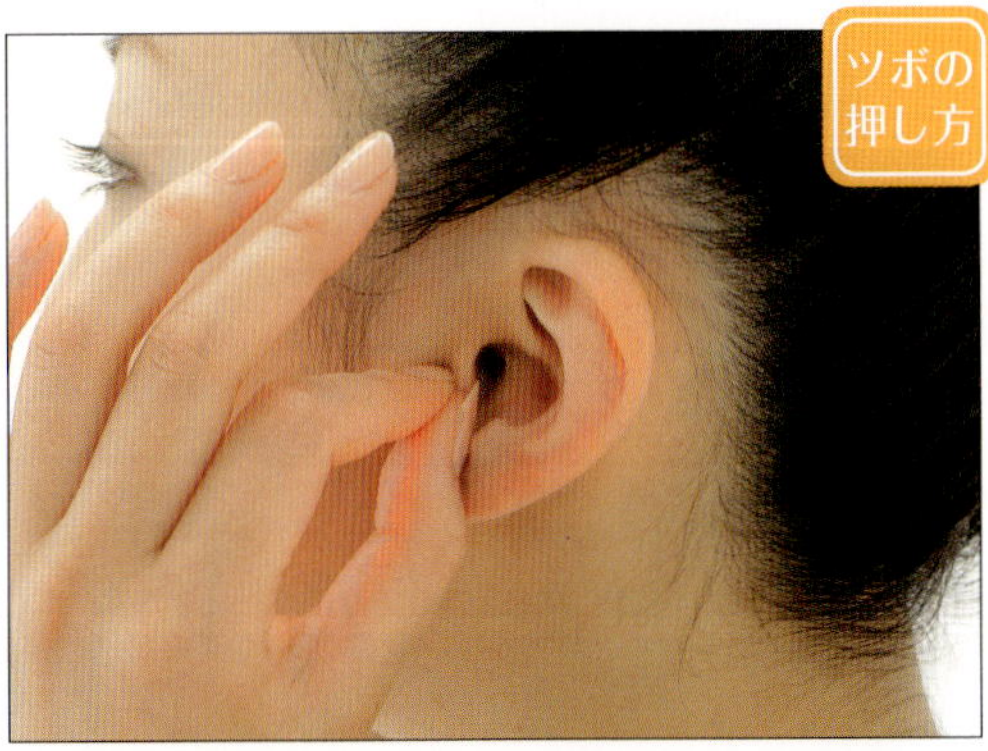

人さし指をひだの上に置き、親指を耳の下方にある切れ込みにさし入れて、「内分泌」に当て、はさみもむ。両耳同時に行う。

美
肌

このツボも
効く！

美髪のツボ「百会」

左右の耳の最上端から真上に上がった線と、鼻の先端から頭頂部に真っすぐ伸ばした線が交わる部分にある「百会」は、髪を美しくするツボ。刺激することにより、頭皮の血行が促進され、髪にツヤを与えます。

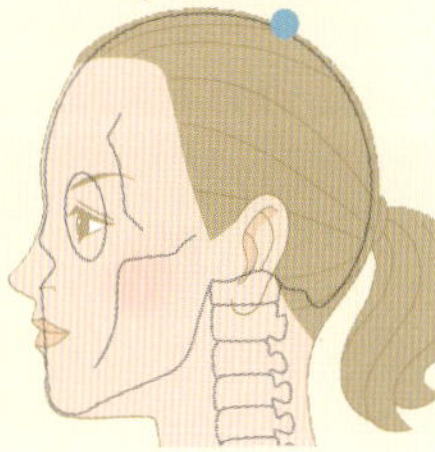

毎日顔をマッサージして、シワ・たるみ対策を

シワ・たるみ

主な症状

- 額や口元のシワが気になる
- 目の下や頬のたるみが気になる

❖原因

加齢とともに肌の水分量が減り、かさかさとしたシワになります。顔の筋肉が弛緩し始めるので、まぶたなどにたるみが出てきます。

❖効果的なツボ

気になる場所別に顔のマッサージをしましょう。目元のシワに効く「**球後**」や頬のたるみを防ぐ「**顴髎**」を刺激すると、顔の血行が促進し、表情筋が鍛えられます。洗顔後やお風呂上がりに行うとよいでしょう。

❖おすすめ改善法

コラーゲンを作るたんぱく質やビタミンCをたっぷりと摂取して、十分な睡眠をとるように心がけましょう。

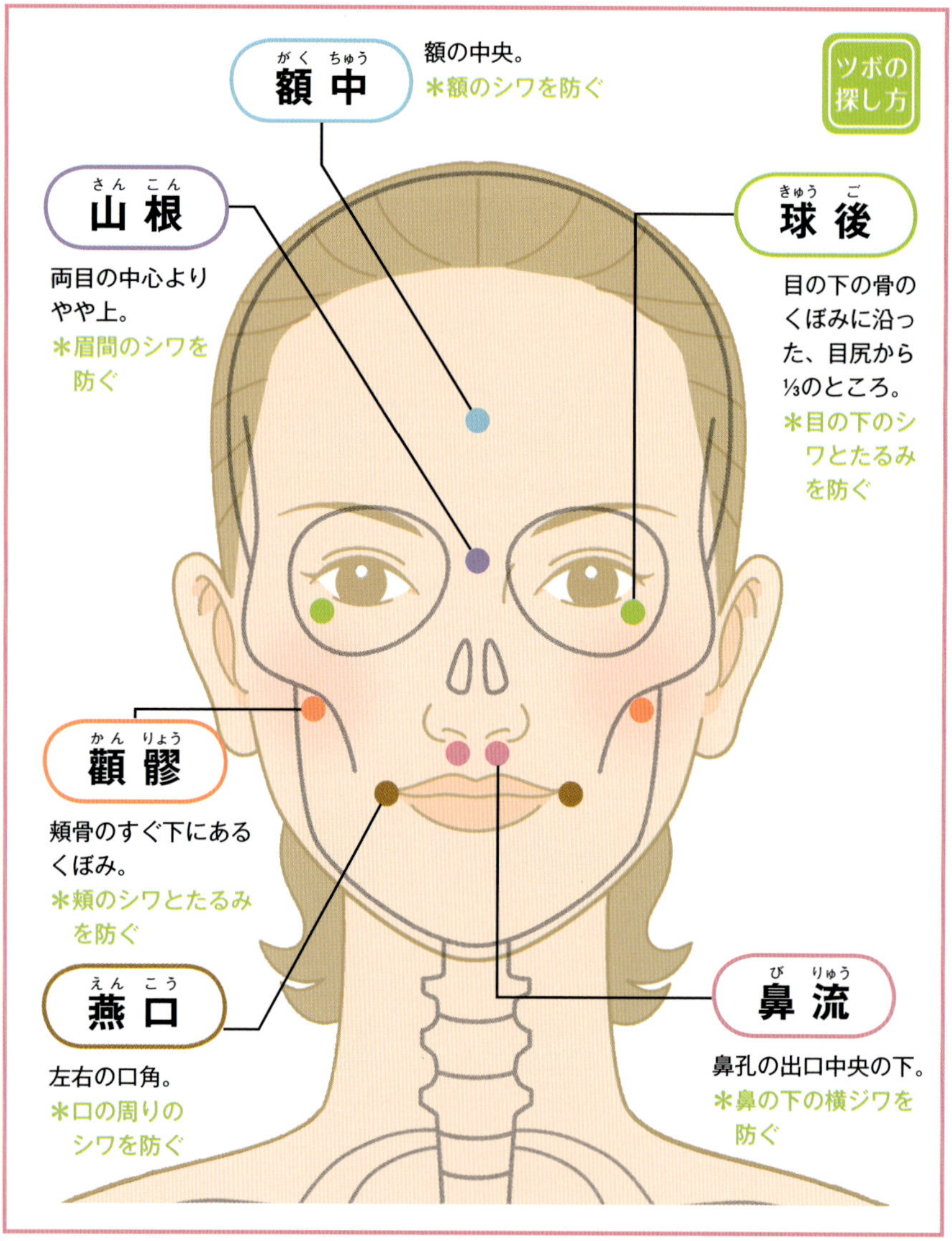
ツボの探し方
額《がく》中《ちゅう》
額の中央。
＊額のシワを防ぐ
山《さん》根《こん》
両目の中心よりやや上。
＊眉間のシワを防ぐ
球《きゅう》後《ご》
目の下の骨のくぼみに沿った、目尻から⅓のところ。
＊目の下のシワとたるみを防ぐ
顴《かん》髎《りょう》
頬骨のすぐ下にあるくぼみ。
＊頬のシワとたるみを防ぐ
燕《えん》口《こう》
左右の口角。
＊口の周りのシワを防ぐ
鼻《び》流《りゅう》
鼻孔の出口中央の下。
＊鼻の下の横ジワを防ぐ

ここがツボ!

- 額《がく》中《ちゅう》
- 山《さん》根《こん》
- 球《きゅう》後《ご》
- 鼻《び》流《りゅう》
- 燕《えん》口《こう》
- 顴《かん》髎《りょう》

ツボの押し方

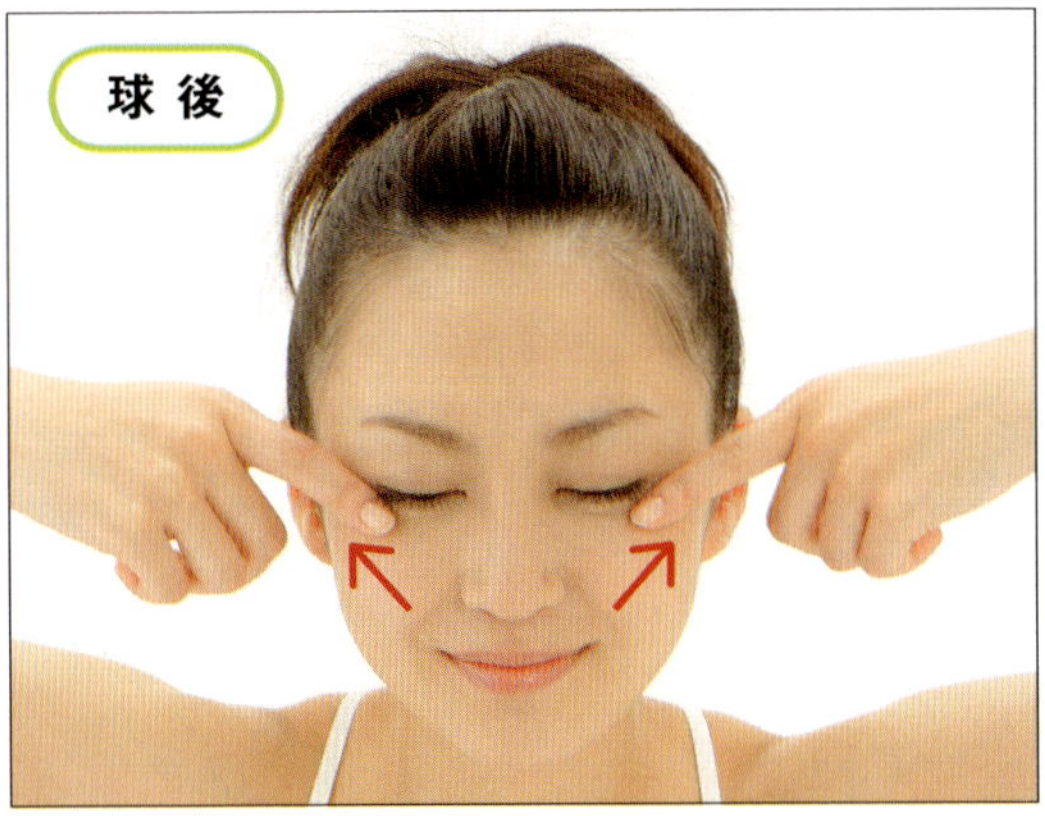

目の下のシワとたるみに。人さし指をツボに当て、目尻に向かってはらうように刺激する。

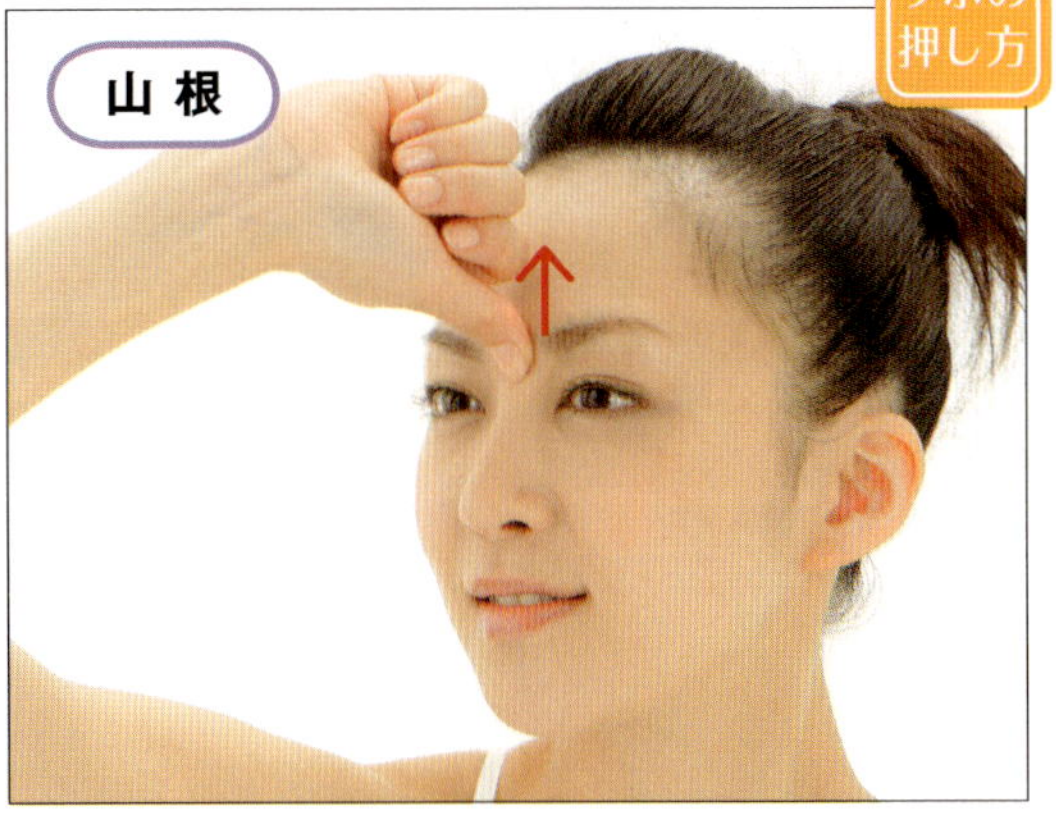

眉間のシワに。親指をツボに当て、額に向かってさすり上げる。

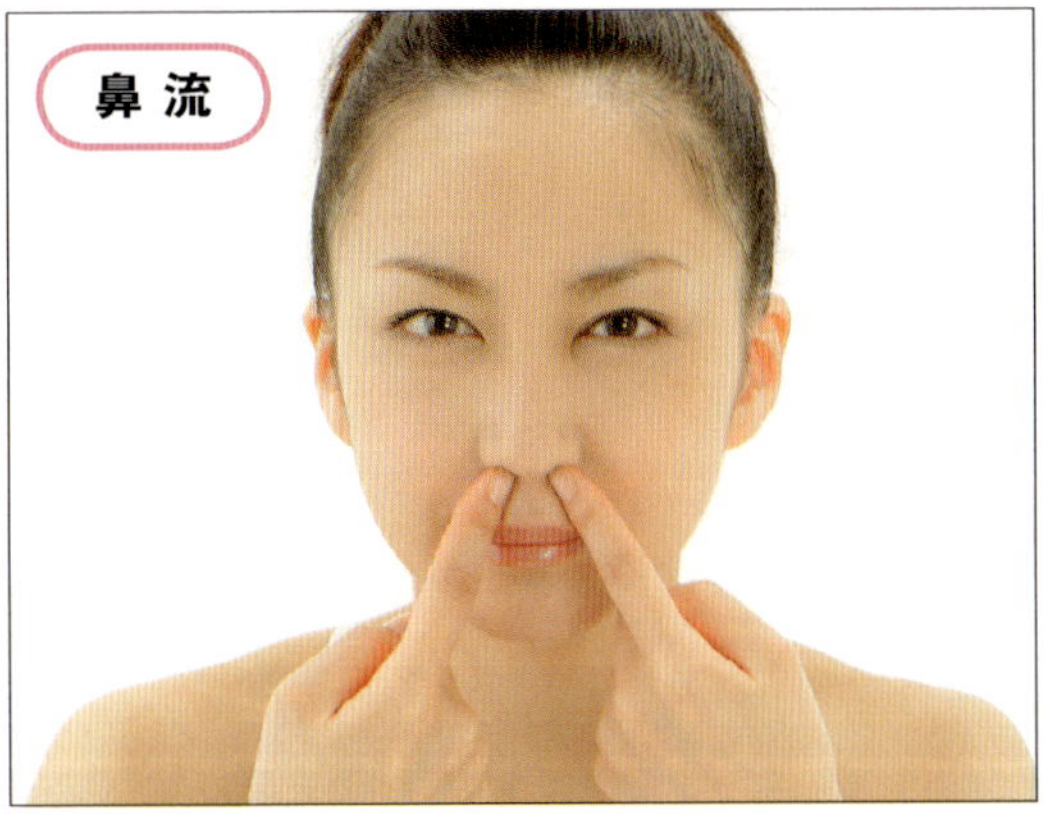

鼻の下の横ジワに。人さし指の爪でツボをやや強めに押す。

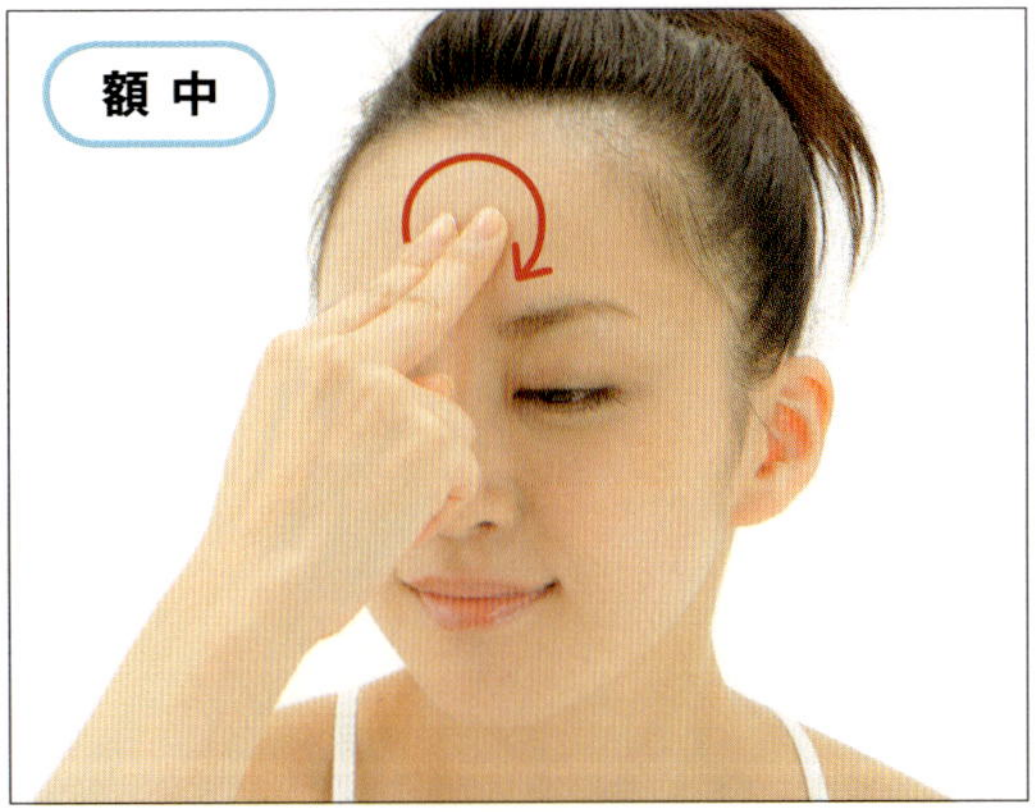

額のシワに。人さし指と中指をツボに当て、円を描きながら強く押す。

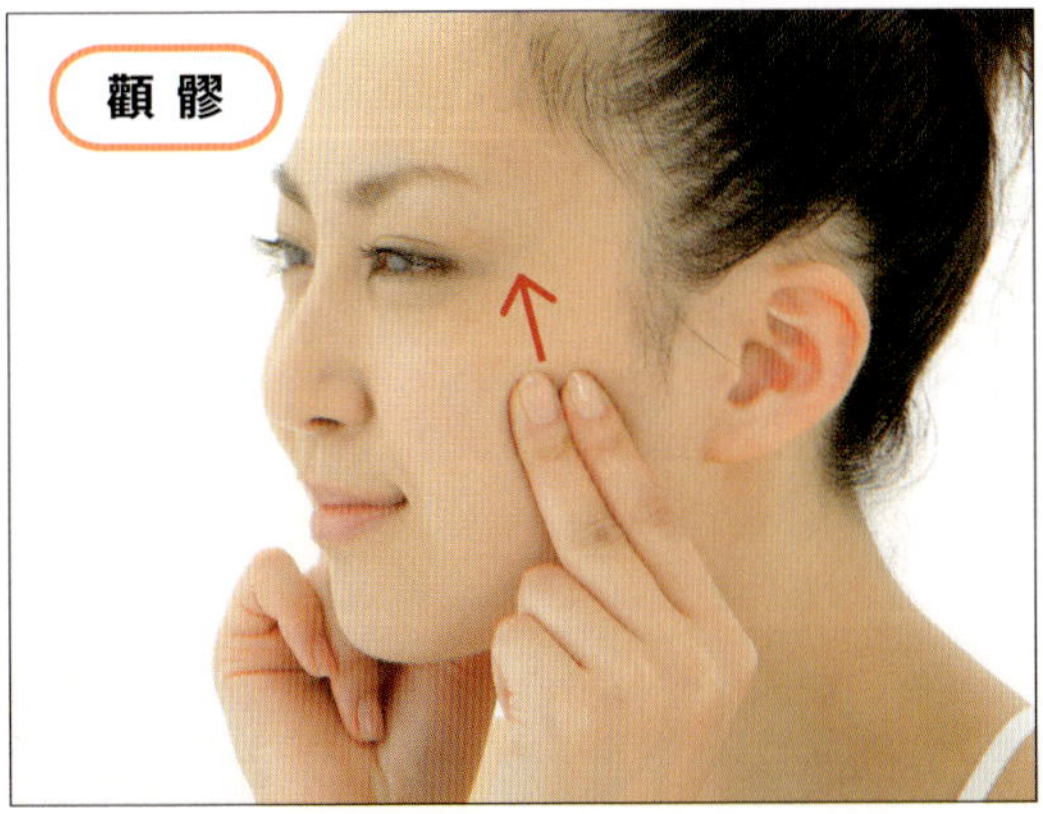

頬のシワとたるみに。人さし指と中指をツボに当て、目の方に向かって軽く押し上げる。

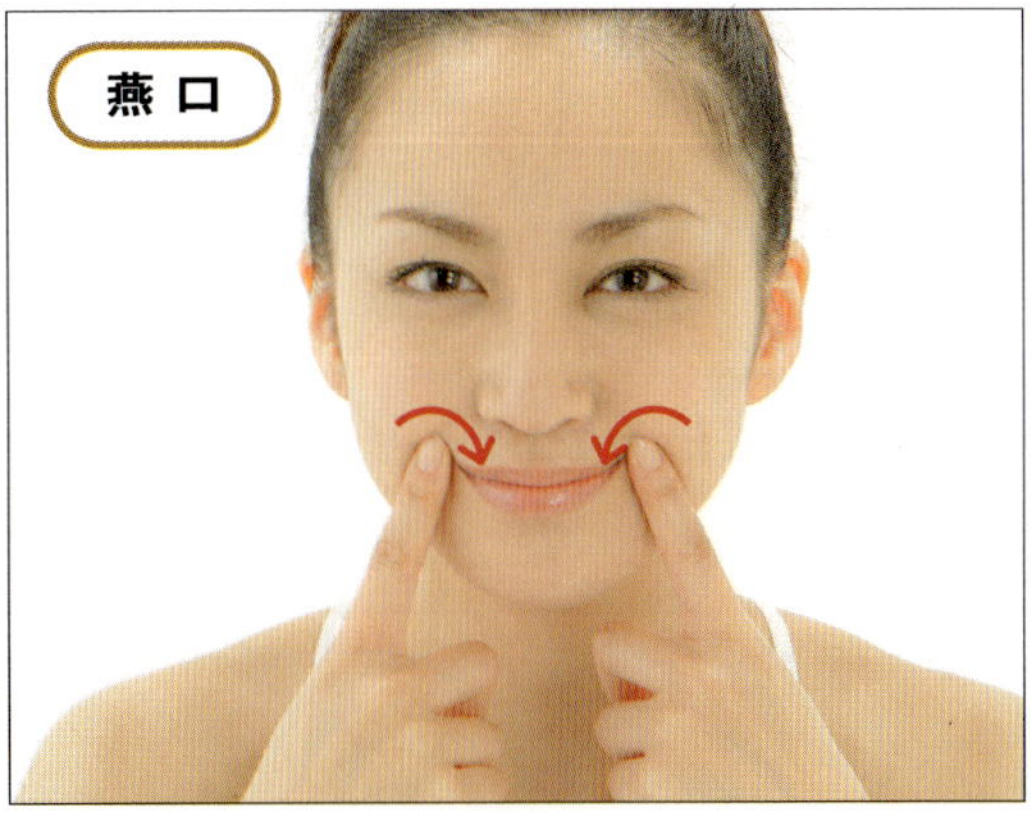

口の周りのシワに。人さし指をツボに当て、頬骨に向かって内回りに円を描きながらマッサージする。

やせやすい体を作る 1

脂肪太り

主な症状

- 全身が太っている
- 体脂肪が多い
- 内臓脂肪がついている

❖原因

食事で摂取したエネルギーを消費しきれない場合、体脂肪として蓄積され、脂肪太りの原因になります。運動不足などで基礎代謝が落ちている人に多く見られます。

❖効果的なツボ

「**養老**」「**血海**」「**三陰交**」は、いずれも血行をよくして代謝を高めるツボです。体の中の余分な脂肪や老廃物を排泄するのに役立ちます。

❖おすすめ改善法

エネルギーを消費するには運動がいちばん。激しい運動ではなく、こまめに歩くことなどを心がけましょう。

ツボの探し方

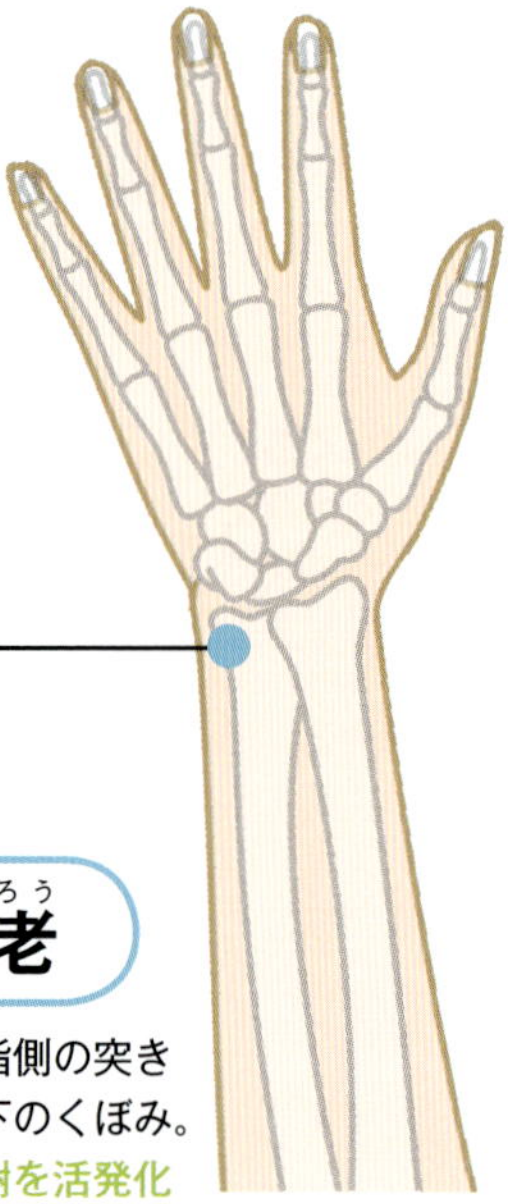

養老《ようろう》

手首の小指側の突き出た骨の下のくぼみ。

＊新陳代謝を活発化

ツボの押し方

親指をツボに当て、ほかの指で手首をつかんで、力を入れて押しもむ。

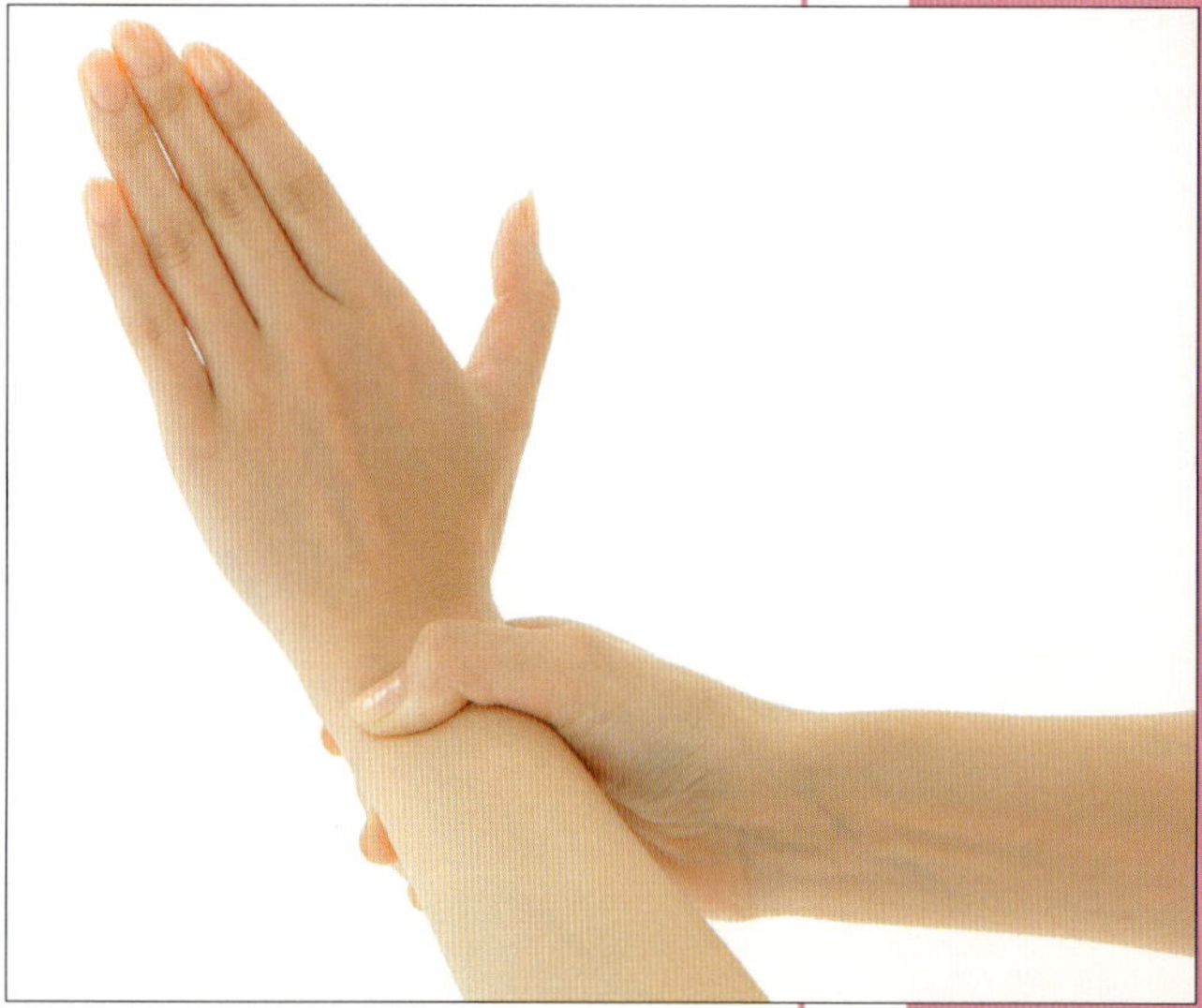

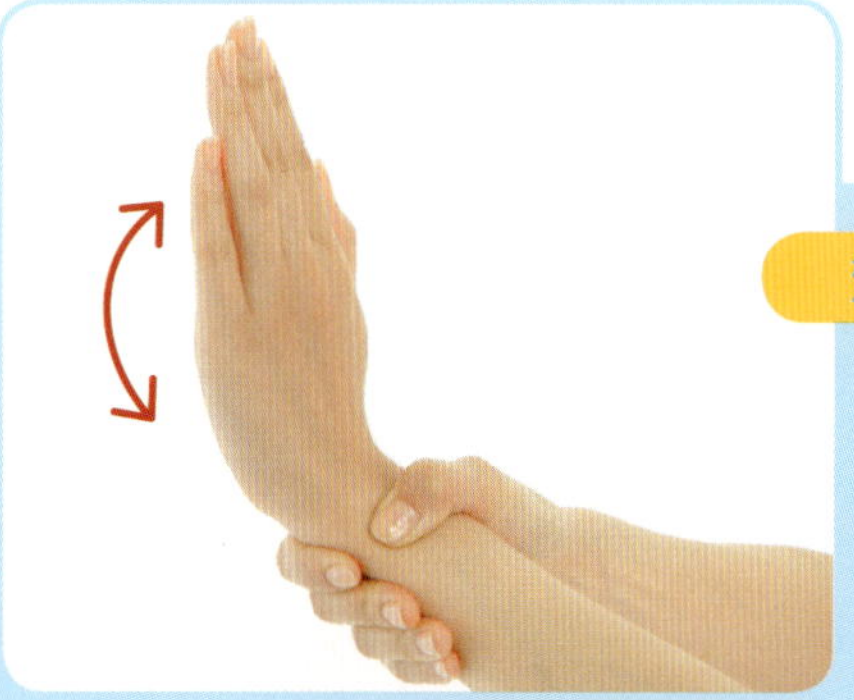

効果アップ↑エクササイズ

親指でツボを押しながら手を上下に動かすと、さらに効果がある。手首を手のひら側にゆっくりと曲げた後、手の甲側にゆっくりと反らす動作を、気持ちいいと感じるまでくり返す。両手ともに行う。

ここがツボ!

養老《ようろう》

血海《けっかい》

三陰交《さんいんこう》

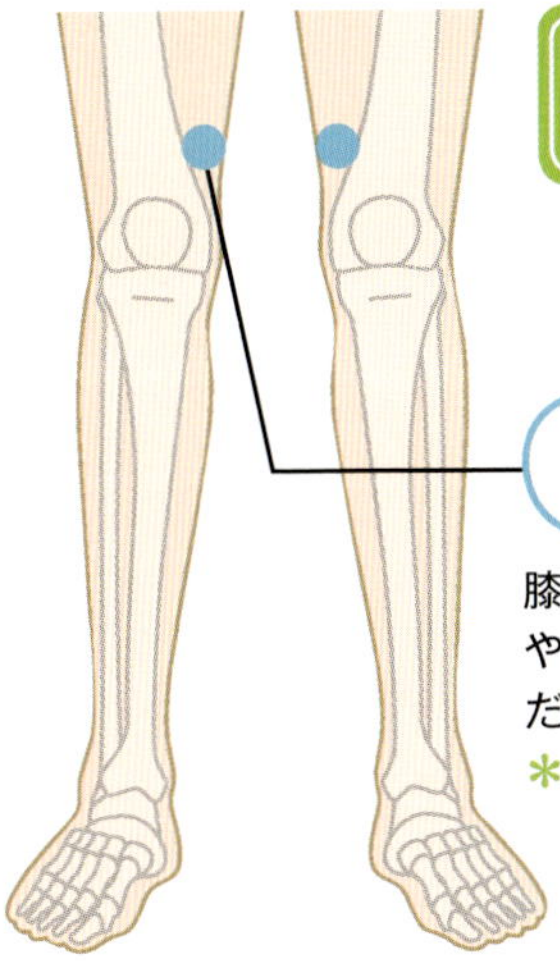

ツボの探し方

血《けっ》海《かい》

膝から2.5㎝上、やや内側のへこんだところ。

＊血行を促進

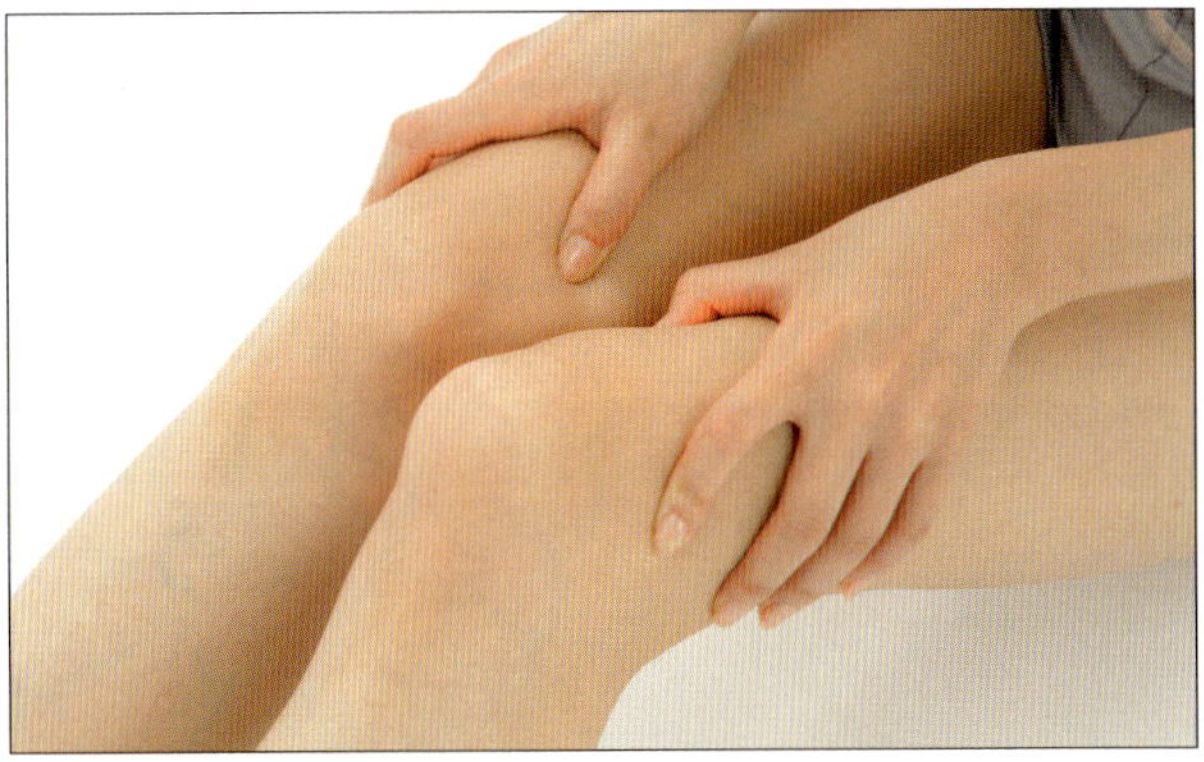

ツボの押し方

親指をツボに当て、ほかの指で膝をつかむようにして、やや力を入れて骨に向かって押しもむ。両足同時に行う。

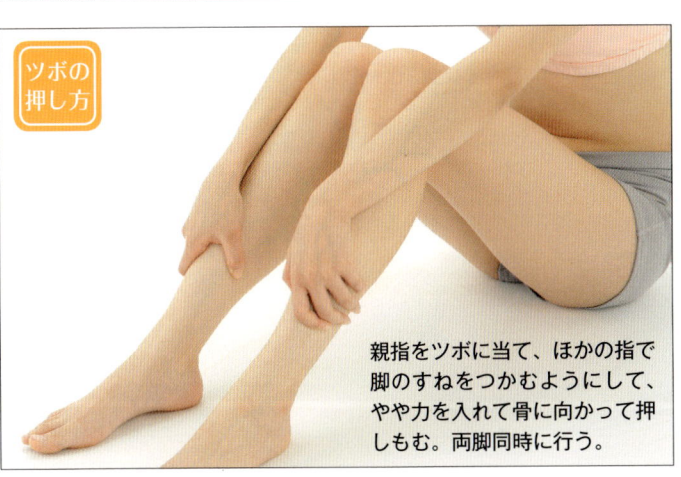

ツボの押し方

親指をツボに当て、ほかの指で脚のすねをつかむようにして、やや力を入れて骨に向かって押しもむ。両脚同時に行う。

ツボの探し方

三陰交《さんいんこう》

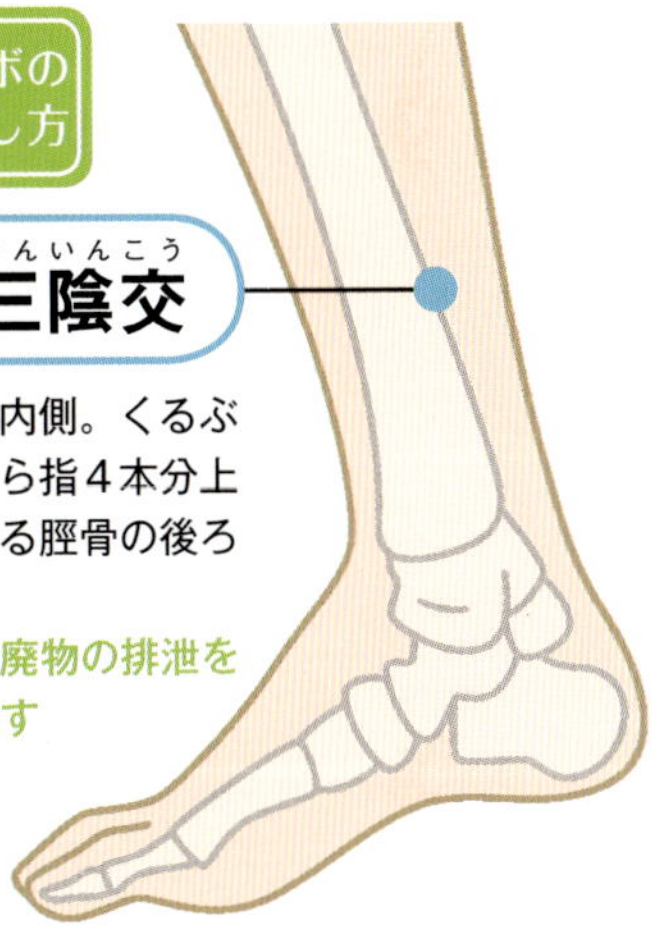

脚の内側。くるぶしから指４本分上にある脛骨の後ろ縁。

＊老廃物の排泄を促す

脂肪太り

効果アップ⬆エクササイズ

1. 床に座り、右脚の膝を立てて左脚の太ももの外側に回す。左脚は軽く曲げておく。右手の親指を「血海」に、左手の親指を「三陰交」に当ててツボを押す。

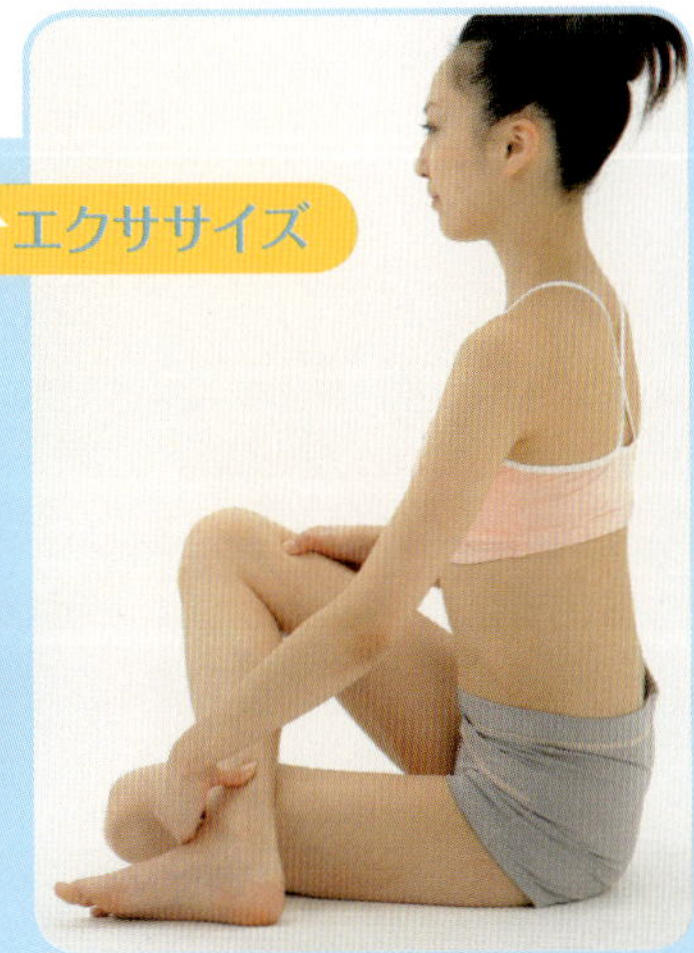

2. ツボを押したまま、右側にゆっくりと上体をひねり、元の位置に戻す。背中は真っすぐ伸ばして、10回ほどひねる。左脚も同じように行う。

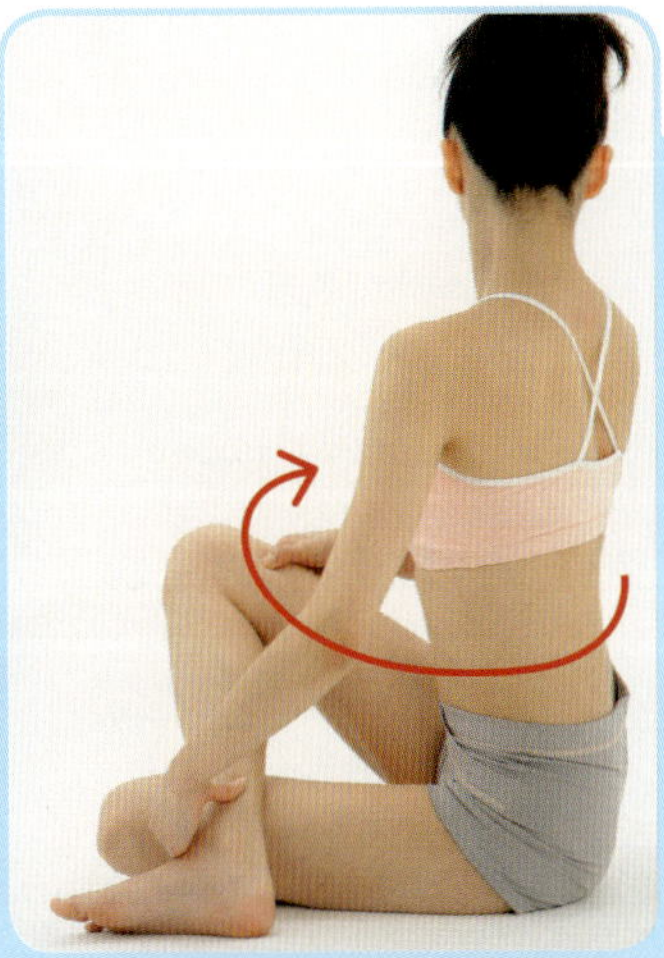

やせやすい体を作る ②

水分太り

主な症状

- ✸下半身が太め
- ✸顔や脚がむくみやすい
- ✸下腹がポッコリ出ている

❖原因

腎臓や膀胱など、水分代謝にかかわる機能が低下していることが考えられます。体内の水分や老廃物がうまく排泄されず、余分な水分が体内に蓄積されて水太りになります。

❖効果的なツボ

その名の通り、水分代謝を調節する「**水分**」を刺激しましょう。腎臓の働きをよくする「**湧泉**」も一緒に刺激すると、利尿作用が高まります。

❖おすすめ改善法

手足が冷えたり、尿の出が悪かったりする人は、冷え性のツボ（P138）や膀胱炎のツボ（P72）も併せて刺激しましょう。

ツボの探し方

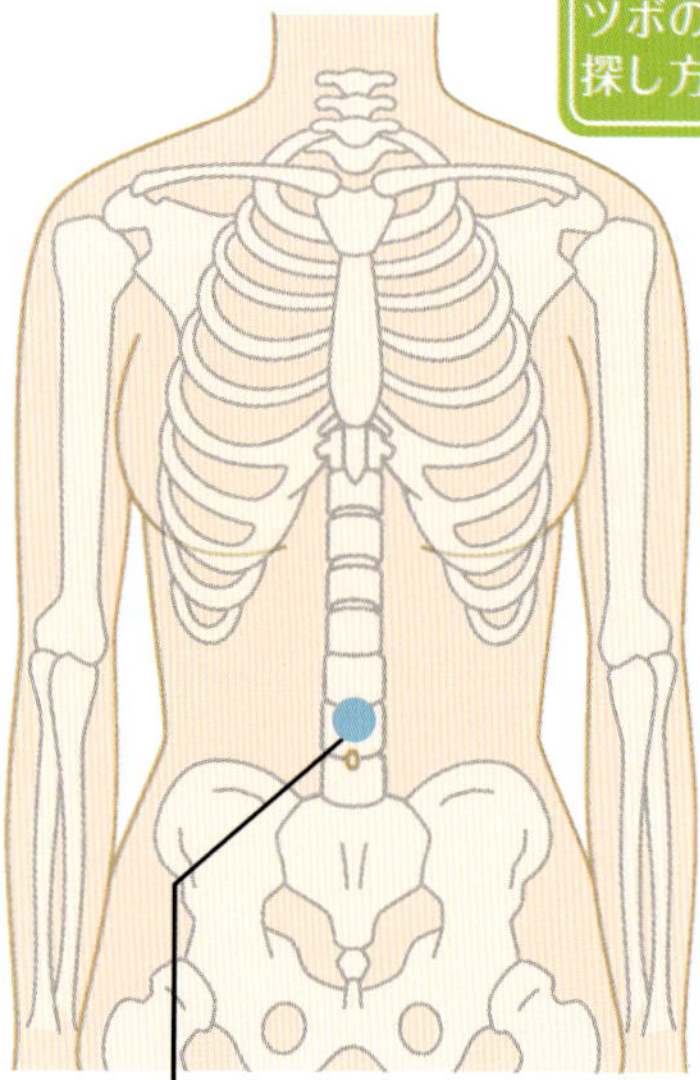

水分《すいぶん》

へその1cm上。

＊水分代謝を調節

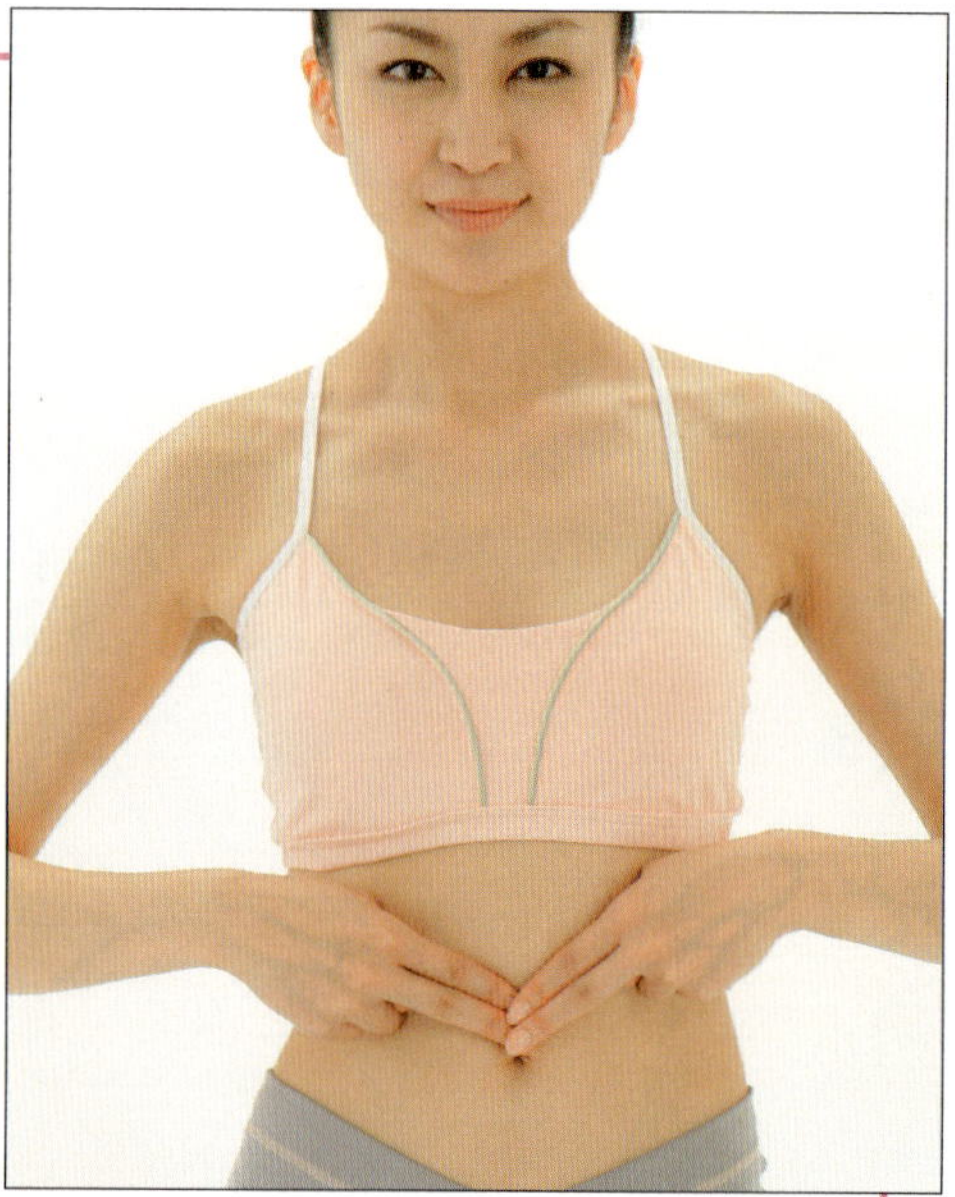

ツボの押し方

両手の人さし指と中指をツボに重ねて（女性は右手が下）、ゆっくりと押しもむ。

効果アップ↑エクササイズ

両手でツボを押したまま上体をゆっくりと前に傾けると、指がツボにうまく入ってさらに効果がアップ。背筋は真っすぐに伸ばしたままで行う。ただし、食後すぐには刺激しないこと。

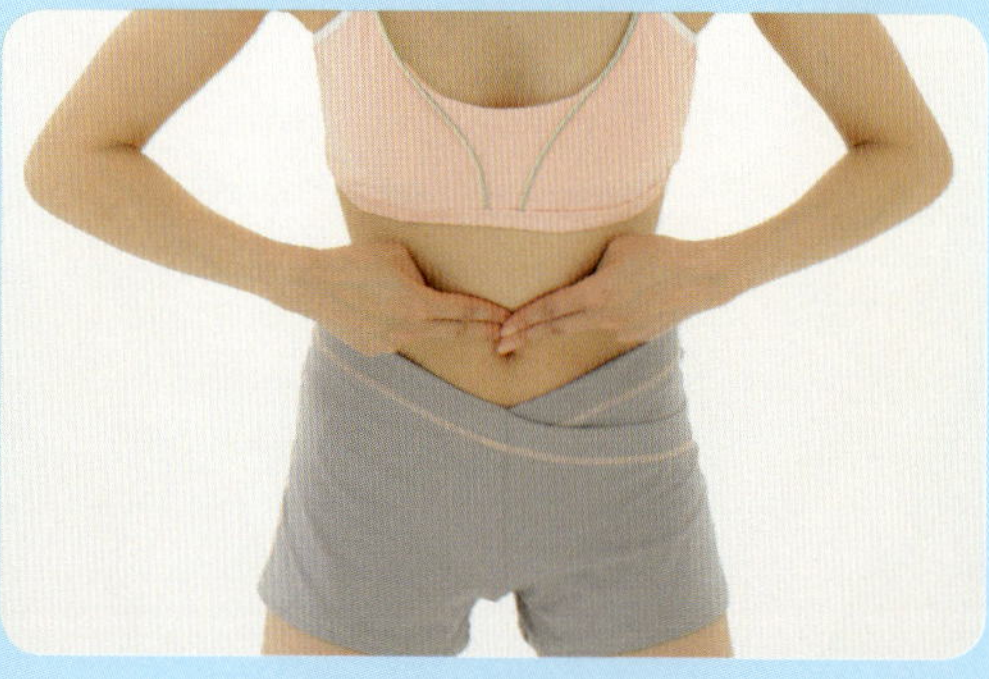

ここがツボ！

- 水分《すいぶん》
- 湧泉《ゆうせん》
- 渇点《かってん》

ツボの探し方

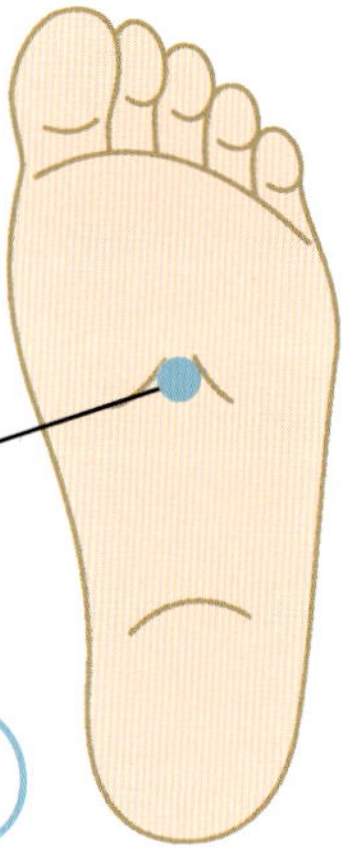

湧《ゆう》泉《せん》

足の裏側。土踏まずの上、
足の指を曲げたときに、
へこむところ。
＊腎臓の働きを促進

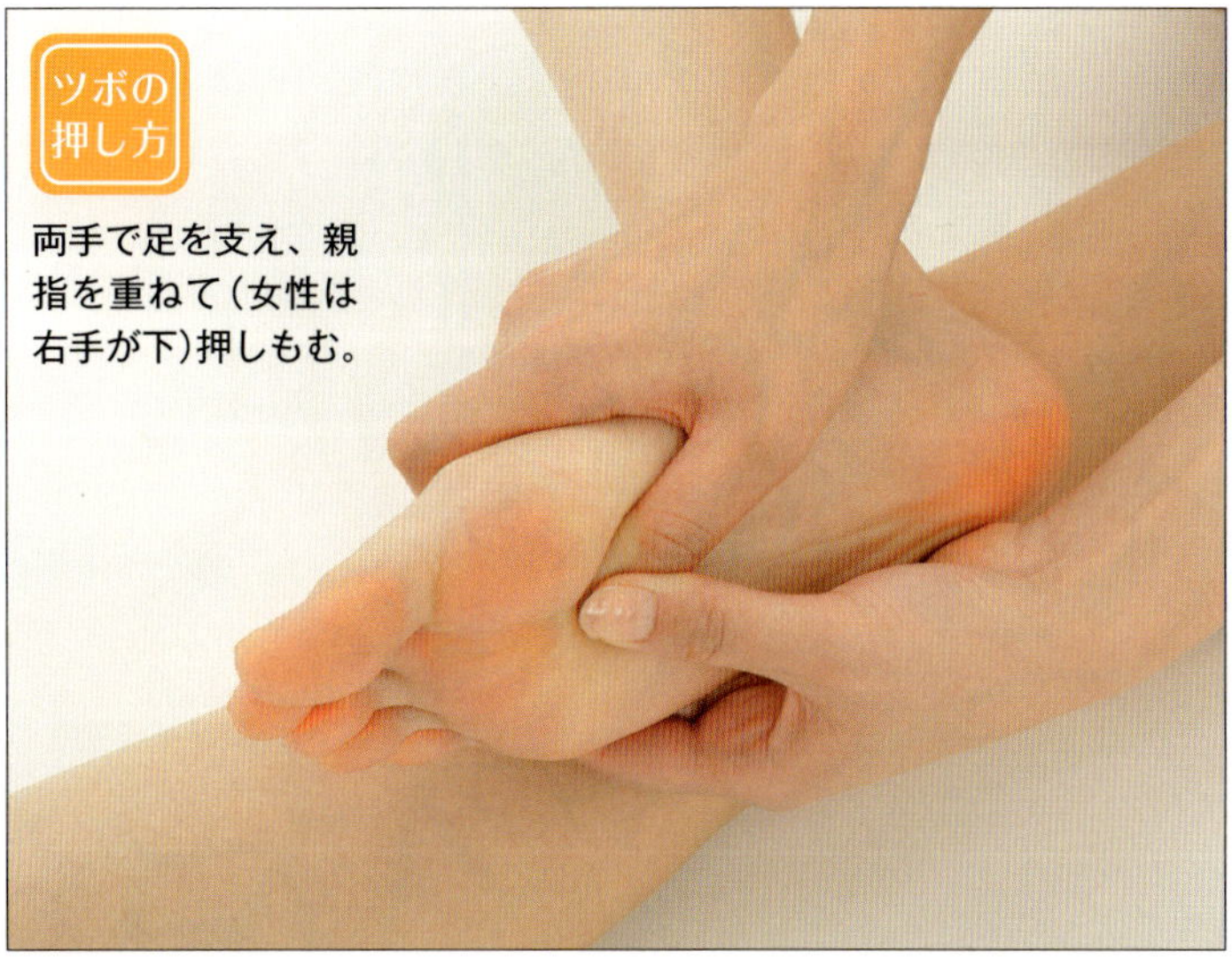

ツボの押し方

両手で足を支え、親指を重ねて（女性は右手が下）押しもむ。

効果アップ⬆エクササイズ

1．床に座って脚を伸ばし、右足のツボを両手の人さし指と中指で押さえながら（女性は右手が下）、足を持ち上げる。

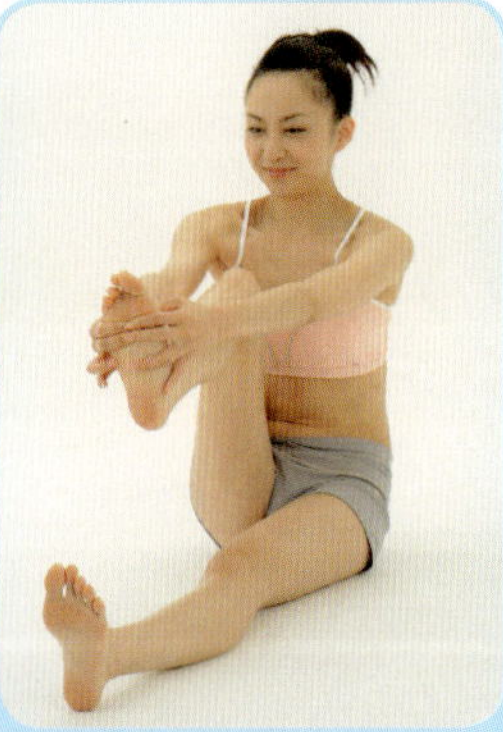

2．そのままの状態で、右足を伸ばす。この膝の曲げ伸ばしを30回ほどくり返す。左足も同様に行う。

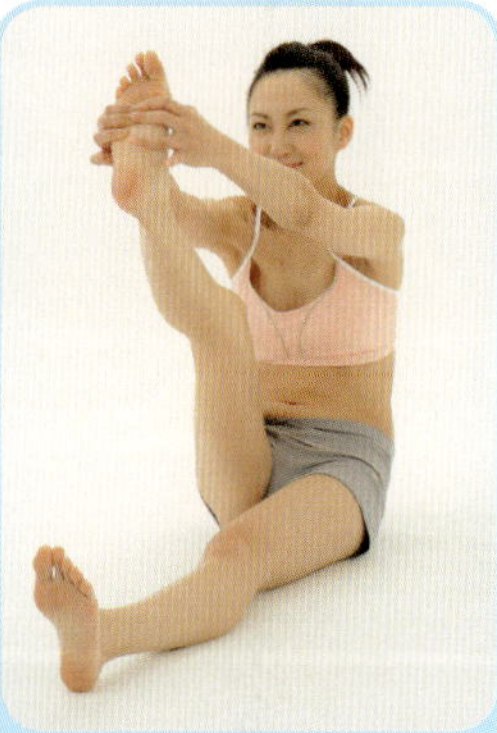

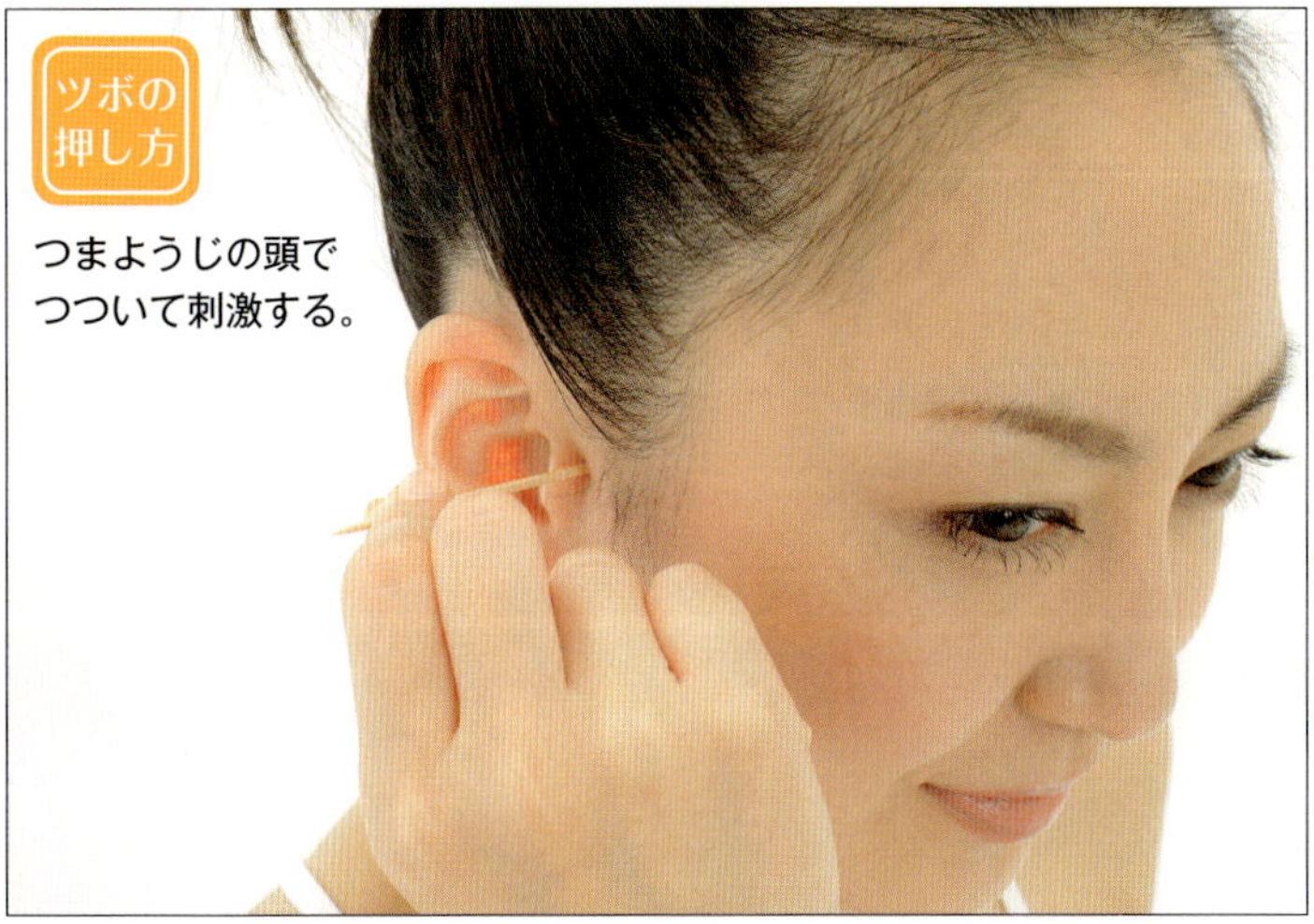

ツボの押し方

つまようじの頭でつついて刺激する。

ツボの探し方

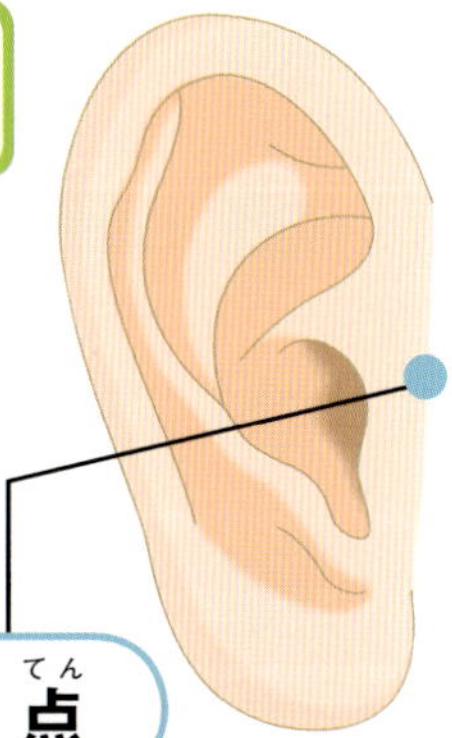

渇《かっ》点《てん》

耳の穴の前、とがった軟骨の
やや上の方にあるくぼみ。
＊水分をコントロール

美しいボディラインを作る①

フェイスライン

主な症状

- 顔がむくむ
- フェイスラインが丸い
- 頬やあごがたるむ

❖原因

手足と違い、あまり動かすことのない顔は、年齢とともに表情筋などの筋肉がゆるみ、頬やあごがたるみ始めます。また、顔の骨格がゆがんでいると血行が妨げられ、むくみの原因になることも多いようです。

❖効果的なツボ

「**顴髎**」を刺激すると、あごから首へのラインがすっきりします。「**上廉泉**」と「**頬車**」を同時にマッサージして、二重あごを解消しましょう。

❖おすすめ改善法

鏡の前で笑ったり大きく口を開けたりして、日ごろから顔の筋肉をなるべく使うようにしましょう。

ツボの押し方

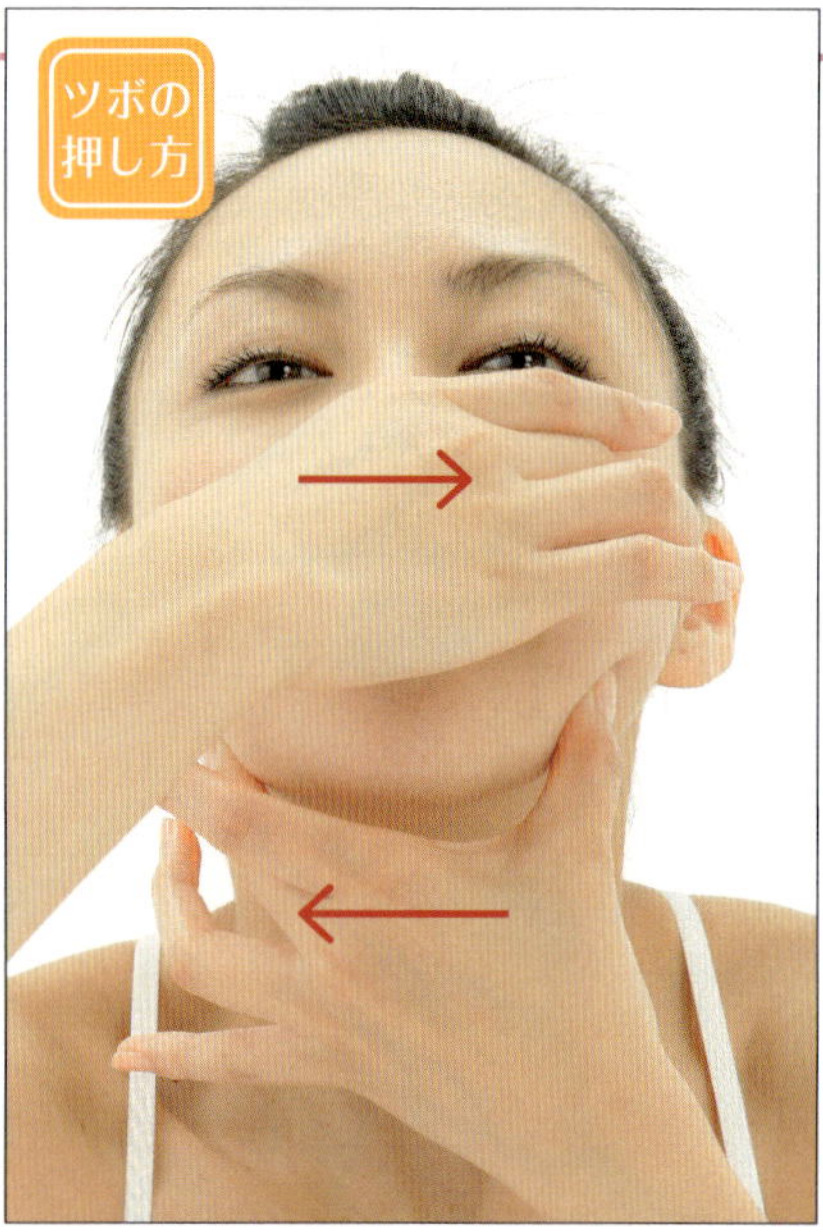

1．右手の親指と人さし指を「顴髎」に当て、左手の親指と人さし指を「頬車」に当てる。右手を左方向に、左手を右方向に向けて、2～3回押しもむ。

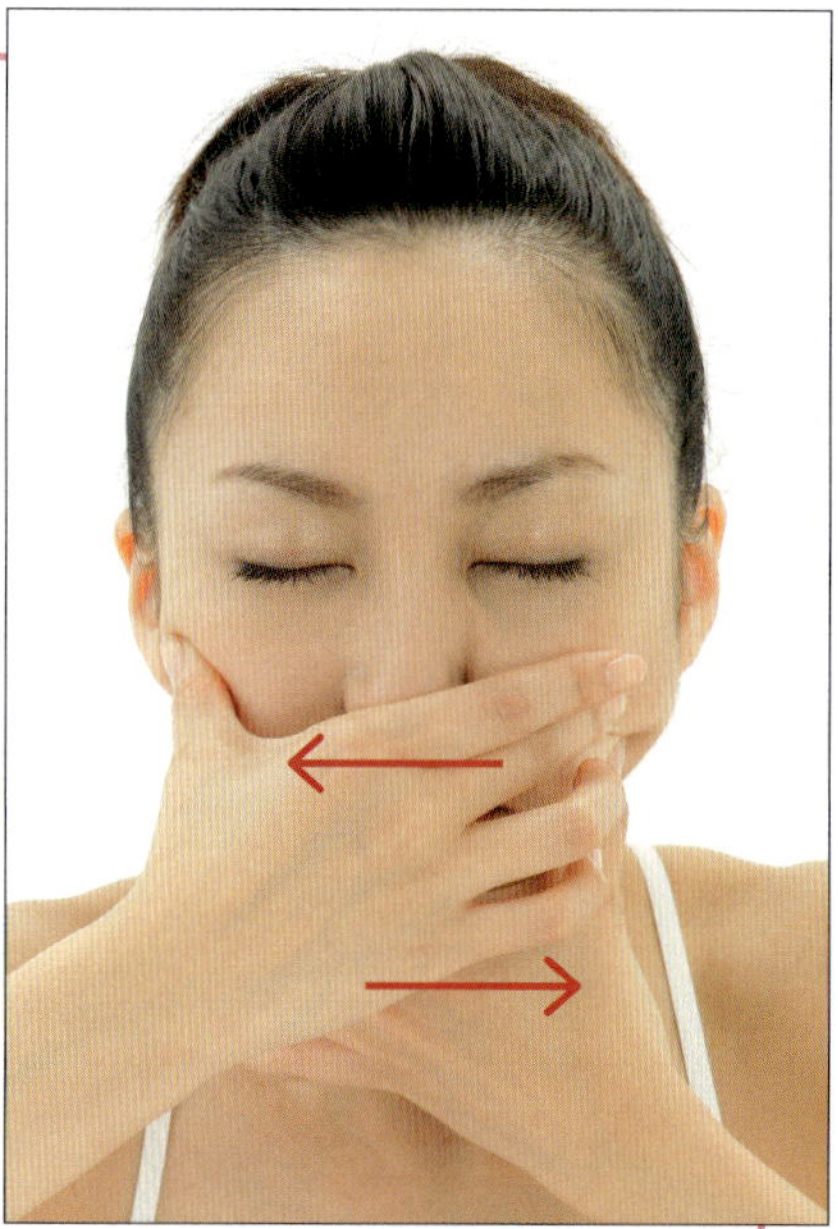

2．次に、右手を右方向に、左手を左方向に向けて押しもむ。1と2を何度かくり返す。

ツボの探し方

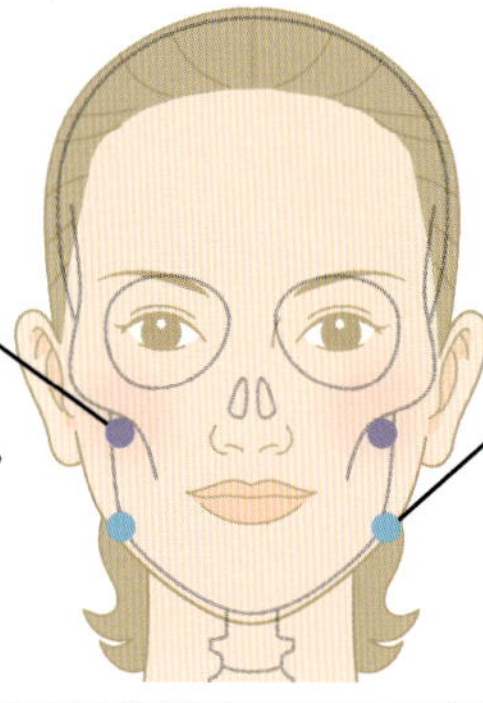

顴《かん》 髎《りょう》

頬骨のすぐ下にあるくぼみ。
＊あごから首へのラインを引き締める

頬《きょう》 車《しゃ》

あごのえらから1㎝内側のくぼんだところ。
＊フェイスラインを引き締める

ここがツボ!

- 顴《かん》 髎《りょう》
- 頬《きょう》 車《しゃ》
- 上廉泉《かみれんせん》
- 風《ふう》 池《ち》
- 四《し》 白《はく》

ツボの探し方

頬車《きょうしゃ》

あごのえらから1cm内側のくぼんだところ。
＊フェイスラインを引き締める

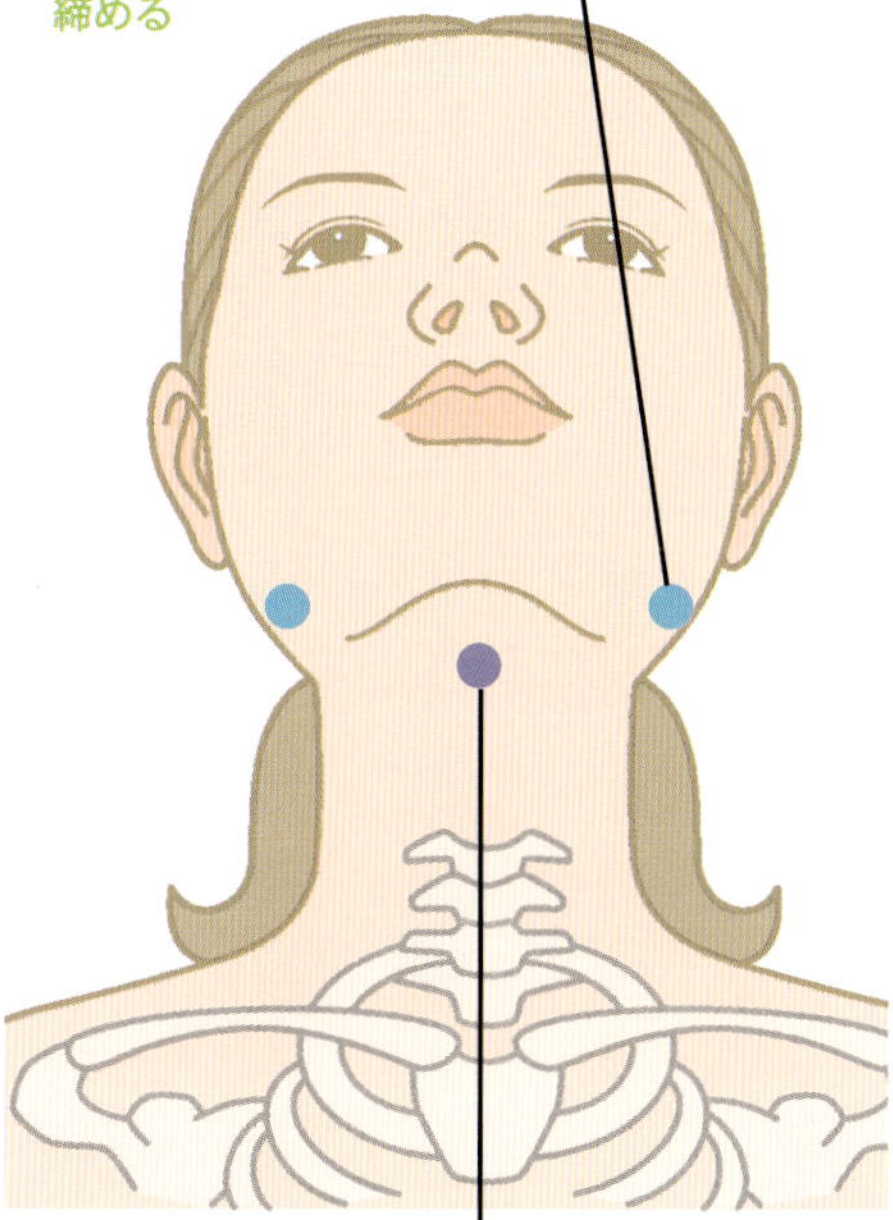

上廉泉《かみれんせん》

あごの真下、中央の少しへこんだところ。
＊首の贅肉をとって二重あごを解消

ツボの押し方

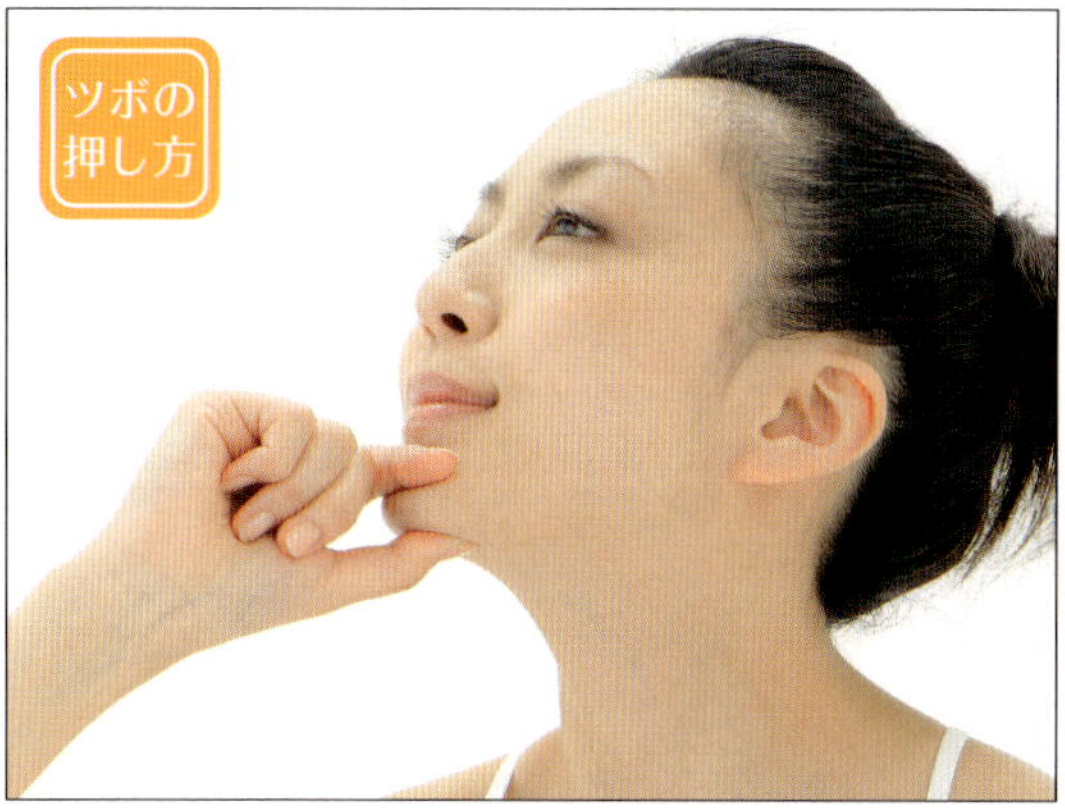

1．上を向いて、親指を「上廉泉」に当て、ほかの指であごをつかむように持つ。上に向かってツボを押し、押したりゆるめたりをくり返す。

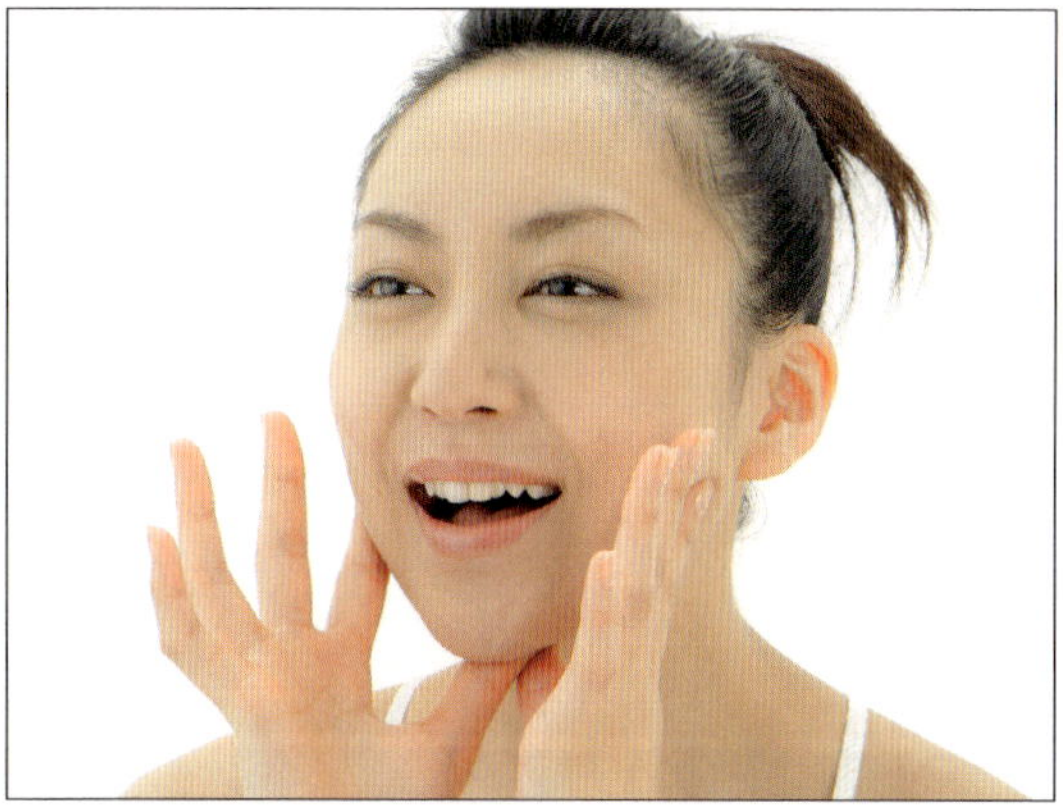

2．両手の親指で「上廉泉」を、人さし指で「頬車」を押しながら、口を大きく開けて「あ・い・う・え・お」と発音する。

このツボも効く！

顔のむくみが気になるときは、「風池」を押しながら首を前後にゆっくりと動かす。目を閉じて両手の人さし指を「四白」に当て、上に向かって押しもむのも効果的。

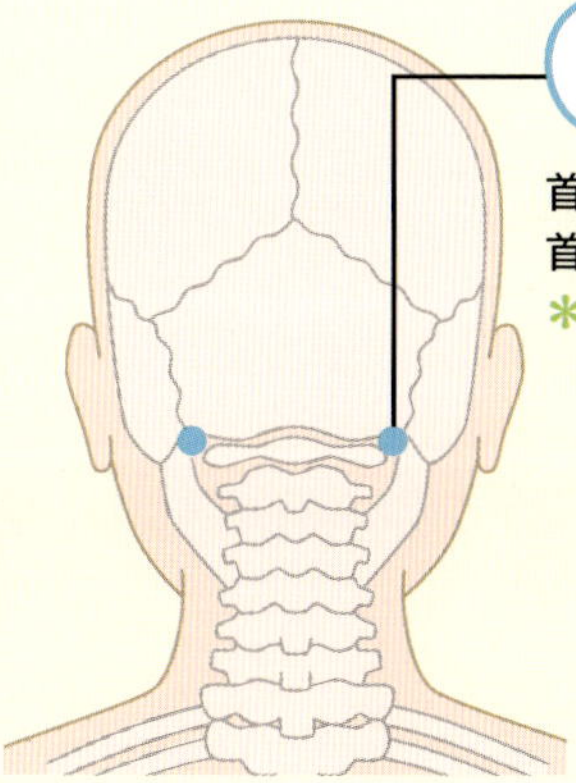

風池《ふうち》

首の後ろ。髪の生え際で、首筋の外側にあるくぼみ。
＊顔のむくみを取る

四白《しはく》

目の中央、眼窩下縁《がんかかえん》（目の周りの骨）から1cmほど下のくぼみ。
＊顔のむくみをとる

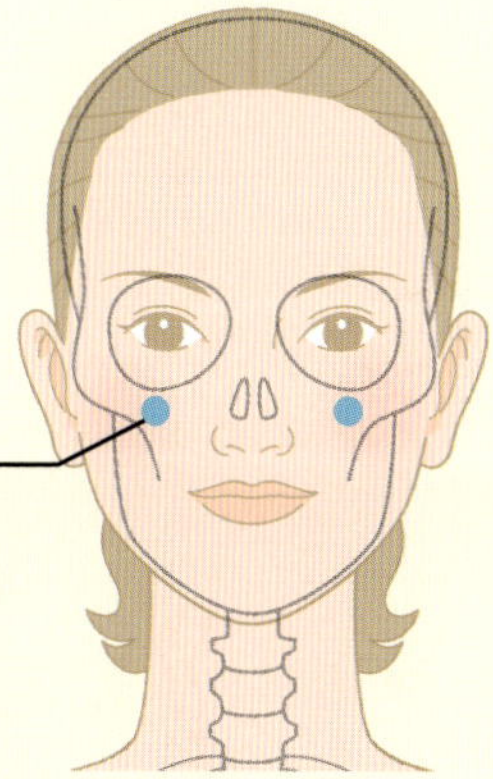

美しいボディラインを作る②

おなか・ウエスト

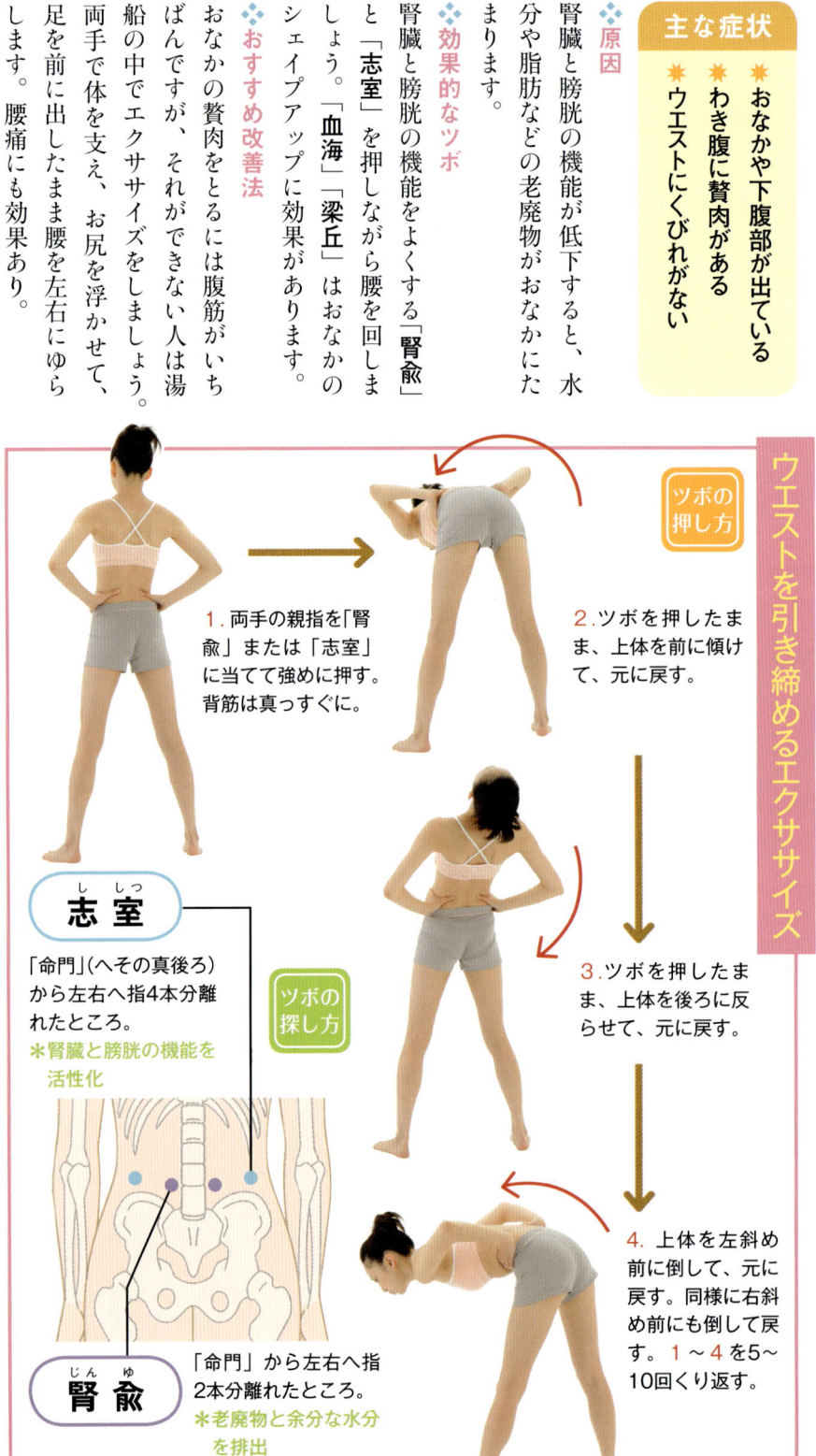

主な症状

- おなかや下腹部が出ている
- わき腹に贅肉がある
- ウエストにくびれがない

原因

腎臓と膀胱の機能が低下すると、水分や脂肪などの老廃物がおなかにたまります。

効果的なツボ

腎臓と膀胱の機能をよくする「**腎兪**」と「**志室**」を押しながら腰を回しましょう。「**血海**」「**梁丘**」はおなかのシェイプアップに効果があります。

おすすめ改善法

おなかの贅肉をとるには腹筋がいちばんですが、それができない人は湯船の中でエクササイズをしましょう。両手で体を支え、お尻を浮かせて、足を前に出したまま腰を左右にゆらします。腰痛にも効果あり。

ここがツボ!

- 腎兪《じんゆ》
- 志室《ししつ》
- 至陰《しいん》
- 血海《けっかい》
- 梁丘《りょうきゅう》

ウエストを引き締めるエクササイズ

ツボの押し方

1. 両手の親指を「腎兪」または「志室」に当てて強めに押す。背筋は真っすぐに。

2. ツボを押したまま、上体を前に傾けて、元に戻す。

3. ツボを押したまま、上体を後ろに反らせて、元に戻す。

4. 上体を左斜め前に倒して、元に戻す。同様に右斜め前にも倒して戻す。1～4を5～10回くり返す。

ツボの探し方

志室《ししつ》

「命門」(へその真後ろ)から左右へ指4本分離れたところ。
＊腎臓と膀胱の機能を活性化

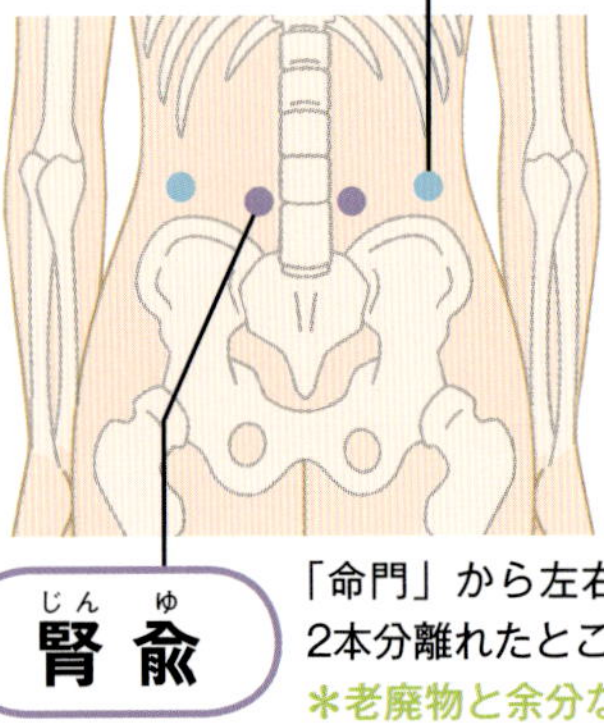

腎兪《じんゆ》

「命門」から左右へ指2本分離れたところ。
＊老廃物と余分な水分を排出

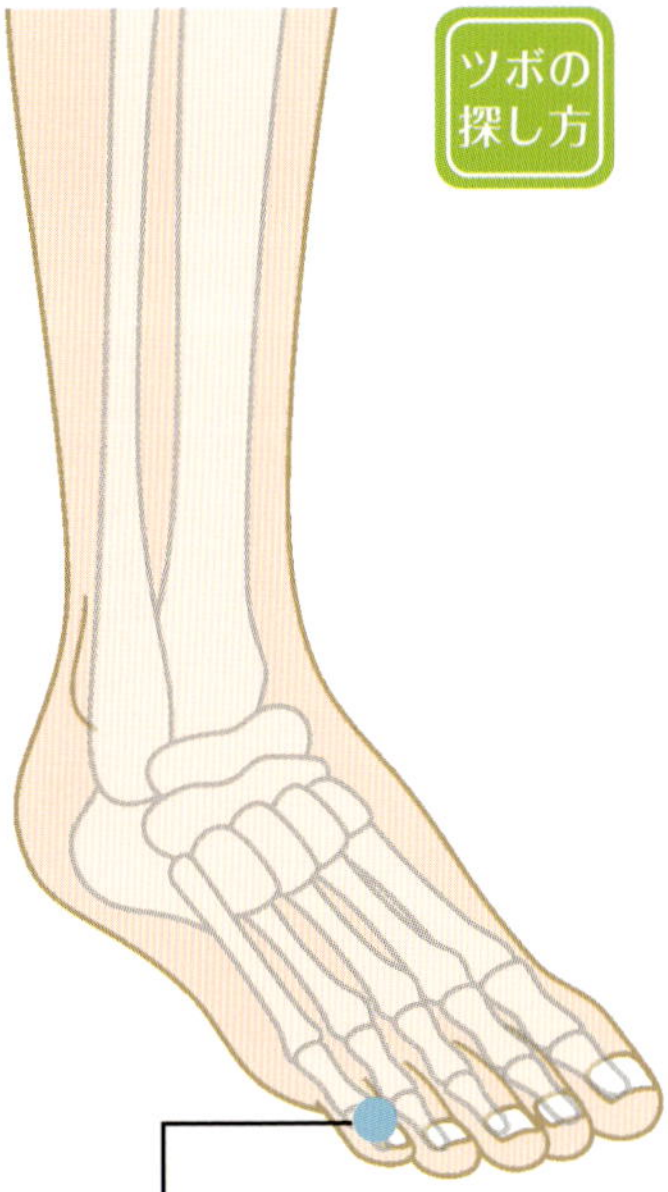

至《し》陰《いん》

足の甲側。小指の爪の生え際、外側。

＊腎臓と膀胱の機能を活性化

ツボの探し方

ツボの押し方

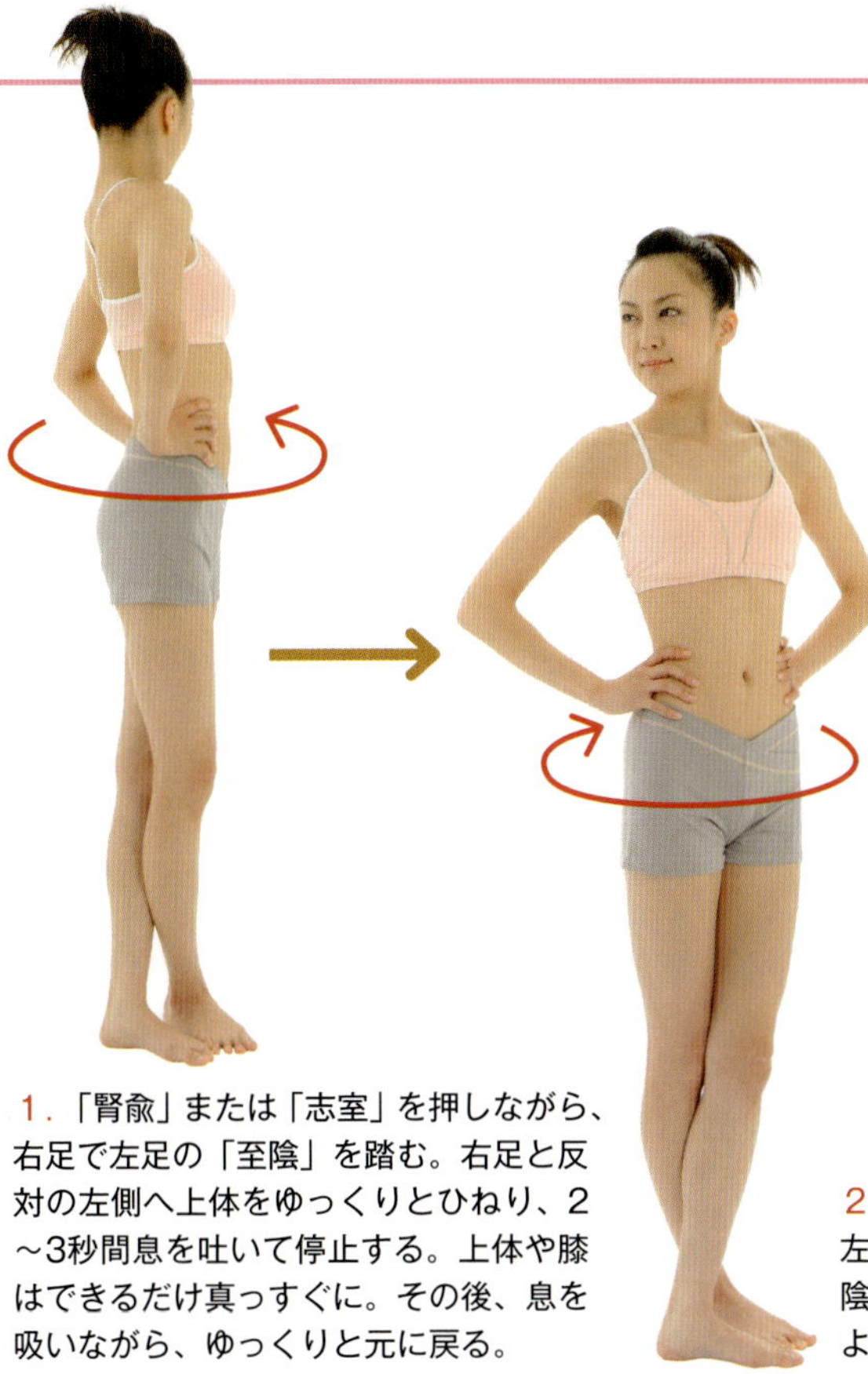

1．「腎兪」または「志室」を押しながら、右足で左足の「至陰」を踏む。右足と反対の左側へ上体をゆっくりとひねり、2～3秒間息を吐いて停止する。上体や膝はできるだけ真っすぐに。その後、息を吸いながら、ゆっくりと元に戻る。

2．足を組み替え、左足で右足の「至陰」を踏み、同じように行う。

ツボの押し方

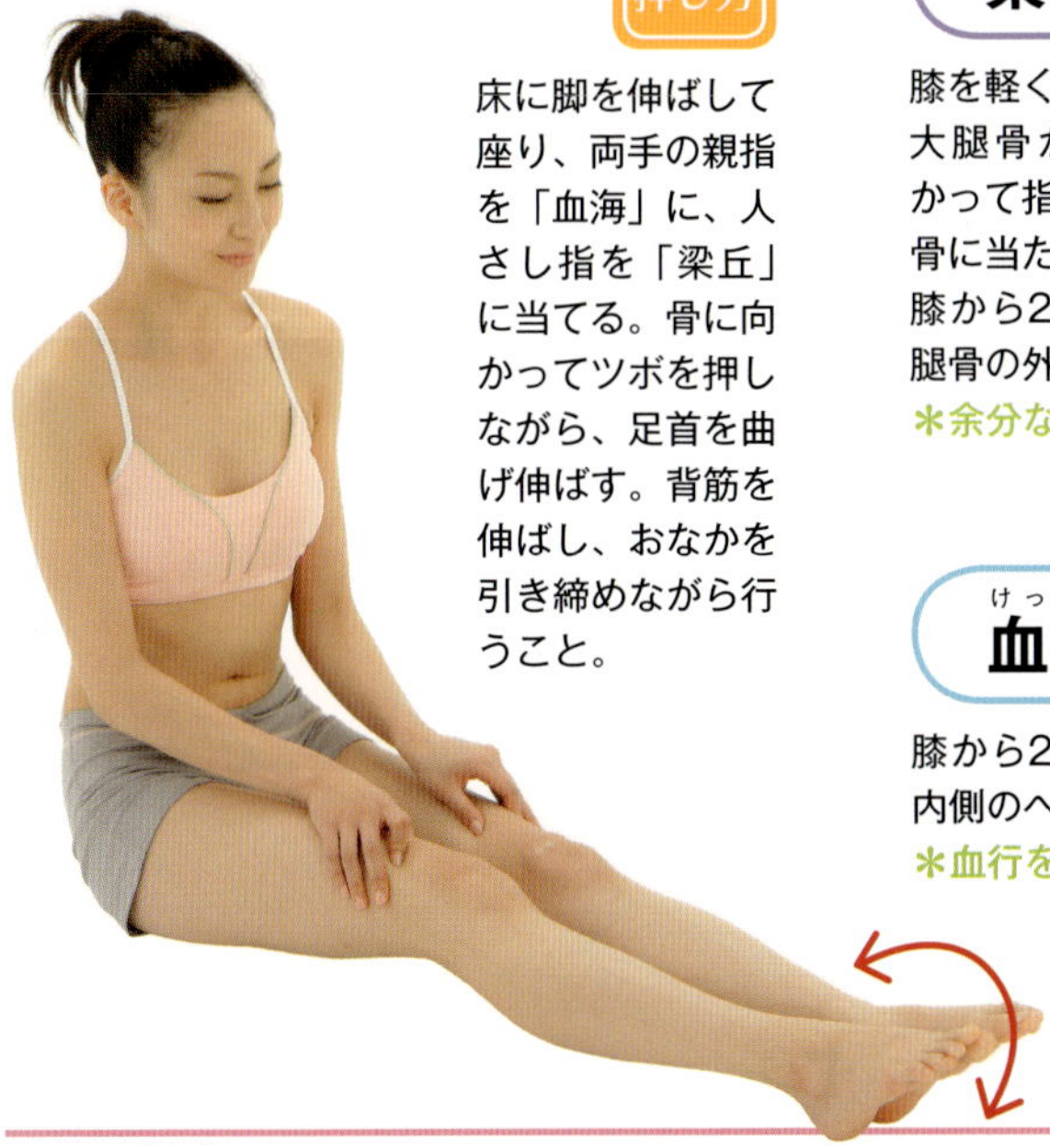

床に脚を伸ばして座り、両手の親指を「血海」に、人さし指を「梁丘」に当てる。骨に向かってツボを押しながら、足首を曲げ伸ばす。背筋を伸ばし、おなかを引き締めながら行うこと。

梁《りょう》丘《きゅう》

膝を軽く曲げて座り、大腿骨から膝に向かって指を動かして骨に当たったところ。膝から2.5㎝上、大腿骨の外側。

＊余分な水分を排泄

血《けっ》海《かい》

膝から2.5㎝上、やや内側のへこんだところ。

＊血行を促進

ツボの探し方

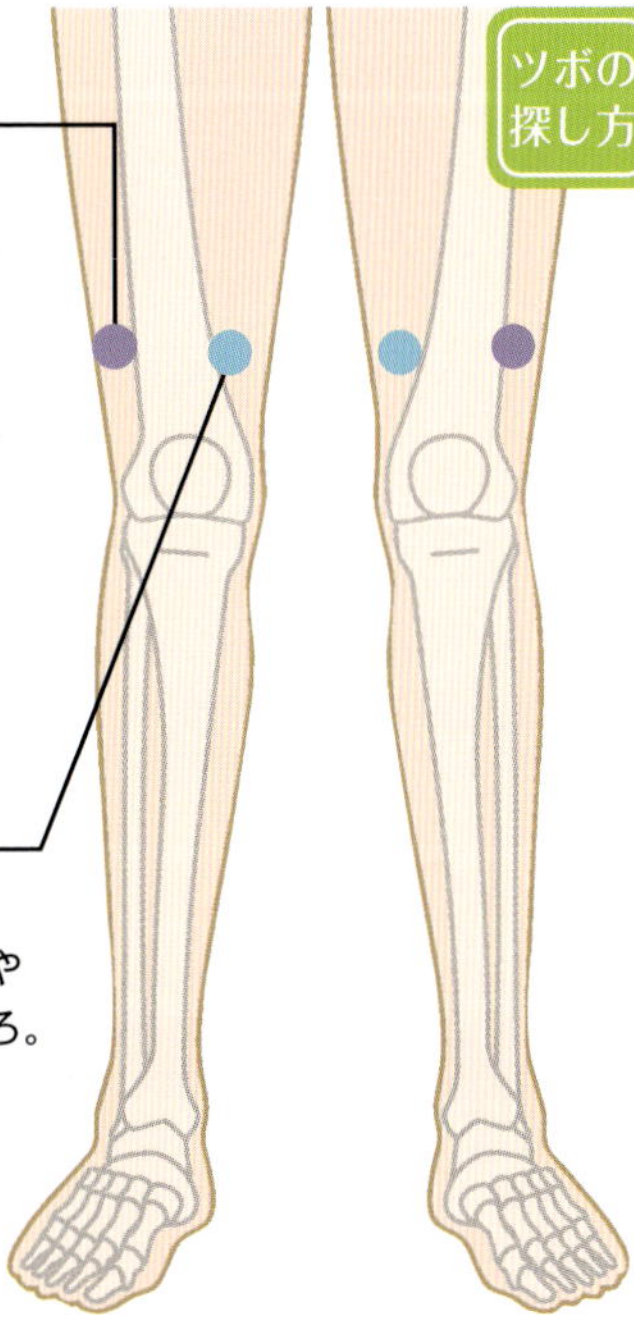

美しいボディラインを作る③

二の腕

主な症状

- 腕の内側の脂肪がたるむ
- 肩から腕の外側に脂肪が付く

❖原因

よく腕を動かしているつもりでも、腕の内側の筋肉はほとんど使われていません。そのため、脂肪や余分な水分などの老廃物がたまりやすくなり、年齢とともに次第に太くなります。

❖効果的なツボ

二の腕にたまった老廃物を排泄する「**臂臑**」と「**肱中**」のツボは即効性があります。

❖おすすめ改善法

肩コリに効く「**肩井**《けんせい》」（P46）も二の腕の引き締めに効果的。ツボを押しながら肩を前後に回して、肩と腕の血行を促し、代謝を高めましょう。

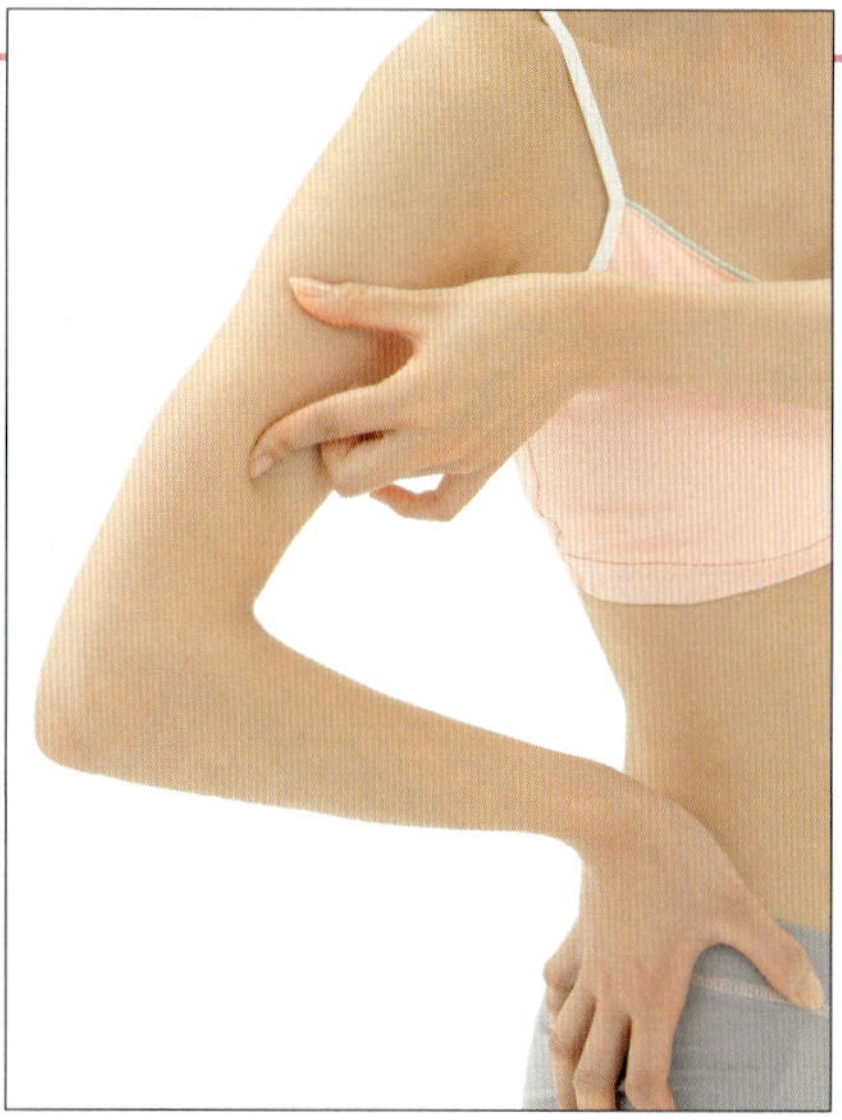

ツボの押し方

親指を「臂臑」、人さし指を「肱中」に当て、同時にやや強めに押しもむ。両腕ともに行う。

効果アップ⬆エクササイズ

ふたつのツボを押しながら腕全体を左右にひねると、さらに効果がアップ。ツボを同時に押すのが難しいときは、どちらか一方ずつでもOK。両腕ともに5～10回ずつ行う。

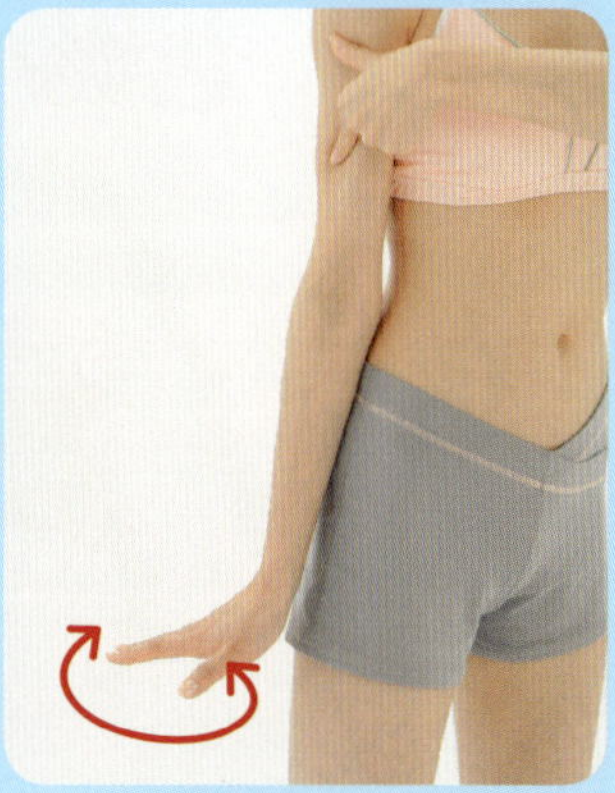

ツボの探し方

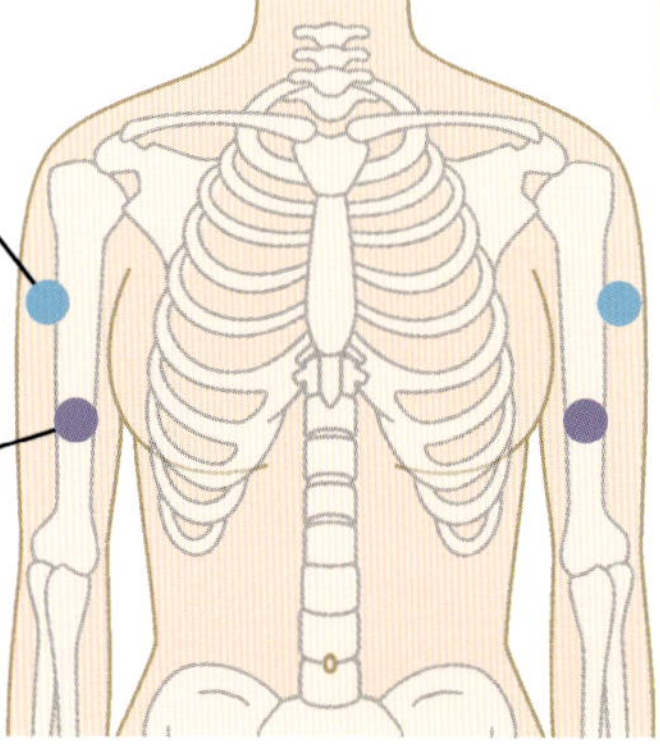

臂臑《ひじゅ》

腕の付け根から腕にかけての三角形の筋肉の先端、やや肩寄り。

＊新陳代謝を高めて老廃物を排泄

肱中《こうちゅう》

腕の付け根とひじを結んだ線の中間、骨の内側。

＊新陳代謝を高めて老廃物を排泄

ここがツボ！

臂臑《ひじゅ》

肱中《こうちゅう》

美しいボディラインを作る 4

背中

主な症状

- 背中の脂肪がつまめる
- 下着の間から脂肪がはみ出る

原因

背中や肩のコリがたまって血流やリンパ液の流れが滞ると、むくみや贅肉の原因となります。背中は運動量が少ないため、気付かぬうちに脂肪がついていることがあります。

効果的なツボ

「指間穴」は、自律神経のバランスを整え、背中や肩の血行を促進し、老廃物の排泄を促します。エクササイズを加えれば、背中と肩の筋肉がほぐれて効果がアップします。

おすすめ改善法

気を整えて全身のコリを解消する**「合谷《ごうこく》」**（P47）を合わせて刺激するとよいでしょう。

ツボの探し方

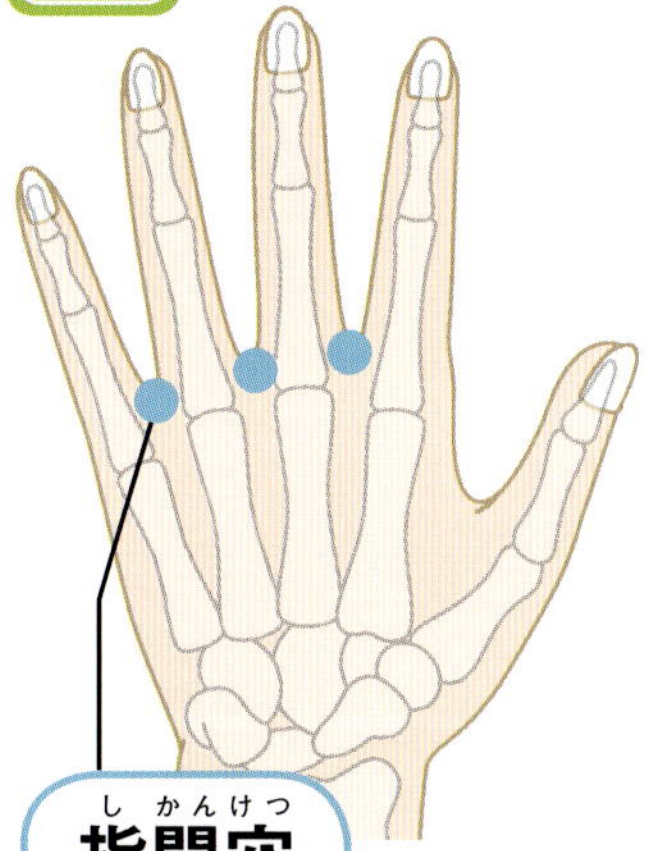

指間穴《しかんけつ》

人さし指から小指までの指の股。

＊背中や肩の血液循環を促す

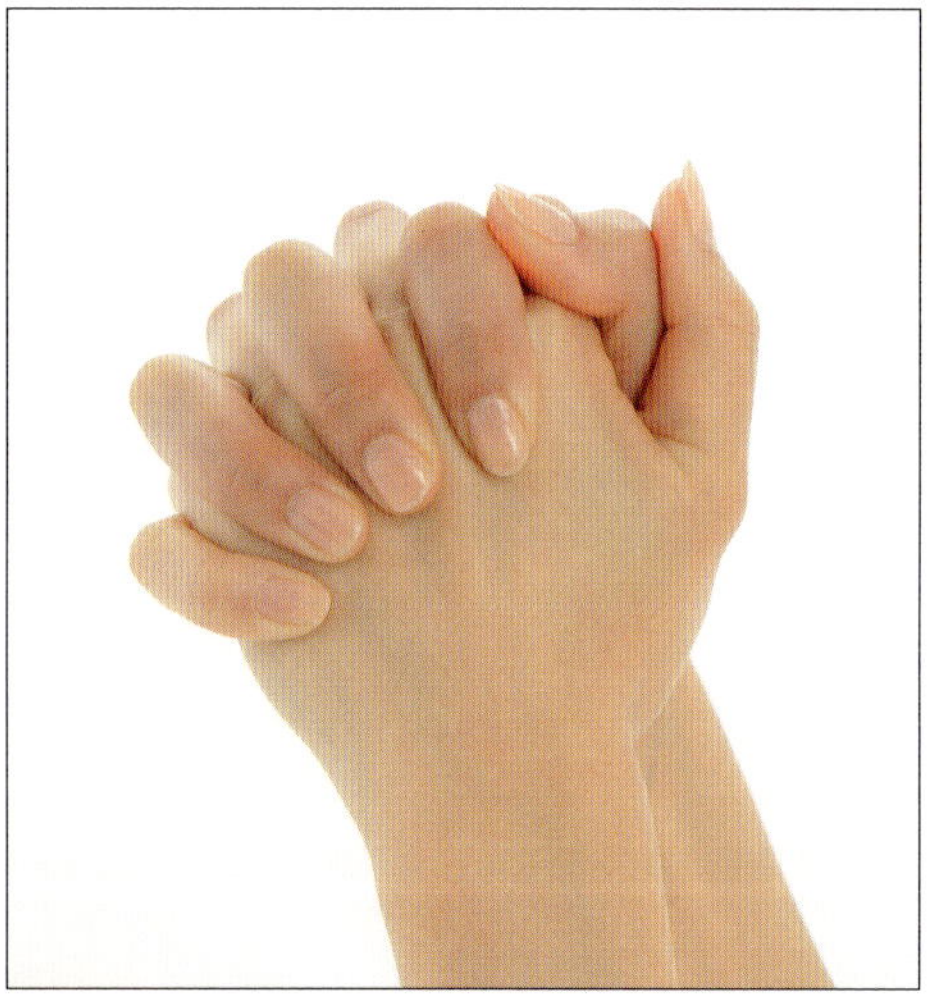

ツボの押し方

両手を組み、指を左右に動かしながら、互いの手のツボを痛気持ちいい程度の強さで刺激する。

効果アップ⬆エクササイズ

両手を背中の後ろに回して手を組み、息を吐きながら上体を前傾させる。このとき、両腕は高く引き上げる。その後、息を吸いながら上体を元へ戻し、手を下げる。背筋は真っすぐに。5～10回くり返す。

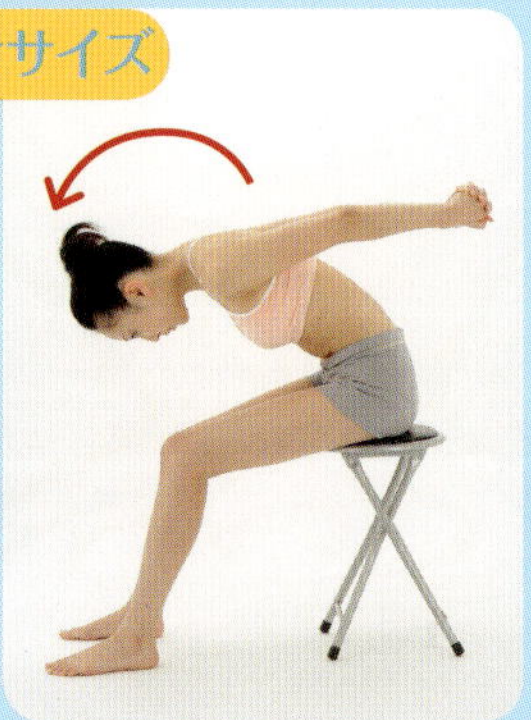

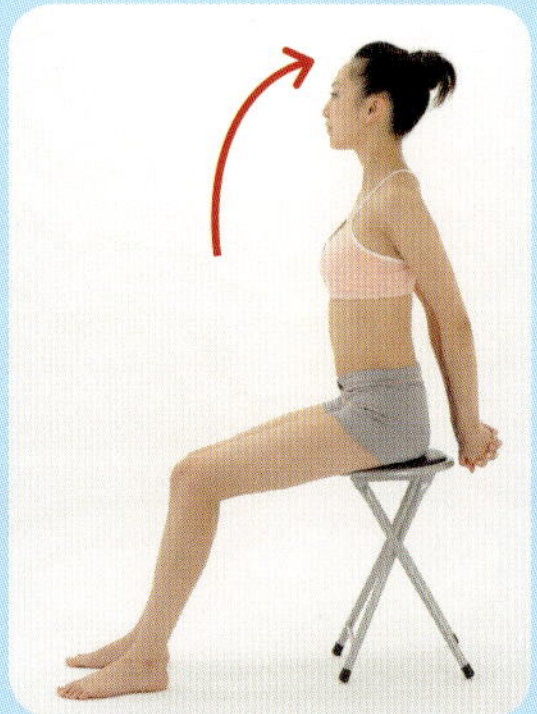

ここがツボ！

指間穴《しかんけつ》

美しいボディラインを作る 5

脚・足首

主な症状

- 下半身がむくむ
- 左右の脚の間に隙間がない
- 足首がくびれていない

原因

脚は心臓から遠い上に、重力の影響を受けるため、血液やリンパ液が心臓に戻りにくくなります。そのため、余分な水分が下半身にたまってむくみやすくなります。

効果的なツボ

脚全体のむくみをとるには「**衝門**」、太ももをすっきりさせるには「**無名穴**」、ふくらはぎは「**委中**」などの膝下のツボ、足首は「**太谿**」などの足のツボを刺激しましょう。

おすすめ改善法

立ち仕事やデスクワークが続くと、脚の血行がますます悪くなります。こまめにストレッチをしましょう。

ツボの探し方

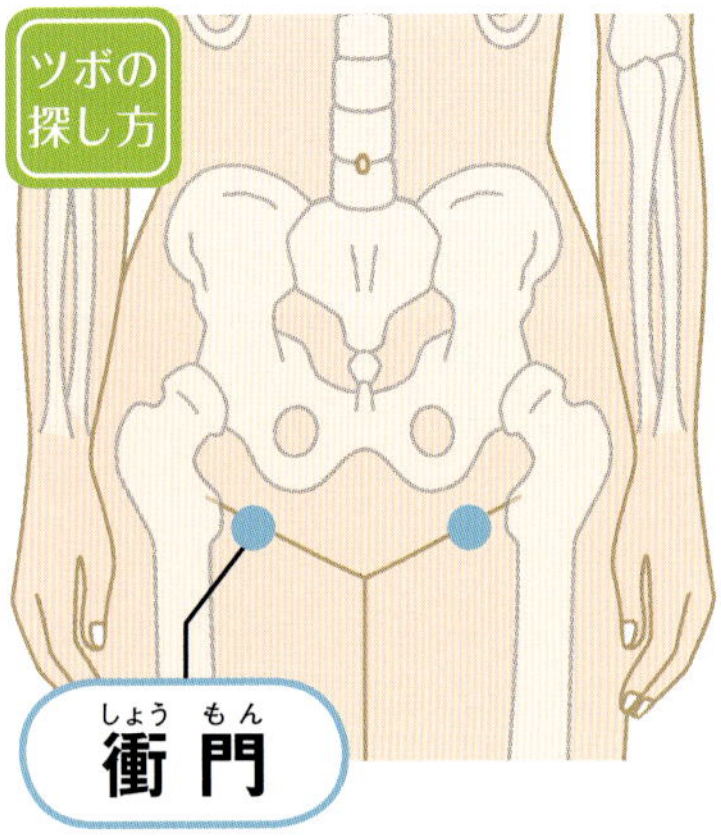

左右の脚の付け根の中央より、やや内側。少しくぼんだところ。

＊脚全体のむくみを取る

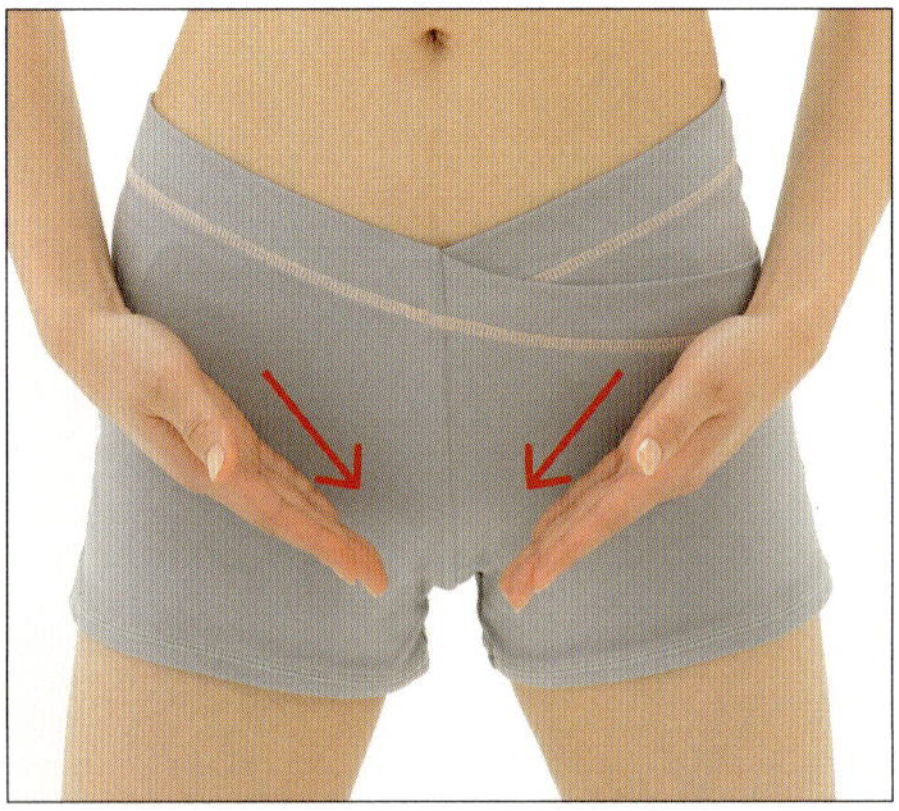

ツボの押し方

手のひらを上に向けて、小指の横腹をツボに当てる。左右同時に、中央に向かって手をこすり下ろす。

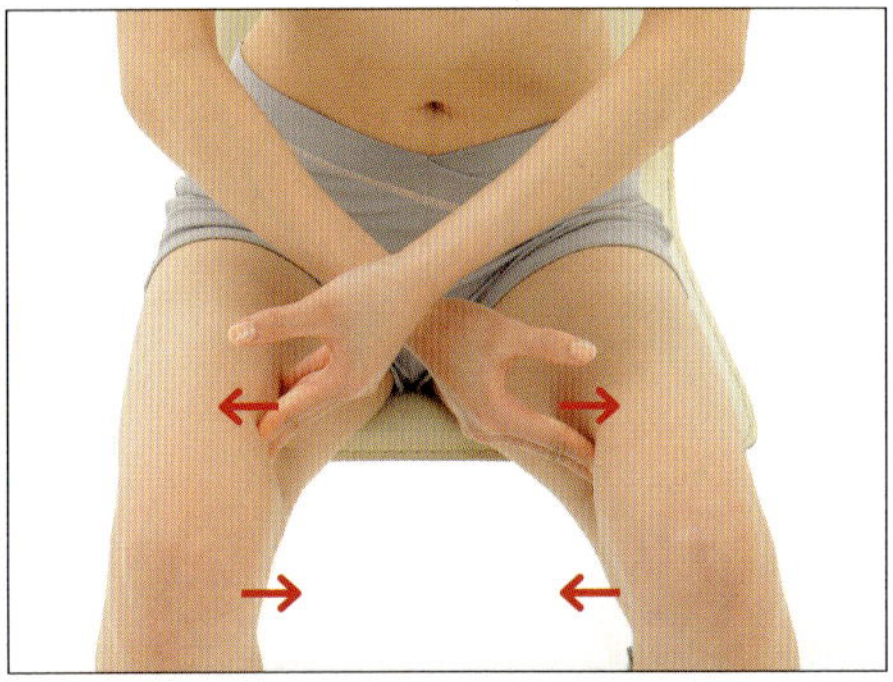

ツボの押し方

イスに座って脚を軽く開き、両手を交差させ、ツボに親指以外の4本の指を当てる。力を入れてゆっくりと外側に押しながら、同時に太ももに力を入れて、内側に閉じるようにする。

ツボの探し方

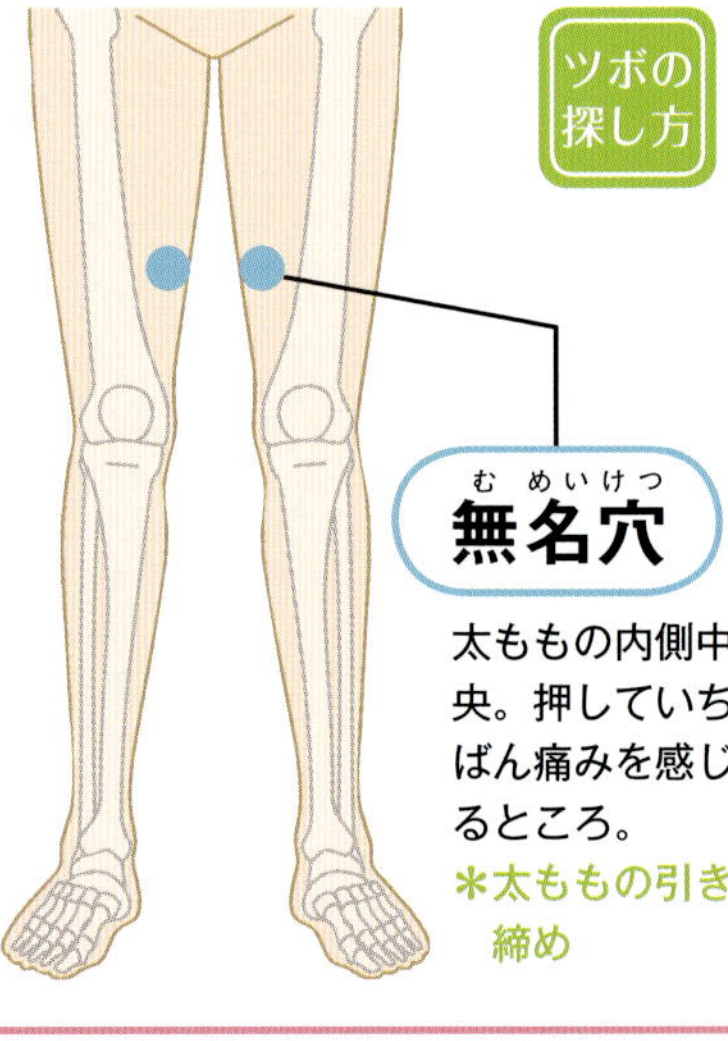

太ももの内側中央。押していちばん痛みを感じるところ。

＊太ももの引き締め

ここがツボ！

- 衝門《しょうもん》
- 無名穴《むめいけつ》
- 委中《いちゅう》
- 承間《しょうかん》
- 承筋《しょうきん》
- 承山《しょうざん》
- 太谿《たいけい》
- 解谿《かいけい》
- 八風《はっぷう》

ツボの探し方

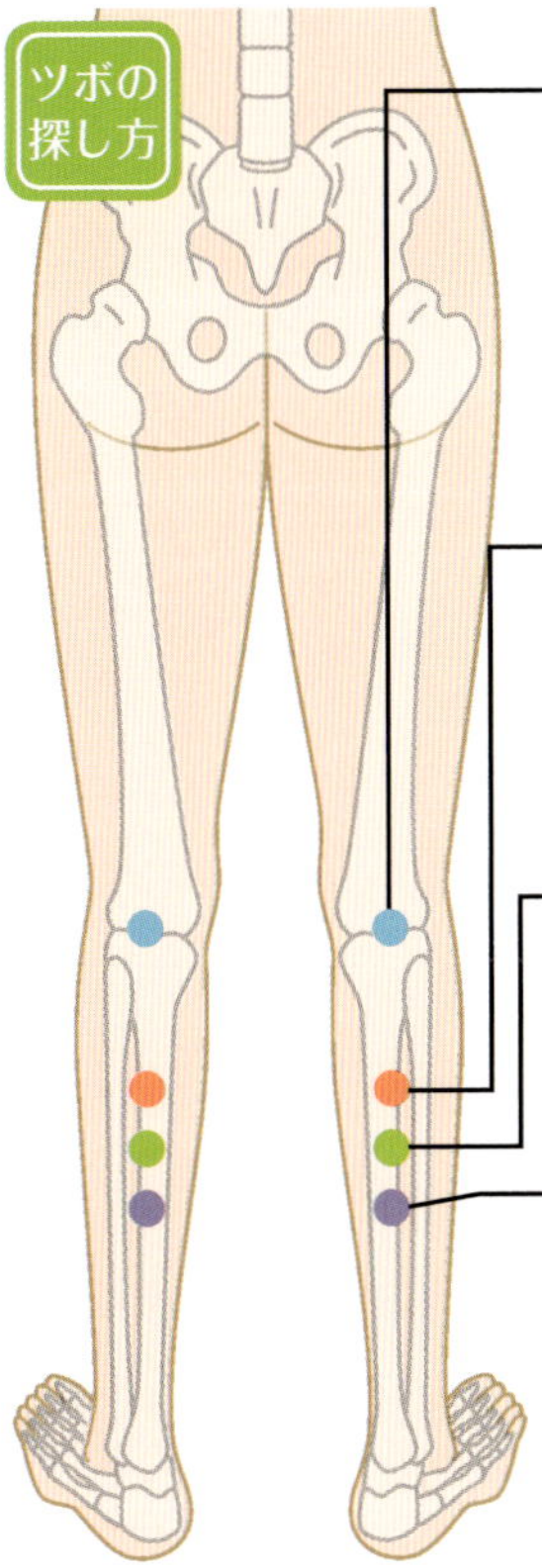

委《い》中《ちゅう》

膝を軽く曲げたときにできる、膝の裏の太い横ジワの中央。

承《しょう》筋《きん》

膝の裏と「承山」の中間。

承《しょう》間《かん》

「承筋」と「承山」の中間。

承《しょう》山《ざん》

膝の裏と足首の中間よりやや上、ふくらはぎの筋肉が人の字型に分かれるくぼみ。

＊上記すべて、ふくらはぎの引き締め

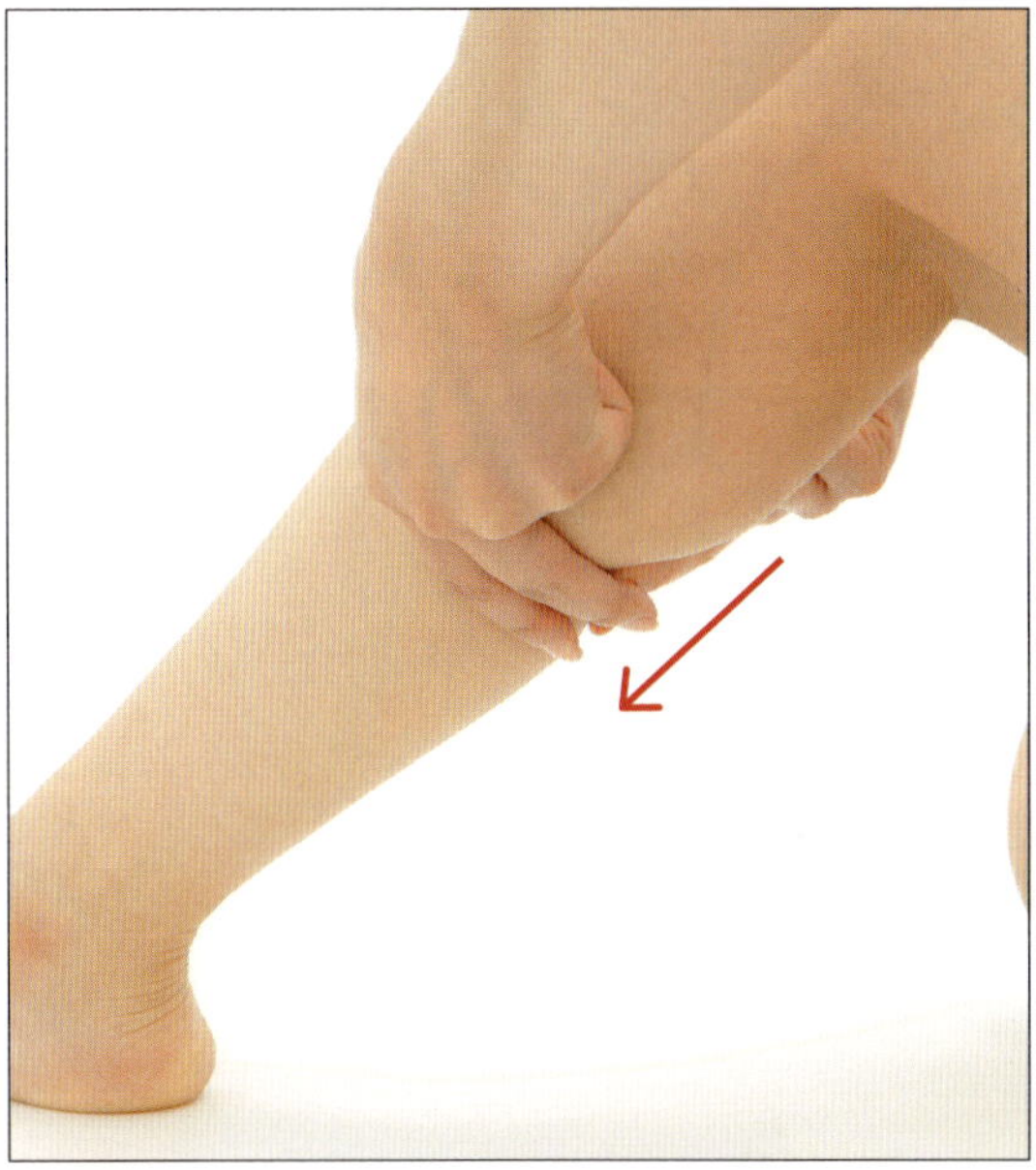

ツボの押し方

イスに座り、両手の中指を重ね（女性は右手が下）、「委中」「承筋」「承間」「承山」を押しながら、ゆっくりとなでるようにすり下ろす。

ツボの探し方

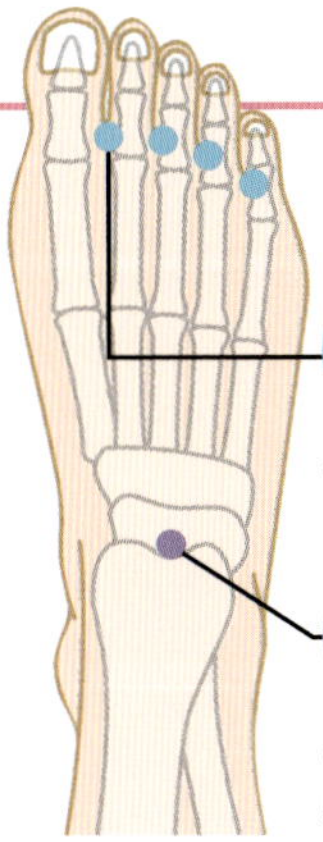

八《はっ》風《ぷう》

足の甲側。それぞれの指の股。

＊足首の血行を促進

解《かい》谿《けい》

足首の関節の前面中央、腱と腱の間。

＊血液やリンパの流れを促進

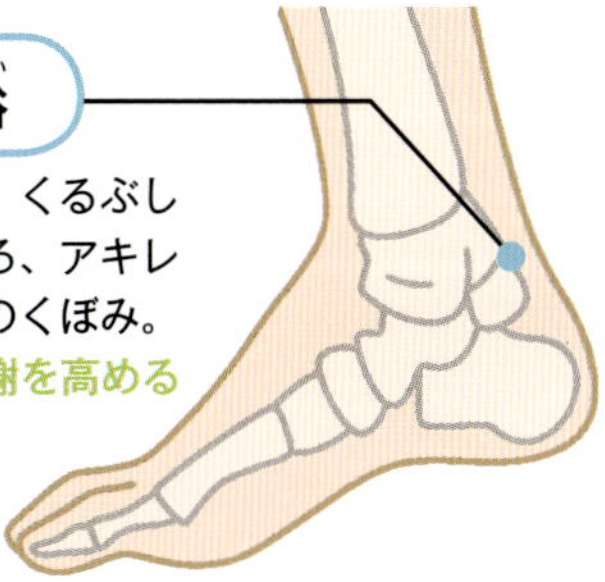

太《たい》谿《けい》

足の内側。くるぶしのすぐ後ろ、アキレス腱の脇のくぼみ。

＊新陳代謝を高める

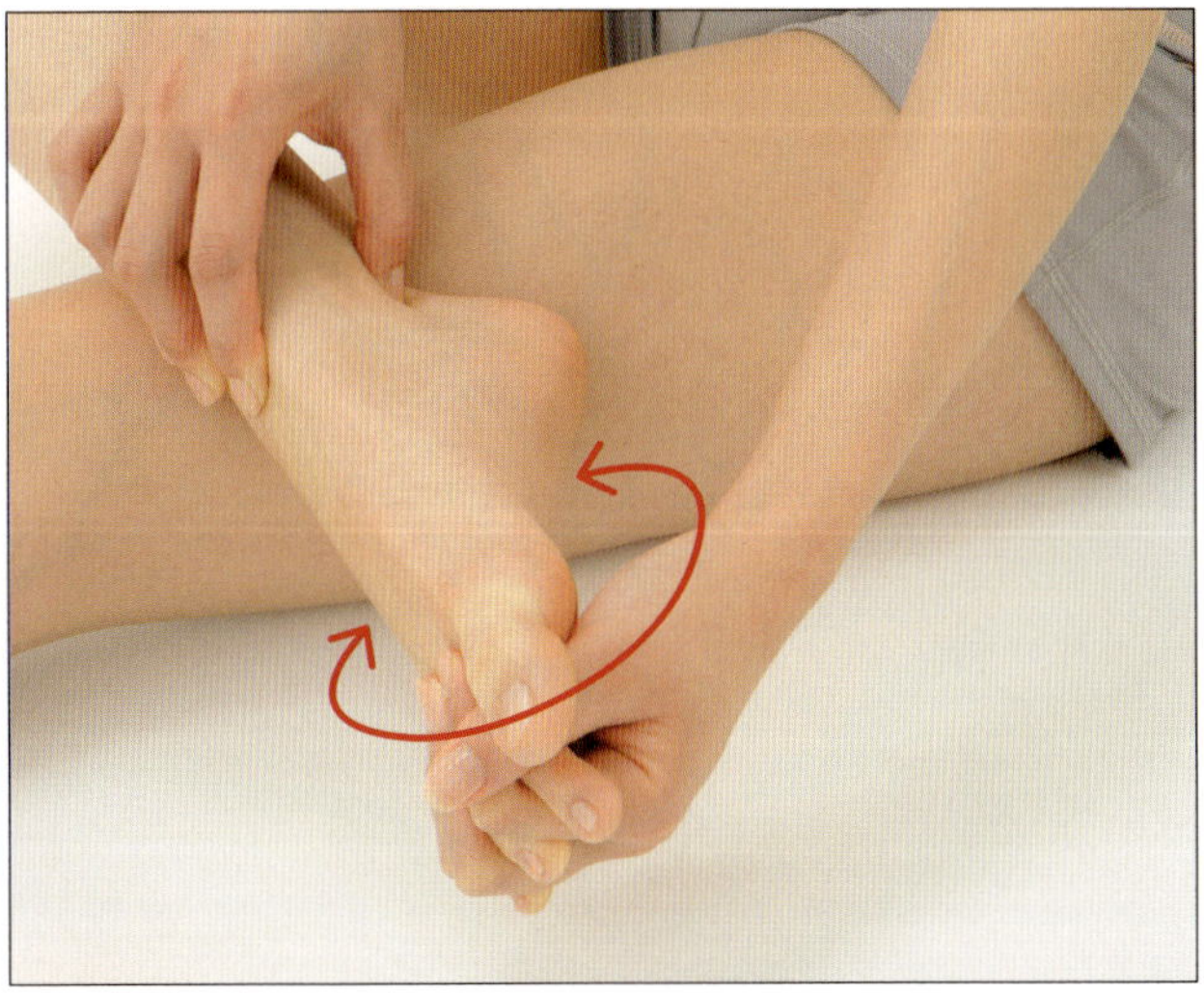

ツボの押し方

イスまたは床に座り、太ももに右足を乗せて、右手の親指を「太谿」、人さし指を「解谿」に当てる。左手の指を足の指に組み入れて「八風」に当てる。すべてのツボを押しながら、足首を左右にグルグルと回す。反対の足も同様に行う。

美しいボディラインを作る⑥

お尻

主な症状

- お尻の脂肪がたるむ
- 太ももにかけて脂肪がつく

原因

デスクワークなどで長時間イスに座ったままでいると、お尻のあたりがむくみやすくなります。自分では見えない部分なので、油断しがちなところです。

効果的なツボ

膀胱の働きを高め、お尻のむくみや贅肉をとる「**承扶**」を刺激しましょう。体内の余分な水分の排泄を促す「**解谿**」も有効です。

おすすめ改善法

ヒップアップには筋肉を鍛えることが重要。脚を揃えて立ち、お尻の穴をぎゅっと締めるような感覚で力を入れたりゆるめたりしましょう。

ツボの探し方

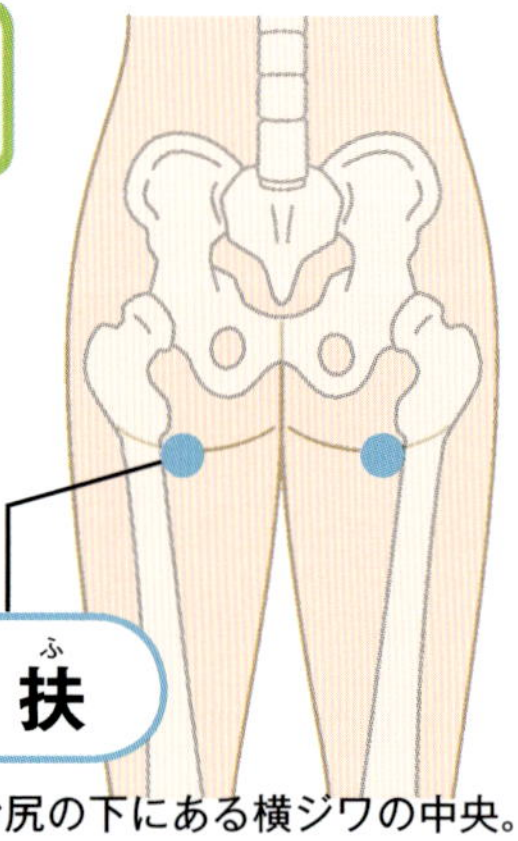

承《しょう》扶《ふ》

左右のお尻の下にある横ジワの中央。指で押し上げると、骨に当たる感触があるところ。

＊お尻のむくみを取る

ツボの押し方

両手の中指を左右のツボに当て、上に向かってやや強めに押しもむ。そのままつま先立ちをして、2〜3秒静止し、かかとを下ろす。これをゆっくりとくり返す。

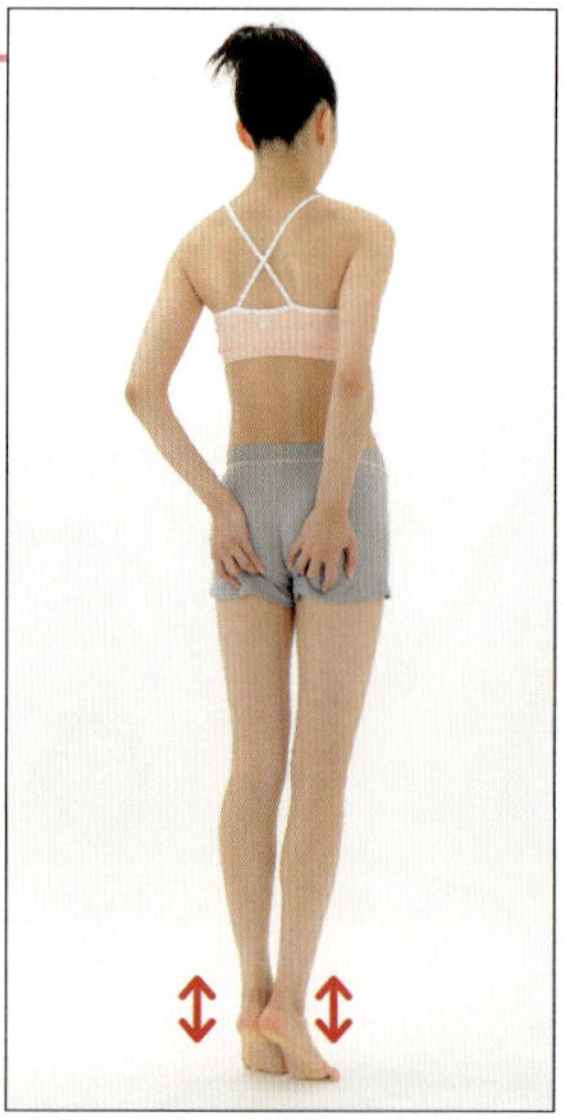

ツボの押し方

イスで体を支え、人さし指でツボを押して足首をつかみ、後ろに持ち上げる。膝を伸ばすようにして、元に戻す。背筋は真っすぐに。両脚ともにゆっくりとくり返す。

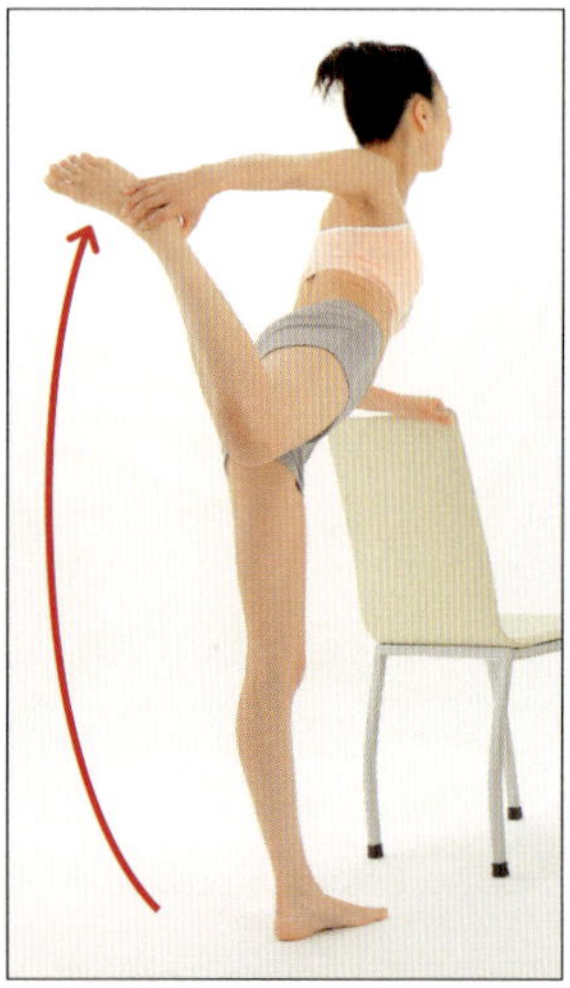

ツボの探し方

解《かい》谿《けい》

足首の関節の前面中央、腱と腱の間。

＊余分な水分を排泄

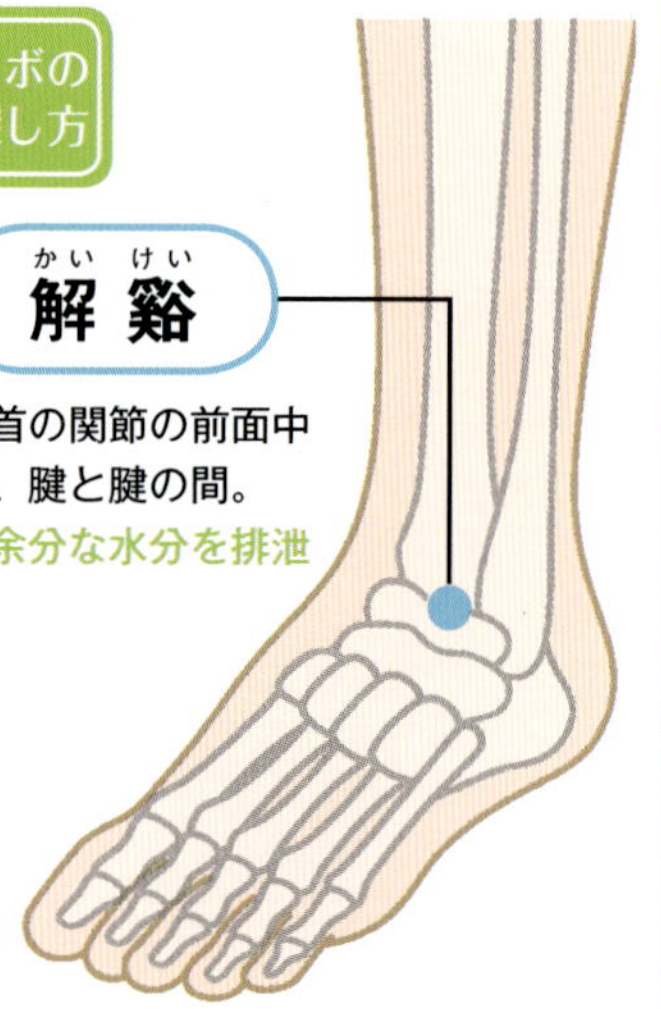

ここがツボ！

承《しょう》扶《ふ》

解《かい》谿《けい》

食べ過ぎ防止

食前にツボを押して無理なく食欲を抑える

主な症状

- いつも食べ過ぎる
- 間食をしたくてイライラする

❖原因

ストレスが増えるとつい食べ過ぎてしまう人もいれば、ダイエットのために突然少食にして、その反動で今度は過度に食べてしまう人もいます。

❖効果的なツボ

「**胃・脾・大腸区**」を強く刺激して食べ過ぎを予防しましょう。食べたくてイライラするときは、耳の「**神門**」を押して落ち着きましょう。

❖おすすめ改善法

ストレス解消のために食べていると、いくら食べても満足しない摂食障害に陥ることがあります。そんなときはストレスに効くツボ（P102）を押して心をリラックスさせましょう。

ツボの探し方

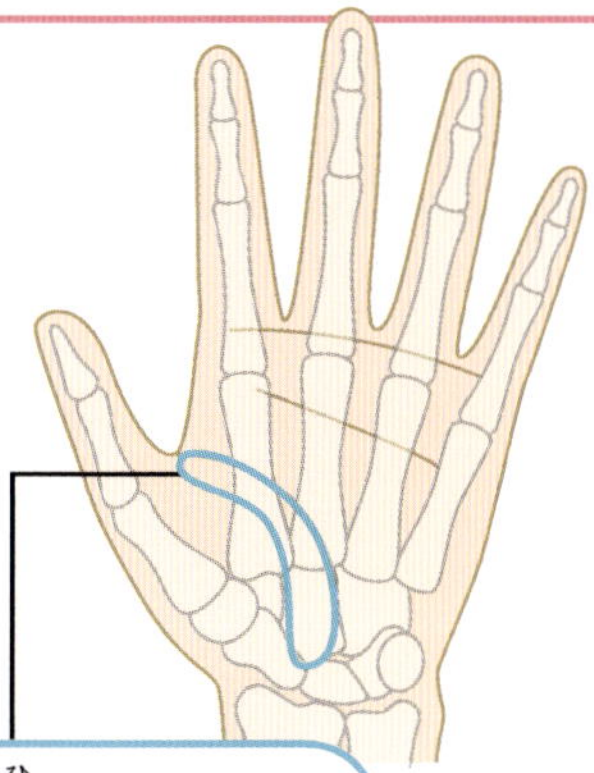

胃・脾《ひ》・大腸区

人さし指の下から手首までを走っている生命線の下側。
＊食欲をコントロール

ツボの押し方

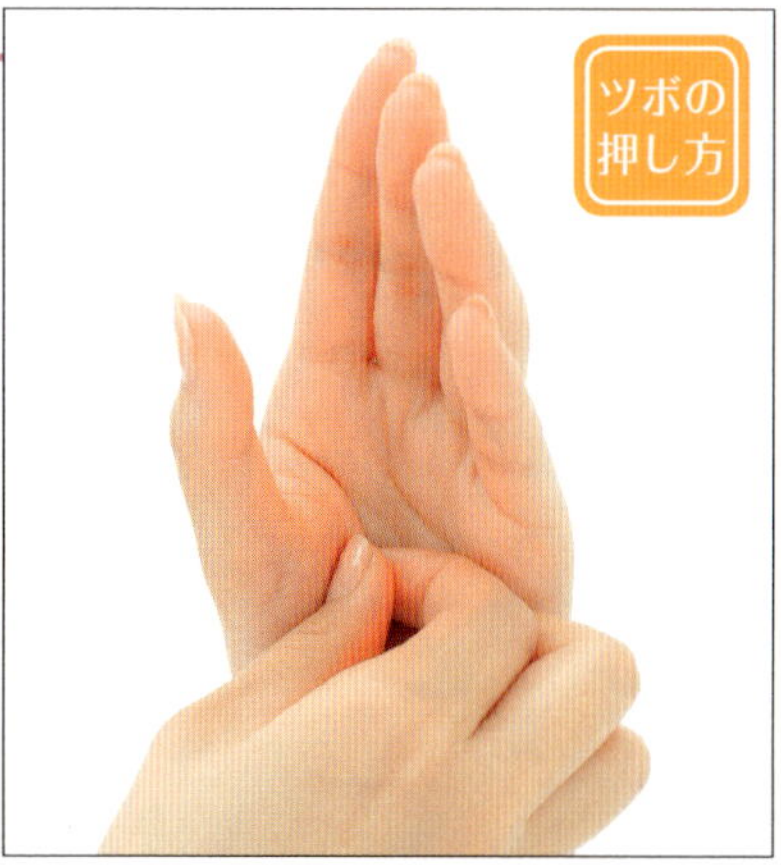

指でツボをギュッとつねるか、束ねたつまようじでやや痛いくらいにつつく。両手とも行う。やさしくなでると逆に食欲を増進させてしまうので注意。

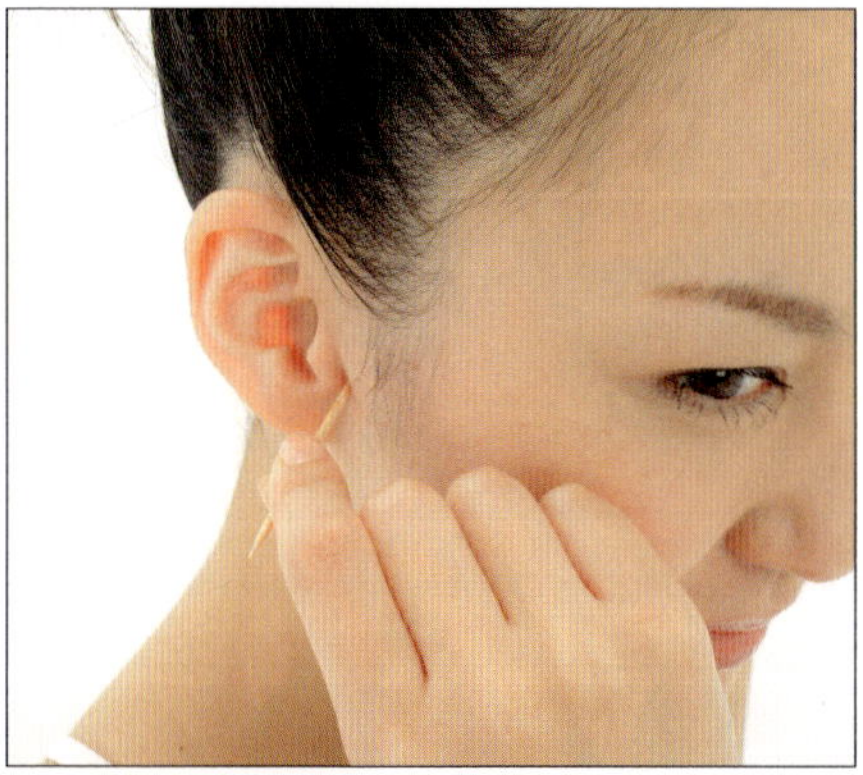

ツボの押し方

食事の15分ほど前に、つまようじの頭で「飢点」をつつく。「神門」を人さし指で押してもよい。

ツボの探し方

神《しん》門《もん》

耳の上部にあるY字型の軟骨の、分かれ目から少し上。軟骨と軟骨の間。
＊イライラを解消

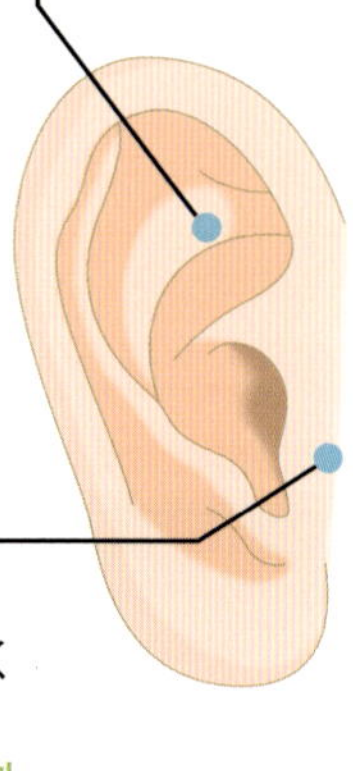

飢《き》点《てん》

耳の前の小さなふくらみのやや下。
＊過剰な食欲を抑制

ここがツボ！

- 胃・脾《ひ》・大腸区
- 飢《き》点《てん》
- 神《しん》門《もん》

冷え性

手足や腰の冷えがひどいときはツボで改善

主な症状

- ✷手足が冷える
- ✷腰が冷える
- ✷生理痛がひどい

原因

自律神経のバランスが乱れ、血液の循環が悪くなるために起こります。寒い冬だけでなく、夏に冷房の効いた部屋に長時間いると、冷え性になることがあります。

効果的なツボ

手が冷えて指先が動かない人は「**井穴**」「**指間穴**」を、足が冷えて寝つけない人は「**八風**」を刺激しましょう。手足や腰、背中が冷えるときは「**湧泉**」を刺激してください。

おすすめ改善法

日ごろから手足をマッサージして血行をよくし、腰を冷やさないよう膝かけなどを利用しましょう。

ツボの押し方

親指と人さし指で爪の両脇をはさんで、「井穴」を少し強めに押しもむ。手をグーにして、人さし指の横腹(関節)を使うと力が入りやすい。

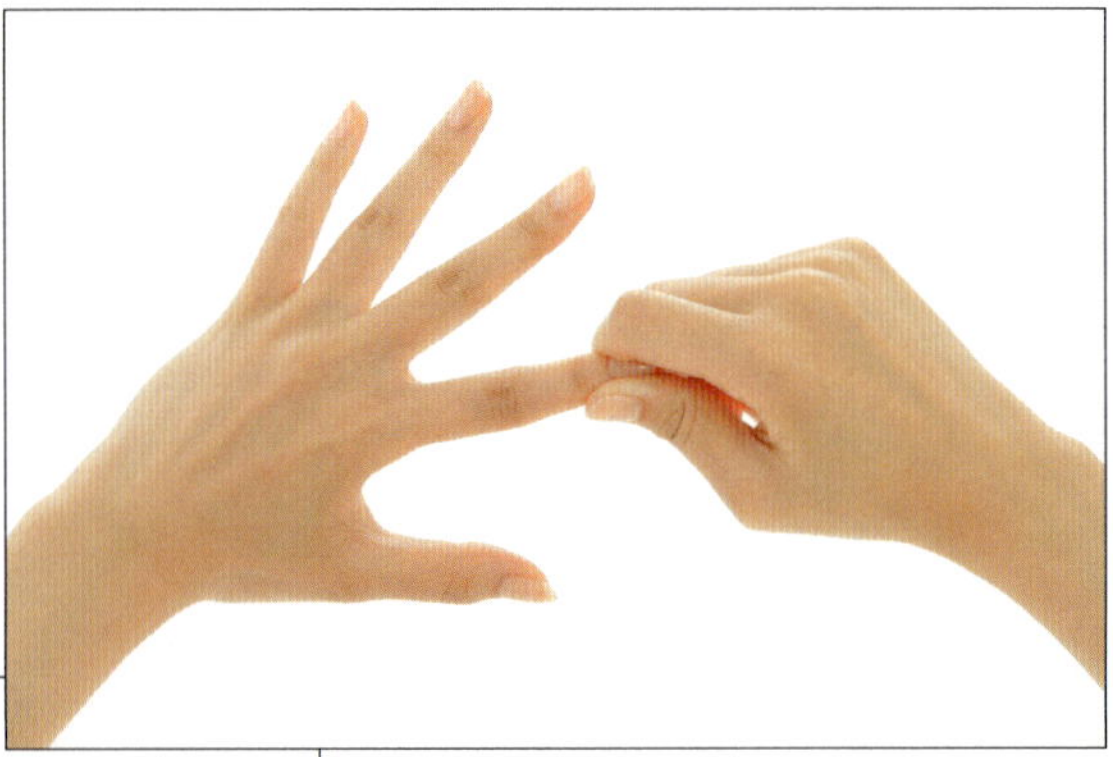

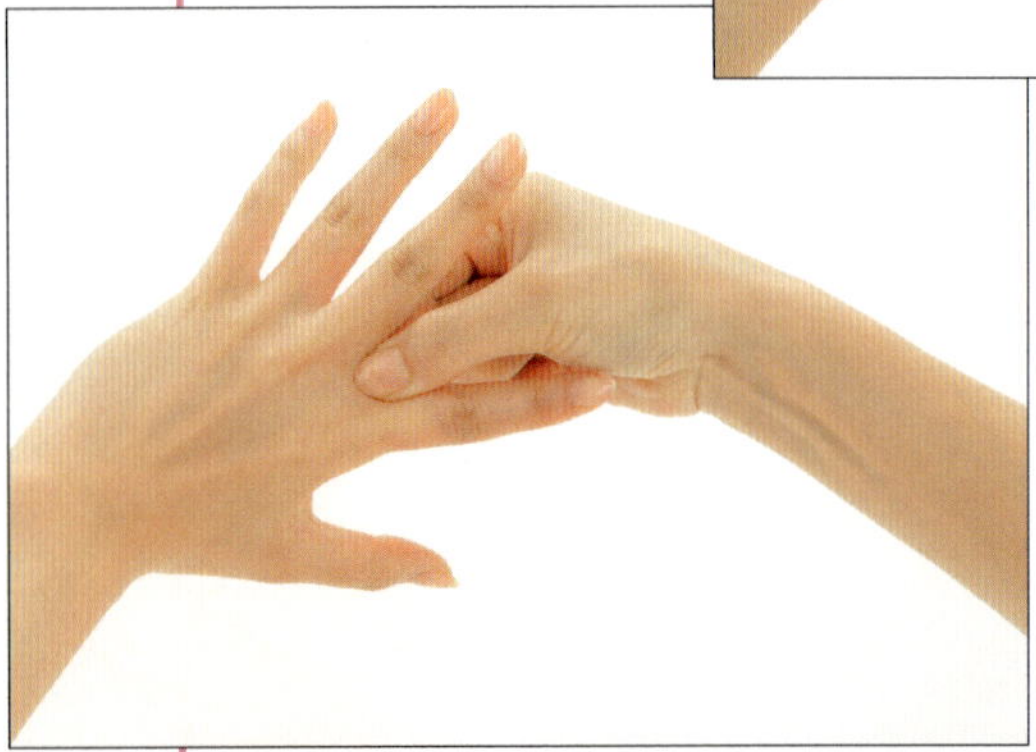

ツボの押し方

親指で「指間穴」を押し、人さし指ではさむ。指先に向かって引っ張り、パッと離す刺激を、指先が温かくなるまで行う。「虎口」も同様。

ツボの探し方

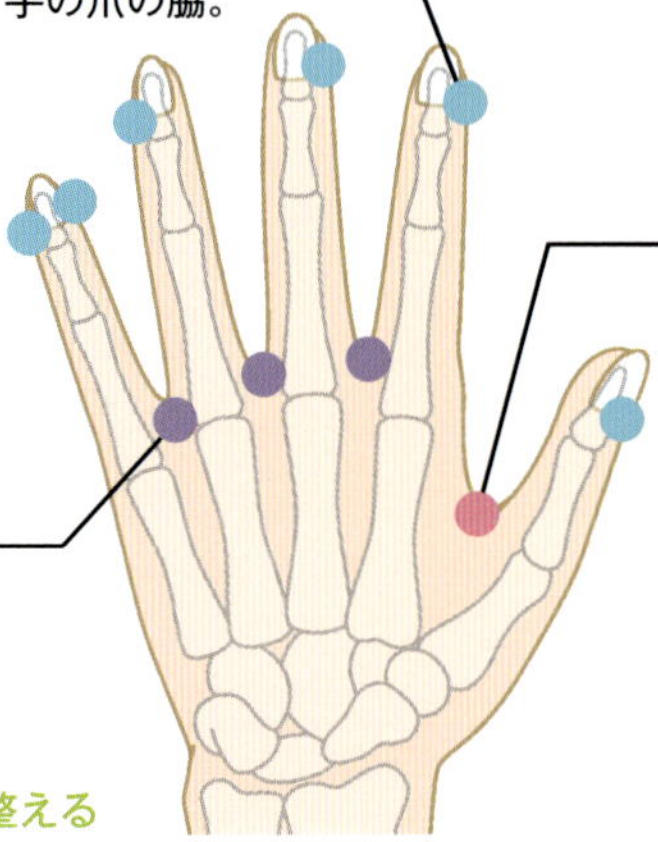

虎口《ここう》
親指と人さし指の股。

井穴《せいけつ》
手の爪の脇。

指間穴《しかんけつ》
人さし指から小指までの指の股。

＊上記すべて、自律神経のバランスを整える

ここがツボ!

- 井穴《せいけつ》
- 指間穴《しかんけつ》
- 虎口《ここう》
- 八風《はっぷう》
- 湧泉《ゆうせん》

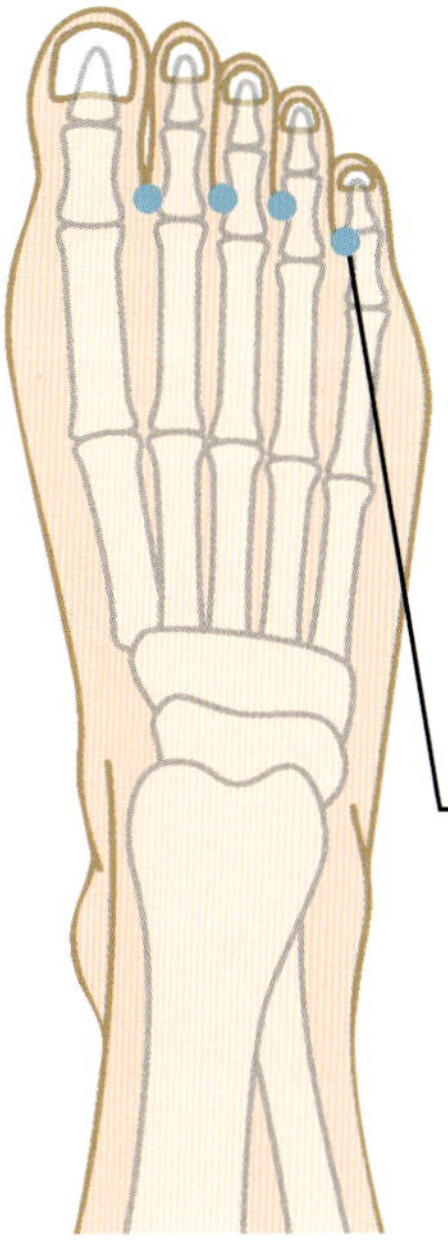

八《はっ》風《ぷう》

足の甲側。それぞれの指の股。

＊冷え性体質を改善

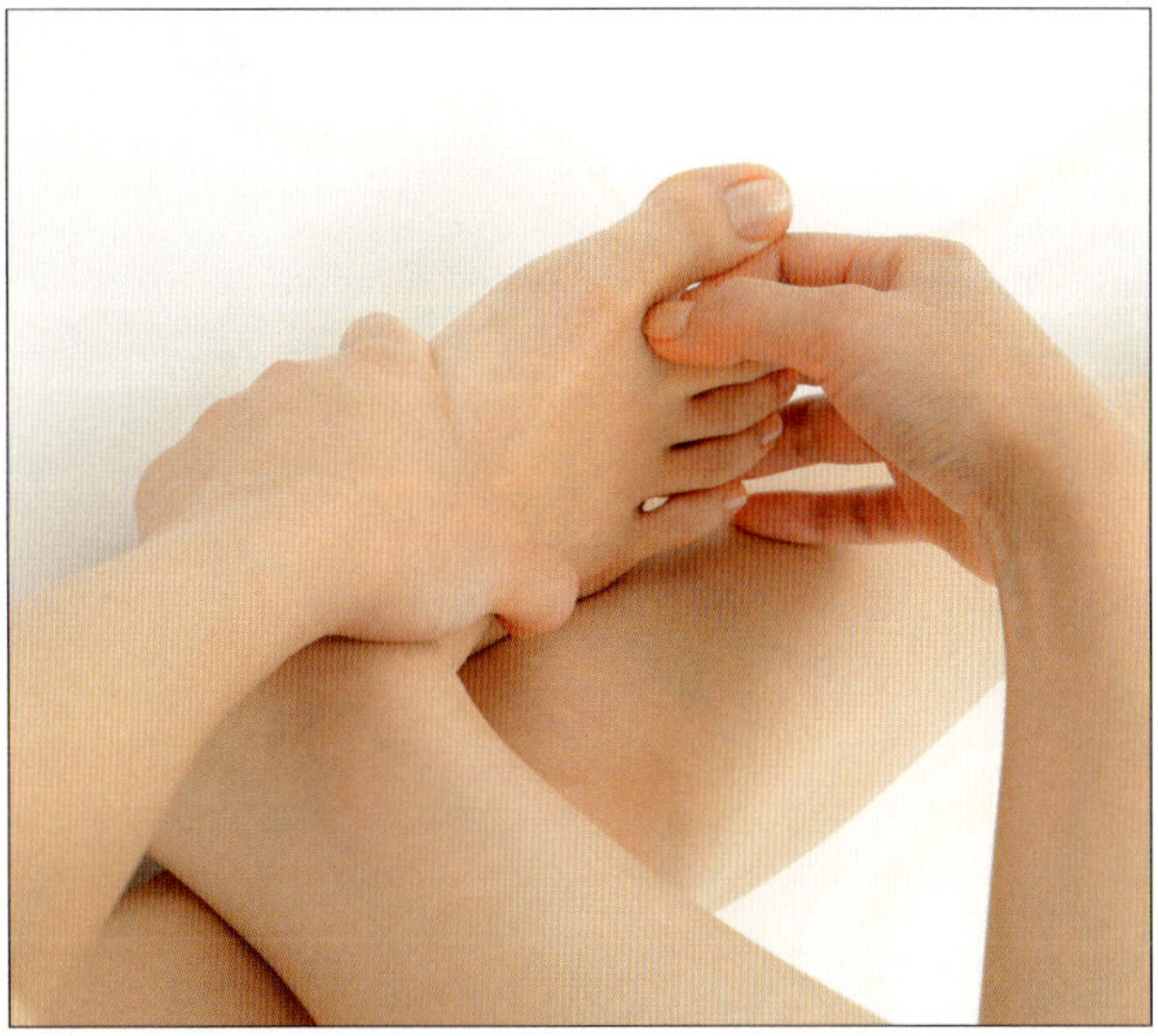

ツボの
押し方

親指をツボに当てて人さし指ではさみ、強めに押しもむ。指先に向かって引っ張り、パッと離す刺激を指先が温かくなるまで行ってもよい。

ツボの
押し方

ドライヤーの温風を1～2分当てて温める。近付けたり離したりして、やけどをしないように注意する。

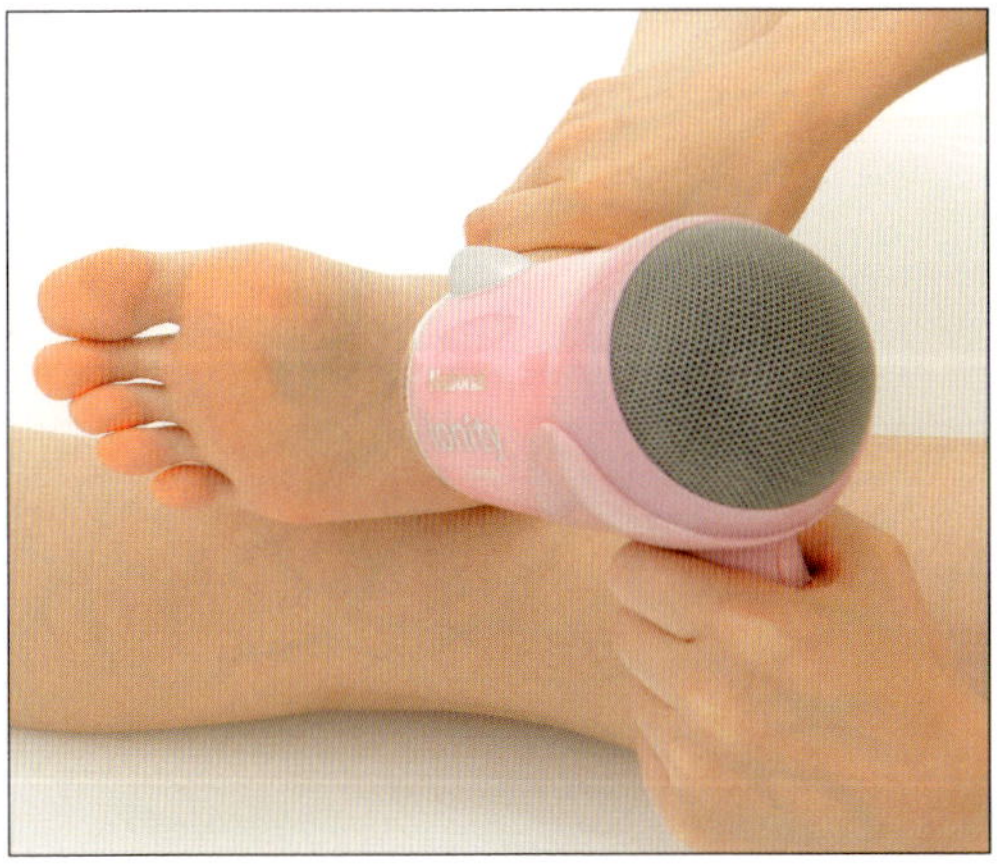

湧《ゆう》泉《せん》

ツボの
探し方

足の裏側。土踏まずの上、足の指を曲げたときに、へこむところ。

＊腎臓機能を正常化

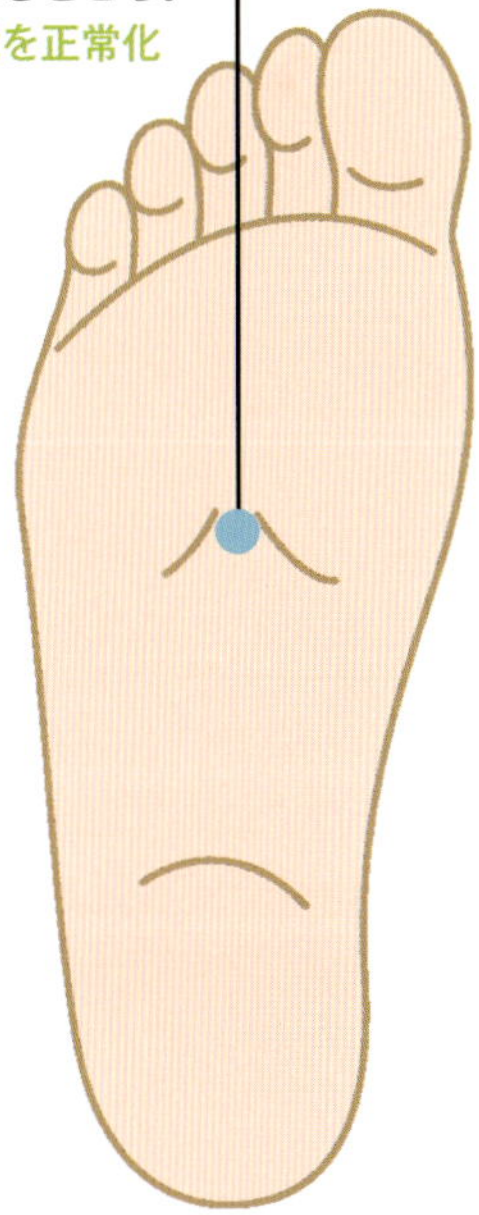

ADVICE!

こんな方法も

ゴルフボールを湧泉に当て、足をゴロゴロと前後左右に転がすのも効果的。ゴルフボールの固さと凸凹が、心地よくツボを刺激する。固い床の上で行うのがおすすめ。

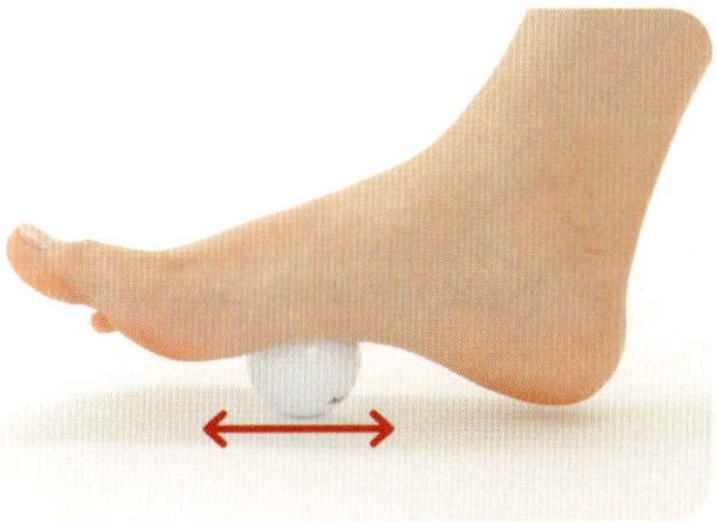

冷え性

便秘

頑固な便秘には腸の動きを活発にするツボを刺激

主な症状

- おなかが張る
- 何日も排便がない

原因

胃腸の働きが弱くなり、排便を促す蠕動《ぜんどう》運動が鈍くなっているのが原因です。便秘薬を多用すると、腸の動きがさらに鈍くなるおそれがあるので注意が必要です。

効果的なツボ

胃腸の働きを高め、腸の蠕動運動を活発にする「**大巨**」や「**間使**」「**足の三里**」を刺激しましょう。

おすすめ改善法

食物繊維や水分を多くとり、腸の蠕動運動を促すおなかのマッサージをしましょう。へそを中心に時計回りに「の」の字を書くようにおなかをなで回します。

ツボの探し方

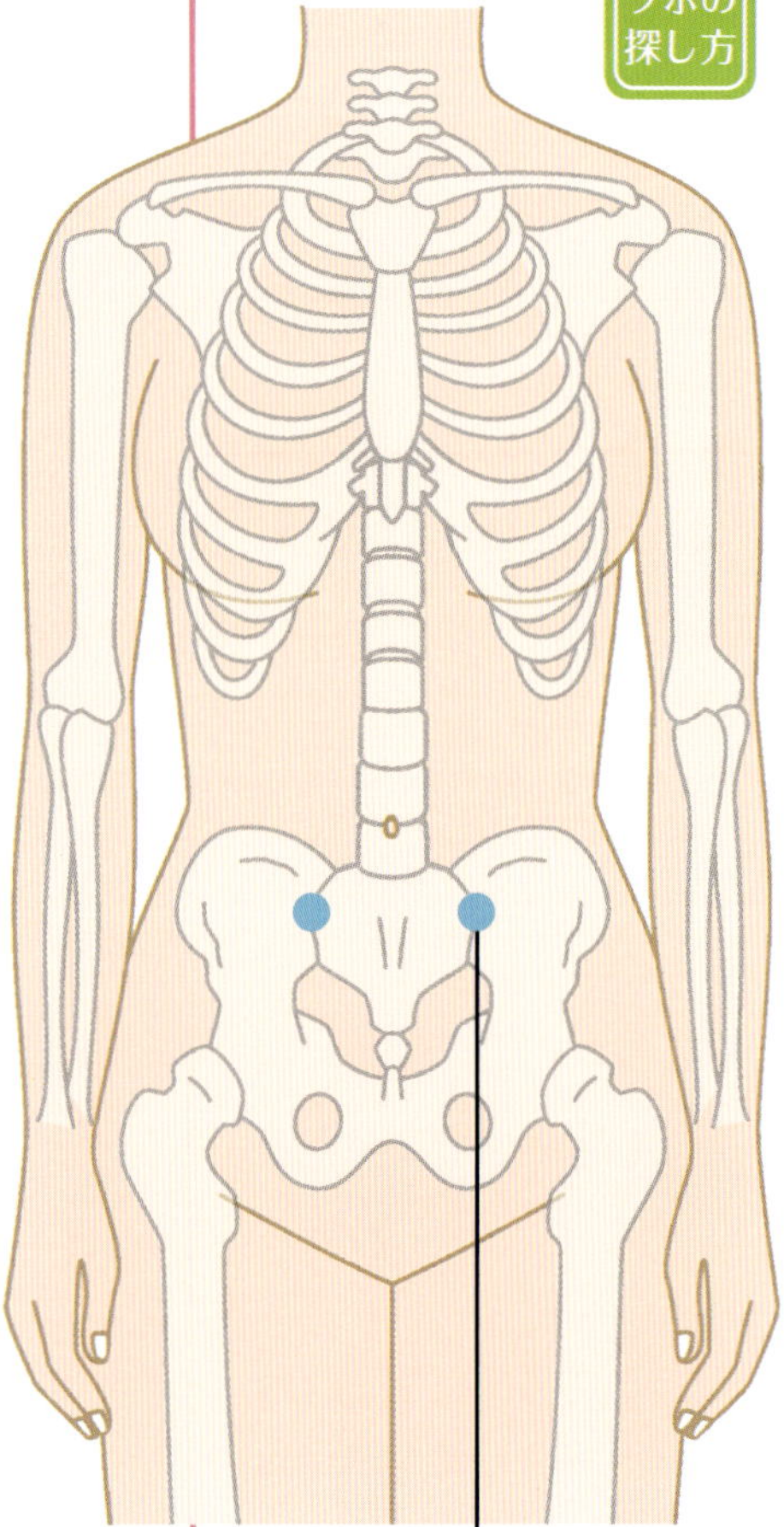

大巨《だいこ》

へそから指3本分横に、指3本分下にいったところ。

＊胃腸の働きを活性化

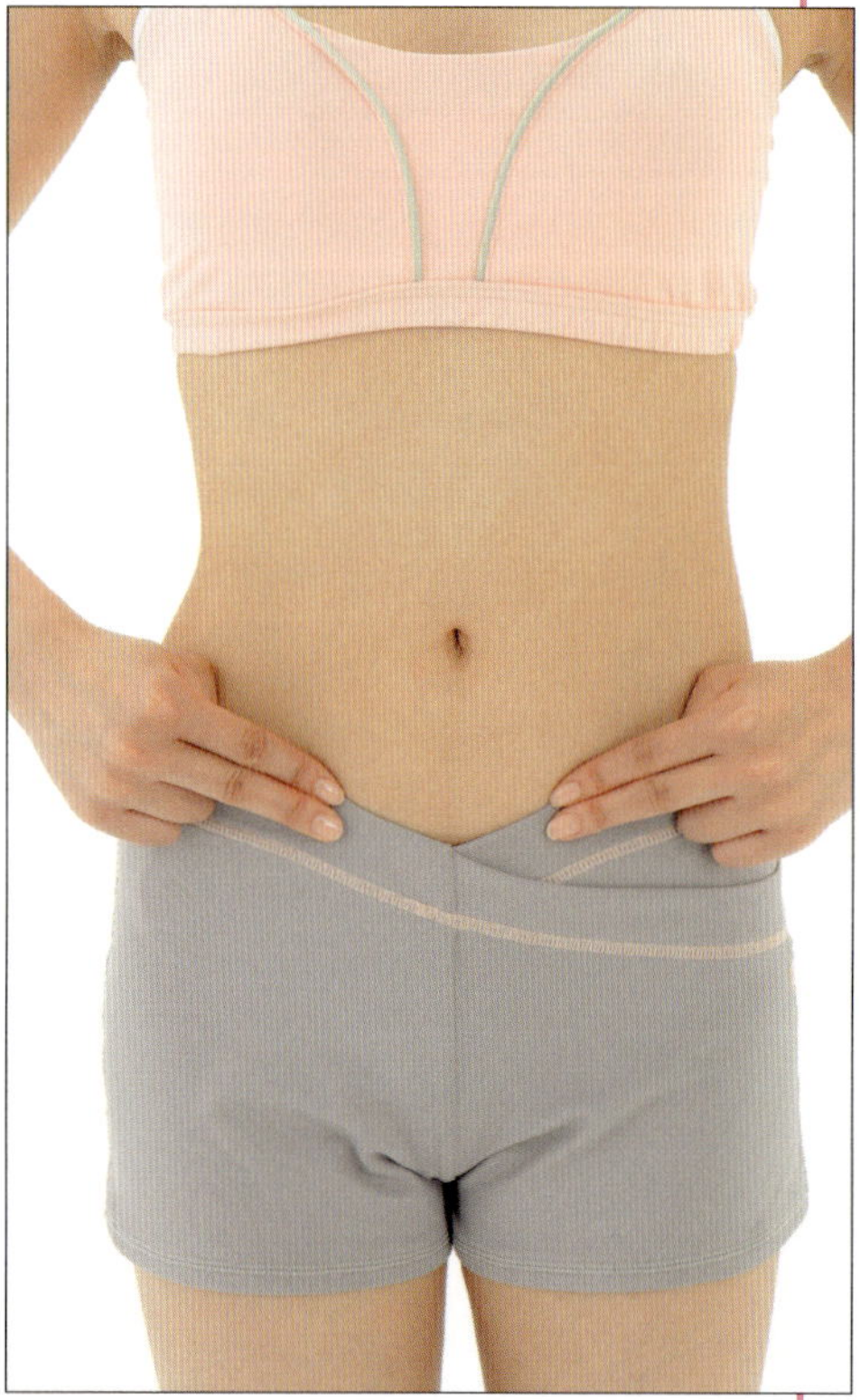

ツボの押し方

左右のツボに人さし指と中指を当て、痛気持ちいい程度に押しもむ。

ここがツボ!

- 大巨《だいこ》
- 間使《かんし》
- 足の三里《さんり》

ツボの探し方

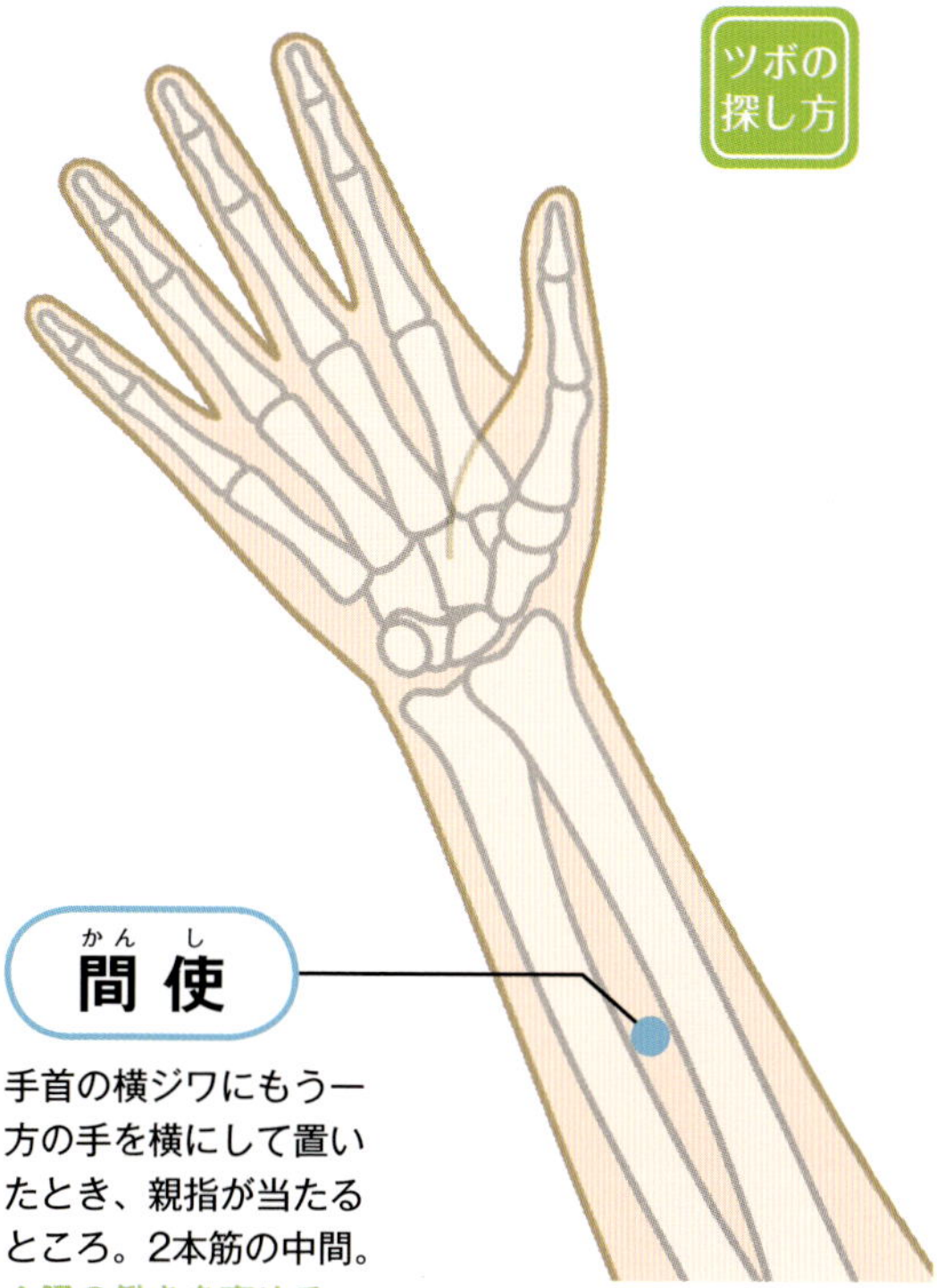

間《かん》使《し》

手首の横ジワにもう一方の手を横にして置いたとき、親指が当たるところ。2本筋の中間。
＊腸の働きを高める

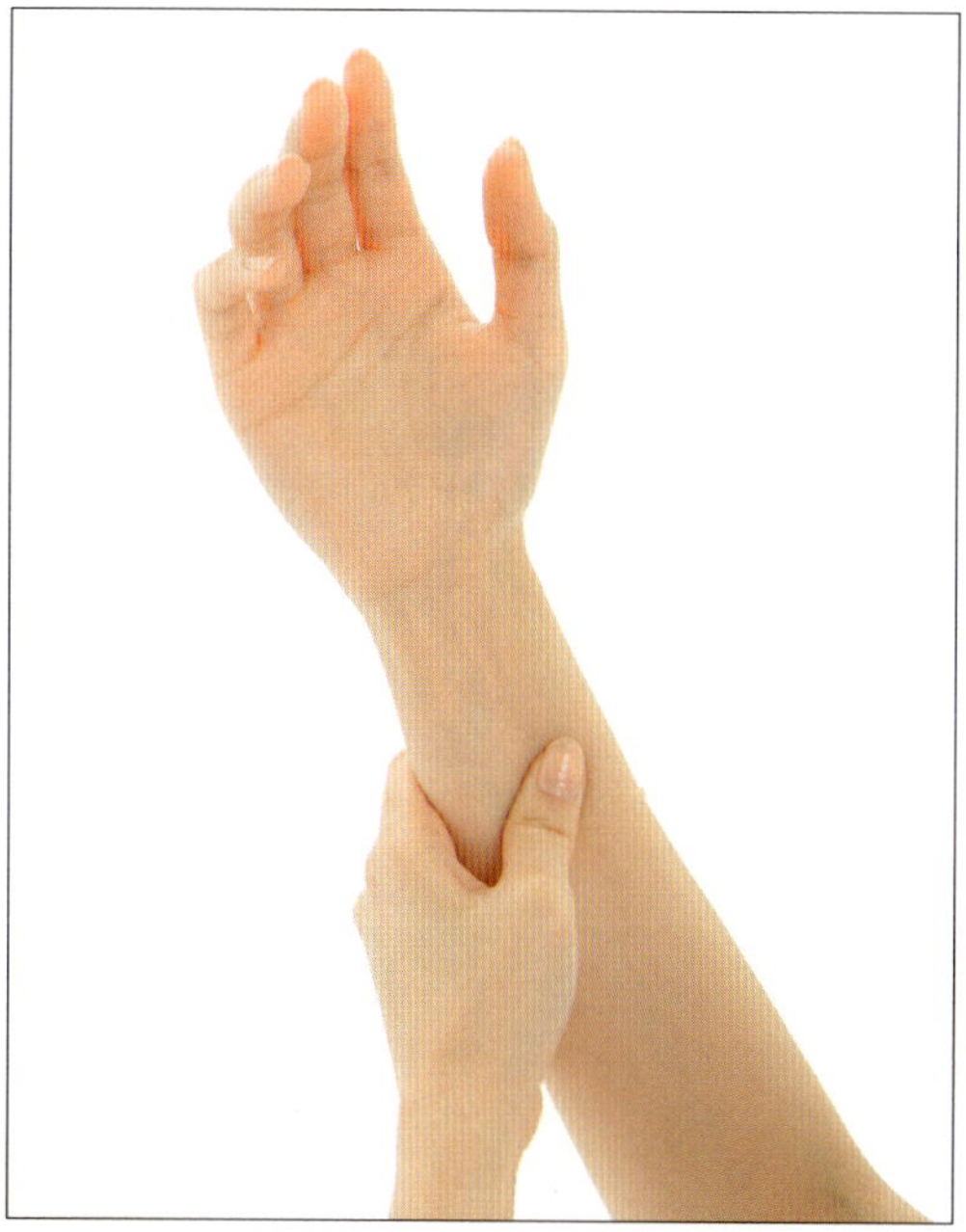

ツボの押し方

親指をツボに当て、ほかの指で腕を支えるようにしながらゆっくりと押しもむ。両腕ともに行う。

ツボの押し方

脚を軽く曲げて座り、親指をツボに当ててほかの指をふくらはぎに添え、やや強めに押しもむ。

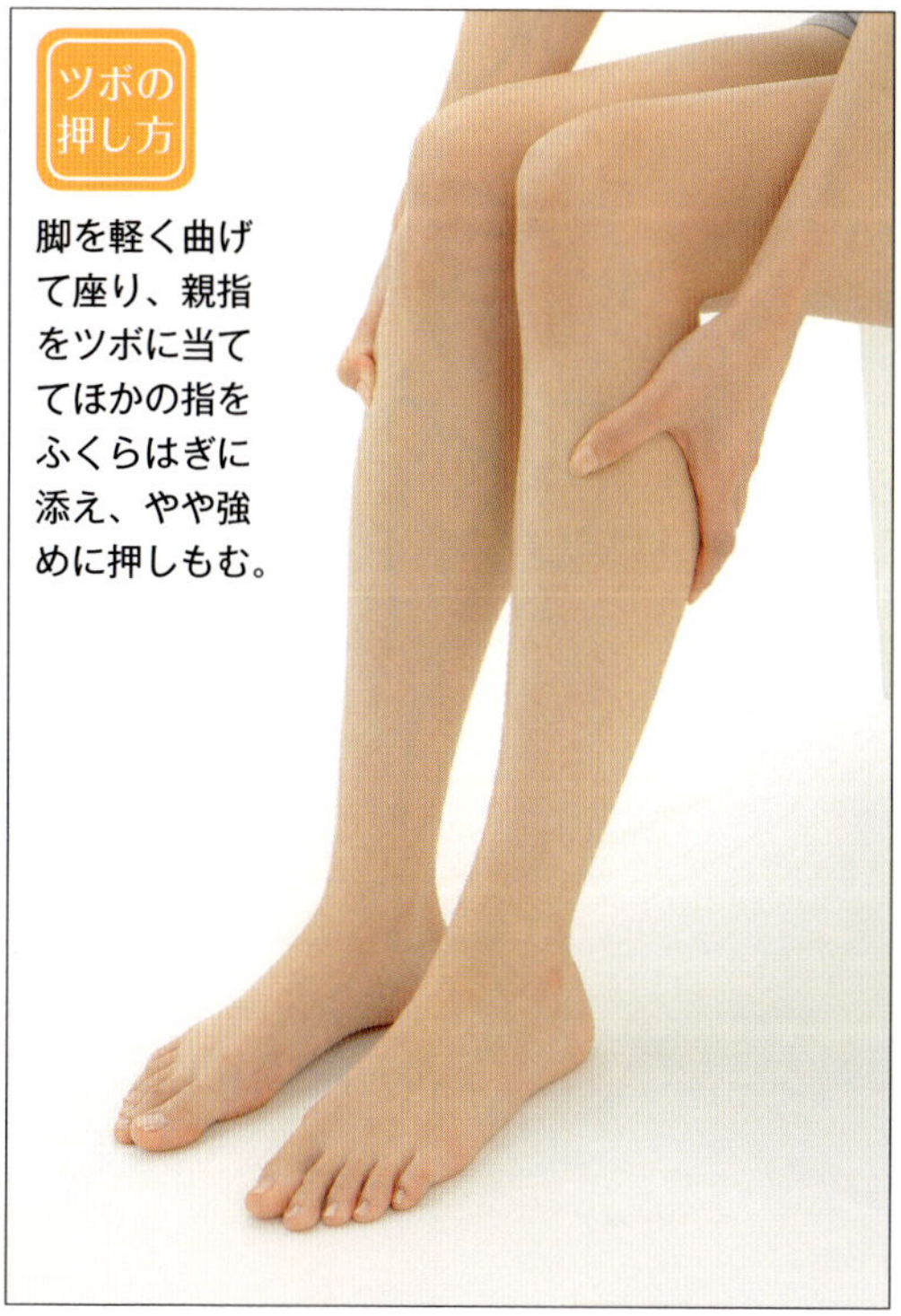

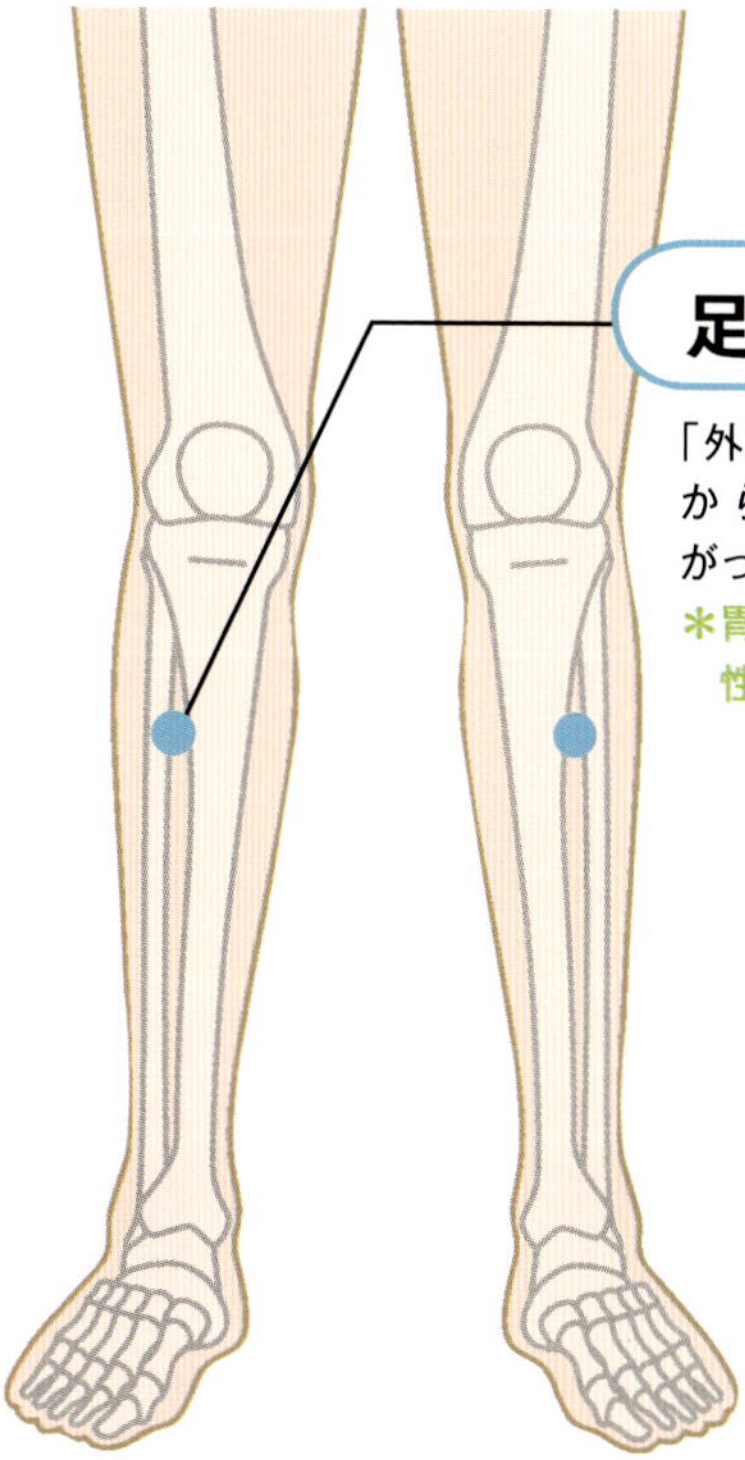

ツボの探し方

足の三里《さんり》

「外膝眼」(P64)から指4本分下がったところ。
＊胃腸の働きを活性化

目が回ったらツボを刺激して正常に

めまい・立ちくらみ

主な症状

- 立ち上がったときにふらつく
- 目が回る
- 目の前が真っ暗になる

原因

寝不足や過労、栄養障害による貧血から起こるほか、血圧異常や更年期障害が原因の場合もあります。あまりにも頻繁に続く場合は、脳の疾患の可能性もあるので受診しましょう。

効果的なツボ

目の前が揺れ動く感じがしたら「**瘈脈**」を刺激しましょう。目が回る場合は「**平衡器官ゾーン**」を押しもみます。

おすすめ改善法

外出中にめまいや立ちくらみにおそわれたら、まずは頭を動かさないこと。その後、眼球を時計と反対回りに回すと、徐々に落ち着きます。

ツボの探し方

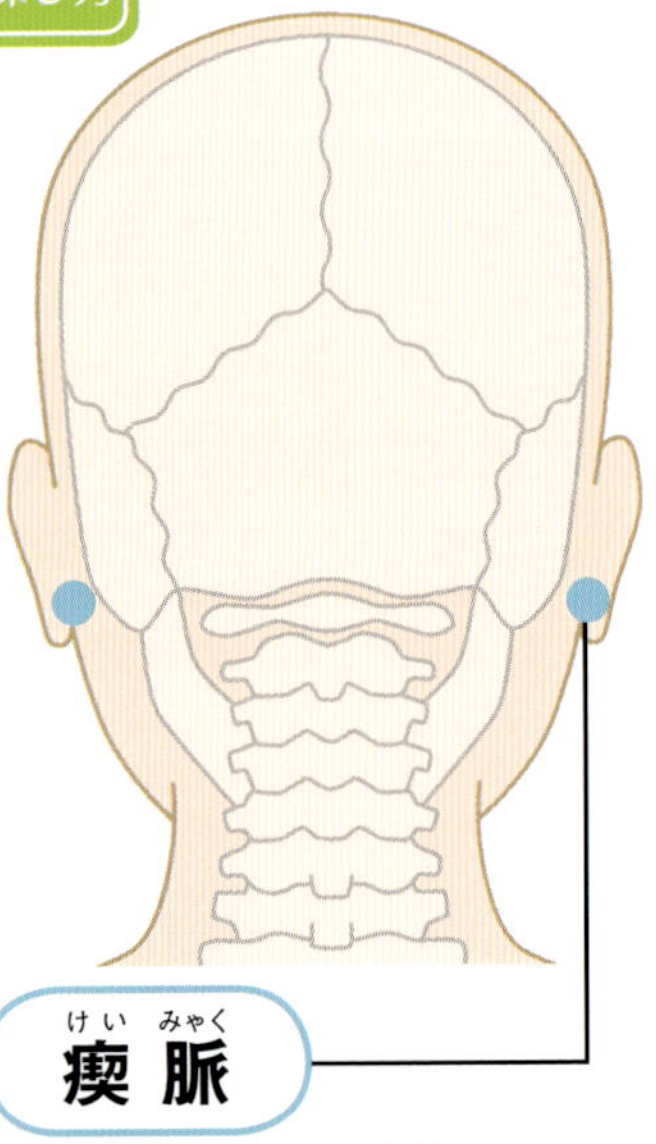

瘈《けい》脈《みゃく》

耳の一番高いところ(耳尖《じせん》)と耳たぶを結んだカーブの線の、下1/3。耳の後ろ側の骨の、へこんだ部分。

＊めまいを解消

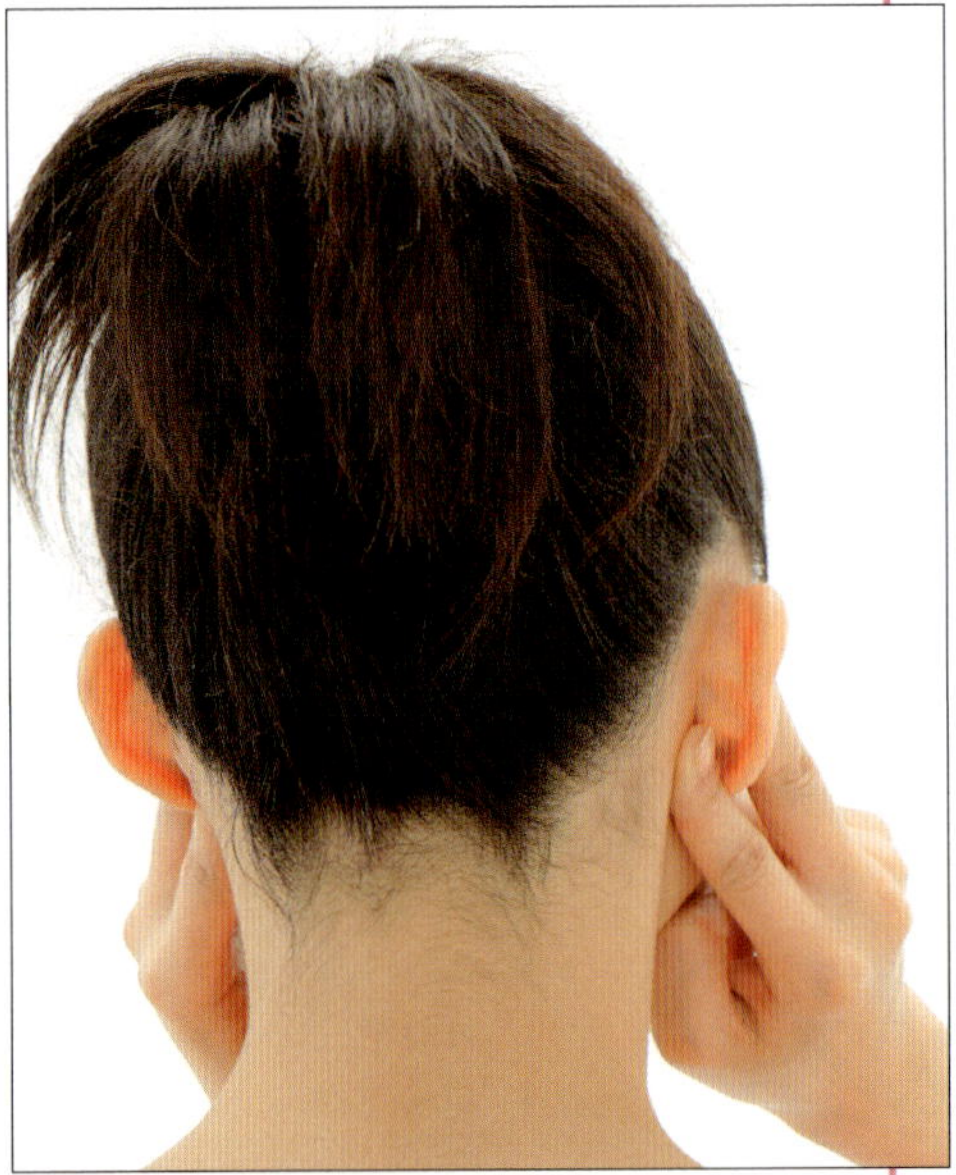

ツボの押し方

人さし指を左右のツボに当て、痛気持ちいい程度に押しもむ。両耳同時に行う。

ADVICE!

こんな方法も

人さし指と中指で耳をはさみ、上下にこすって刺激するのも効果的。ヘアピンの頭でツボを軽く刺激してもよい。

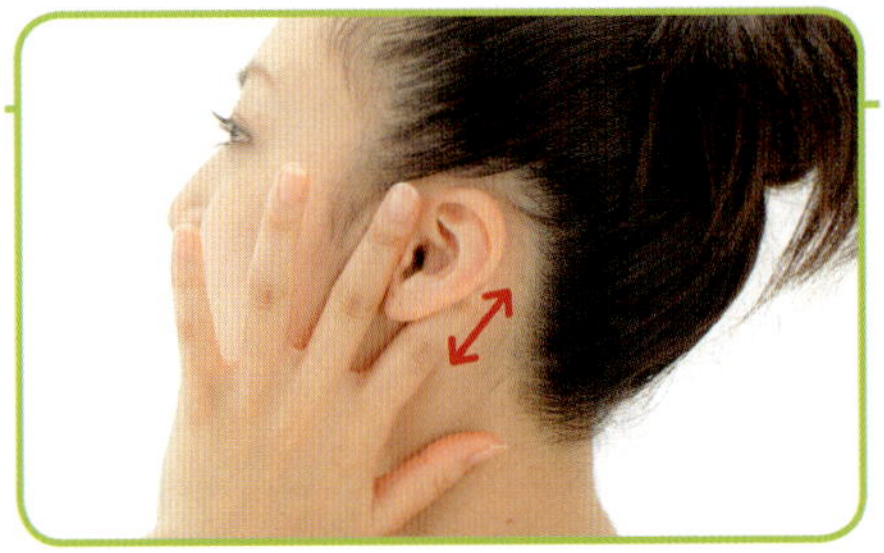

ここがツボ!

- 瘈《けい》脈《みゃく》
- 平衡器官《へいこうきかん》ゾーン
- 合谷《ごうこく》

ツボの探し方

平衡器官《へいこうきかん》ゾーン

足の甲側、薬指と小指の股から指の骨が交わるまでの一帯。

＊平衡感覚を上手に保つ

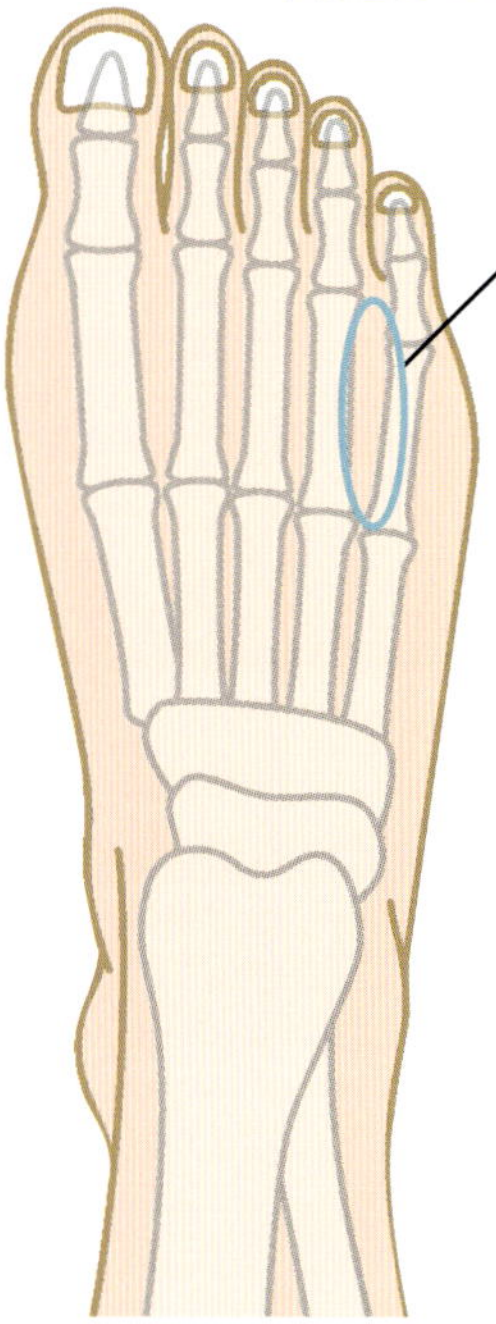

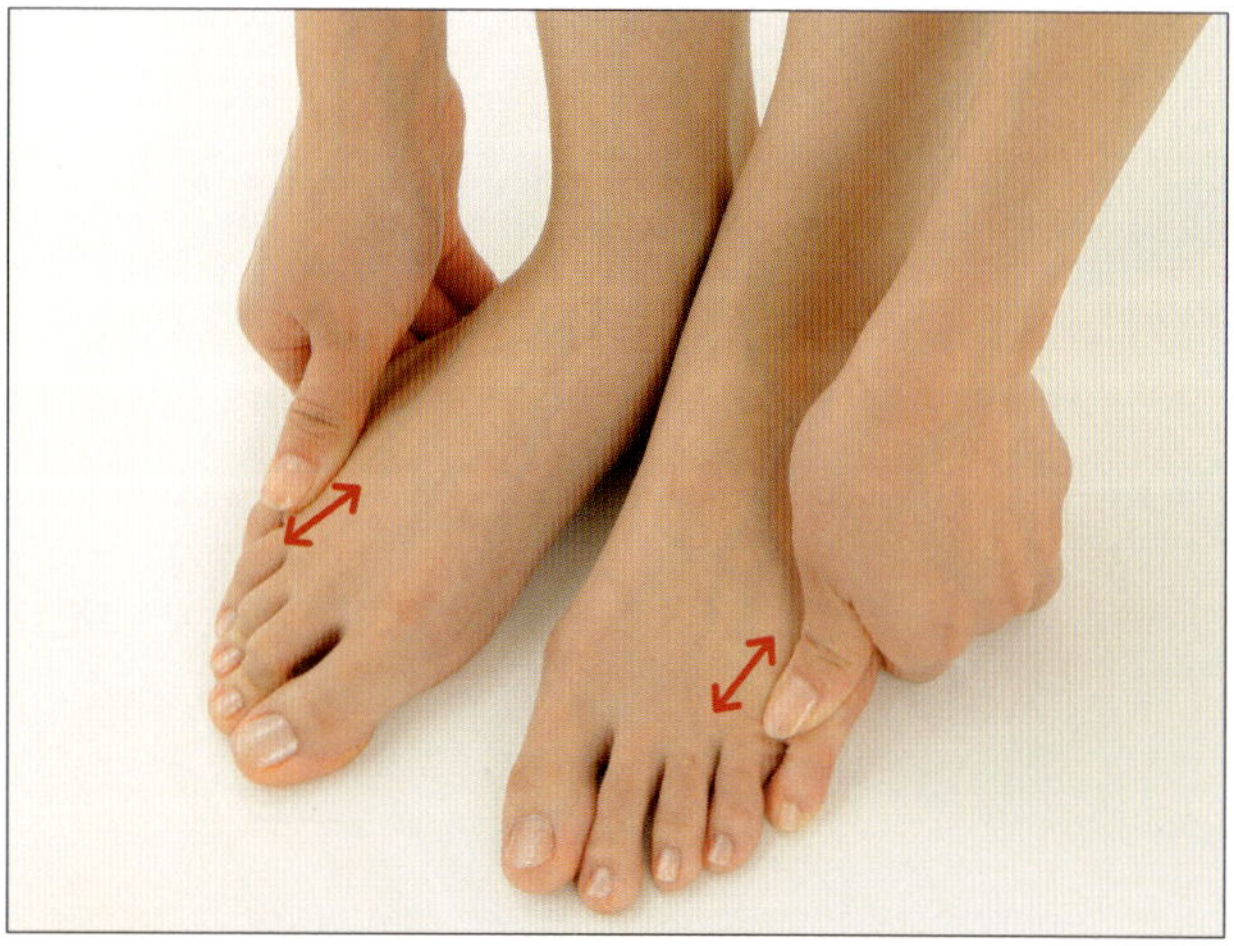

ツボの押し方

両手の親指でツボのあたりを上下にこすりもむ。

ADVICE!

こんな方法も

足のかかとをツボに当ててこすりもみしてもよい。

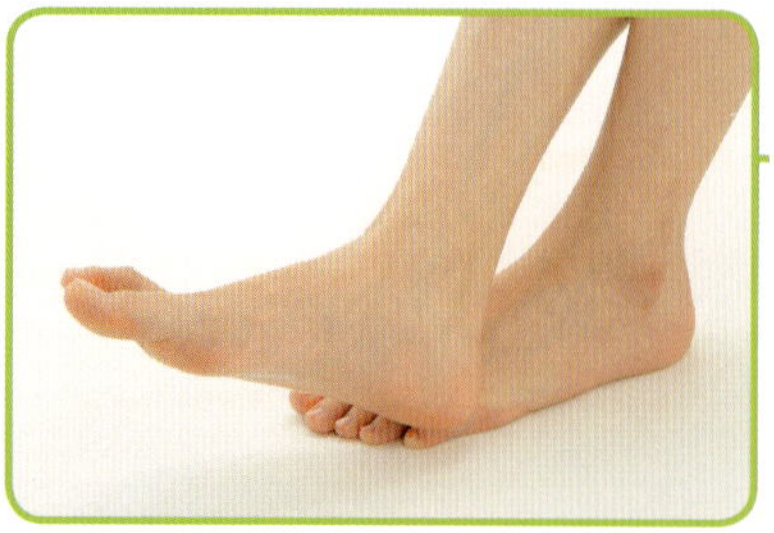

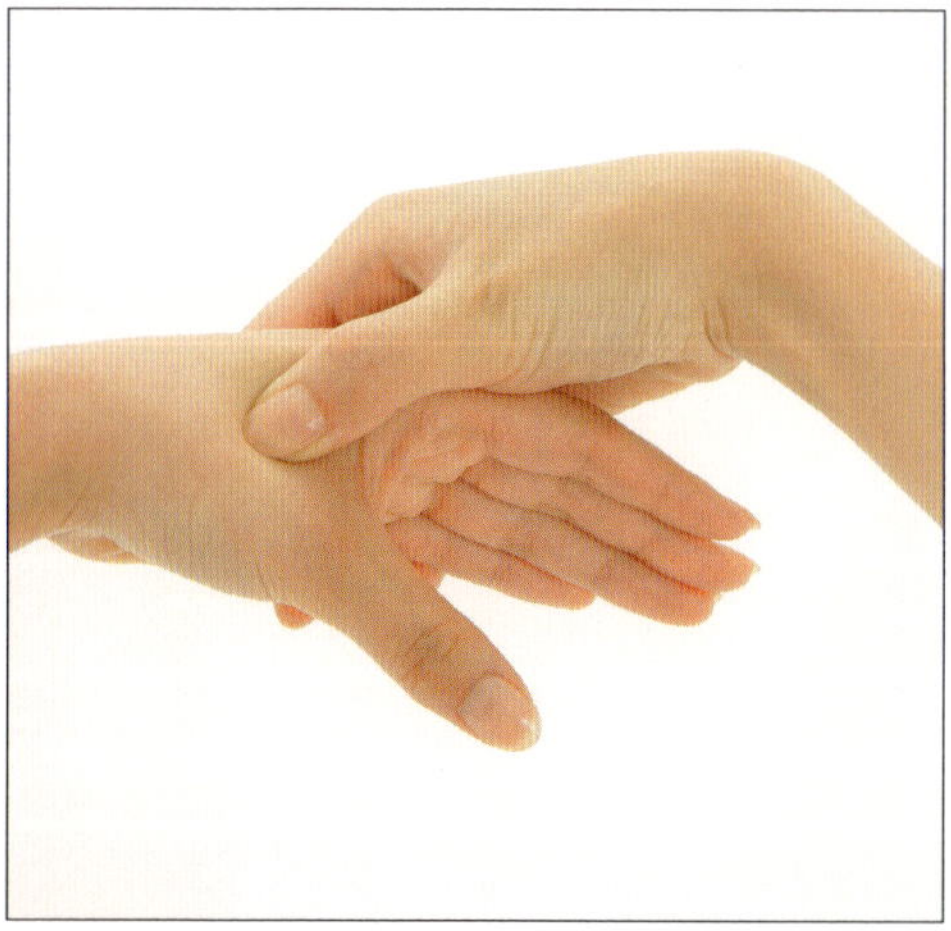

ツボの押し方

親指をツボに当て、ほかの指で手を支えるようにして、痛気持ちいい程度の強さで押しもむ。

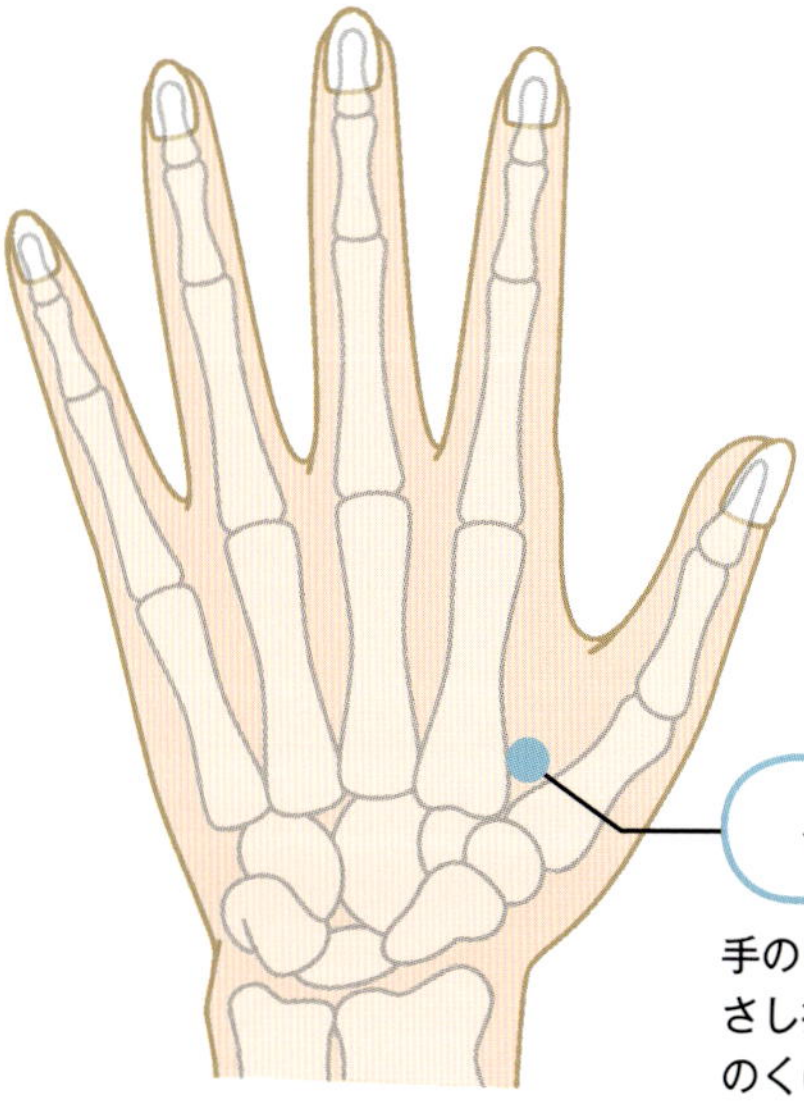

ツボの探し方

合谷《ごうこく》

手の甲側。親指と人さし指が交わる手前のくぼみ。

＊血行を促進

めまい・立ちくらみ

生理が始まる前に押せば症状を緩和できる

生理痛・生理不順

主な症状

- 下腹部が痛い
- 腰痛、頭痛
- 貧血、イライラ

原因

ホルモンバランスが乱れたり、卵巣や子宮の血行が悪くなったりするのが原因です。子宮口がせまく、血液が通りにくかったり、子宮の収縮が強かったりすると痛みが生じます。

効果的なツボ

「**血海**」は生殖器の血液循環を促進する〝婦人病の名穴〟です。「**三陰交**」も婦人科系疾患の特効ツボで、女性ホルモンの分泌を調整します。

おすすめ改善法

生理痛がひどいときは、冷たいものを食べたり飲んだりするのを極力控えましょう。腰周りを温かくすることも大切です。

ツボの探し方

血海《けっかい》

膝から2.5㎝上、やや内側のへこんだところ。

＊生殖器の血液循環を促進

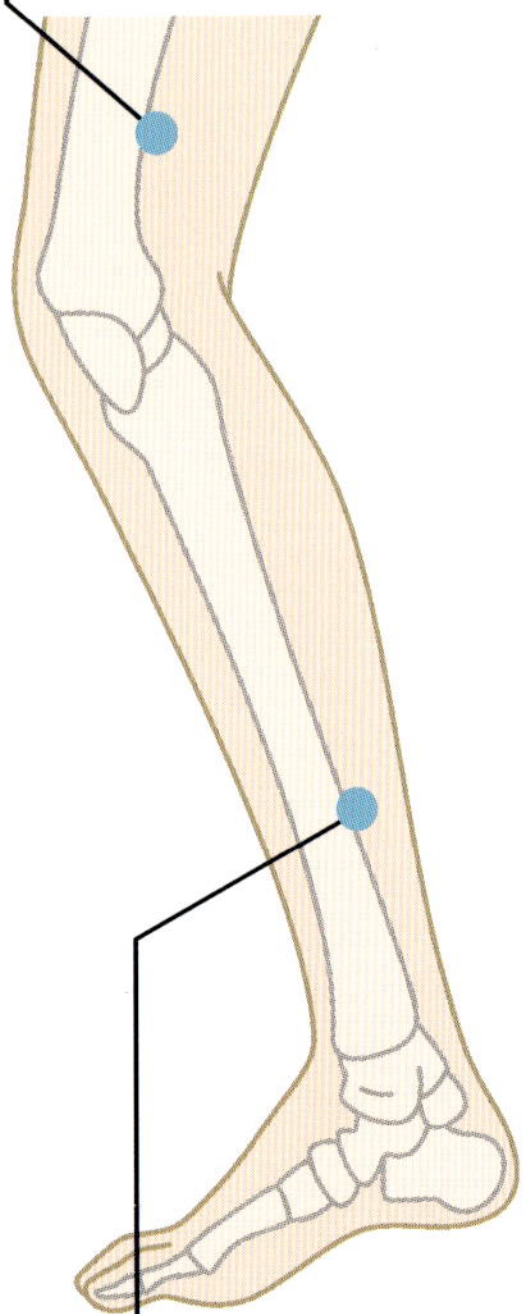

三陰交《さんいんこう》

足の内側。くるぶしから指4本分上にある脛骨の後ろ縁。

＊ホルモンの分泌を調整

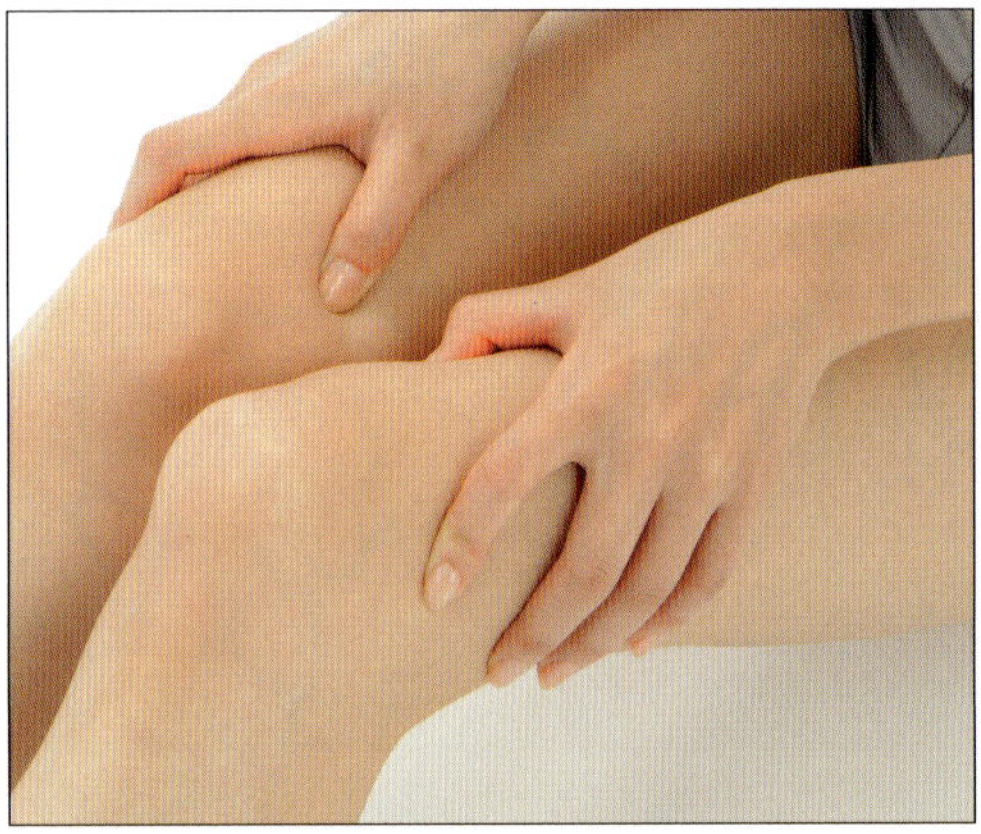

ツボの押し方

親指を「血海」に当て、ほかの指で膝をつかむようにして、やや力を入れて骨に向かって押しもむ。両脚同時に行う。

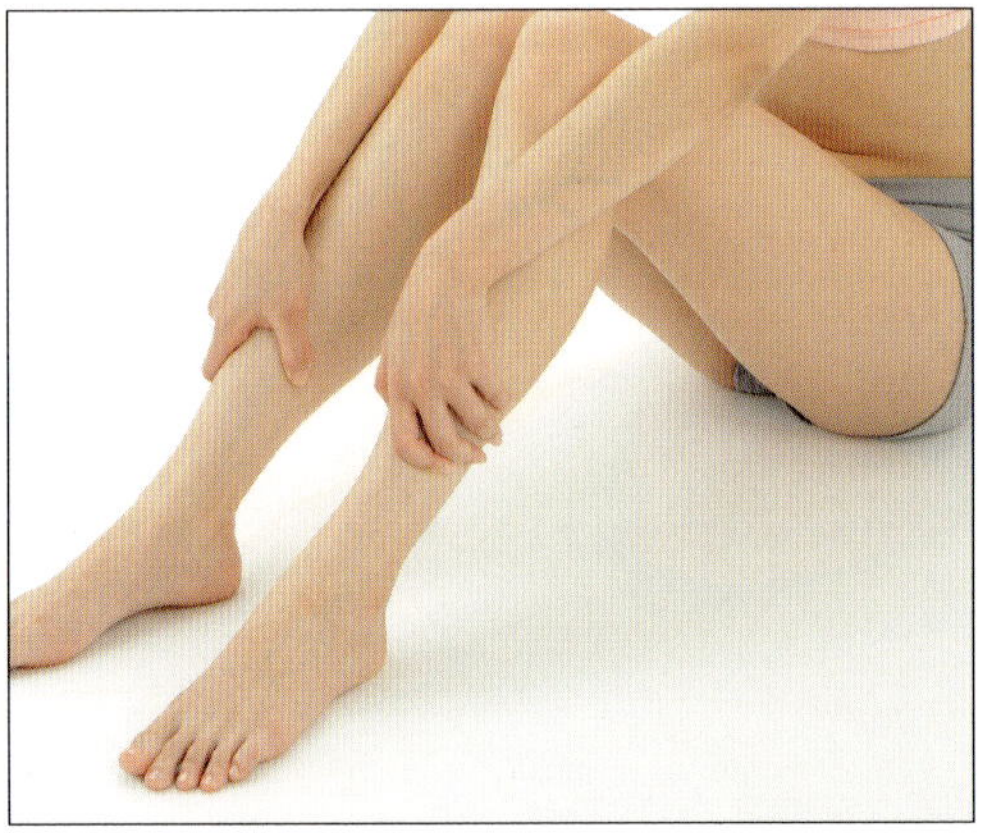

親指を「三陰交」に当て、ほかの指ですねをつかむようにして、骨に向かって押しもむ。両足同時に行う。ドライヤーでツボを温めると、さらに効果が上がる。

ここがツボ!

- 血《けっ》海《かい》
- 三陰交《さんいんこう》
- 志《し》室《しつ》
- 気《き》海《かい》
- 膻《だん》中《ちゅう》

志室《ししつ》

ツボの探し方

「命門」(へその真後ろ)から左右へ指4本分離れたところ。

＊生理時の腰の痛みを緩和

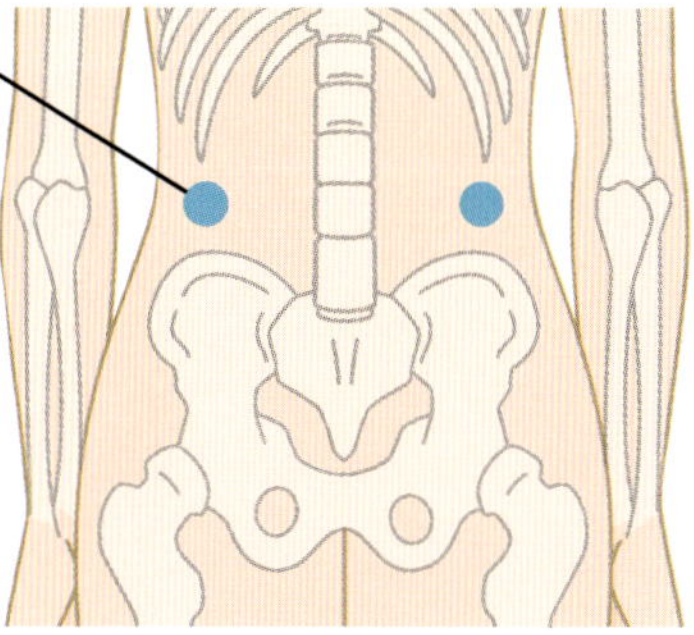

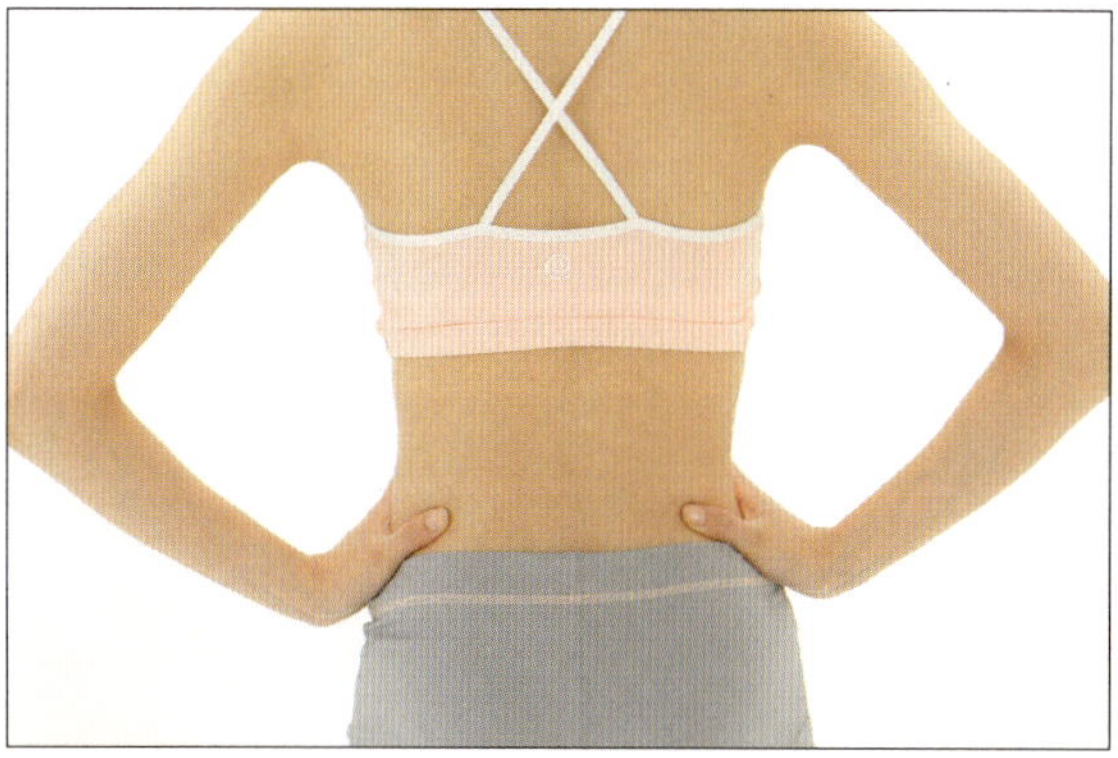

ツボの押し方

左右のツボに両手の親指を当て、ほかの指で腰をつかむようにしながら押しもむ。

気海《きかい》

ツボの探し方

へそから2㎝下。

＊生理痛を緩和

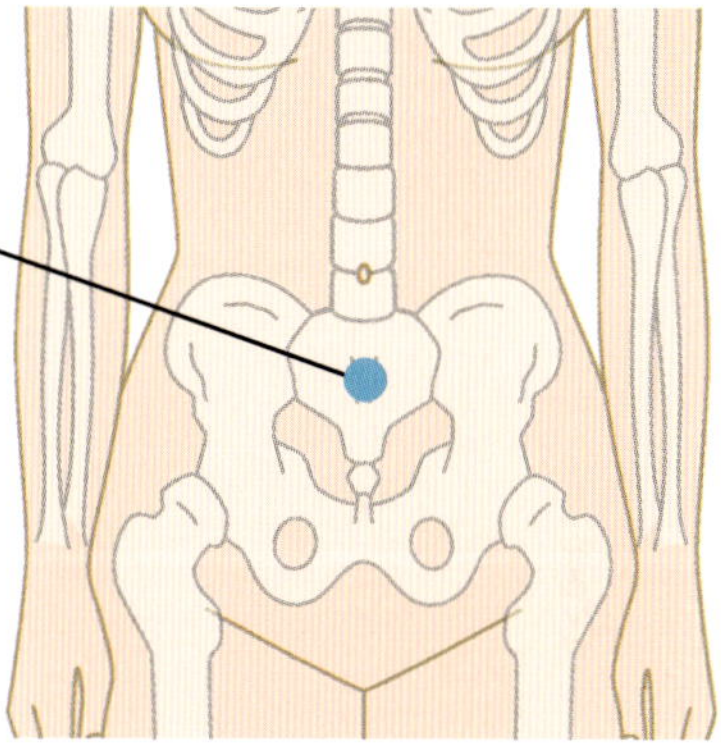

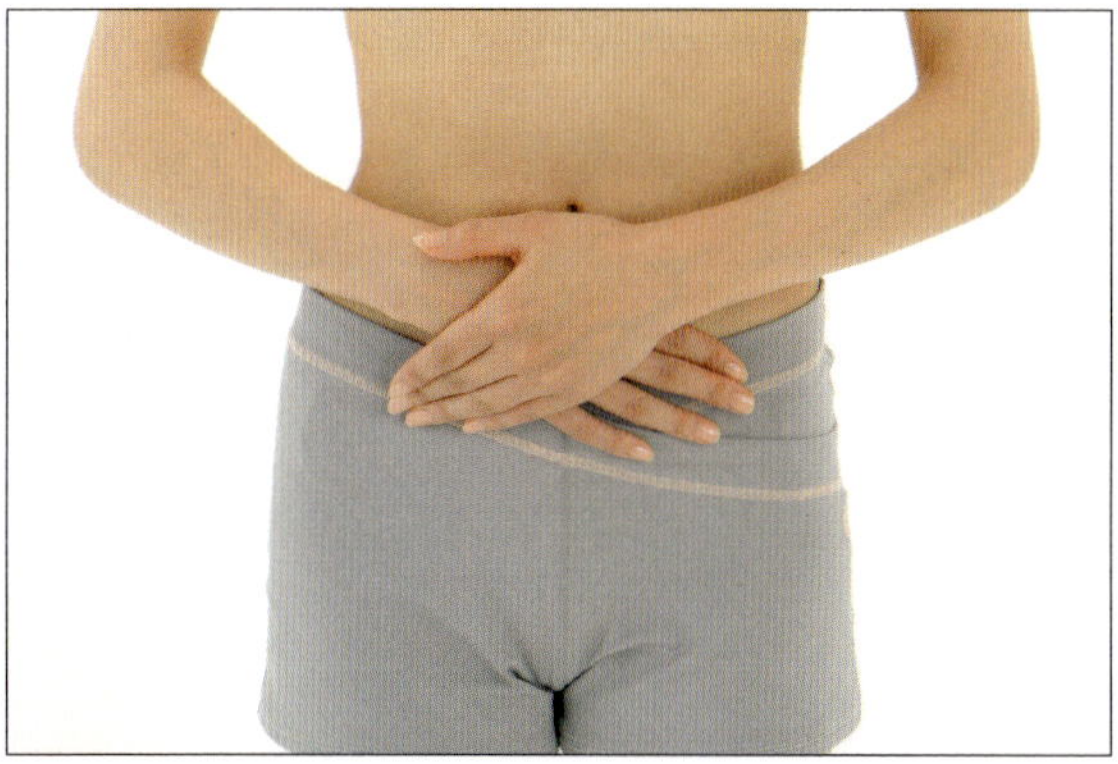

ツボの押し方

両手の中心が重なるように手のひらをツボに重ねて(女性は右手が下)、ゆっくりと押しもんだり、手を回したりしてマッサージする。

膻中《だんちゅう》

ツボの探し方

胸骨の中央のくぼんだところ。

＊生理時の不快症状を緩和

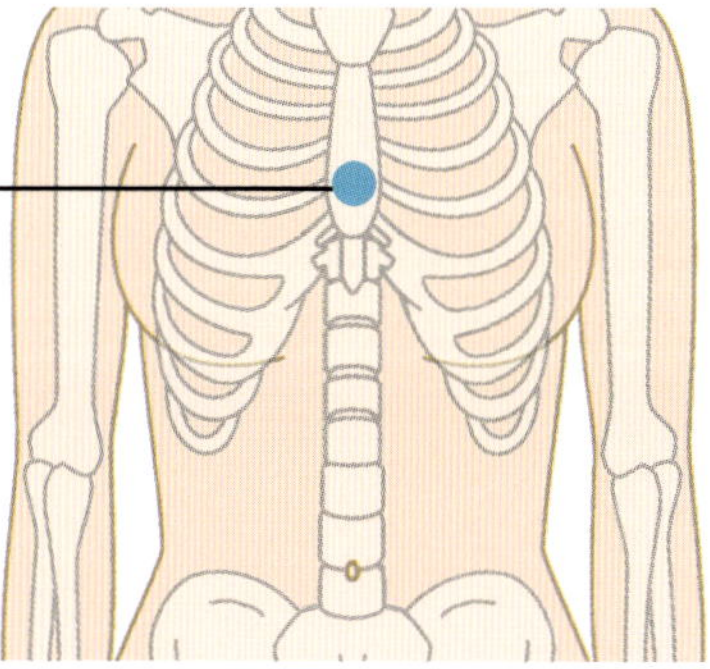

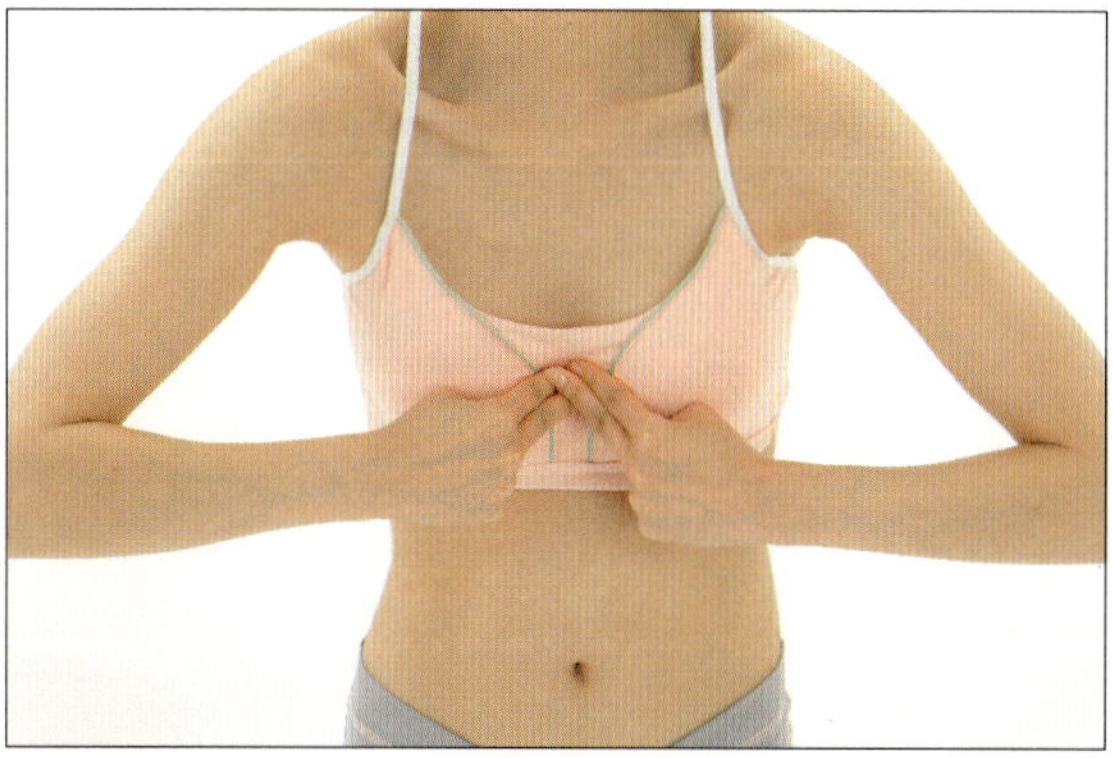

ツボの押し方

両手の人さし指と中指をツボに当て(女性は右手が下)、上体を前に倒して押しもむ。

更年期障害

イライラや動悸に悩み始めたら、ツボを押して症状を軽減

主な症状

- イライラする
- のぼせ、動悸、頭痛、不眠などの不快症状

❖原因

女性は40歳を過ぎたころから女性ホルモンの分泌が減少し始め、50歳ごろに閉経を迎えます。卵巣の働きが衰え、ホルモンの分泌が悪くなると、自律神経の働きが乱れて不快な症状が表れ始めます。

❖効果的なツボ

「**卵巣・卵管ゾーン**」や「**子宮ゾーン**」は、更年期による機能の低下を緩和します。手の「**腎穴**」は、更年期の髪のトラブルにも効果があります。

❖おすすめ改善法

更年期障害は人によって症状が違うので、不眠やめまいに悩む人はそれぞれのツボを刺激しましょう。

ここがツボ！

- 卵巣《らんそう》・卵管《らんかん》ゾーン
- 子宮《しきゅう》ゾーン
- 太衝《たいしょう》
- 行間《ぎょうかん》
- 血海《けっかい》
- 三陰交《さんいんこう》
- 生殖《せいしょく》ゾーン
- 腎穴《じんけつ》

ツボの探し方

卵巣《らんそう》・卵管《らんかん》ゾーン

足の外側。くるぶしの下のくぼみ。

＊更年期による機能の低下を防ぐ

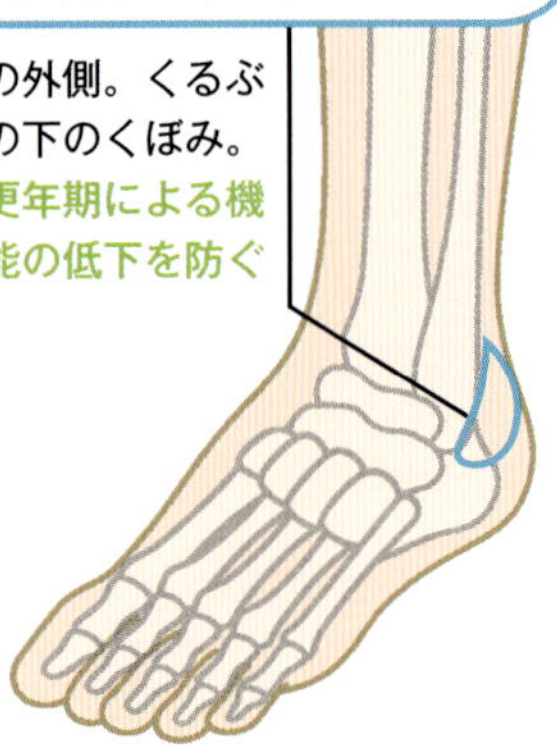

子宮《しきゅう》ゾーン

足の内側。くるぶしの下のくぼみ。

＊子宮の急激な変化を緩和

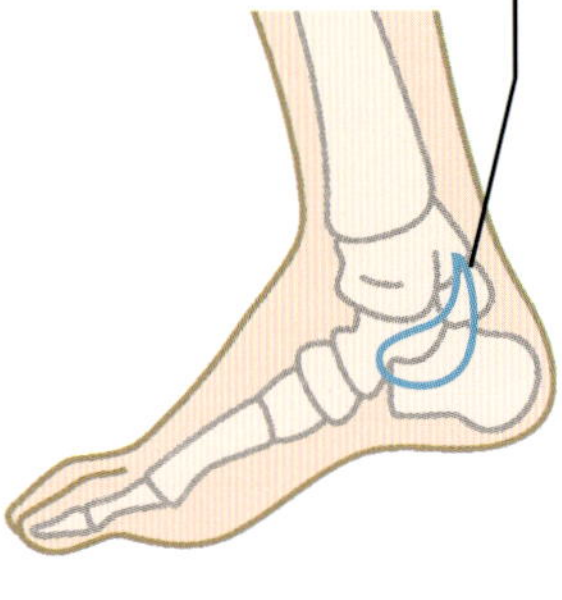

ツボの押し方

親指を「卵巣・卵管ゾーン」、人さし指を「子宮ゾーン」に当て、かかとに向かって同時に押しもむ。両足ともに行う。

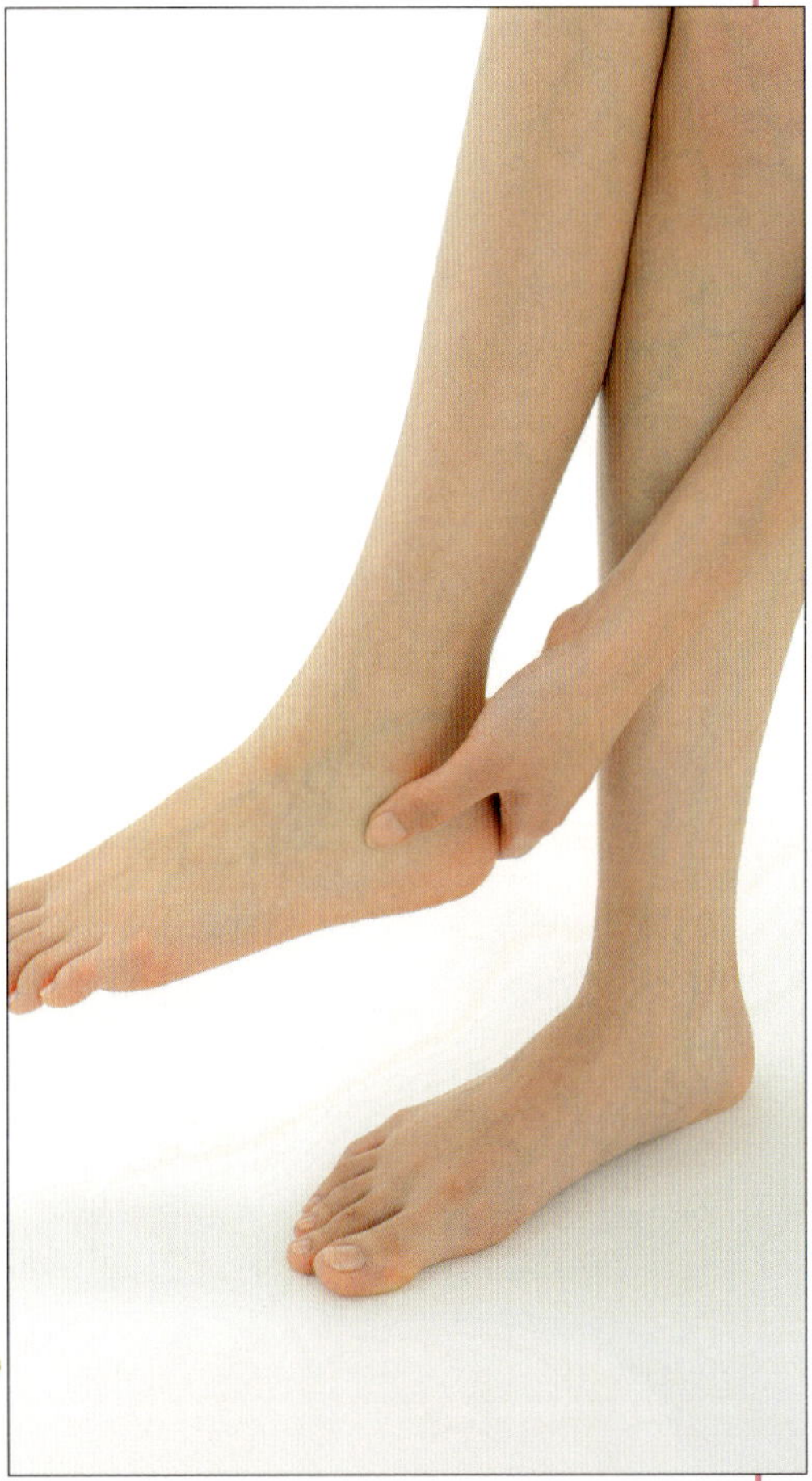

太《たい》 衝《しょう》

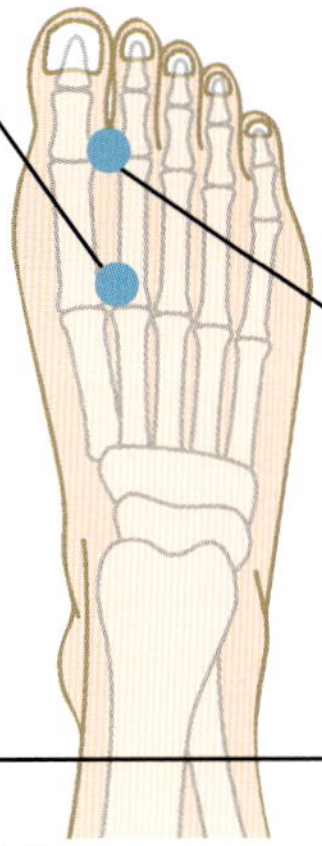

親指と人さし指の骨の間をたどり、2本の骨が交わったところ。少し足首寄り。

＊イライラや不安感をとり除く

行《ぎょう》 間《かん》

「太衝」より少し指先寄り。

＊イライラや不安感をとり除く

ツボの探し方

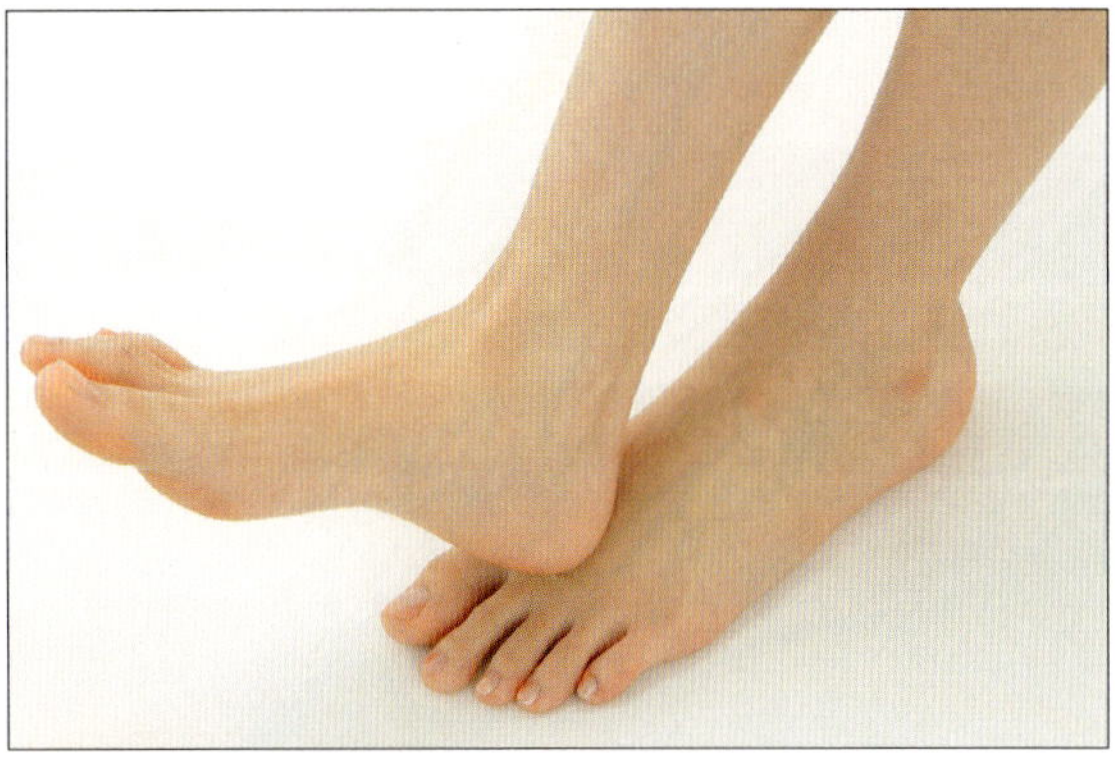

ツボの押し方

足の甲の高い部分から親指と人さし指の股までを、かかとで強めにこすり下ろす。

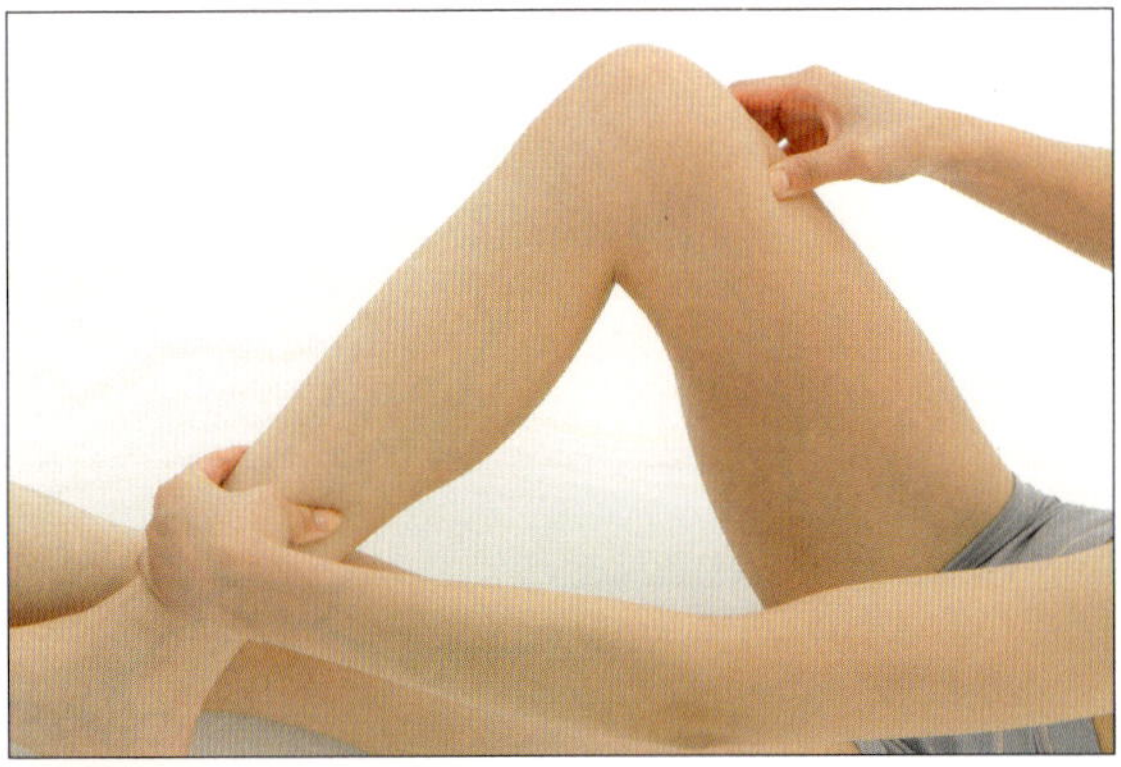

ツボの押し方

右足の「血海」を右手の親指で、「三陰交」を左手の親指で押しもむ。反対の脚も同様に行う。

ツボの探し方

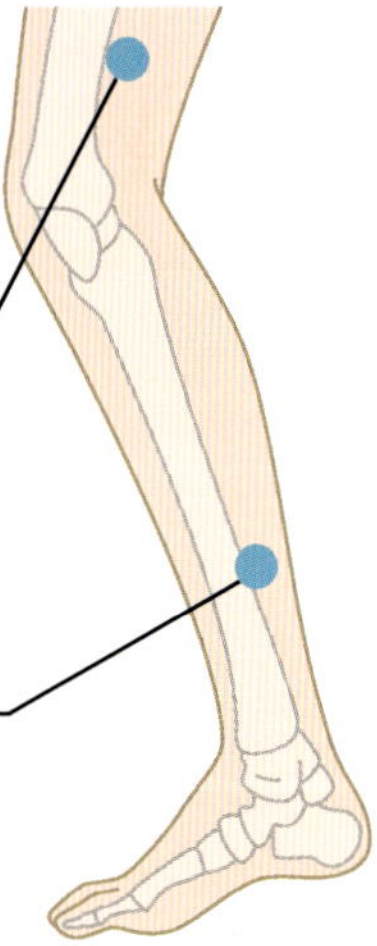

血《けっ》 海《かい》

膝から2.5㎝上、やや内側のへこんだところ。

＊生殖器の血液循環を促進

三陰交《さんいんこう》

足の内側。くるぶしから指4本分上にある脛骨の後ろ縁。

＊生殖器の血液循環を促進

ツボの探し方

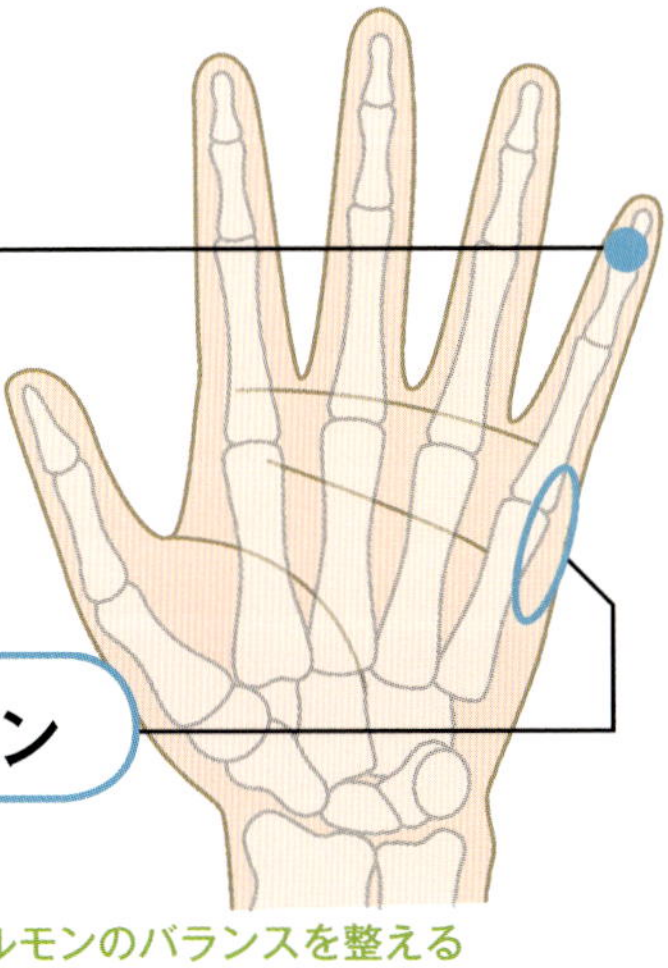

腎《じん》 穴《けつ》

小指の第一関節の横のシワの中央。

生殖《せいしょく》ゾーン

小指の下の横腹。

＊上記すべて、ホルモンのバランスを整える

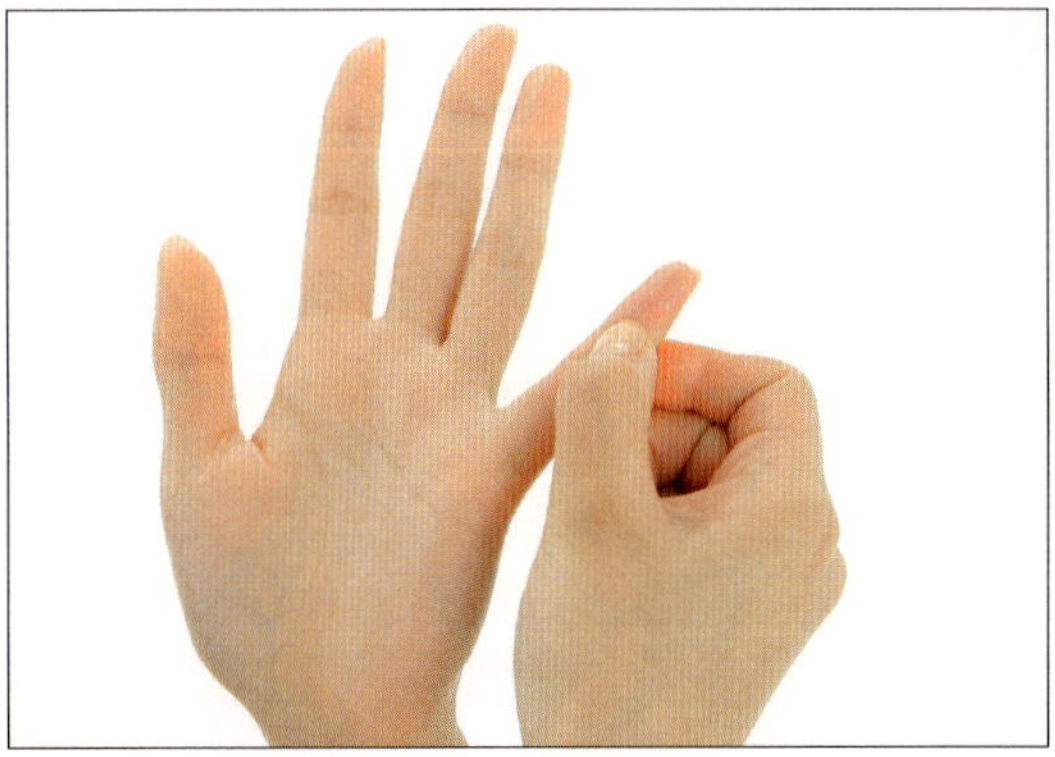

ツボの押し方

親指と人さし指ではさむようにして「腎穴」を押しもむ。「生殖ゾーン」も同様に押しもむ。

内臓の不調と顔のトラブル

顔は内臓の不調が表れやすい場所

紫外線によるものではないシミが顔の左右対称に表れて、数ヶ月たっても消えない場合は、内臓の不調が原因かもしれません。排泄機能が低下すると、余分な水分や脂肪などの老廃物が、皮膚の上のシミや吹き出ものによって排泄されます。中でも顔は内臓の不調が最も表れやすい場所といわれます。シミや吹き出ものができたら、それに対応する内臓を調べましょう。そして、正しい食生活やツボ治療をして、改善しましょう。

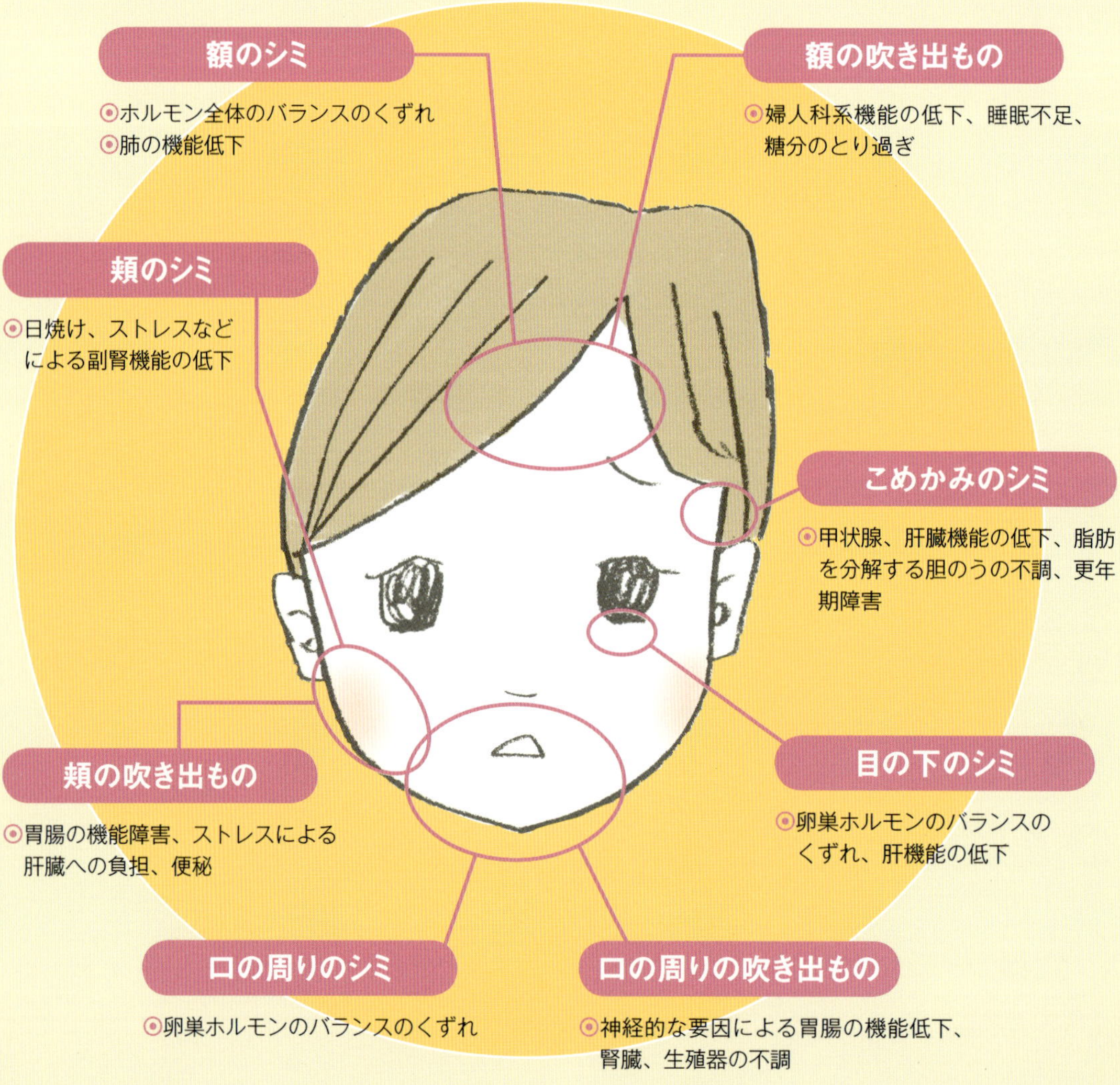

第７章

かんたん!
手のツボ・足のツボ

今やマッサージの定番として知られる「足裏マッサージ」。手や足には、全身に効果のあるツボやゾーンが数多くあります。手が届きやすく、自分で刺激しやすい場所なので、ぜひお試しを！

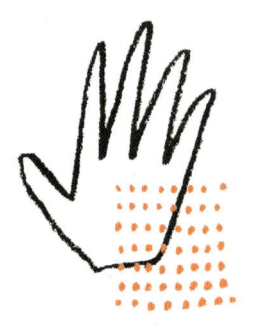

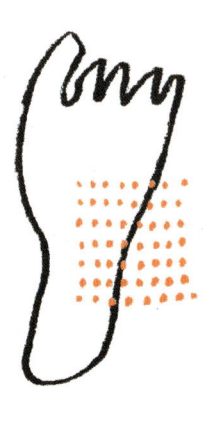

内臓に直結するツボが集中

手のツボゾーン

手の5本指にはすべて経絡《けいらく》が通っているので、手全体を刺激すると効率よく全身の調子を整えることができます。

◉いつでも押せる手のツボ

手のツボとゾーンには、人間の体のすべてを投影することができます。手のひら側から見ると、中指の先が顔にあたり、その下は気管支、肺、心臓と続きます。手のひらには胃や肝臓、大腸などが集まっているため、ここに「胃腸点」や「健《けん》理三針区《りさんしんく》」など胃腸の痛みに効くツボがあります。胃腸が弱っているときは、これらのツボを刺激しましょう。

手の甲は背中に対応しています。中指の先が頭にあたり、その下は手首近くまで背骨が走っています。背骨の下のほうは腰椎に対応しているため、ここに「腰《よう》腿点《たいてん》」という腰痛に効くツボがあります。腰が痛いときは、背骨の両側にある二つの「腰腿点」を押しましょう。

このように手の人体投影図があればおおまかなツボの位置がわかって便利です。

◉万能ツボ

合谷《ごうこく》

あらゆる手のツボの中でも、とくにさまざまな症状に効く万能ツボと呼ばれているのが「合谷」です。親指と人さし指の分かれ目にあるくぼみが谷のように見え、そこから〝気〟が湧き出ると考えられています。「合谷」を押しもんで体中を巡る〝気〟の流れを整えれば、肩コリやかぜ、神経症などさまざまな体の不調が改善されます。仕事中や電車の中などで手軽に押しもみましょう。

「合谷」の主な効能

- ◉肩コリ、首のコリ、疲れ目
- ◉腹痛、のどの痛み、歯痛
- ◉かぜ、花粉症、いびき
- ◉胃腸虚弱、高血圧、のぼせ、虚弱体質
- ◉神経症、過敏性腸症候群
- ◉生理痛、便秘、むくみ、抜け毛

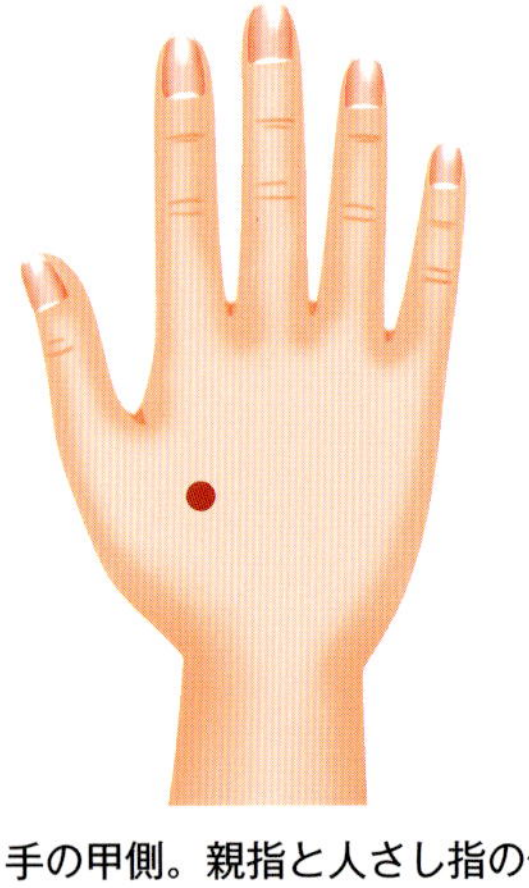

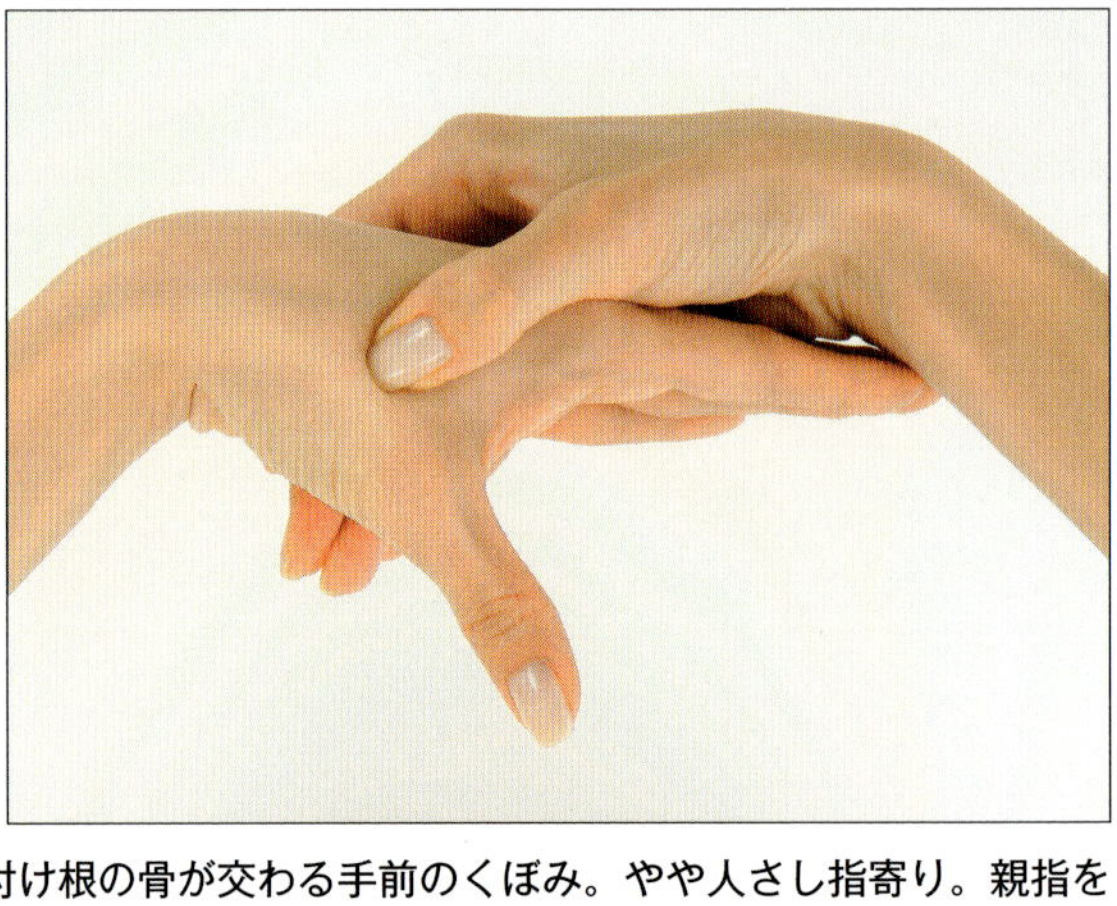

手の甲側。親指と人さし指の付け根の骨が交わる手前のくぼみ。やや人さし指寄り。親指をツボに当て、ほかの指で手を支えるようにして、痛気持ちいい程度の強さで押しもむ。

手の人体投影図

おおまかなツボの位置は
この人体投影図でわかります。
右手の場合も同様です。

手のひら

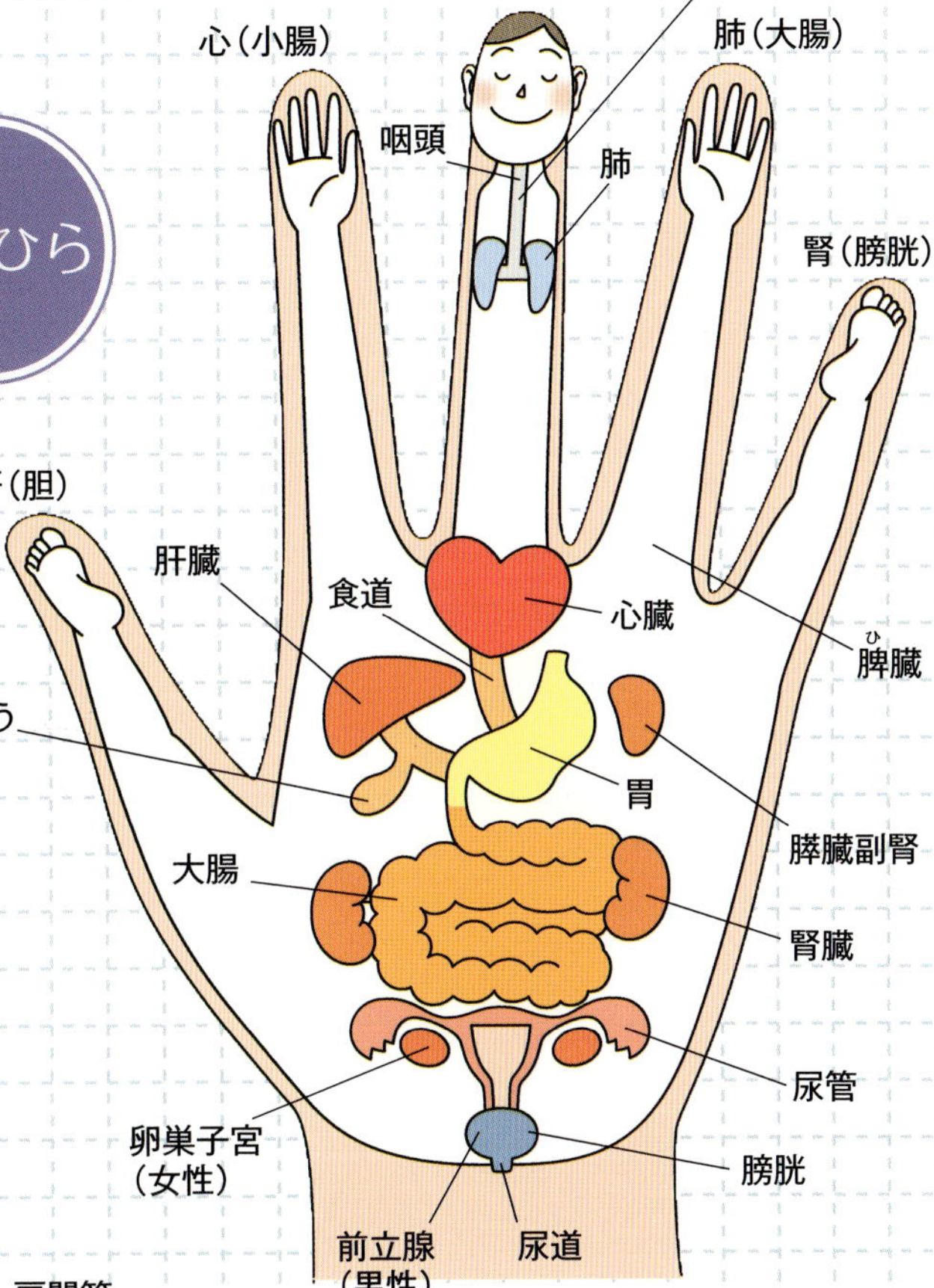

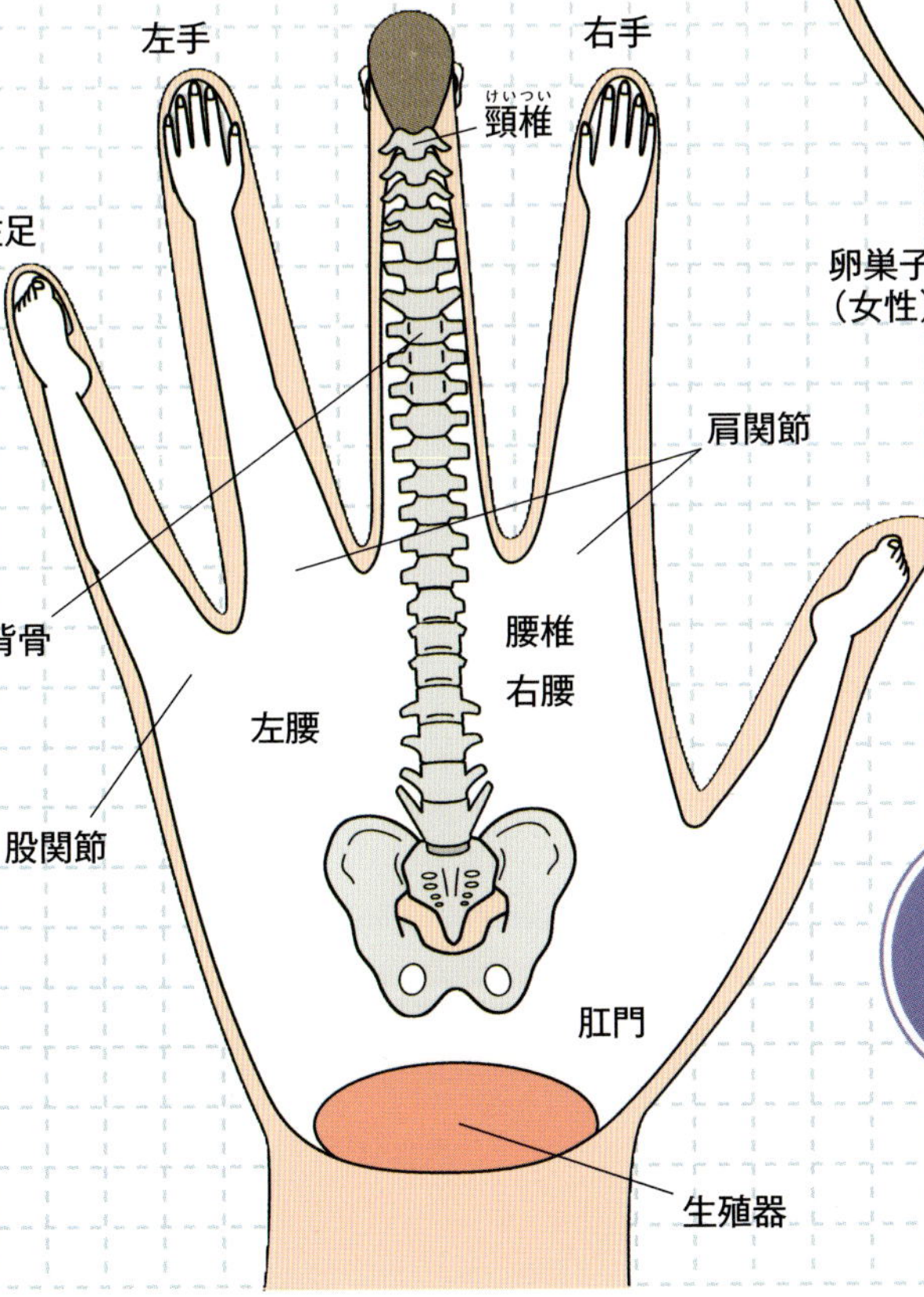

手の甲

体に効く手のツボ

頭痛や肩コリなどの痛みから、かぜや下痢などの体調不良まで、体のさまざまな症状に効くツボを刺激しましょう。

首のコリ

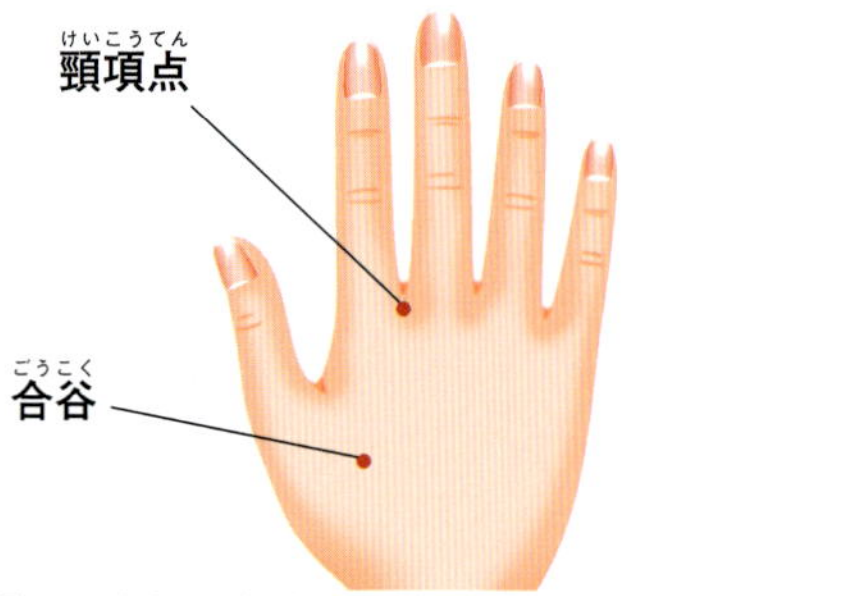

「頸項点」は古くから首のコリに効果があるとされてきた特効ツボ。親指でやや強めに押しもむと、固まった筋肉やすじがほぐれ、血行がよくなる。

頭痛

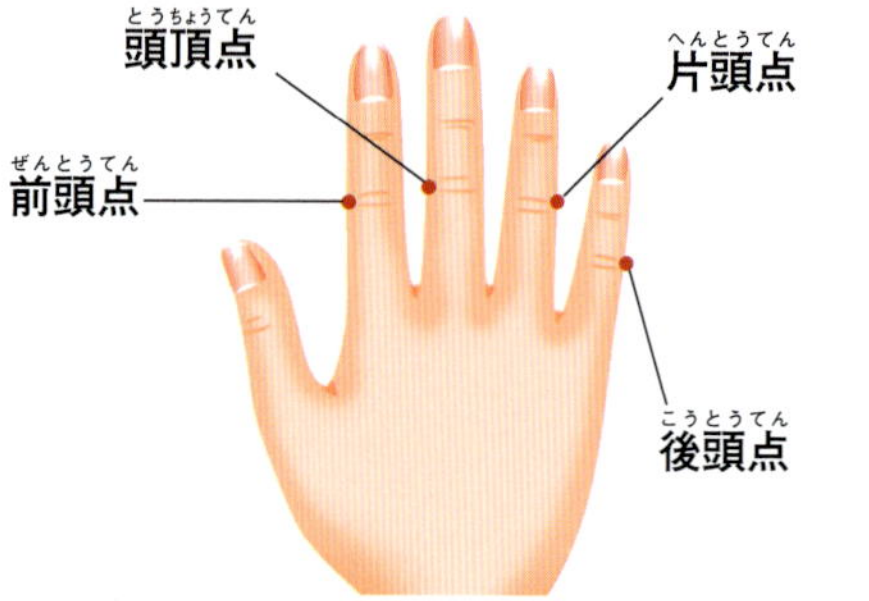

それぞれのツボを1～2分押しもむ。頭のてっぺんから痛くなる頭痛には「頭頂点」、偏頭痛のときは「片頭点」、頭に鈍い痛みがあるときには「後頭点」を刺激する。

腰痛

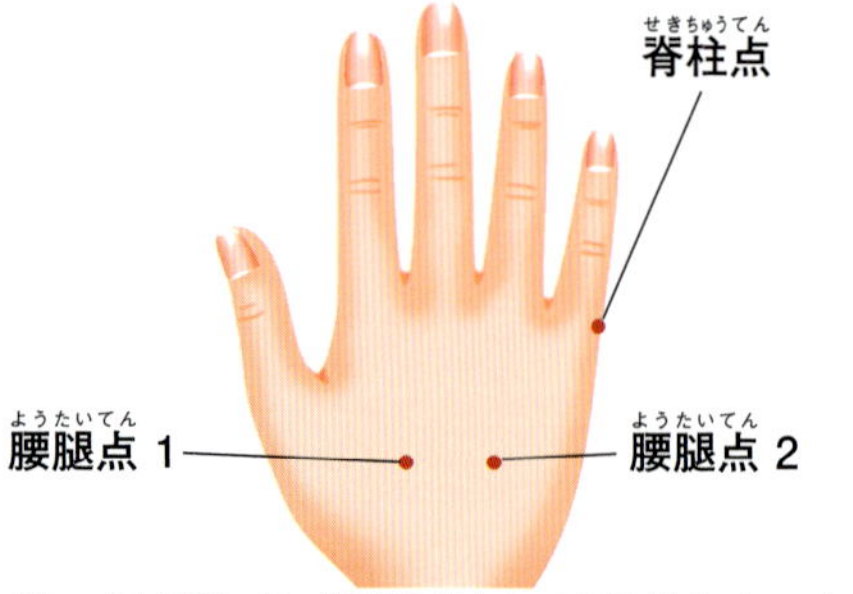

ぎっくり腰には「腰腿点1」、疲労がたまった腰痛には「腰腿点2」が効く。どちらも親指以外の指の腹で骨に押し込むようにしてもむ。「脊柱点」は椎間板ヘルニアの特効ツボ。

肩コリ

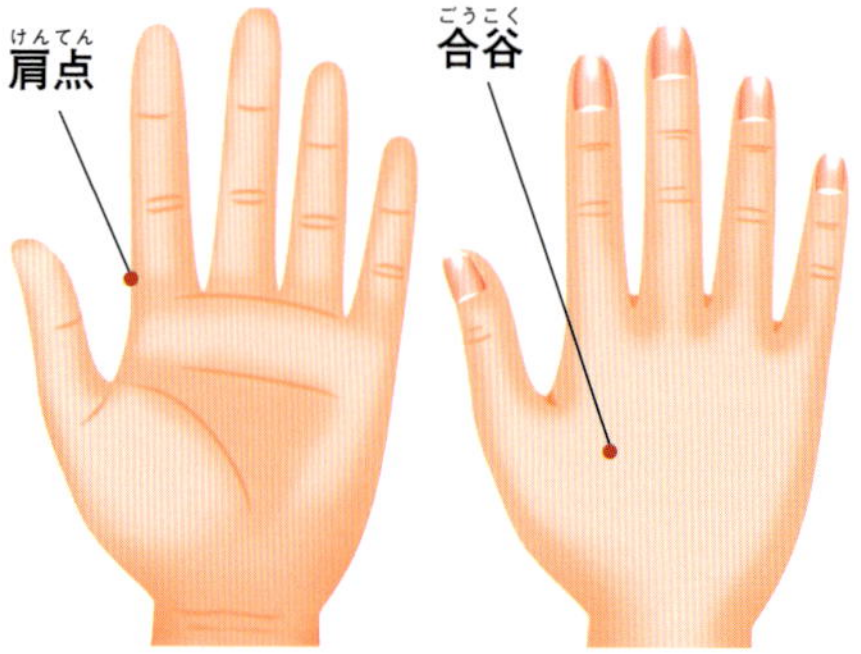

「肩点」を押しもむと血行が促進され、筋肉の緊張がほぐれるため、肩のコリや痛みがやわらぐ。どんなパターンの肩コリにも効くツボ。

腹痛

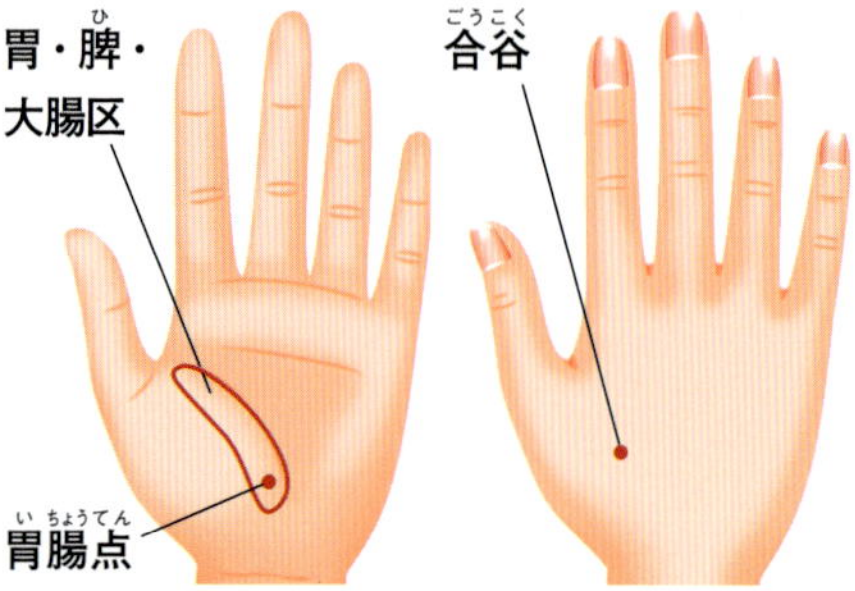

生命線の下側にある「胃・脾・大腸区」は内臓の働きを活発にして、胃もたれを緩和する。手のひらの中央と手首の中間にある「胃腸点」は暴飲暴食やストレスによる腹痛を改善。

目の疲れ

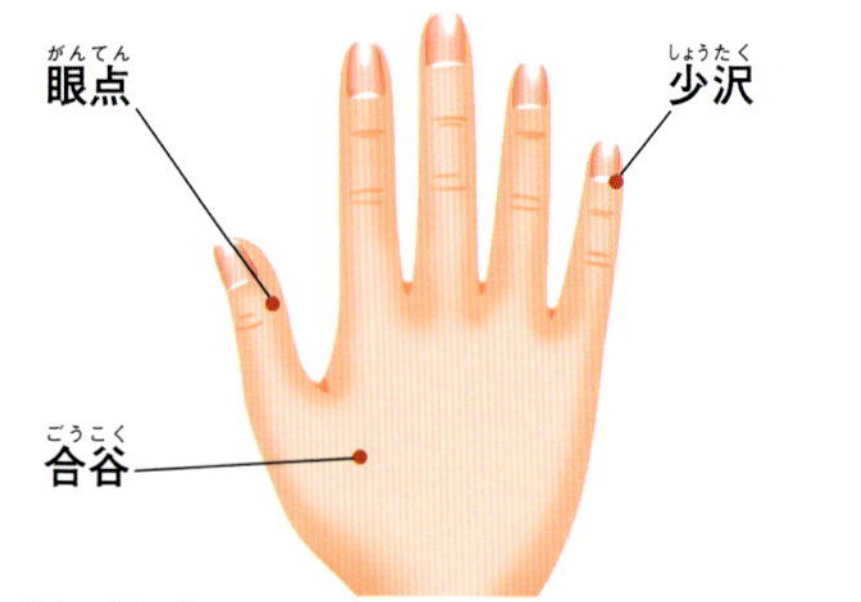

ズキズキする目の疲れには特効ツボの「眼点」が効果的。親指をツボに当てて上からやや強めに押しもむ。右目が疲れたら左の手、左目が疲れたら右の手を刺激する。

せき

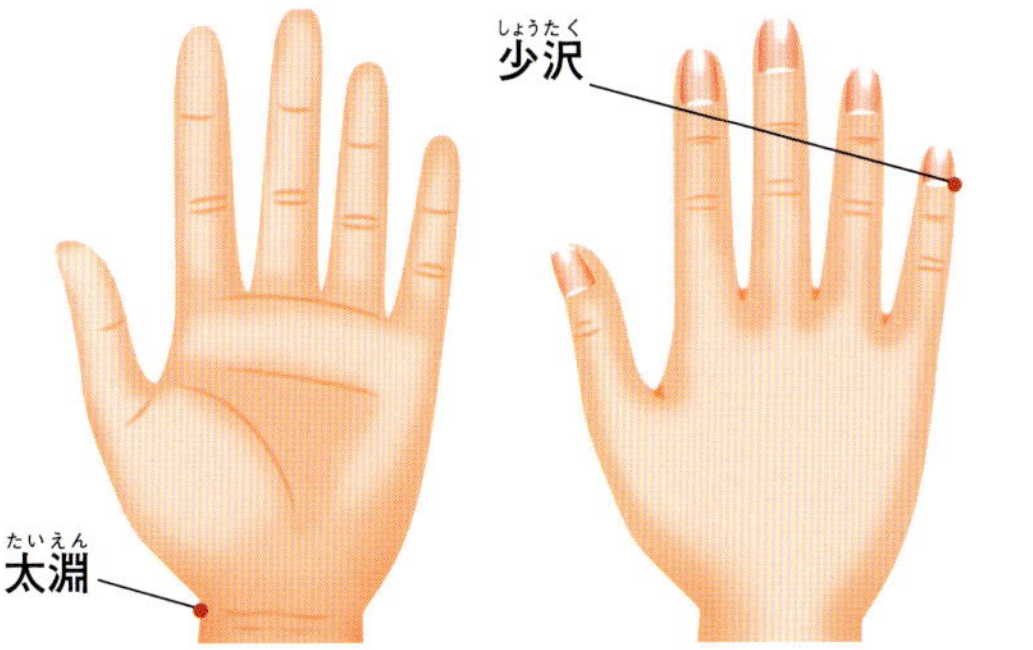

「少沢」は内臓機能を高め、体力をよみがえらせる働きがある。押しもんだり、こすったりをくり返し行うのが効果的。呼吸器系の症状に効く「太淵」も併せて刺激する。

胃痛

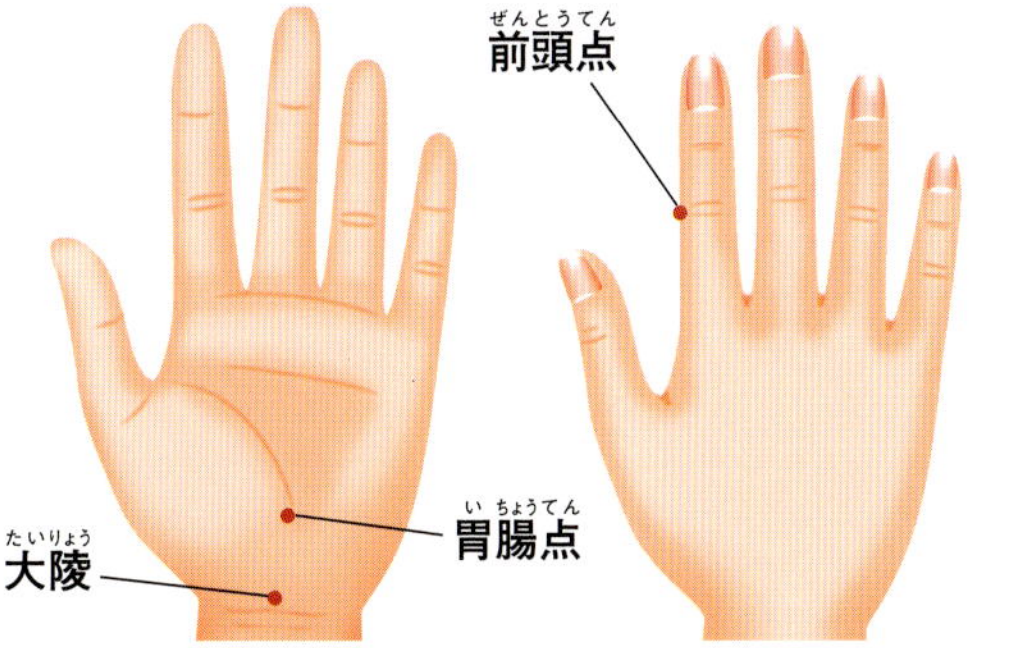

ストレスによる胃痛には「前頭点」、胃痛や胸焼けなどの消化器系の不調時には「胃腸点」、胃痛の予防のために内臓を強化したいときには「大陵」を押しもむ。

吐き気

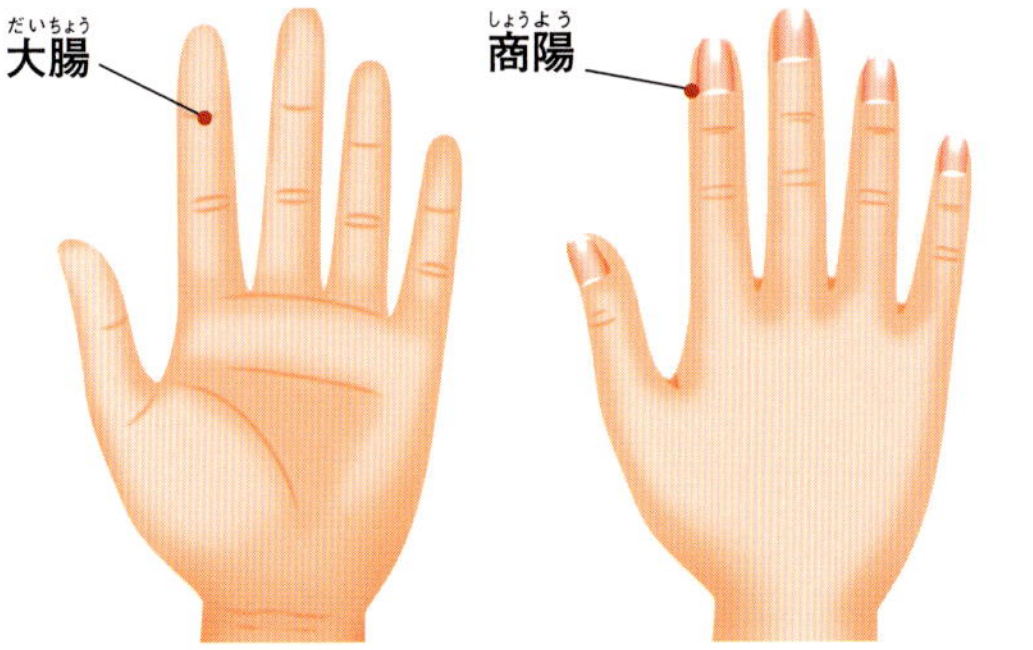

「商陽」を刺激すると胃や腸の働きが高まり、食物が効率よく消化され、吐き気が緩和される。「大腸」を毎日押しもむと、消化器官が強くなり、胃腸が丈夫になる。

かぜ

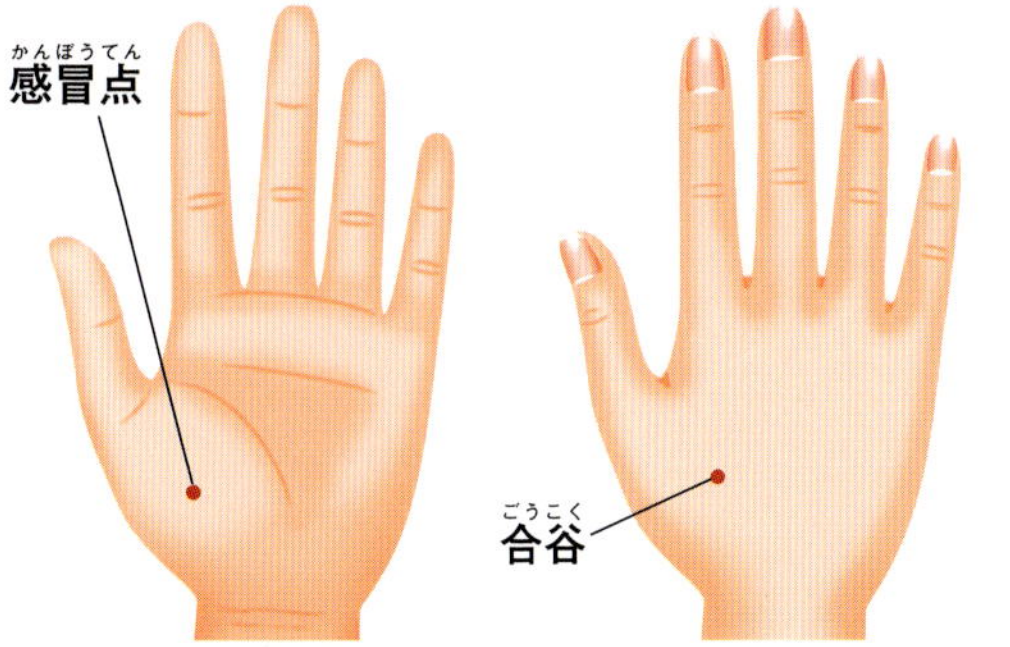

かぜからくるのどの痛みには「感冒点」が効果を発揮。万能ツボの「合谷」とともに、親指と人さし指で手をはさむようにして押しもむ。

下痢

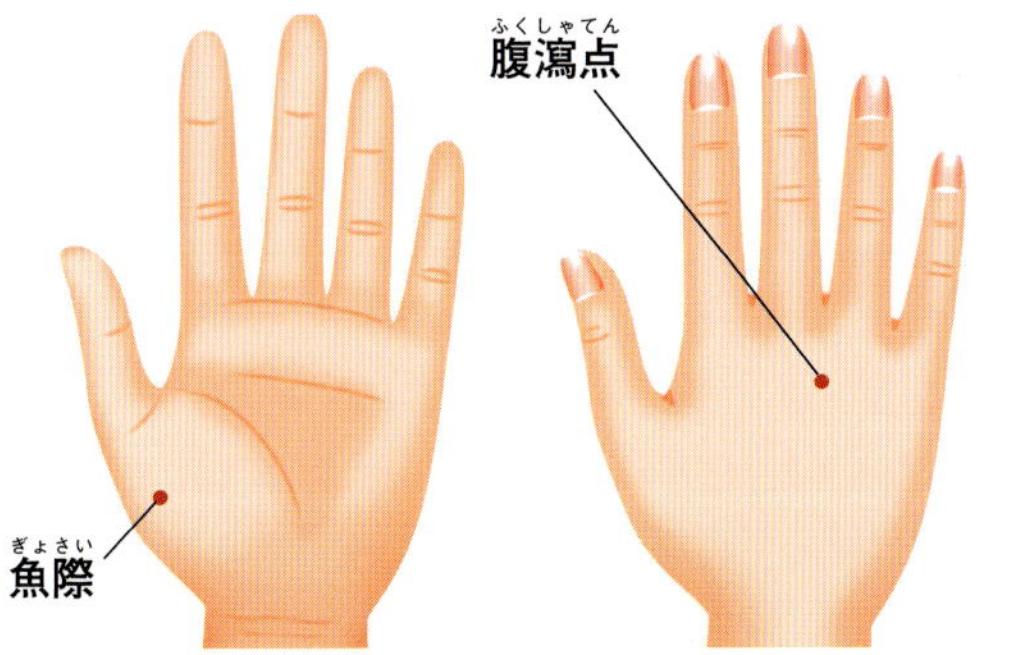

「腹瀉点」は中指と薬指の骨が交わる付け根のくぼみで、ほとんどの下痢に効果的。「魚際」は親指のふくらみの出っ張っている骨の手前のくぼみ。胃腸の働きを活発にし、調整する。

のどの痛み

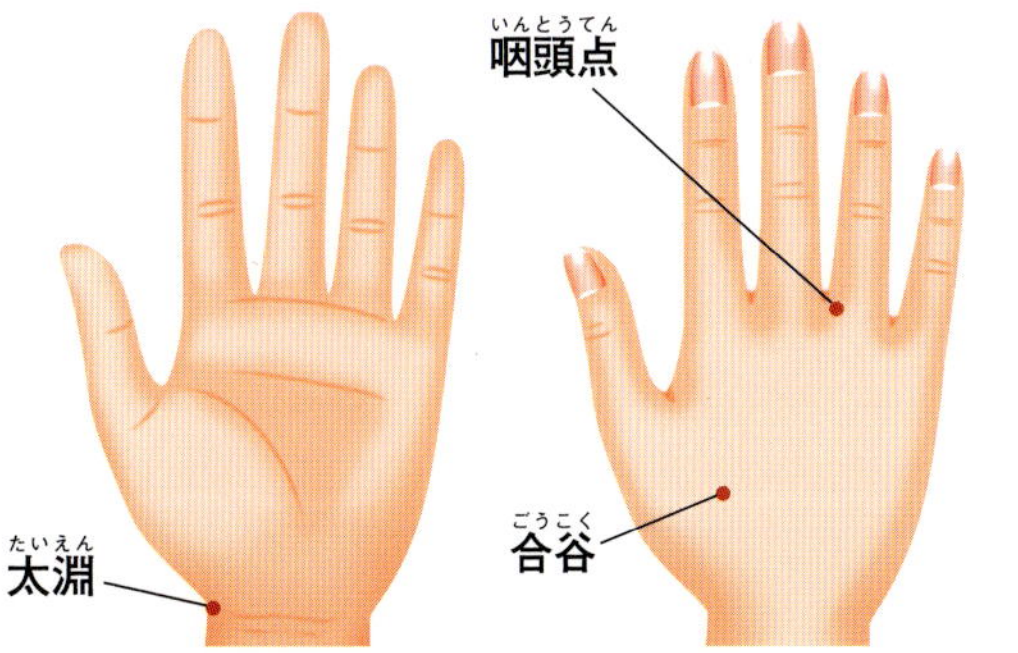

「太淵」はのどの痛みやせきなど、呼吸器系の症状に効果がある。「咽頭点」のあたりをやさしく上下に刺激するのもよい。のどが弱い人は「咽頭点」に米粒を貼ると予防できる。

花粉症

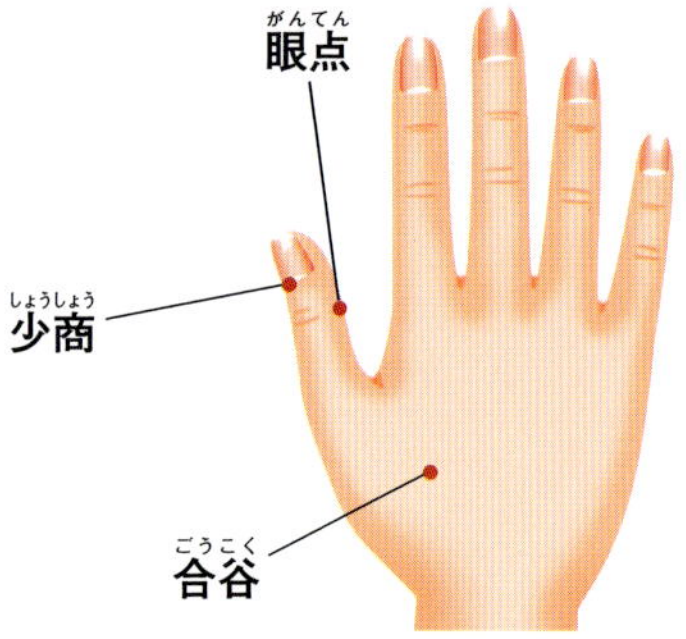

花粉症で目がかゆくなったときは、目の特効ツボ「眼点」を刺激するとラクになる。「少商」は気の流れや血液循環を整え、呼吸器系の働きをアップさせる。

胃腸虚弱

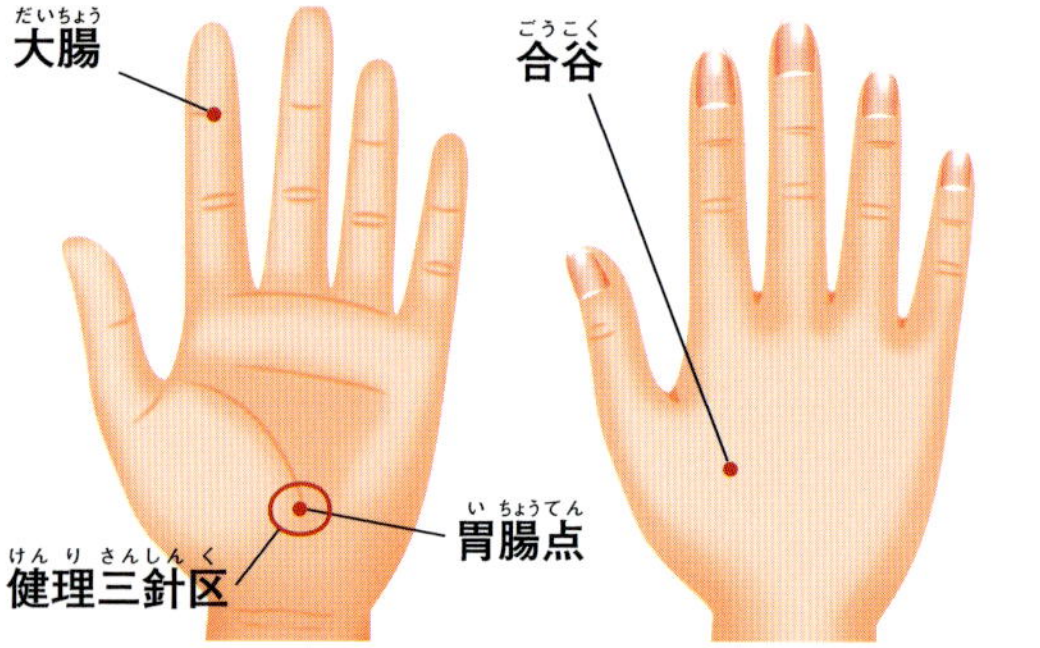

「胃腸点」やその周りの「健理三針区」を親指で押しもむと、胃腸を養生できる。「大腸」は毎日押しもむと胃腸が強くなり、胃腸病を予防できる。

虚弱体質

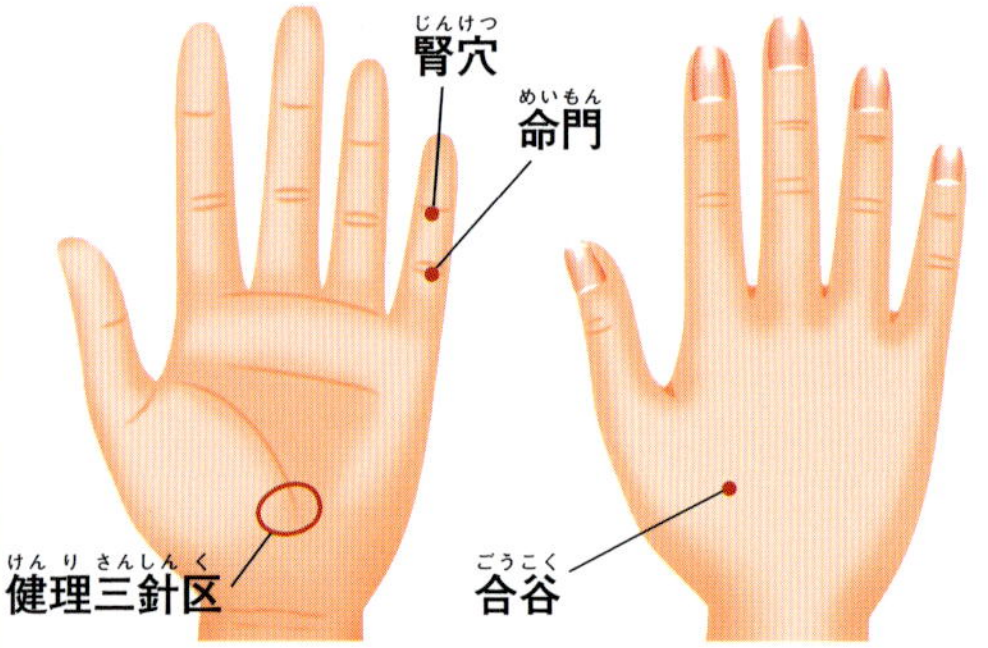

「腎穴」はホルモンバランスを整え、自律神経の働きを高めるツボ。「命門」を押すと体の末端まで血液が流れ、気力が出る。胃腸を養生する「健理三針区」も効果的。

老化防止

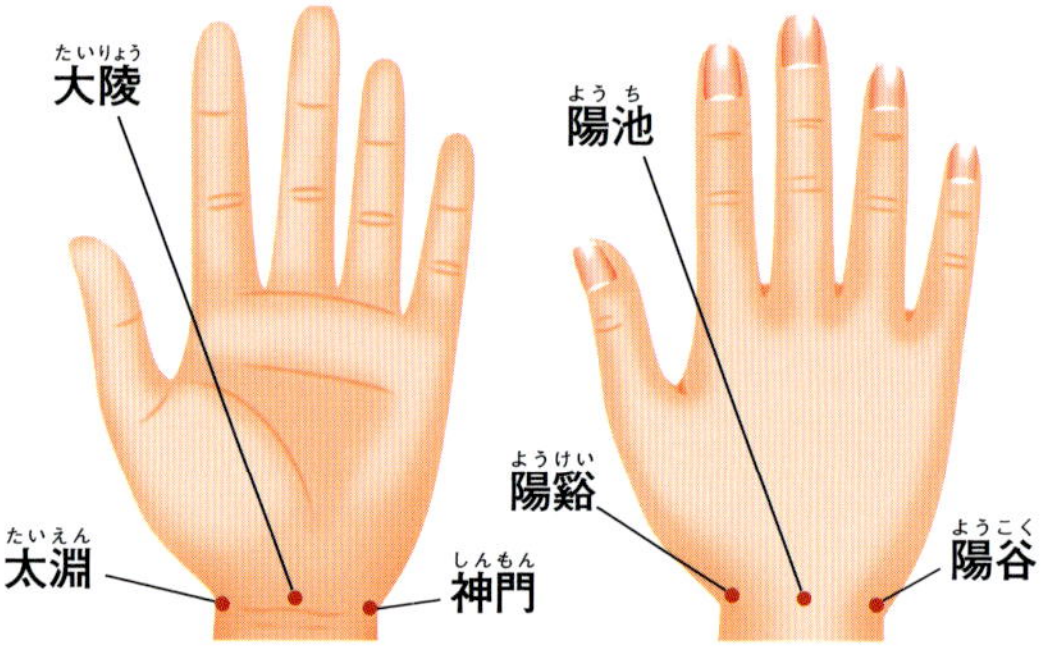

「太淵」は脳を活性化し、「大陵」はもの忘れに効く。「陽池」や「陽谿」は細胞に血液を届ける末梢血管の流れをよくし、脳の機能を高めて活性化する。

頻尿

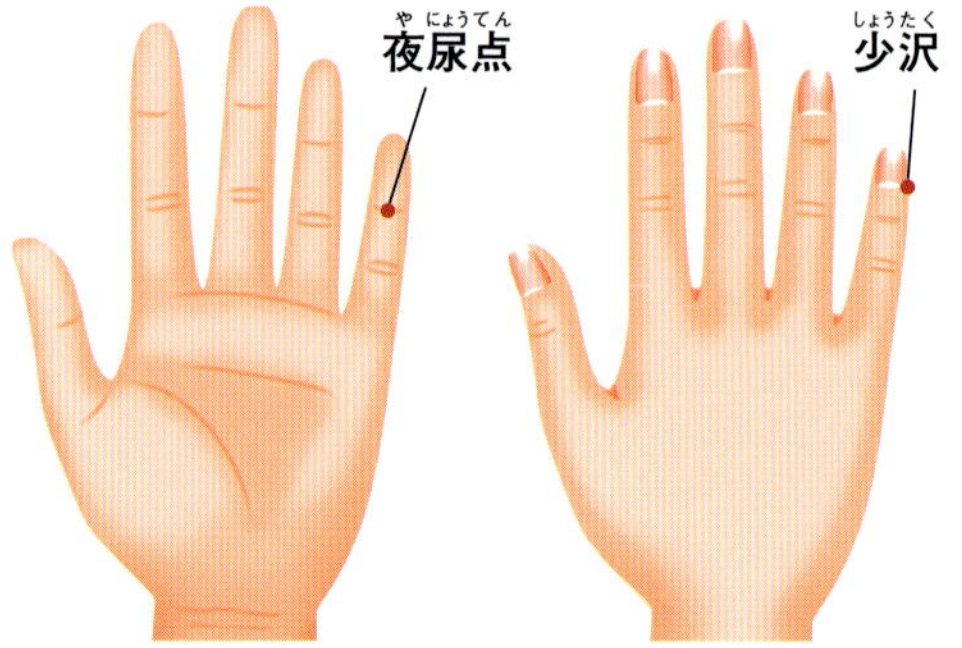

「夜尿点」（腎穴）を刺激すると、排尿のコントロールがうまくできるようになる。「少沢」を押しもむと、泌尿器官の血行がよくなり、機能がアップする。

精力減退

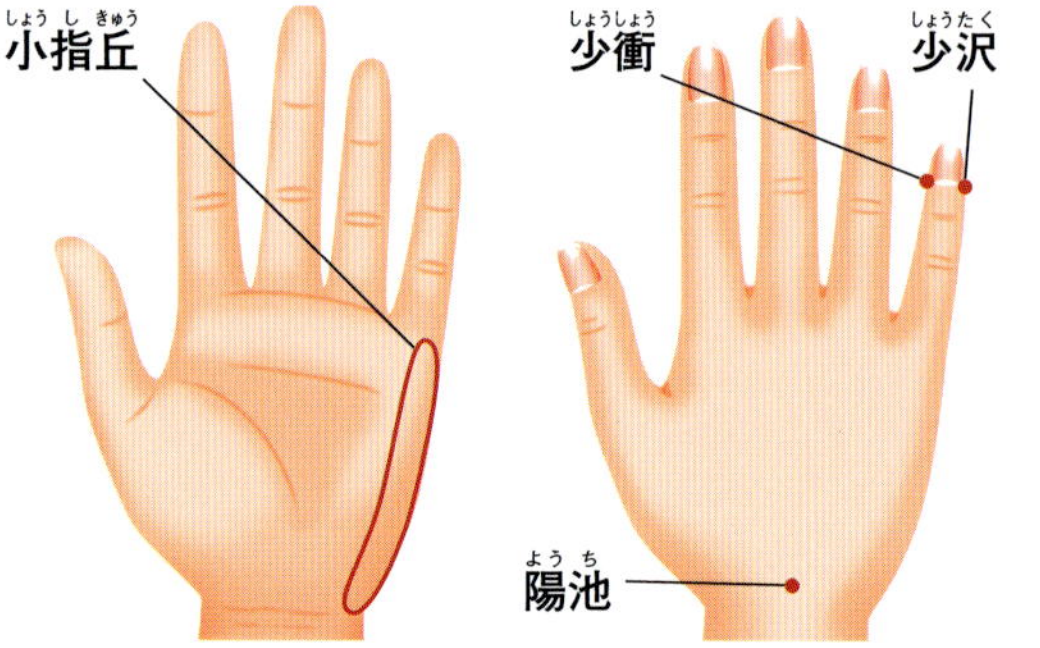

「陽池」はホルモンバランスを整え、スタミナをアップさせる。「少沢」は内臓と泌尿器官の血行を活発にする。「少衝」を押すと気持ちが落ち着き、ストレスが解消される。

心に効く手のツボ

ストレス社会といわれる現代では、神経症や無気力症などの症状が増えています。ツボを押してストレスを撃退しましょう。

無気力

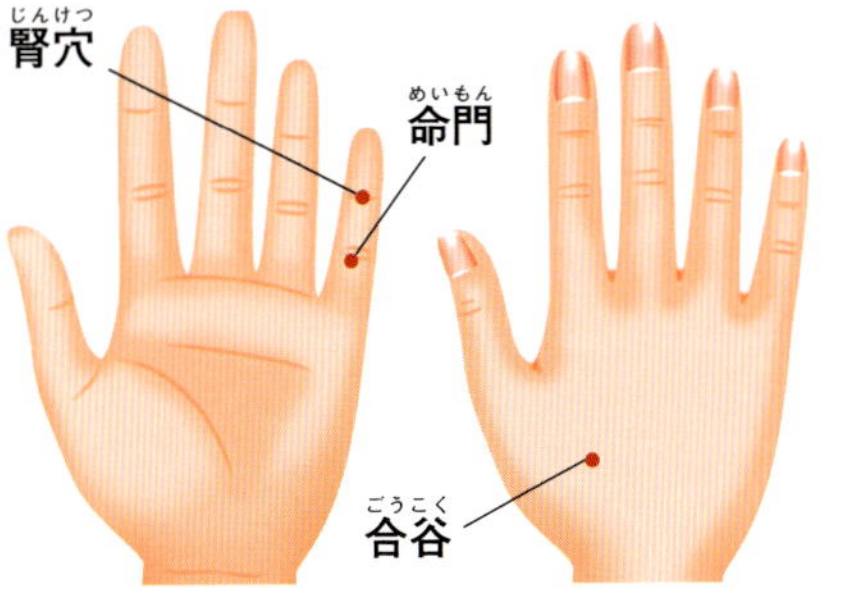

「腎穴」はホルモンバランスを整え、ストレスを軽減する。「命門」をやや強めに押しもむと体の末端まで血液が流れ、気力や活力がみなぎってくる。

イライラ

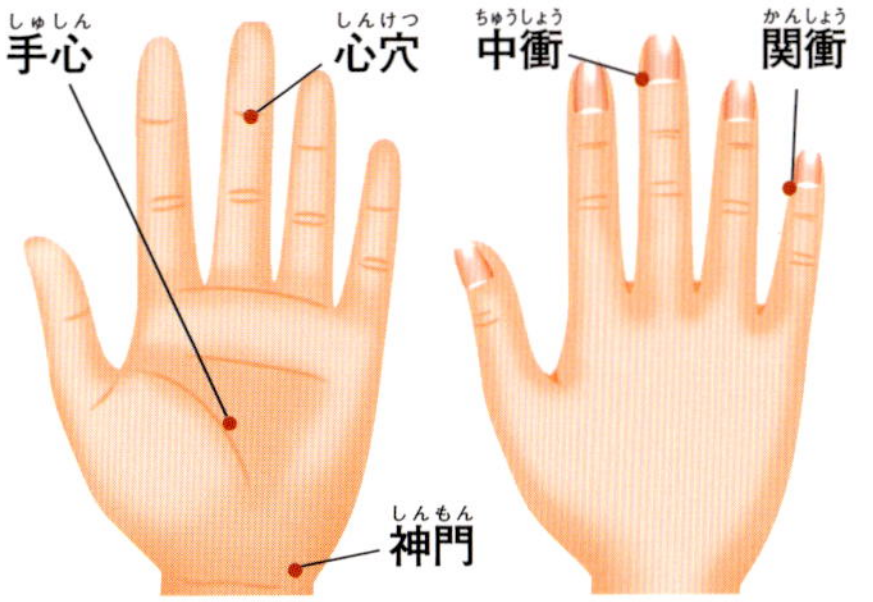

イライラするときに「関衝」を押しもむと気持ちが安定する。「神門」は不安やストレスによるイライラを鎮めるツボ。「手心」は体に活力が湧いて前向きな気持ちになる。

自律神経失調症

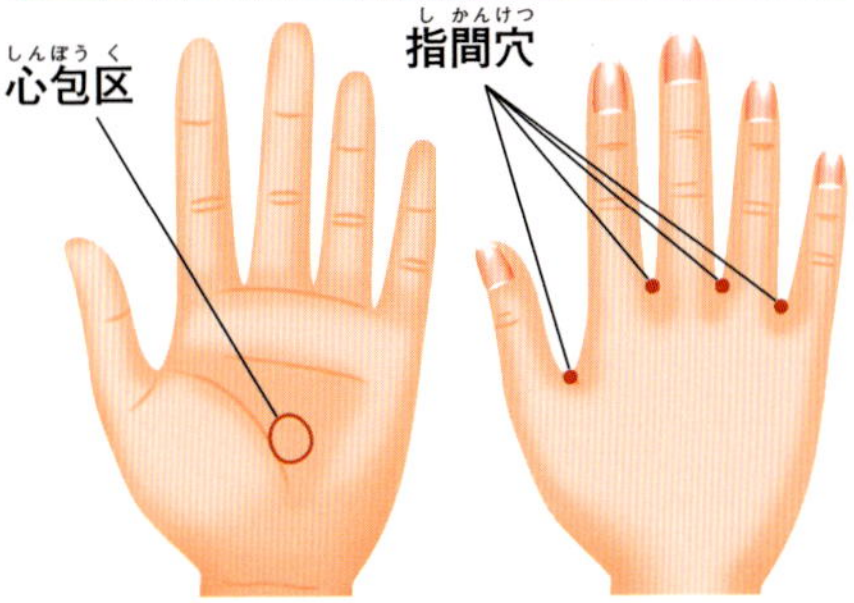

自律神経が乱れて頭痛や手足のしびれなどの症状が出たときは「心包区」を時間をかけてよく押しもむ。「指間穴」を押しもむと血行がよくなり、自律神経の乱れが改善される。

うつ

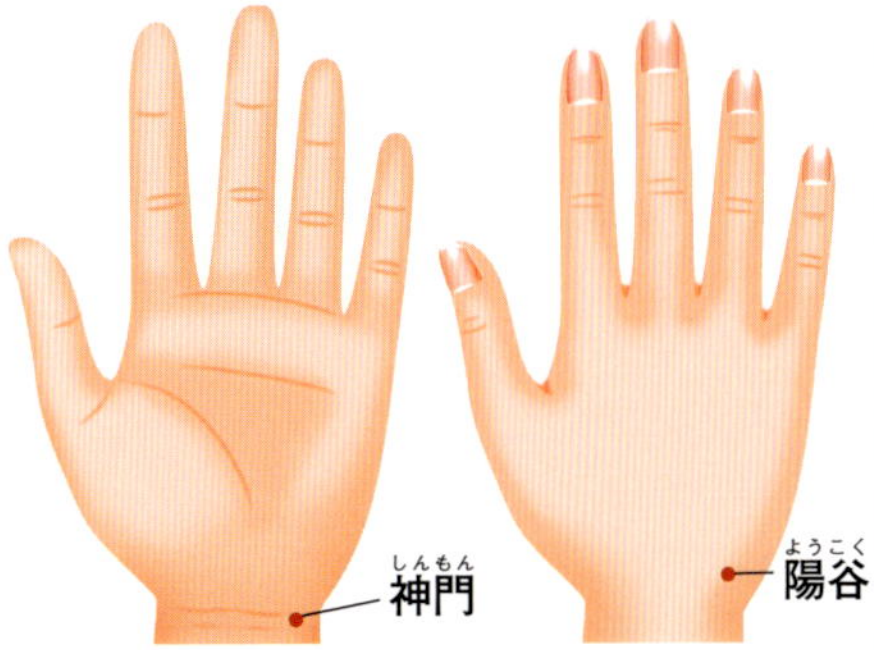

体力を増進し、活力を回復させる「陽谷」を親指で押しもむのが効果的。不安やストレスによるイライラには「神門」の刺激が効く。

過敏性腸症候群

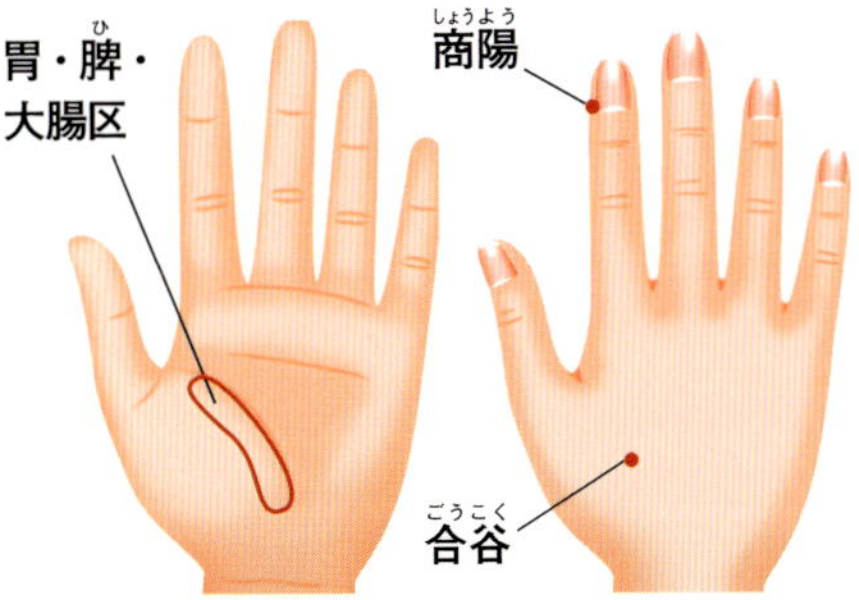

「胃・脾・大腸区」は消化器系の内臓の働きを活発にし、排便の乱れを改善する。「商陽」は胃腸の働きを高め、食物を効率よく消化吸収できるように作用する。

神経症

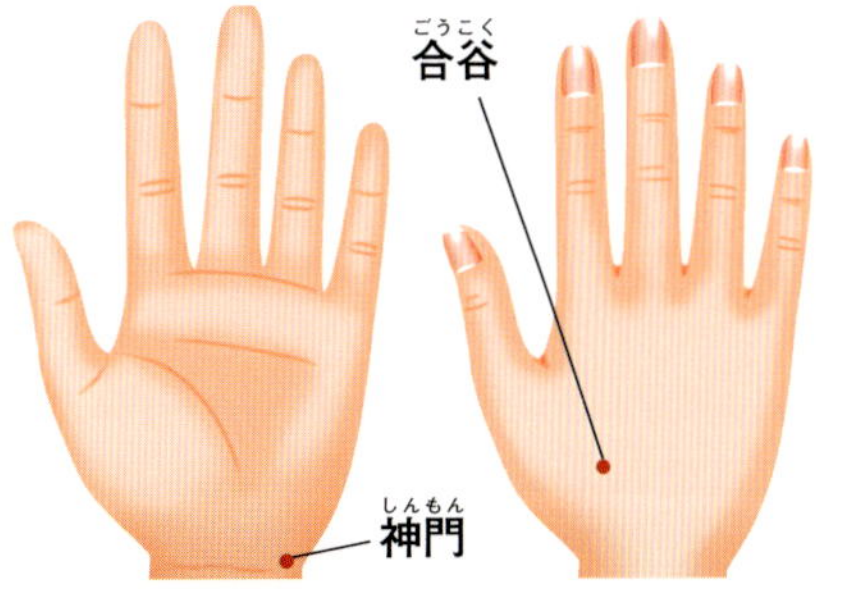

不安感や恐怖感によって動悸や冷や汗、ふるえなどの症状が出るときは、手首の横ジワにある「神門」を刺激するのが効果的。「合谷」を押しもむと気持ちが落ち着いてくる。

女性の悩みに効く手のツボ

生理痛や更年期障害など、女性特有の悩みにもツボ刺激がおすすめです。体のむくみをとりたいときやダイエットにもツボ押しをしましょう。

貧血

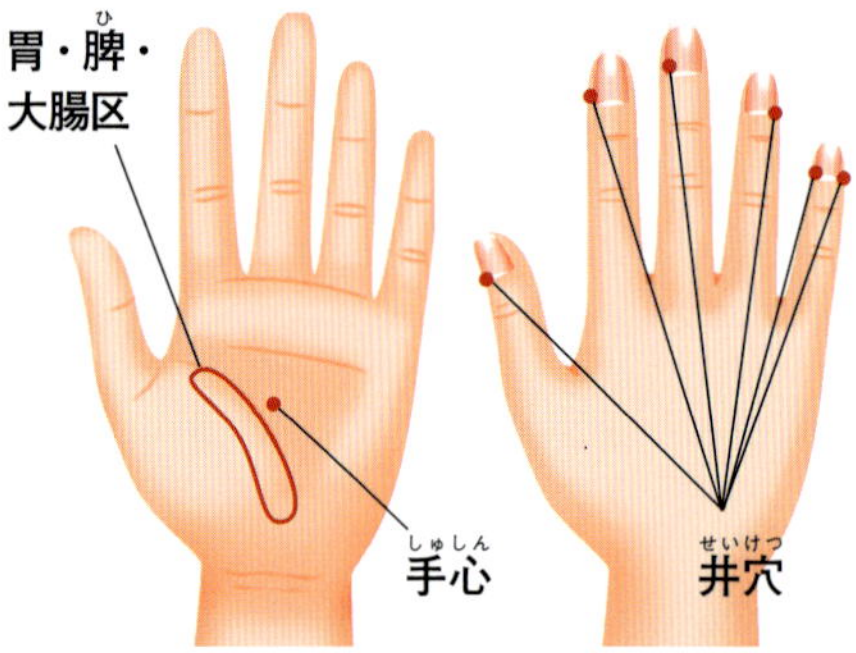

貧血による疲労感や息切れ、めまいなどの症状が出たときは、食物の消化吸収力を高めて造血のサポートをする「手心」を刺激する。

生理痛・生理不順

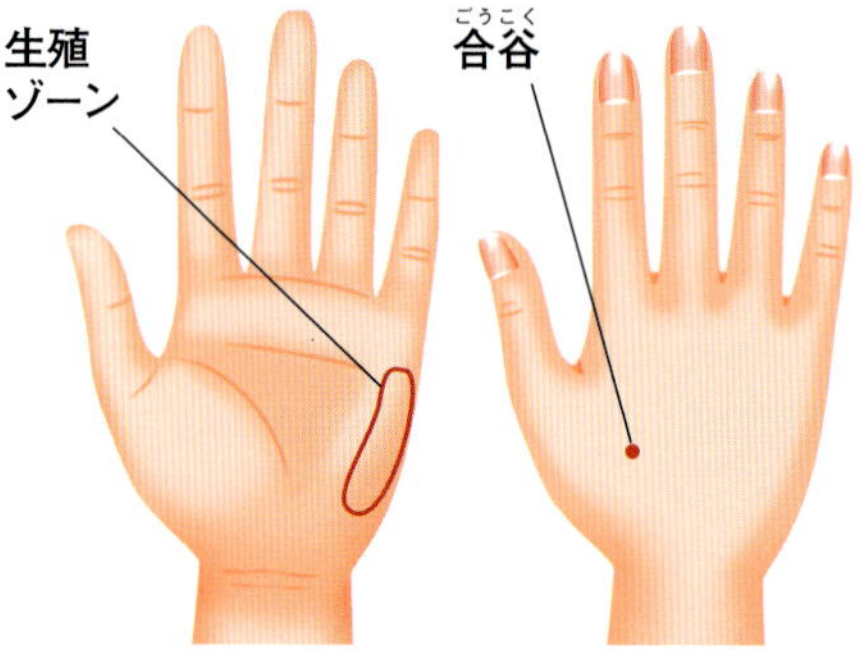

「生殖ゾーン」は卵巣や子宮に関連するツボで、ホルモンバランスを整え、痛みをやわらげる。生理前に刺激すれば痛みの予防にもなる。

便秘

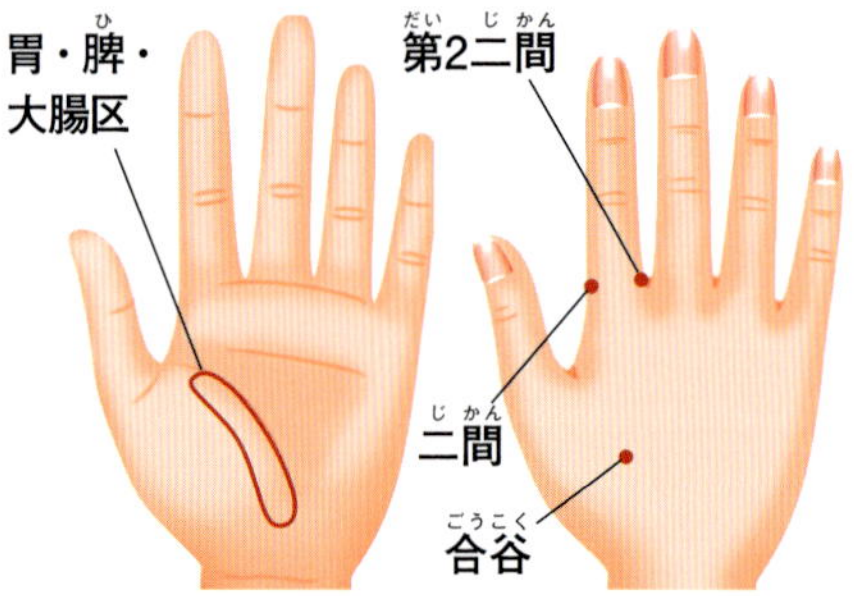

大腸の経絡に属する「二間」と「第2二間」をはさむように同時に押すと、消化器系の働きが高まり、排便がスムーズになる。「胃・脾・大腸区」の刺激も有効。

冷え性

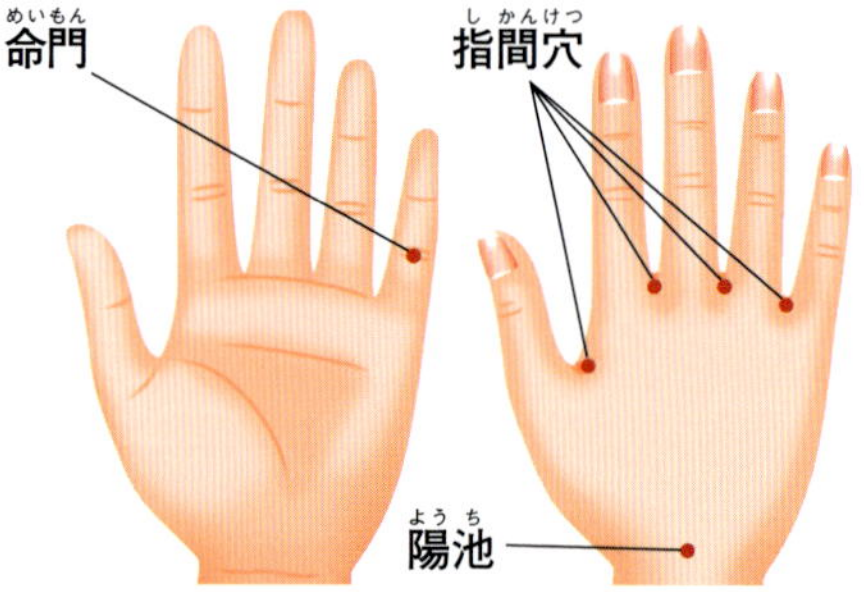

血行を促進する「命門」をやや強めに押しもむと、体の末端まで温まってくる。「陽池」はホルモンバランスを整え、冷えからくる生理不順などを改善する。

更年期障害

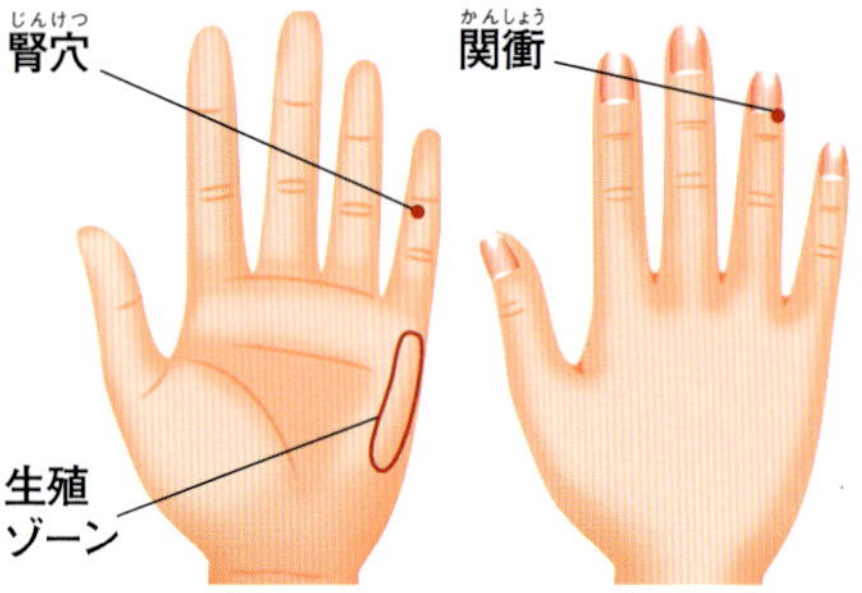

「関衝」をよく押しもめば、ホルモンの分泌が促進される。卵巣や子宮に関連し、生理痛をやわらげる効果もある「生殖ゾーン」を刺激すれば、ホルモンバランスが整う。

不妊症

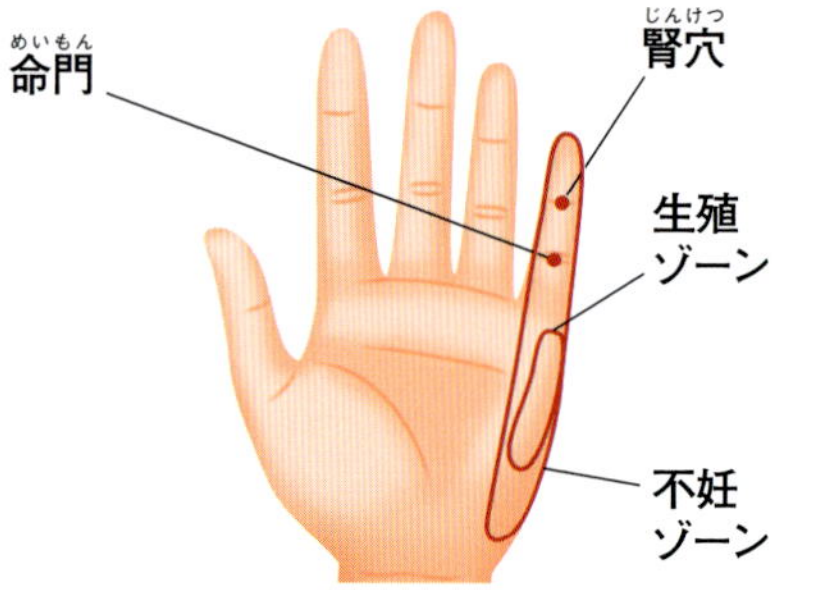

「不妊ゾーン」には生殖に関する機能が集中している。温かくなるくらいまで押しもんだり、上下にさすったりすると、ホルモンバランスが整い、徐々に妊娠しやすい体になる。

代謝アップ

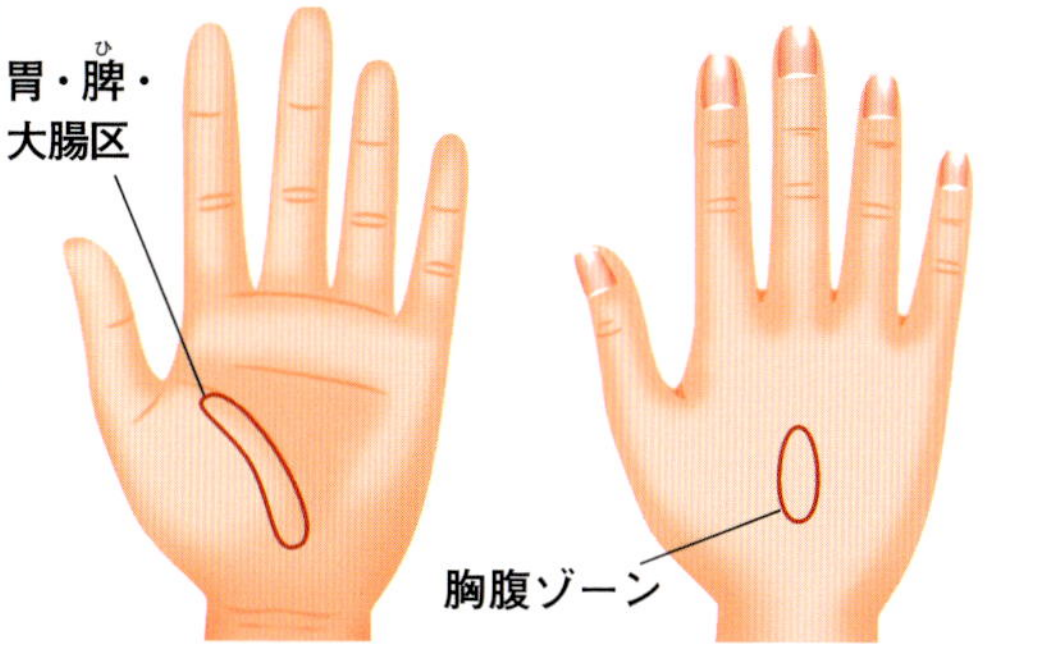

中指と薬指の骨が交わるところにある「胸腹ゾーン」はホルモンの分泌を整え、太り過ぎの体質を改善する。食前に「胃・脾・大腸区」を強めにつまむと食欲を抑えられる。

肌荒れ

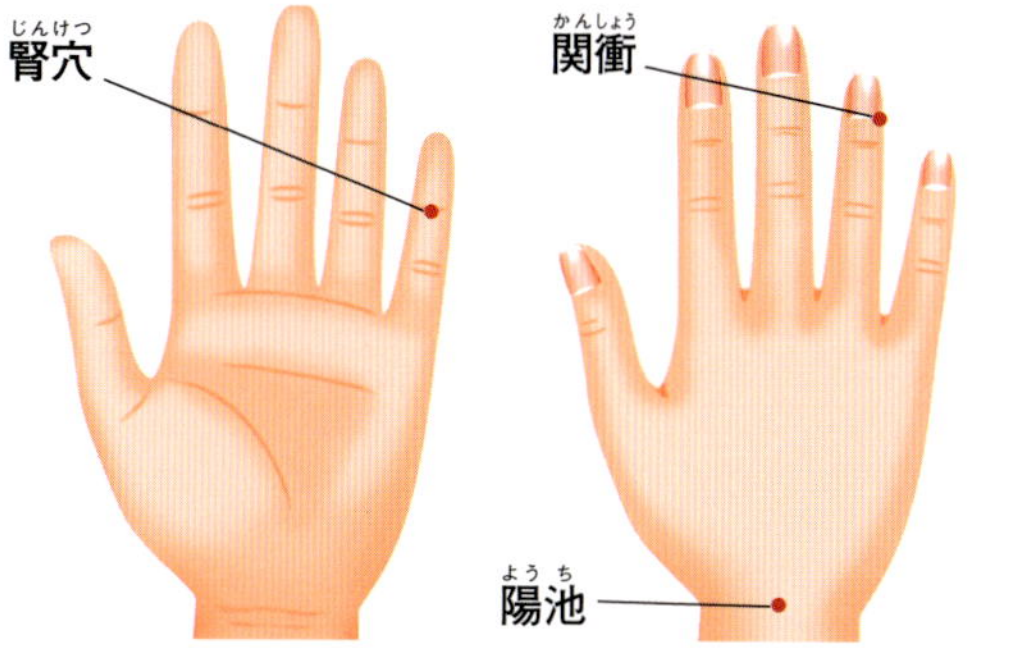

血液循環をよくして肌を滑らかにしてくれる「関衝」は肌荒れの特効ツボ。「陽池」は栄養分を含んだ血液を細胞に届ける働きをサポートし、肌荒れを早期に改善する。

ウエストやせ

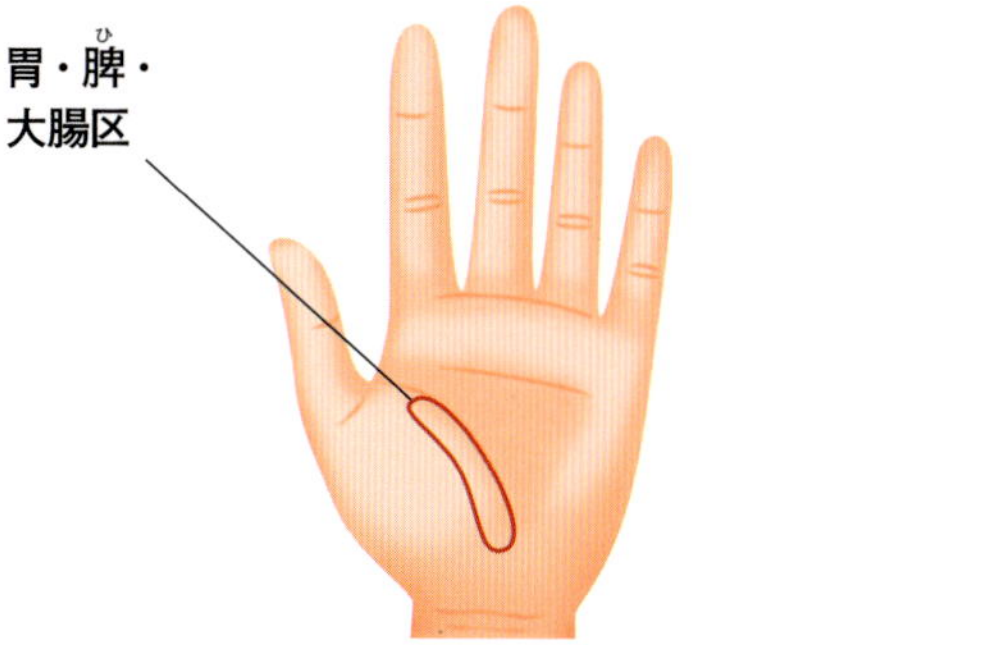

運動で脂肪を燃やすとき、ツボを刺激すると脂肪の燃焼効率がよくなる。「胃・脾・大腸区」をつねるように刺激すると、消化がよくなり、便秘が解消される。

むくみ

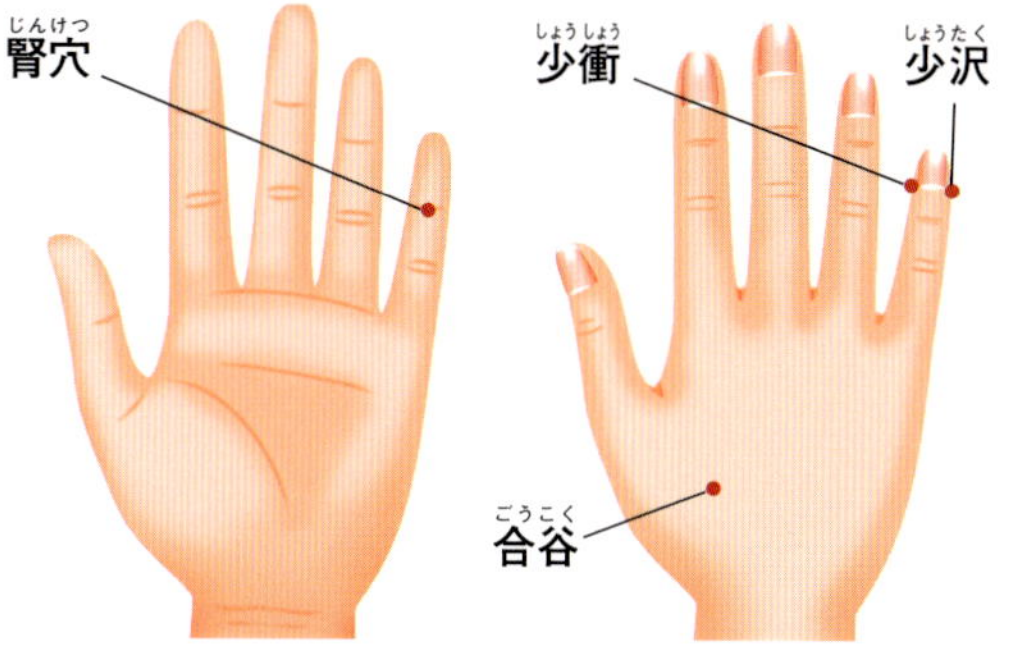

「少衝」は心肺機能を整え、血液循環をよくして下半身のむくみを改善する。泌尿器系の働きを高める「腎穴」や「少沢」を併せて刺激すると効果的。

ヒップアップ

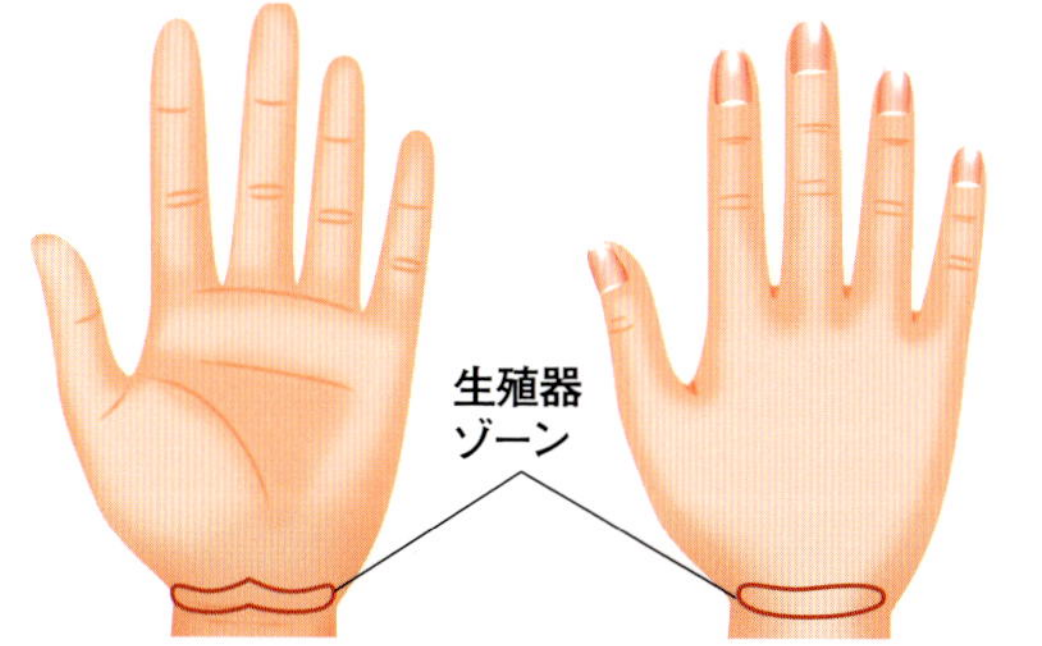

手のひらの丸いライン際と、手の甲の横ジワにある「生殖器ゾーン」は、下半身に滞っている老廃物を出し、ヒップアップを手助けするツボ。

美髪

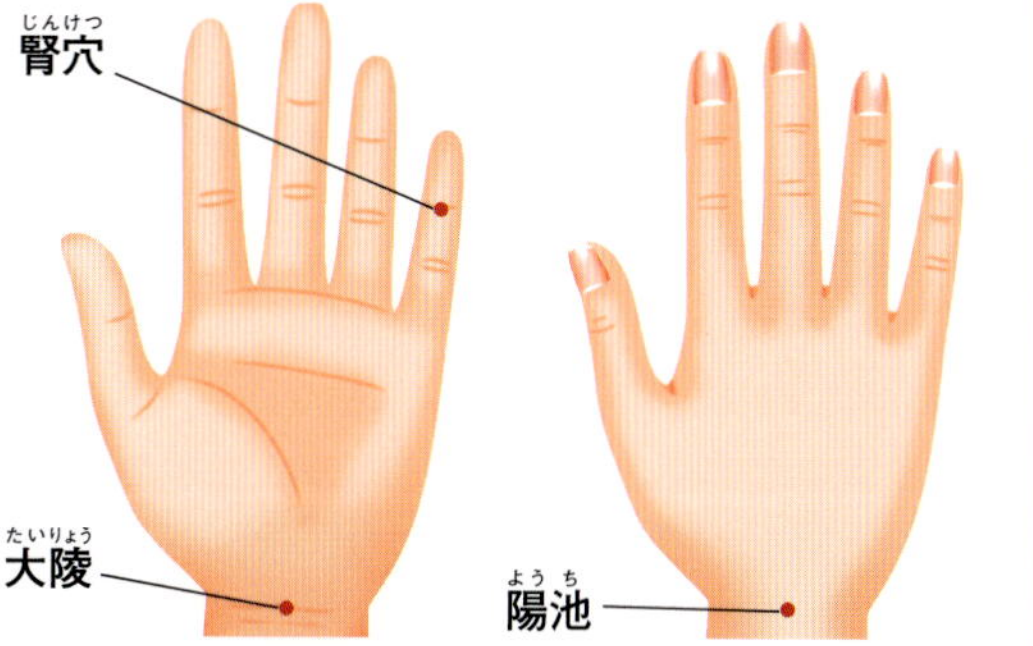

ダメージヘアや薄毛などのトラブルには「腎穴」が特効。抜け毛にはホルモンバランスを整える「大陵」が効く。「陽池」を刺激すれば健康で丈夫な美髪が生えてくる。

体全体の臓器やパーツに対応

足のツボゾーン

足には体の各器官に対応するツボがたくさんあります。「第二の心臓」と呼ばれる足をしっかりともみほぐしましょう。

◉足裏マッサージとは

足裏には、あぐらをかいている人体図を投影することができます。親指が脳に対応し、その付け根が首、そして人さし指から小指に向かって「肩ゾーン」が続きます。そのため、親指を押すと頭痛に効果があり、「肩ゾーン」を押すと肩コリが緩和されるのです。

心臓や脾《ひ》臓は体の左側にあるため、足のツボも左足だけにあります。それとは逆に、肝臓は体の右側にあるため、足のツボは右足だけにあります。胃や腸のゾーンも左右で若干異なるので注意しましょう。

ただし、目と耳のツボは左右が反対になります。右目・右耳のツボは左足に、左目・左耳のツボは右足にあるので間違えないようにしましょう。

◉万能ツボ

湧泉《ゆうせん》

足裏の中心にある「湧泉」も、手の万能ツボ「合谷」と同じく〝気〟が湧き出るツボとされています。ここを押しもむと、体力や気力が湧き出し、内臓機能が高められ、精神が安定します。血液循環がよくなるので、美肌・美髪効果もあります。腎臓の機能を強化し、利尿作用が高まるため、体内の余分な水分が排出されてダイエットにも効果を発揮。まさに女性にとってはうれしい万能ツボです。

「湧泉」の主な効能

- ◎腰痛、胃痛、歯痛
- ◎花粉症、老化防止、乗りもの酔い
- ◎虚弱体質、精力減退、高血圧、のぼせ
- ◎イライラ、無気力、ストレス、うつ
- ◎冷え性、更年期障害、むくみ、抜け毛
- ◎美肌、美髪、脚やせ

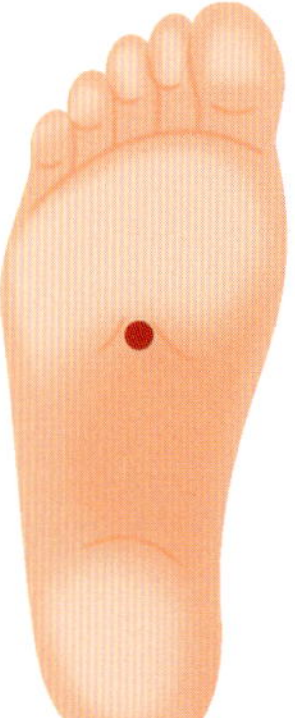

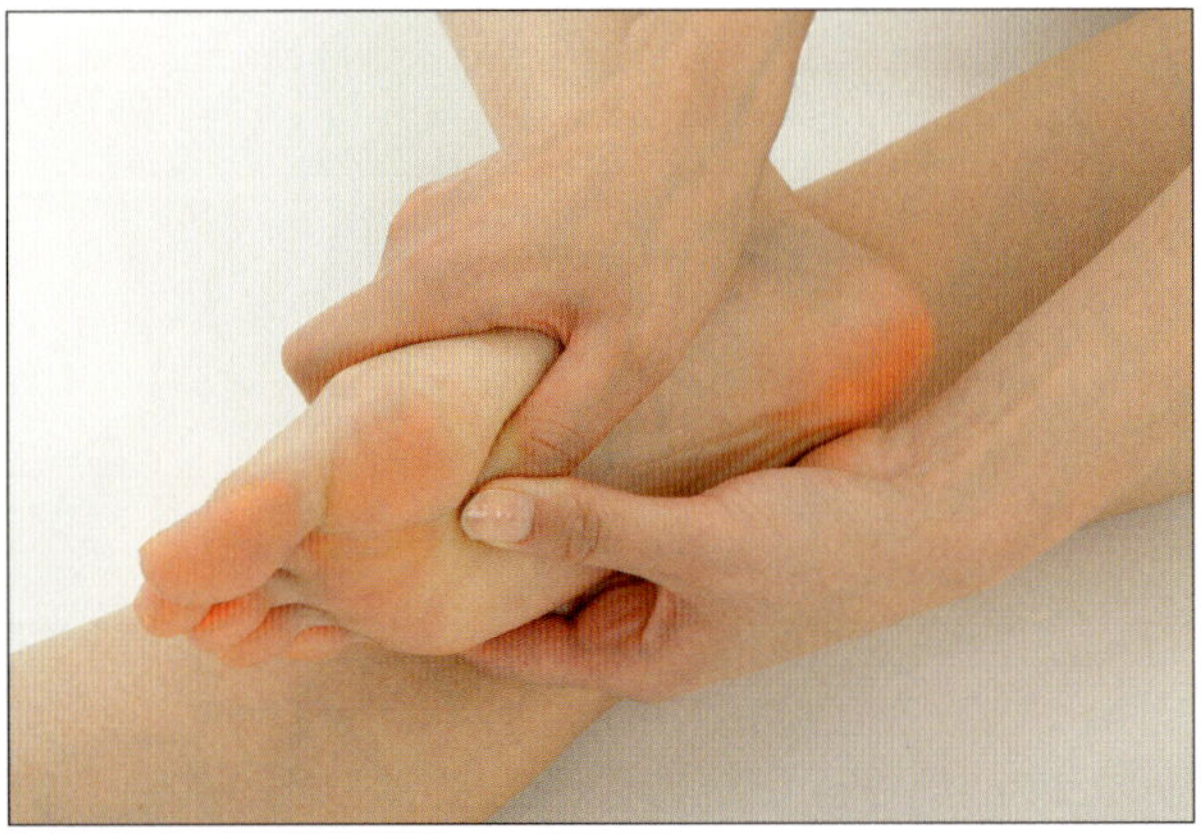

足の裏側。土踏まずの上、足の指を曲げたときに、へこむところ。両手で足を支え、親指を重ねて(女性は右手が下)押しもむ。

足裏の人体投影図

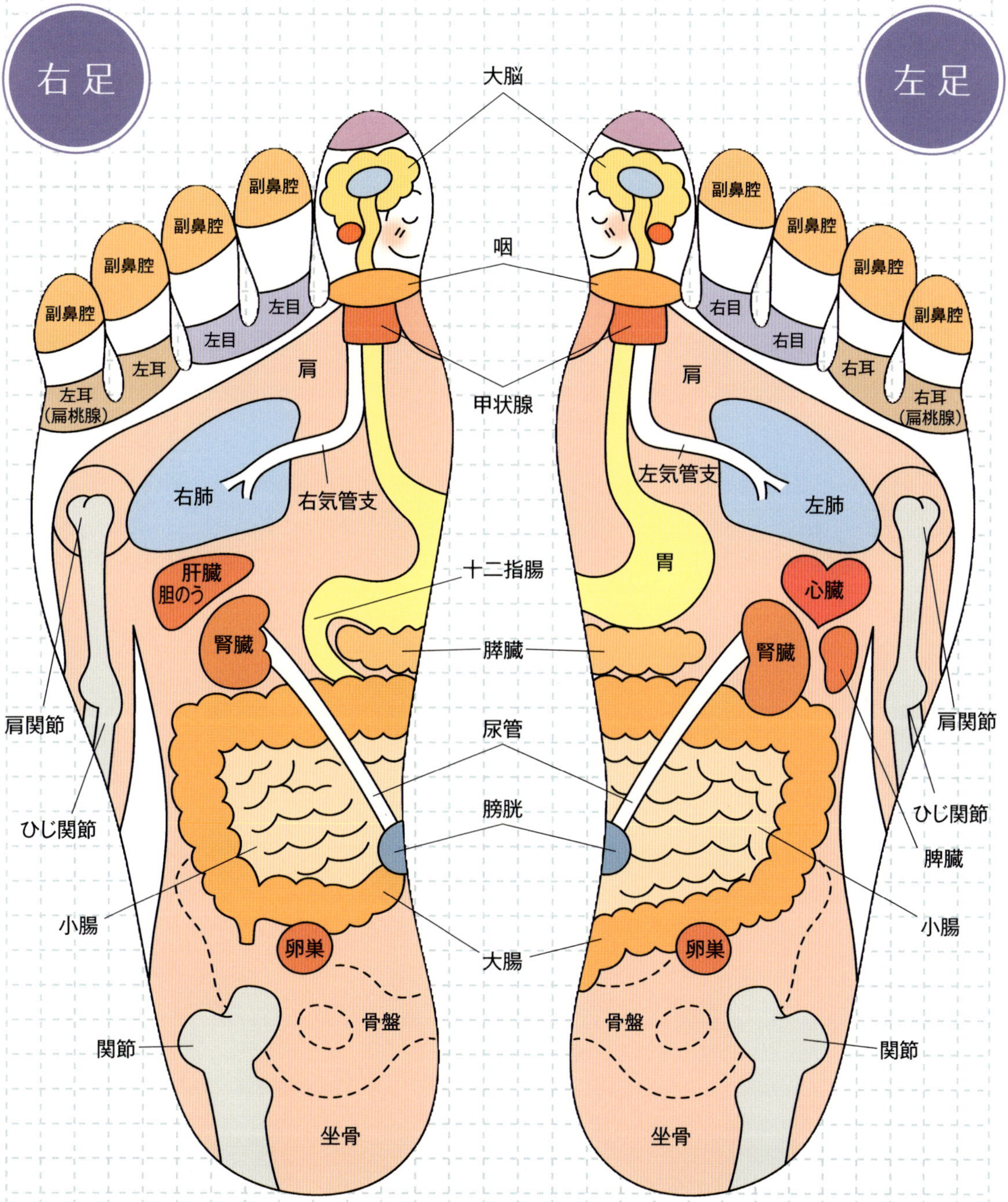

右肺が痛むときは右足、左肺が痛むときは左足を刺激しますが、目と耳のツボは左右反対となるので注意しましょう。
心臓、脾臓などのツボは左足だけに、肝臓、胆のうなどのツボは右足だけにあります。

体に効く足のツボ

足の甲や足裏を刺激して、つらい腰痛やのどの痛みをやわらげましょう。虚弱体質やボケ防止にも足裏マッサージが効果的です。

肩・首のコリ

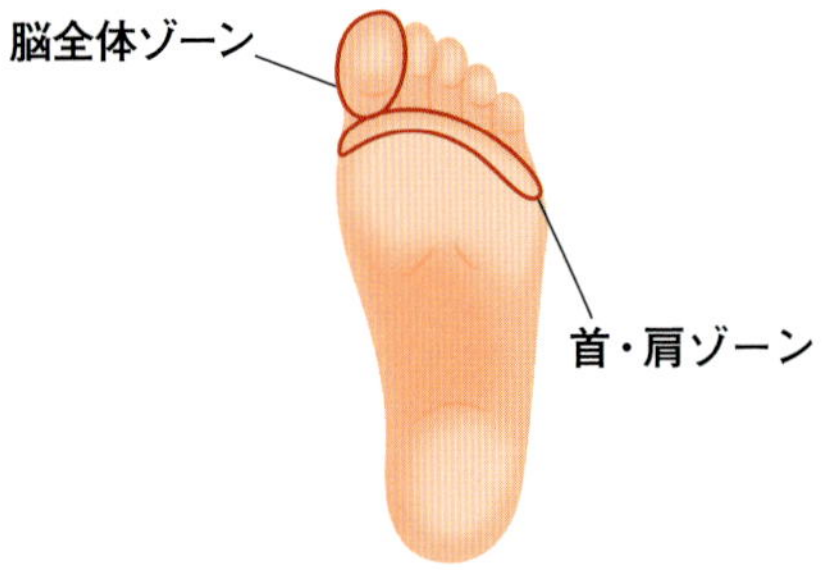

「首・肩ゾーン」は左右の手の親指を交互に動かしながら、足の親指から小指に向かって押しもむ。「脳全体ゾーン」を刺激して頭・首・肩の緊張をほぐすのも効果的。

頭痛

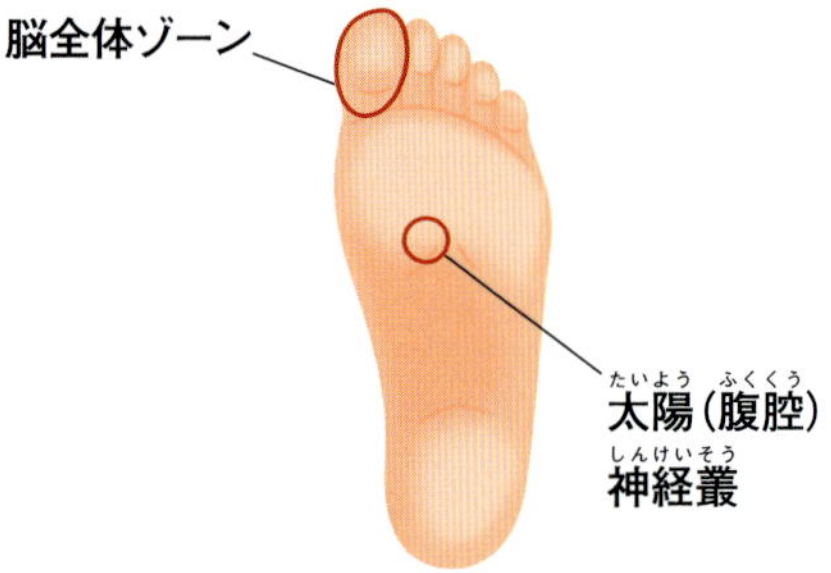

「脳全体ゾーン」を両手の親指でもみほぐすと、脳の血行が促進されて、慢性頭痛が改善される。「太陽（腹腔）神経叢」は内臓の興奮を沈め、ストレス性の頭痛を軽減する。

腰痛

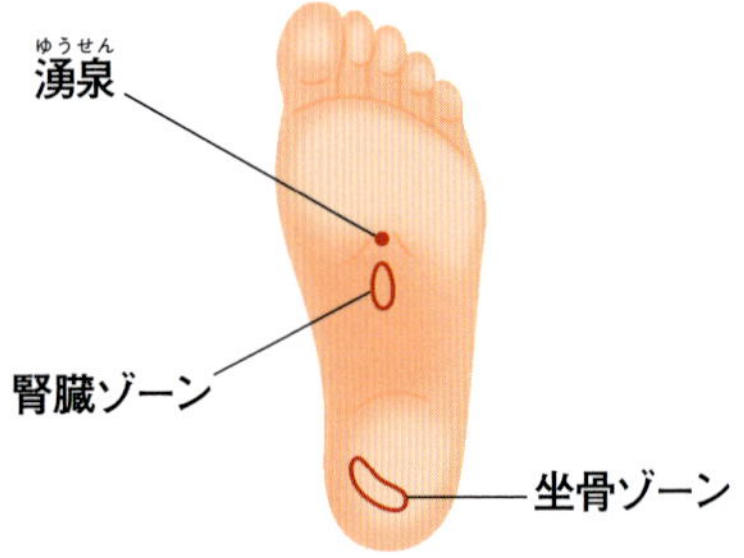

右腰が痛いときは右足、左腰が痛いときは左足の「坐骨ゾーン」を重点的に押しもむ。「腎臓ゾーン」を刺激してエネルギー代謝を活発にすると、腰にも好影響を与える。

肩コリ

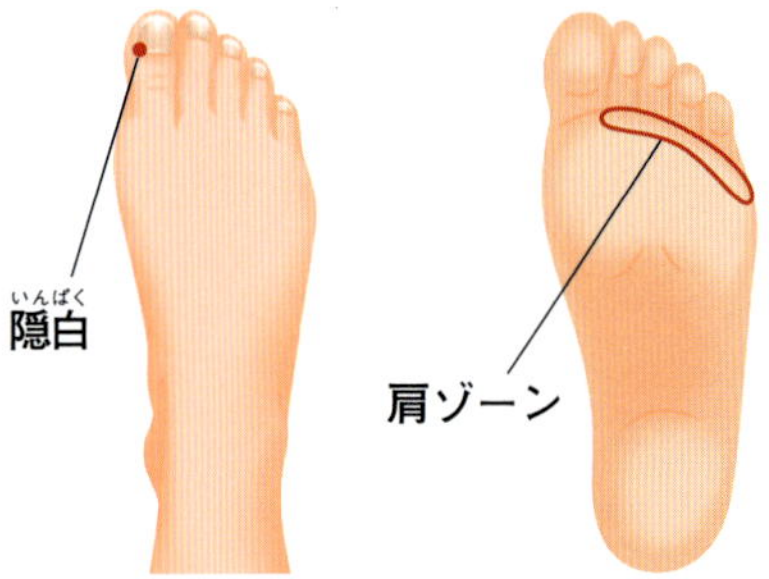

「肩ゾーン」を人さし指から小指側へ押すと、血流がよくなって肩コリが解消される。「隠白」は親指を立てて爪でリズミカルに刺激する。内臓強化にも効果のあるツボ。

腹痛

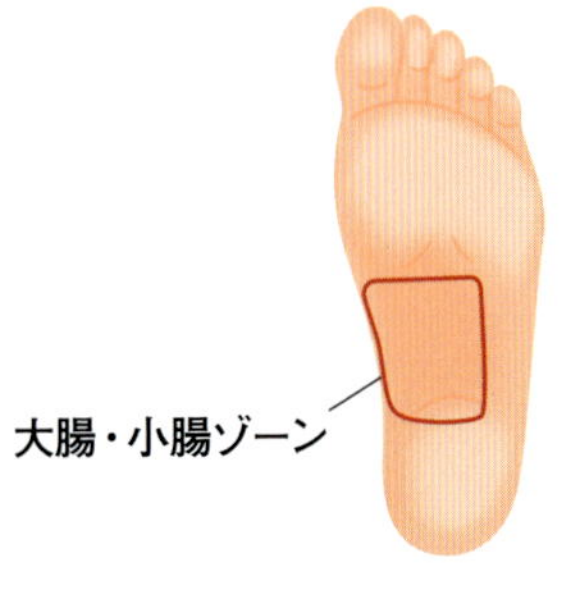

土踏まず全体にある「大腸・小腸ゾーン」を押すと、胃腸の働きが正常になり、胃の痛みや胃もたれが改善される。慢性的な腹痛の人は毎日押すのがおすすめ。

目の疲れ

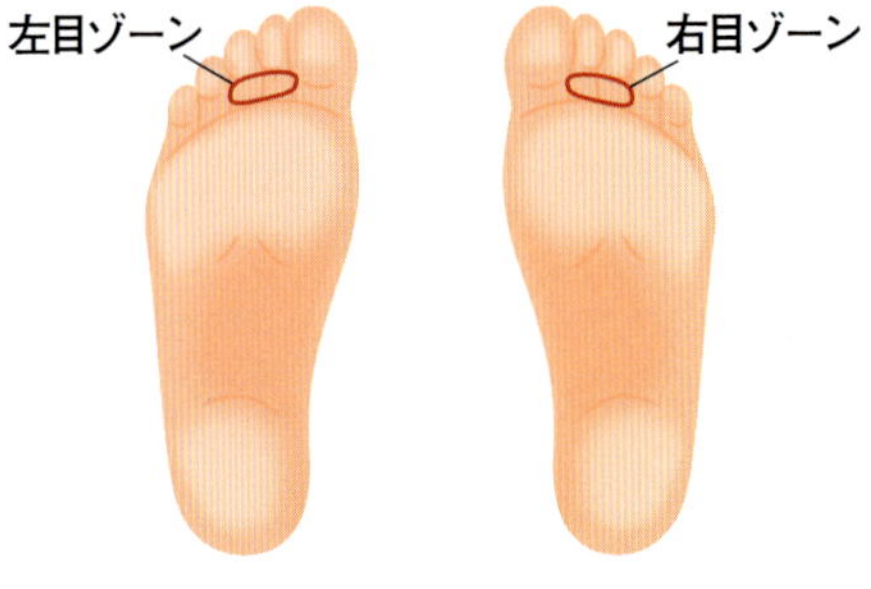

右目が疲れたら左足にある「右目ゾーン」を、左目が疲れたら右足にある「左目ゾーン」を刺激する。どちらも人さし指と中指の付け根周辺を、丹念にもみほぐす。

せき

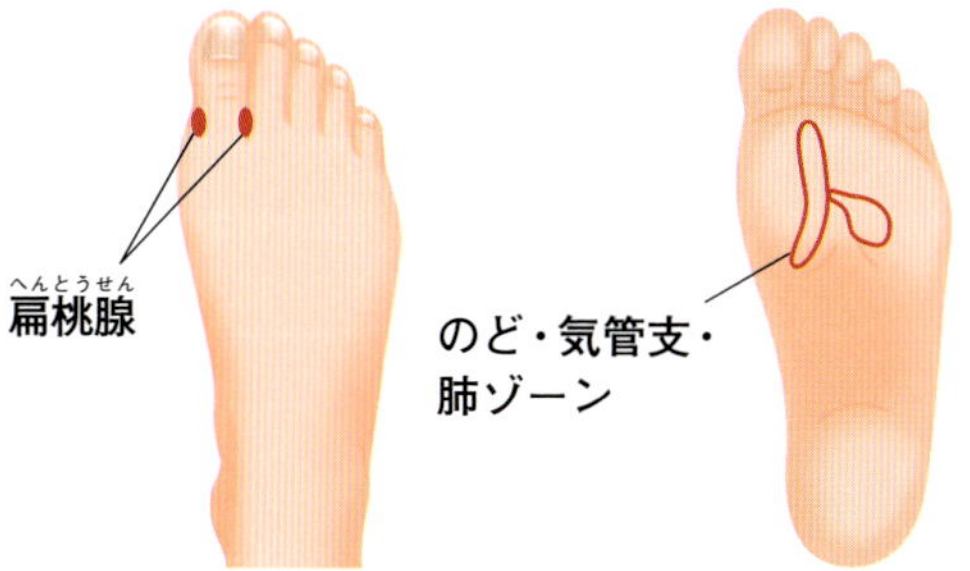

「のど・気管支・肺ゾーン」は、右足は右肺、左足は左肺に対応している。せき込んだときに痛みを感じるほうを重点的に押しもむ。「扁桃腺」はせきによる呼吸の乱れを整える。

胃痛

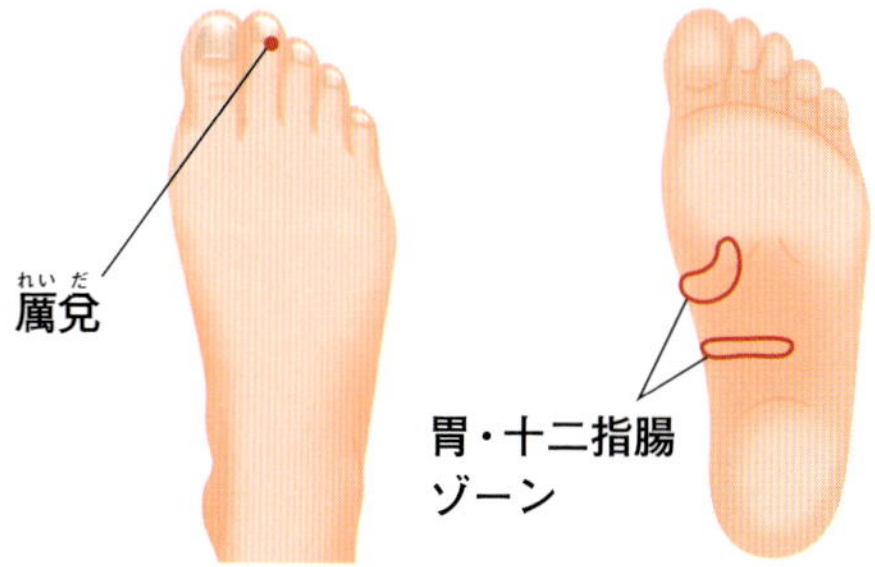

足の人さし指は胃につながっているため、「厲兌」を刺激すると消化機能が高まる。胃もたれや痛みを改善する「胃・十二指腸ゾーン」は、胃けいれんなどの急激な痛みによく効く。

吐き気

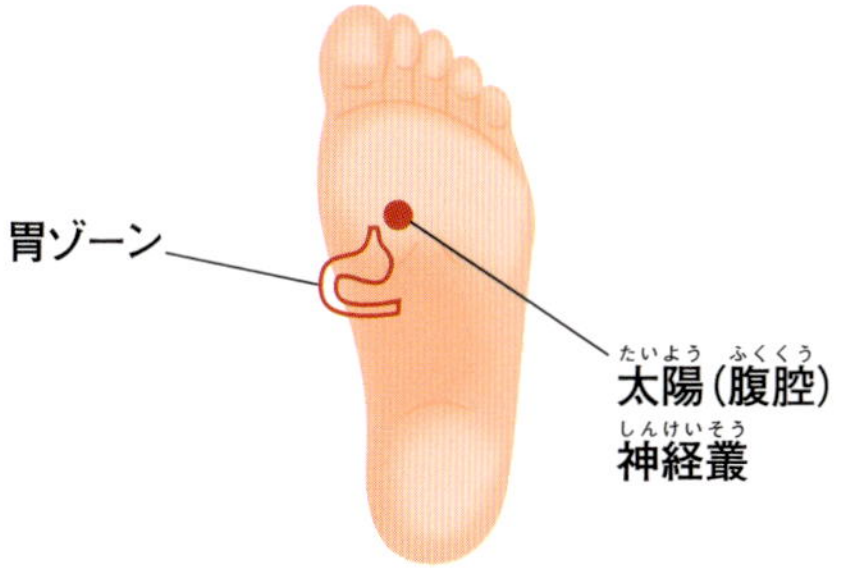

胃と腸の働きを整える「太陽(腹腔)神経叢」を刺激すると、内臓の神経の興奮が鎮まり吐き気が治まる。「胃ゾーン」は胃の緊張を取り除いて、むかつきや吐き気を改善する。

かぜ

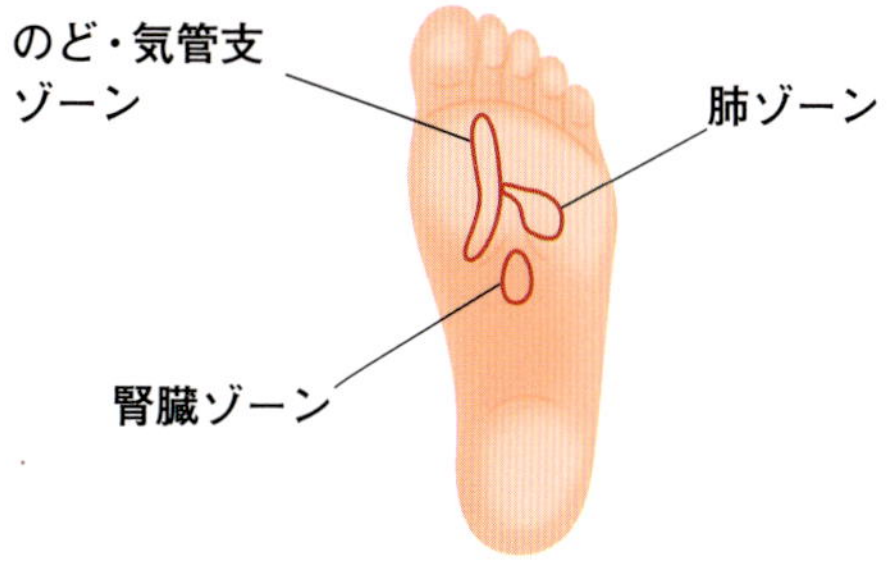

「のど・気管支ゾーン」はかぜによるのどの痛みに有効。胸がゼイゼイするときは「肺ゾーン」を刺激する。右肺が苦しいときは右足、左肺が苦しいときは左足を重点的に押しもむ。

下痢

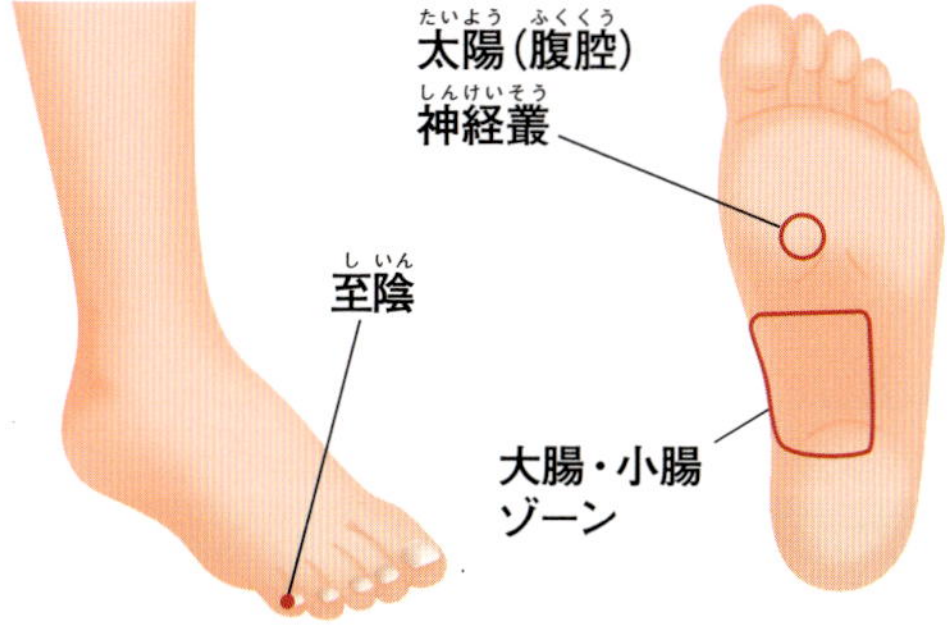

「至陰」は下痢による腹痛の特効ツボ。「大腸・小腸ゾーン」を刺激すると胃腸の働きが正常になり下痢が改善される。「太陽(腹腔)神経叢」は消化器系の機能を整える。

のどの痛み

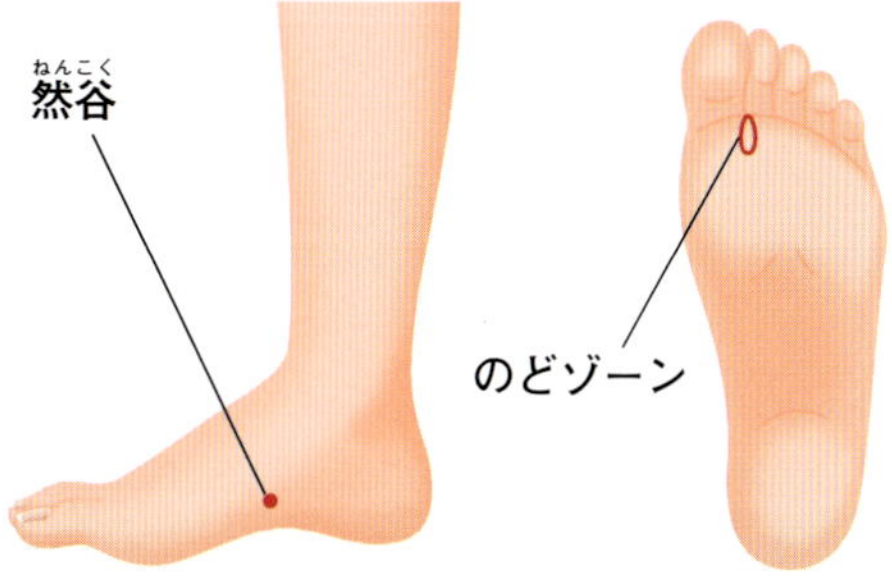

両足にある「のどゾーン」を押しもむと、のどの炎症が鎮まり、痛みを軽減できる。土踏まずのカーブの最も高いところにある「然谷」を内側に向かって押すと、のどが強くなる。

花粉症

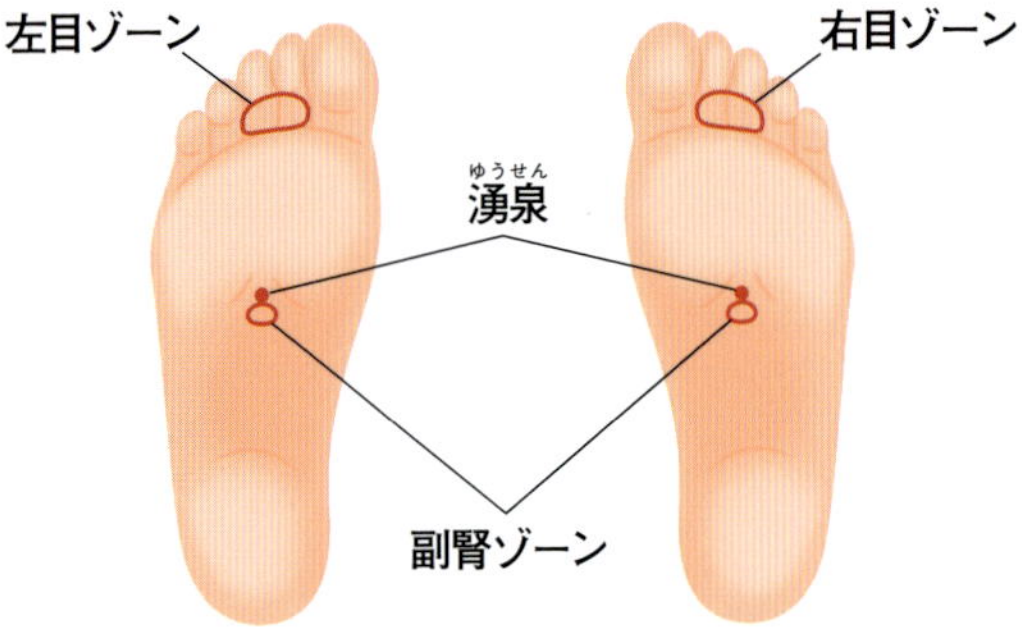

「右目ゾーン」と「左目ゾーン」を押しもむと、花粉症による目のかゆみに効果を発揮する。「湧泉」と「副腎ゾーン」を一緒に刺激すると、内臓が活発に働き体に抵抗力がつく。

胃腸虚弱

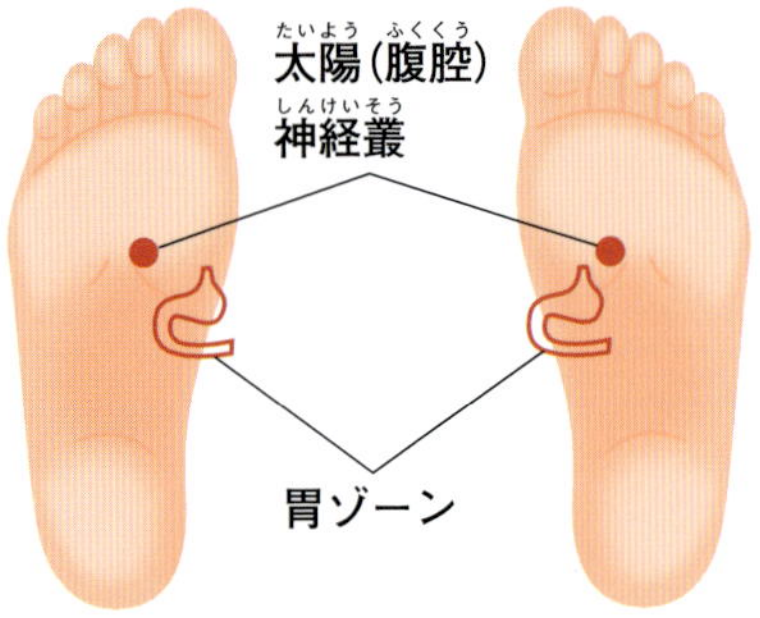

ストレスがたまって胃の調子が悪くなったときは、胃腸の働きをコントロールする「太陽(腹腔)神経叢」や「胃ゾーン」を刺激すると効果がある。

虚弱体質

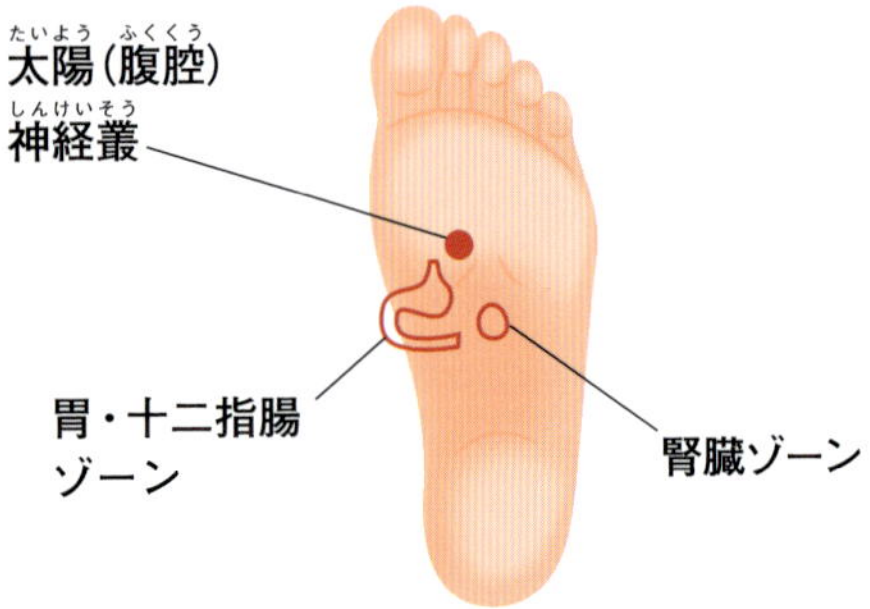

「太陽(腹腔)神経叢」は内臓を強化し、消化不良体質を改善する。「腎臓ゾーン」は内臓の働きを調整し、ホルモンの分泌を正常にして、体中にエネルギーを与える。

老化防止

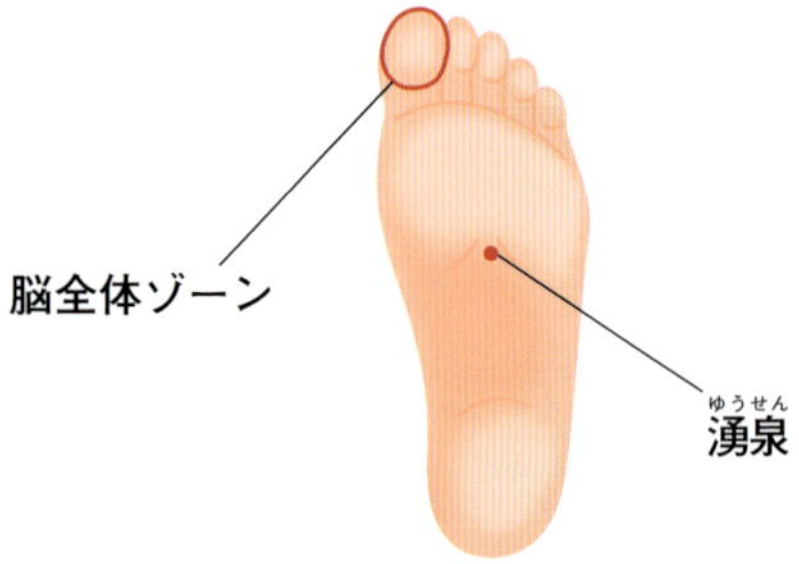

脳の血管がつまって脳細胞が死ぬと記憶障害が起こる。「脳全体ゾーン」を両手の親指の腹でやや強めに刺激すれば、脳の血行がよくなり、脳細胞が活発化して老化防止につながる。

頻 尿

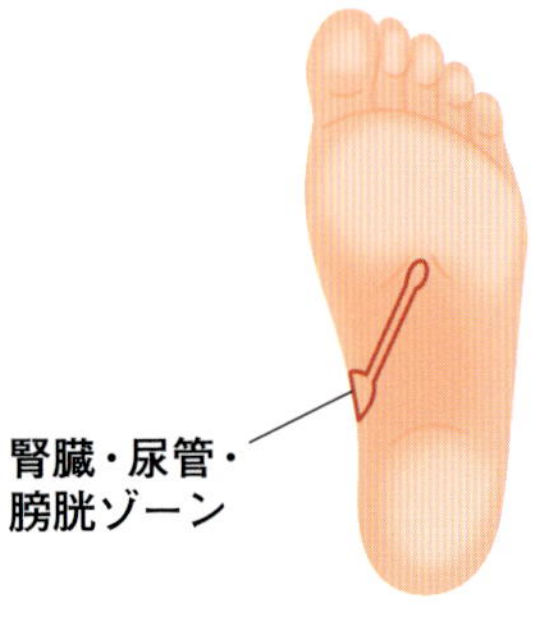

土踏まずの上の方からかかとの親指側にかけて、尿の通り道となる「腎臓・尿管・膀胱ゾーン」がある。やや強めに刺激すると機能が高まり頻尿改善に役立つ。

精力減退

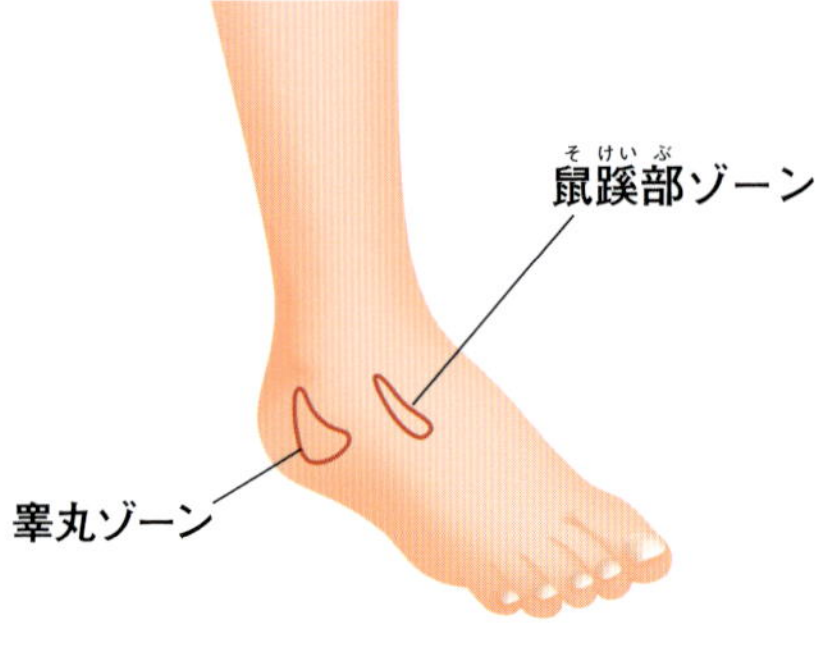

「睾丸ゾーン」を押しもむと、男性ホルモンの分泌が促され、睾丸の働きが活性化される。勃起不全には、「鼠蹊部ゾーン」が有効。

心に効く足のツボ

疲れた……と感じたときや、イライラしたとき、やる気がなくてボーッとするときは、足裏を刺激して活力をとり戻しましょう。

無気力

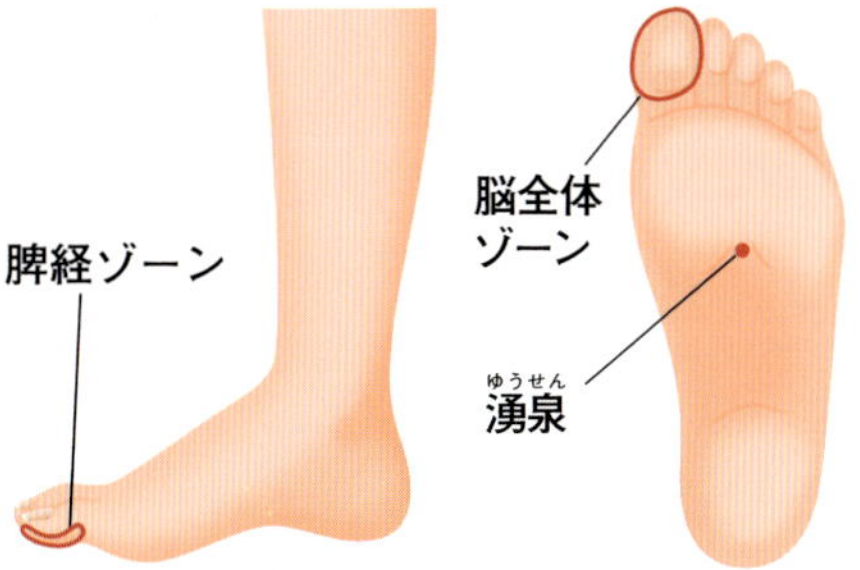

脳が疲れると脳内の血液循環が悪くなり、やる気が出なくなる。「脳全体ゾーン」を刺激すれば血行がよくなり活力が出る。脾臓の働きを高め造血効果のある「脾経ゾーン」も有効。

イライラ

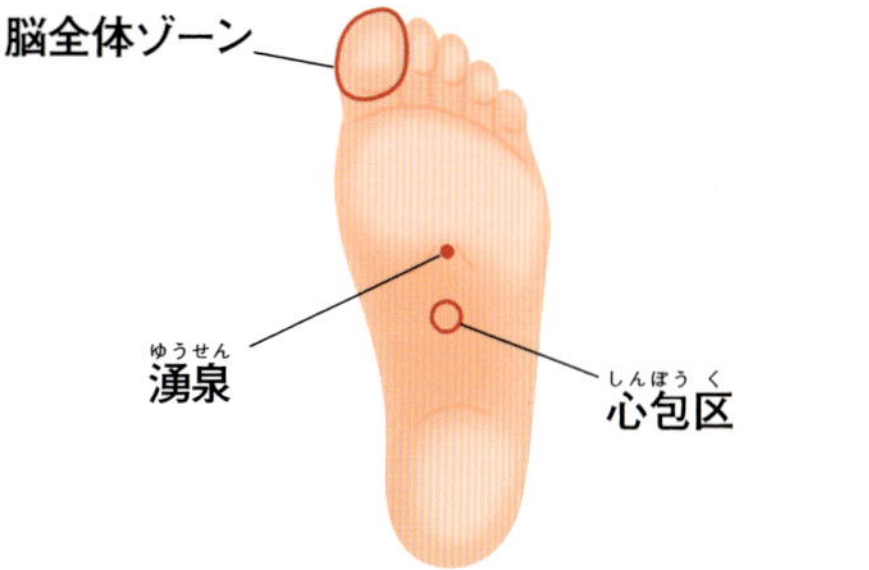

「脳全体ゾーン」の人さし指側には、感情や意思のコントロールをつかさどる肝経の経絡が通っている。「心包区」を押しもむと、気持ちが落ち着いてイライラがおさまってくる。

自律神経失調症

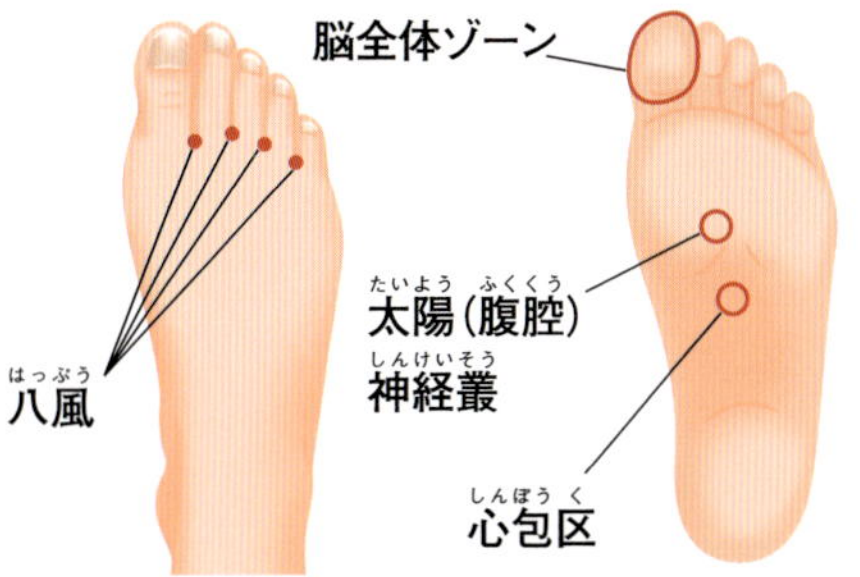

神経が高ぶったときは、自律神経に関係している「八風」を押しもむと落ち着く。「脳全体ゾーン」を初めはやさしく、徐々にしっかりと押しもむと頭の疲れが取れてすっきりする。

うつ

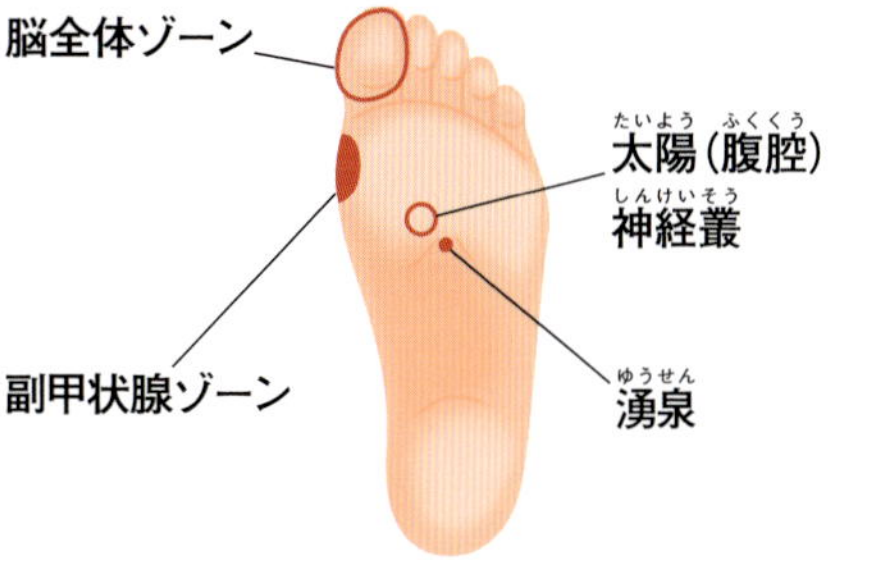

「太陽（腹腔）神経叢」は自律神経のリズムを整え、「脳全体ゾーン」は脳の疲れをとって気持ちをリラックスさせる。朝晩、「湧泉」を左右50～100回ずつ叩くと活力が出てくる。

過敏性腸症候群

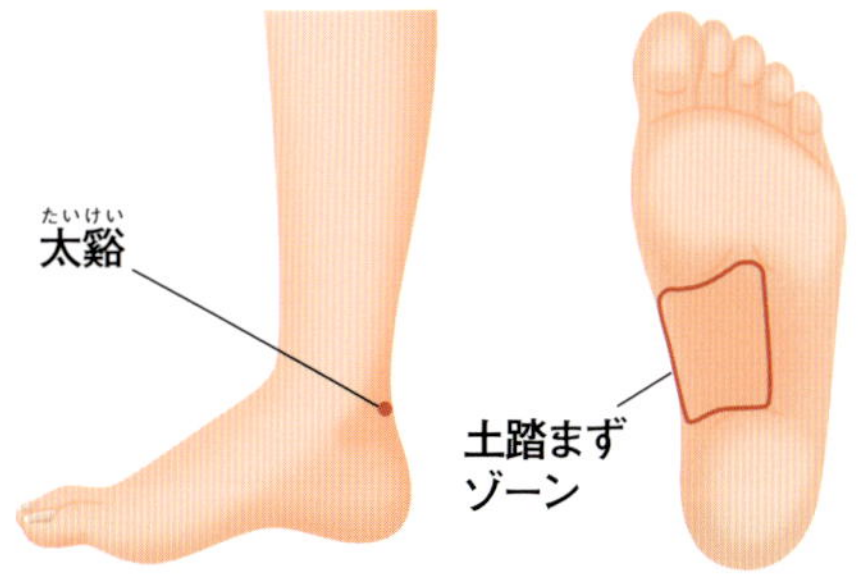

土踏まずには胃、十二指腸、すい臓などのツボが集中しているため、ここを中心に足裏全体を刺激するとよい。体力を増強する「太谿」を、くるぶしに向かって押しもむのも有効。

神経症

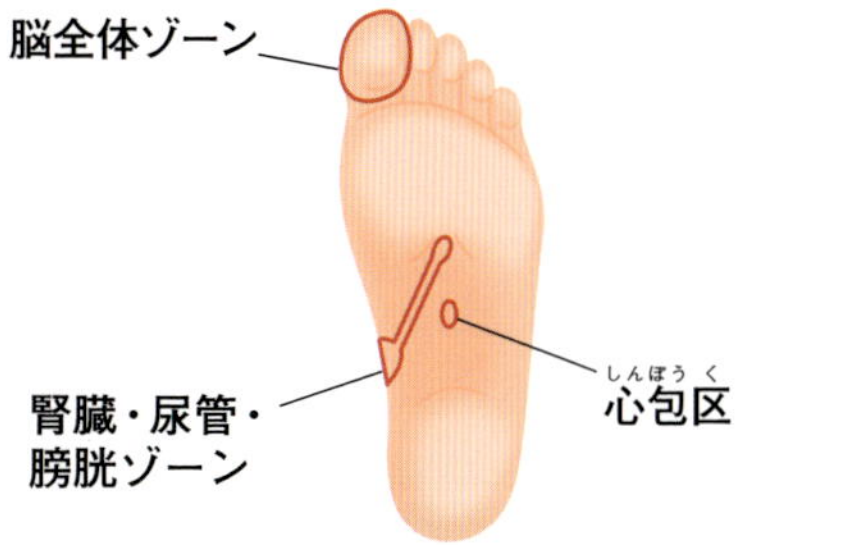

不安やストレスから動悸や冷や汗などの症状が出たら、ゆっくりと呼吸をしながら「心包区」を押しもむ。「腎臓・尿管・膀胱ゾーン」を刺激すると体の緊張状態が緩和される。

女性の悩みに効く足のツボ

冷え性、貧血、便秘などの悩みも足ツボで改善できます。肌荒れや髪のトラブルも、足裏を刺激して解消しましょう。

貧血

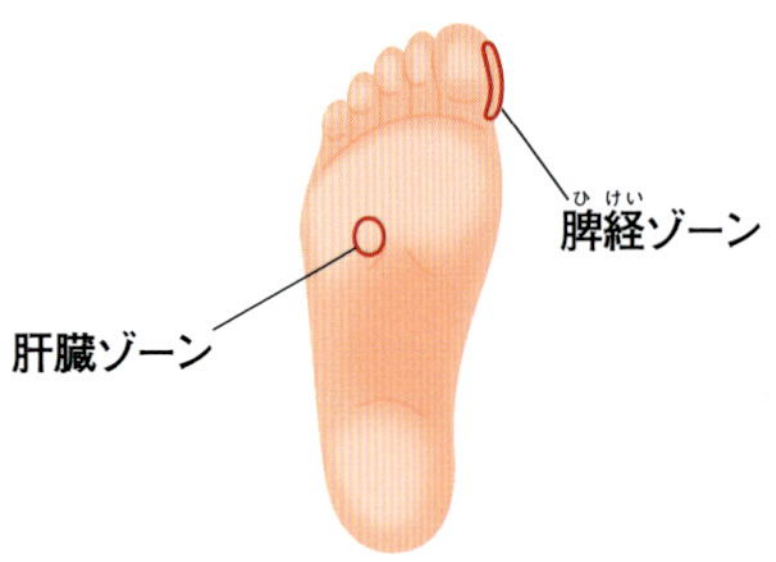

脾臓の経絡が走っている「脾経ゾーン」を刺激すると、脾臓の働きが高まって造血効果がある。両手の親指で「肝臓ゾーン」を強めに押しもむと血液循環がよくなる。

生理痛・生理不順

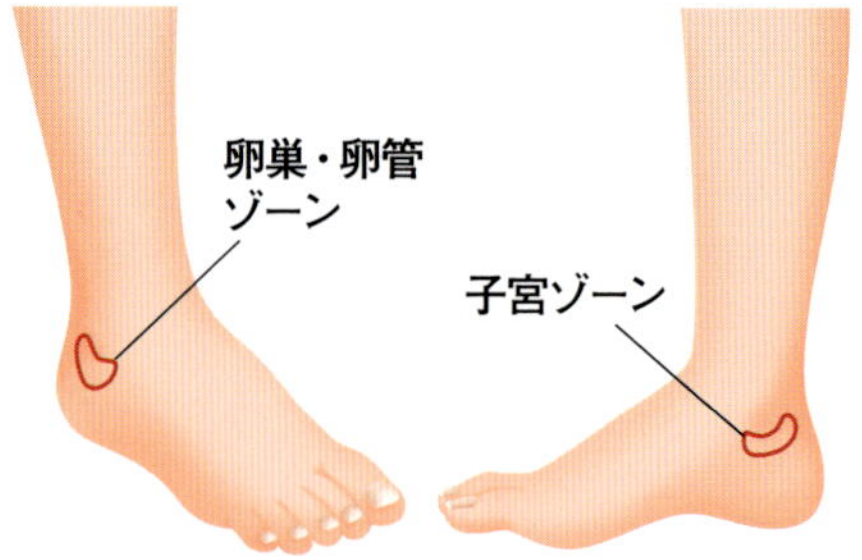

内くるぶしの下側にある「子宮ゾーン」を押すと、つらい生理痛を緩和できる。生理不順の人は、外くるぶしの下にある「卵巣・卵管ゾーン」を日ごろから刺激するとよい。

便秘

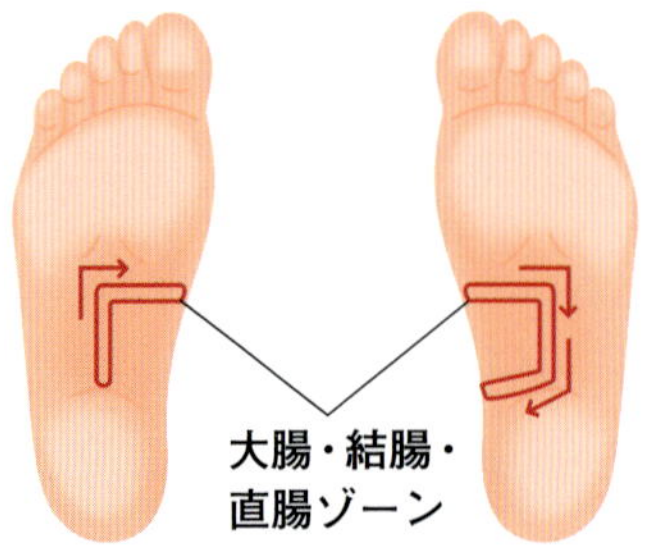

腸の蠕動《ぜんどう》運動が活発になり、便通がよくなるツボ。食物が腸を通る順番で、足裏を「コ」の字を描くように刺激する。左右でゾーンが異なるので注意。右の足から先に刺激すること。

冷え性

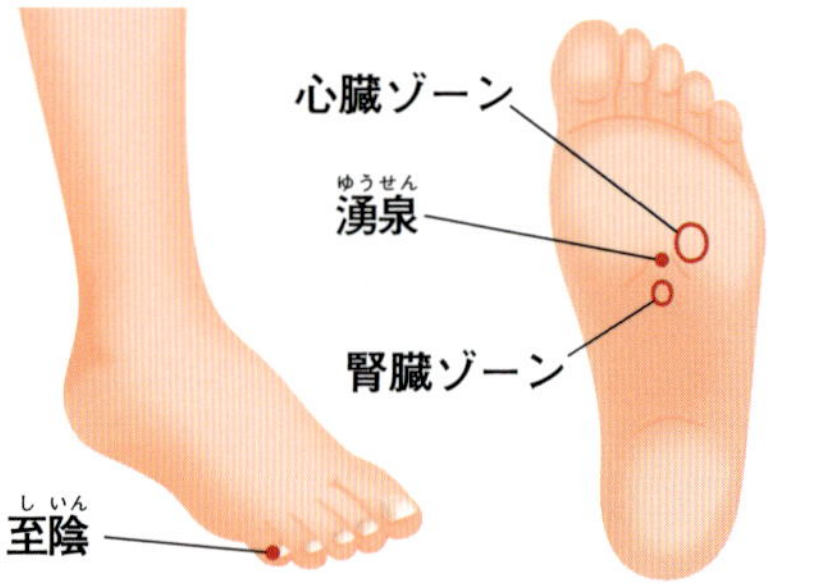

左足だけにある「心臓ゾーン」は全身に血液を送り出し、手足の冷えを改善する。「至陰」や「腎臓ゾーン」を押しもむと、腎臓の働きがよくなり、末梢の冷えが緩和される。

更年期障害

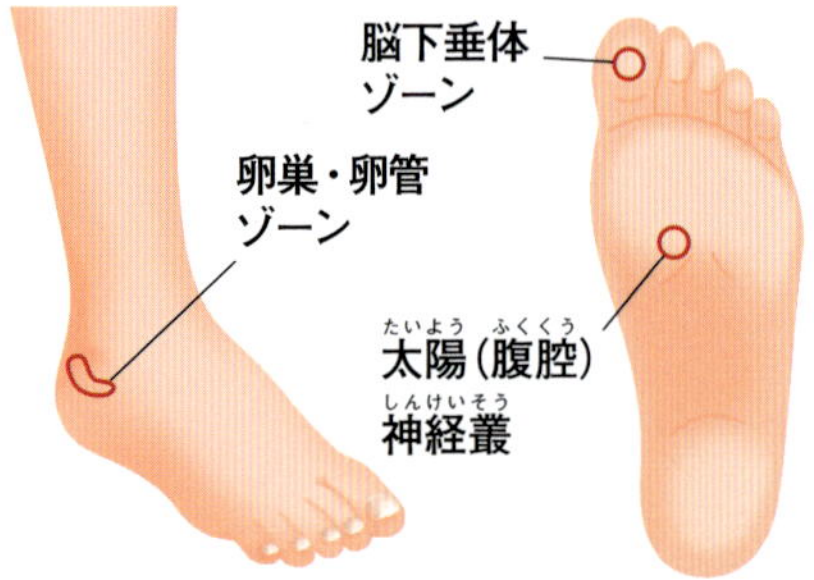

「太陽（腹腔）神経叢」は、更年期のイライラやストレスによる頭痛に効果がある。「卵巣・卵管ゾーン」を刺激すると、更年期による機能の低下を緩和できる。

不妊症

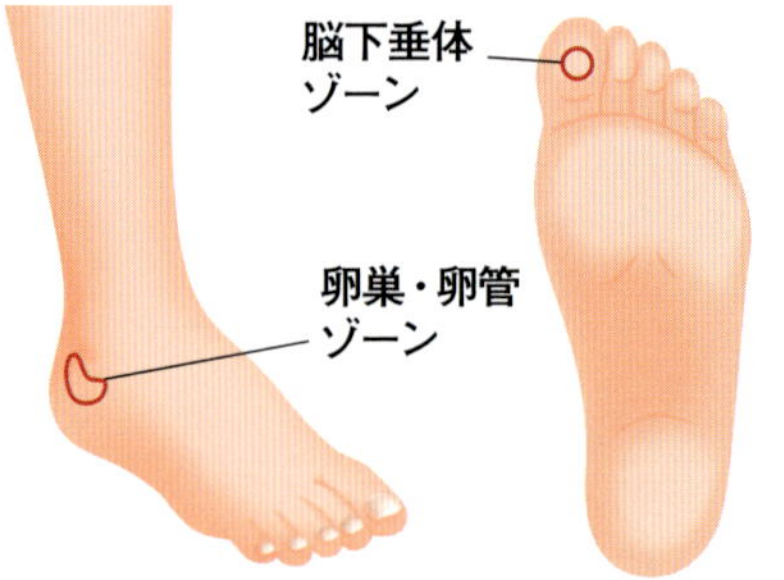

「脳下垂体ゾーン」は内分泌機能とつながっており、ホルモンの働きを高める。「卵巣・卵管ゾーン」は卵巣の働きをよくし、ホルモンの分泌を正常にするので不妊に効果的。

代謝アップ

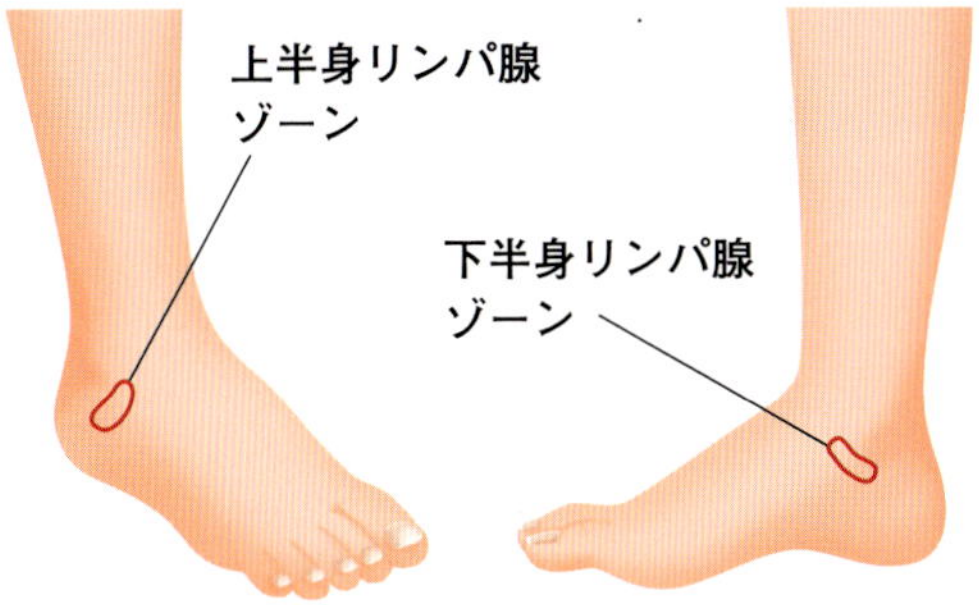

外くるぶし、内くるぶしの周りには、血液とともに老廃物を排出するリンパ腺がある。ここをよくもみほぐして流れをよくし、老廃物を排出すると代謝がよくなる。

肌荒れ

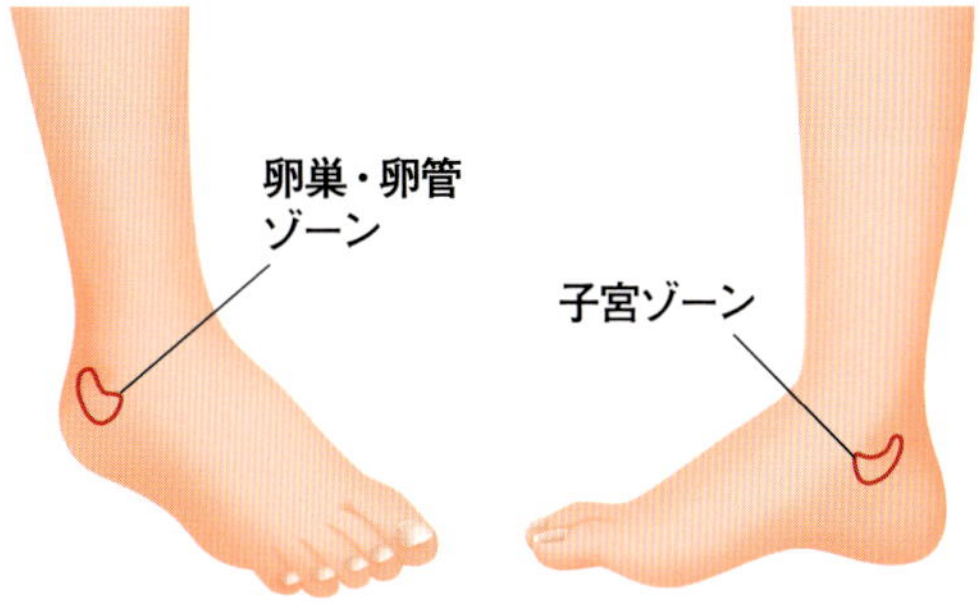

ホルモンのバランスを整える「卵巣･卵管ゾーン」と「子宮ゾーン」を同時に刺激する。足首をうしろから手で包むようにして、上から斜め下に向かってツボを押す。

ウエストやせ

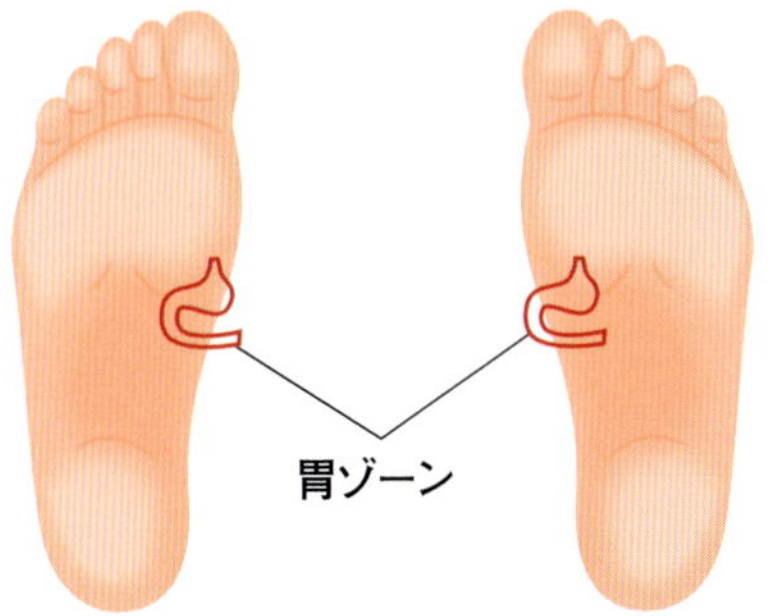

左右の「胃ゾーン」を1～2分間ずつ、強めにじっくりと押しもむ。胃の働きが活性化すると、体の代謝が高まり、体内の老廃物や余分な水分が排出される。

むくみ

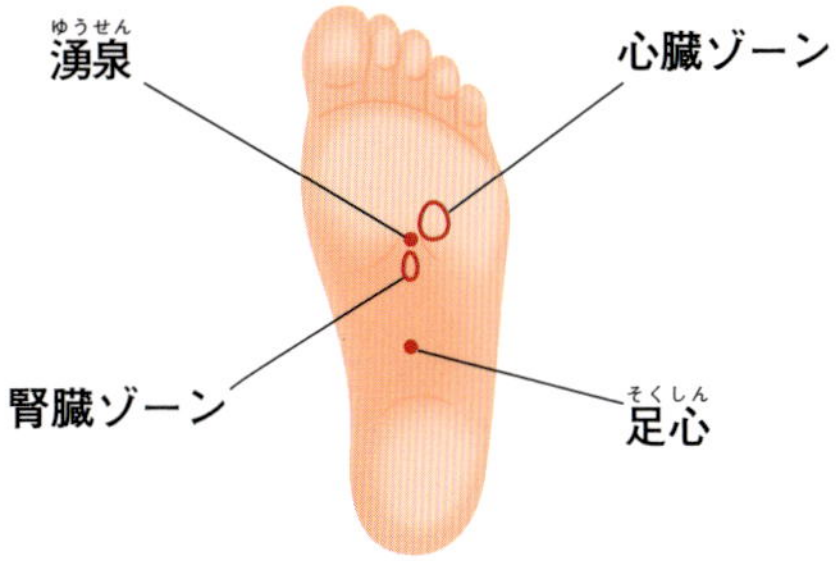

左足の「心臓ゾーン」は血行を促進し下半身や足のむくみを緩和する。最初はやさしく、徐々に力を入れて両手の親指で押しもむ。「足心」は体内の水分を調整し、むくみを解消する。

ヒップアップ

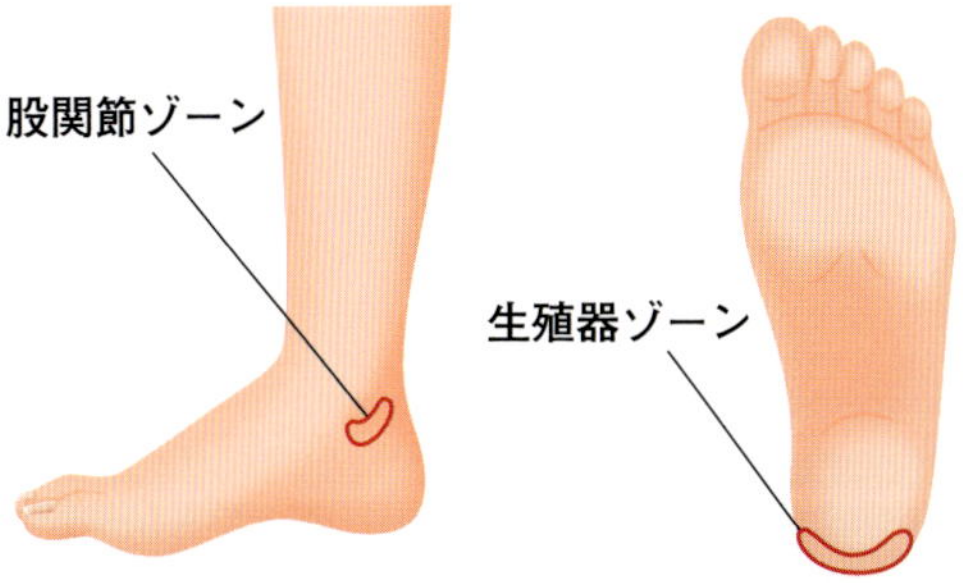

外側と内側のくるぶしの下の方にある「股関節ゾーン」を、足首を後ろから包むようにして同時に押しもむ。「生殖器ゾーン」は強く押しもむと、お尻の引き締めに効果がある。

美髪

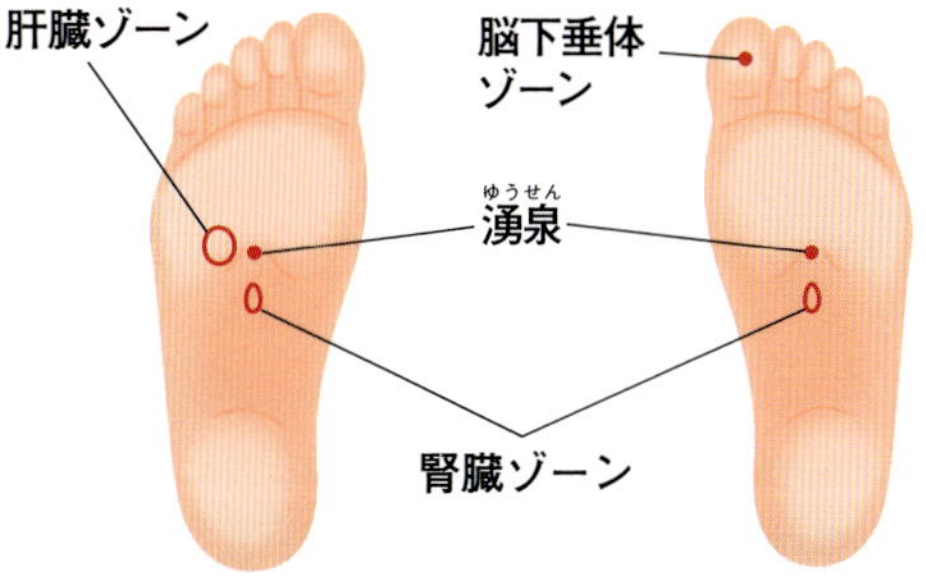

「脳下垂体ゾーン」はホルモンバランスを整え、抜け毛を防ぐ。「湧泉」を押すと頭皮の血行がよくなり、髪の成長と発育が促進される。「肝臓ゾーン」は右足のみにある。

毎日元気！

かんたん・ツボ体操

体には14の経絡《けいらく》が通っていますが、これらすべてをかんたんに刺激できる体操があります。毎日続ければ高ぶった神経が穏やかになり、全身からエネルギーが湧いてきます。

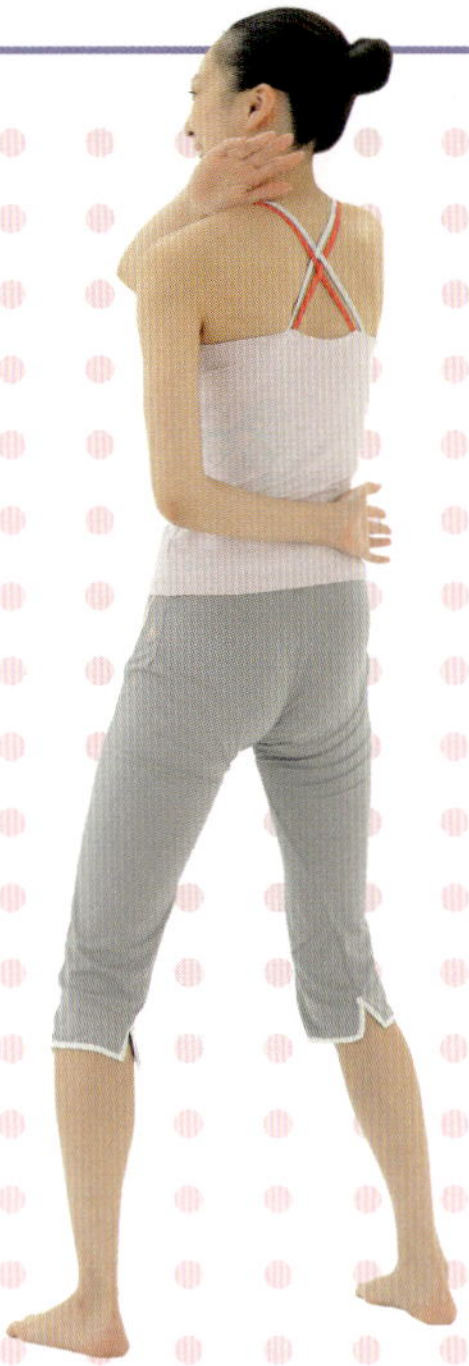

1 「肩井《けんせい》」と「志室《ししつ》」

足を肩幅よりやや広げて立つ。右の手のひらで左肩の「肩井」、左の手の甲で右腰の「志室」を叩く。手を入れ替えて、左手で右の「肩井」、右手で左の「志室」を叩く。これを左右1回ずつ何度かくり返す。

2 腕の経絡

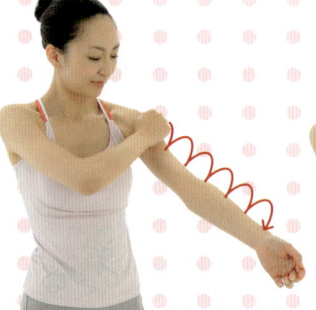

左の手のひらを上に向けて、肩から手首に向かって、右手でリズミカルに6回ほど腕を叩く。

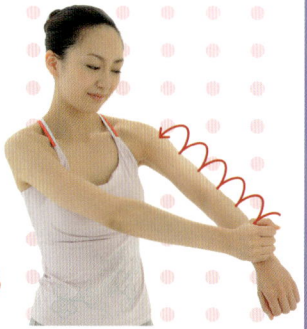

手の甲を上に向けて、手首から肩に向かって6回ほど腕を叩く。反対側の腕も同様にする。

3 脚の経絡

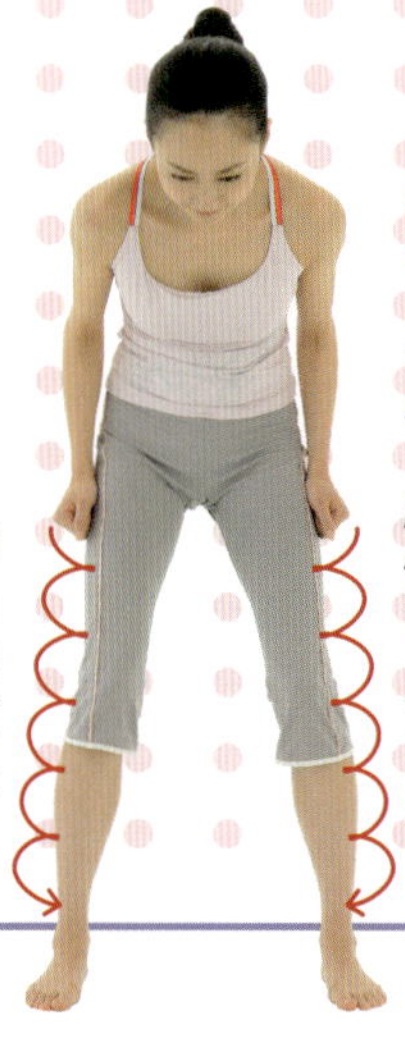

脚の付け根の外側に両手のこぶしを当て、足首に向かってリズミカルに6回ほど叩く。

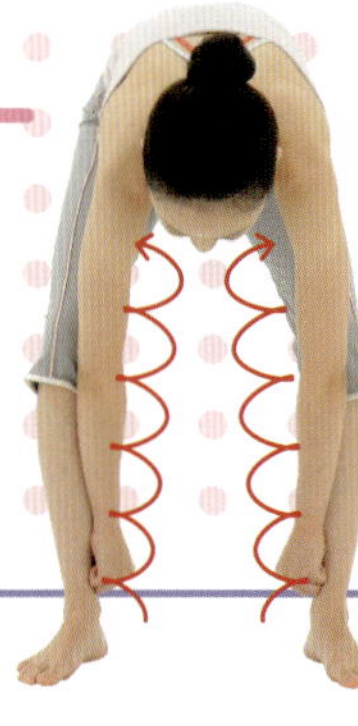

足首の内側に両手のこぶしを当て、脚の付け根に向かってリズミカルに6回ほど叩く。

4 「血海《けっかい》」と「三陰交《さんいんこう》」

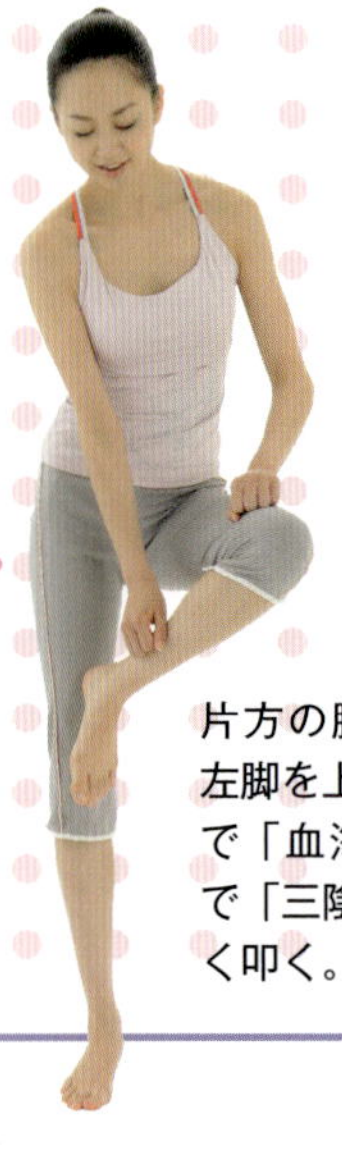

片方の脚で立ち、左脚を上げて左手で「血海」、右手で「三陰交」を軽く叩く。

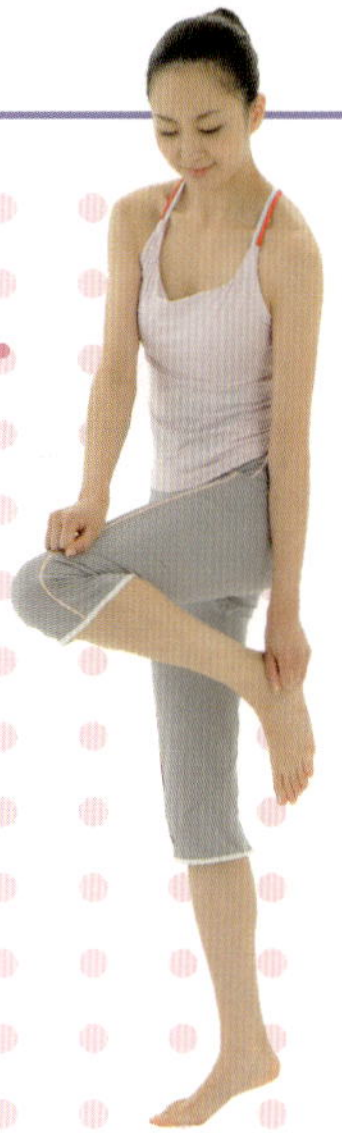

5 「梁丘《りょうきゅう》」と「崑崙《こんろん》」

片方の脚で立ったまま、右手で右脚の「梁丘」、左手で「崑崙」を軽く叩く。❹と❺を、片方の脚で跳びながら手を入れ替えてリズミカルにくり返す。何度かくり返したら、反対側の脚も同じようにして叩く。

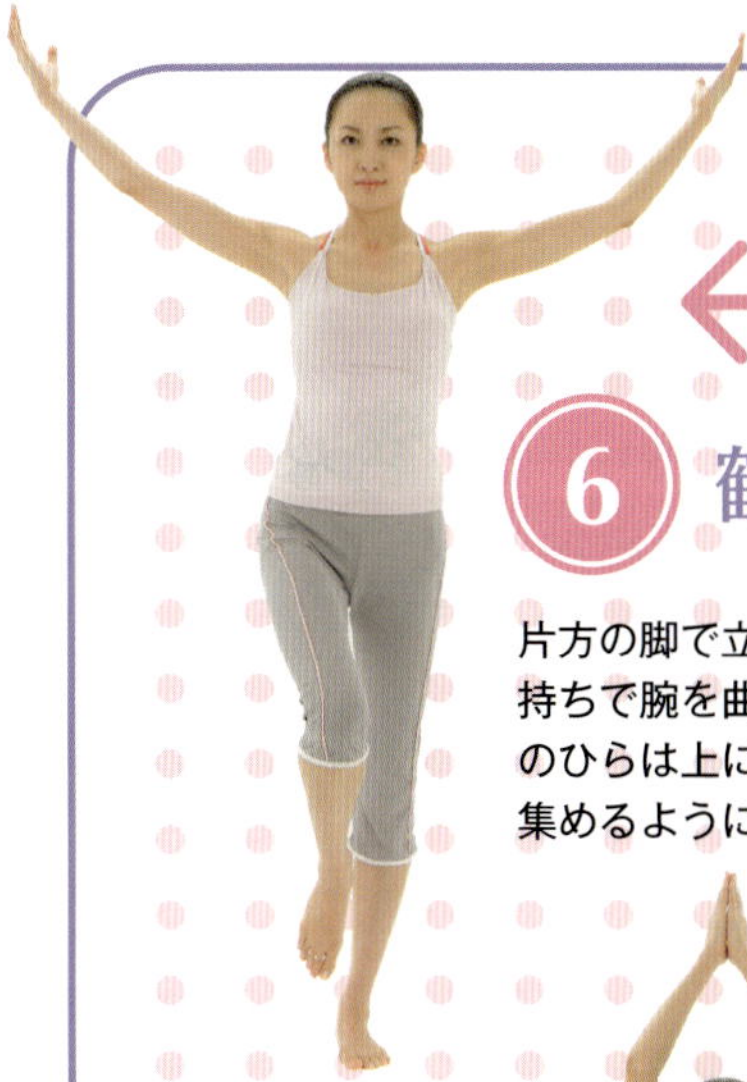

6 鶴のポーズ

片方の脚で立ち、風船を持つような気持ちで腕を曲げずに大きく広げる。手のひらは上に向けて、全身の「気」を集めるようにする。

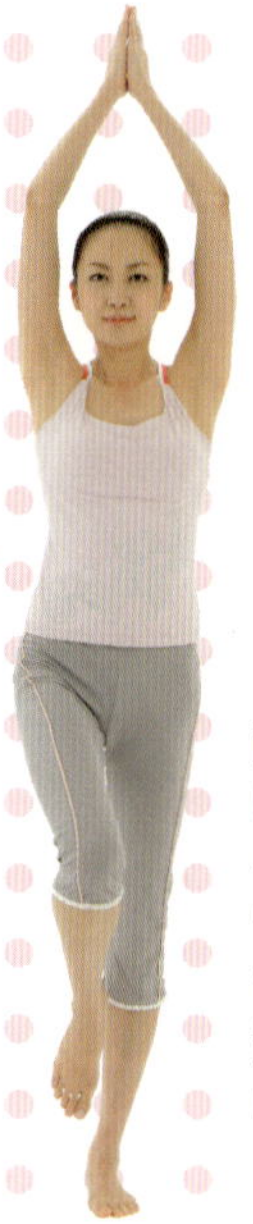

両腕をゆっくりと上げ、手のひらに“気”を集めるような気持ちで、頭の上で手のひらを合わせる。一連の動作を、息を吸いながら行う。

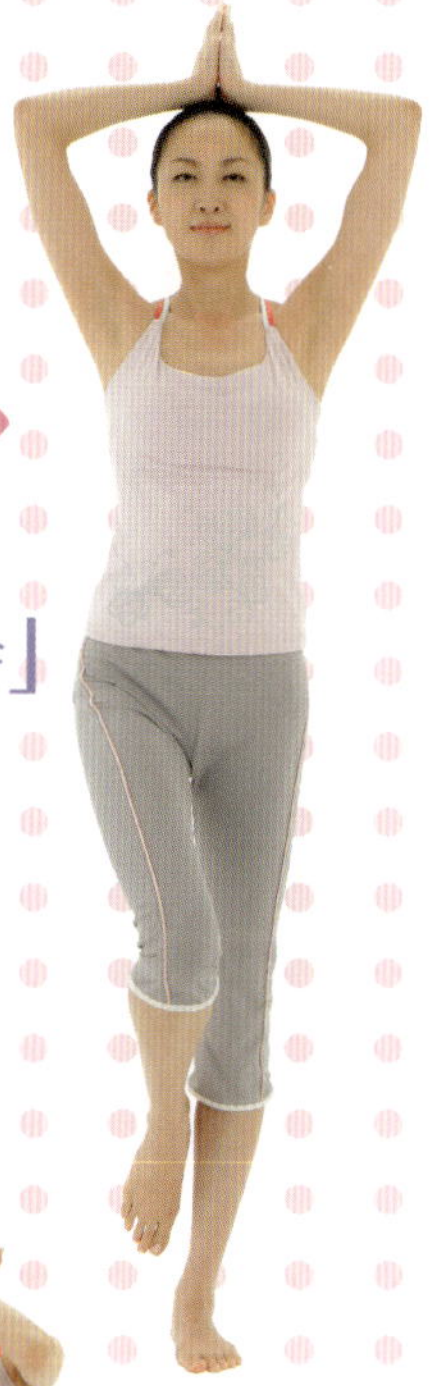

7 「百会《ひゃくえ》」

頭の上で合わせた手を真っすぐに下ろして「百会」に当てる。

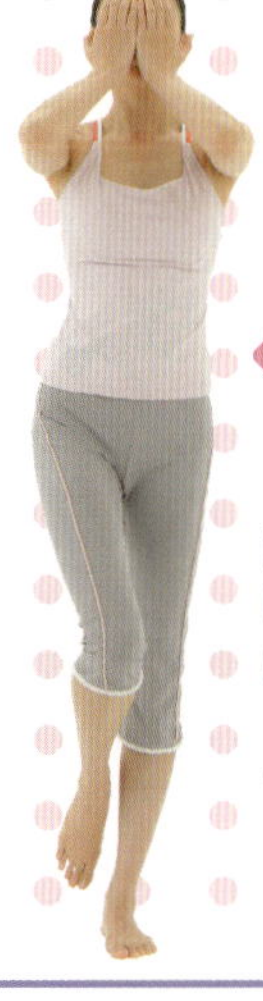

両手のひらを広げて、頭から顔に向かってゆっくりとなで下ろす。

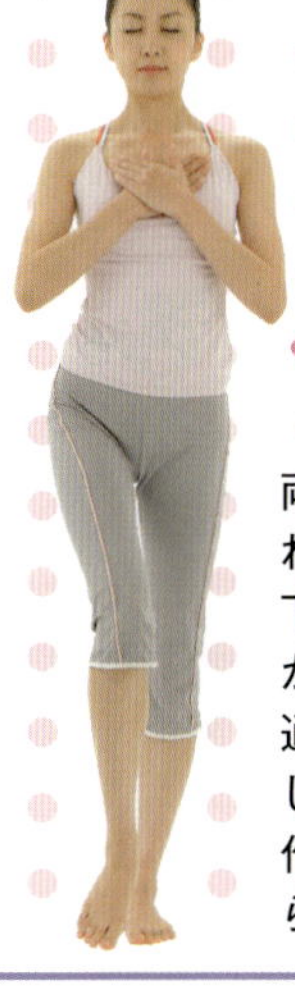

両手の「手心」を重ねて（女性は右手が下）、首、胸、おなかへと、体の中心を通るようになで下ろしていく。一連の動作を、息を吐きながら行う。

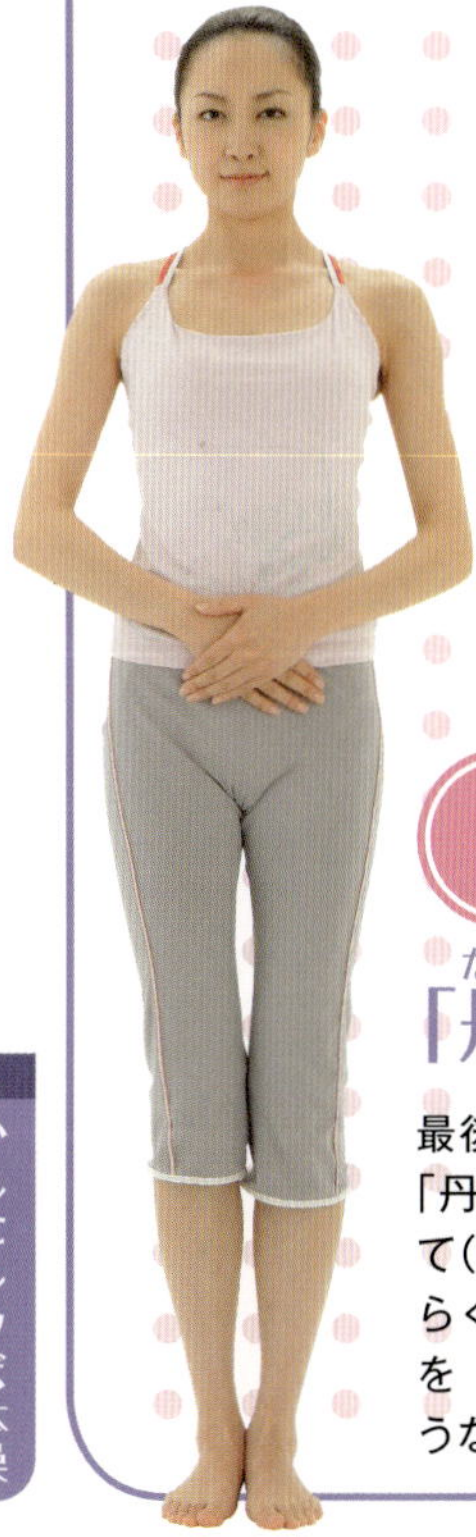

8 「丹田《たんでん》」

最後は両脚をそろえ、「丹田」に両手を当てて（女性は右が下）しばらく置く。全身の“気”を「丹田」に集めるような気持ちで行う。

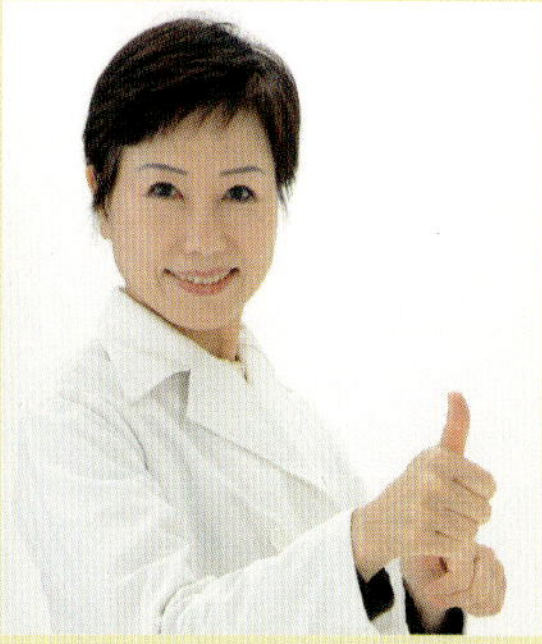

【監修】邱淑恵（きゅう　すうえ）

1949年、中国（台湾）桃園市生まれ。中国台湾省栄民総医院鍼灸センターにて中国ハリを学んだ後、1974年、来日。東京教育大学（現・筑波大学）でツボ・ハリ・漢方を習得する。現在は中国健康コンサルタントとして、テレビ出演、講演、執筆活動などで、幅広く活躍中。『手もみ・足もみツボマッサージ』（小社）、『邱淑恵の即効！ツボ押し術』（主婦の友社）など、著書多数。

STAFF

本文デザイン　大谷孝久（Cavach）
撮影　松林　諒（Be Face creative）
ヘアメイク　榊　美奈子
モデル　下枝　愛／砂賀美希（Satoru Japan）
本文イラスト　西田ヒロコ／モリナオミ
編集・執筆協力　岡　未来
編集制作　株式会社童夢

衣装協力
suria（株式会社インターテック）
☎03-5377-1462
http://www.suria.jp/

企画・編集／成美堂出版編集部（松岡左知子　田和尚美）

自分のからだと上手につきあう ツボのつぼ

監　修　邱《きゅう》　淑恵《すうえ》
発行者　深見悦司
発行所　成美堂出版
〒162-8445　東京都新宿区新小川町1-7
電話(03)5206-8151　FAX(03)5206-8159
印　刷　広研印刷株式会社

ISBN978-4-415-30253-9
落丁･乱丁などの不良本はお取り替えします
定価はカバーに表示してあります